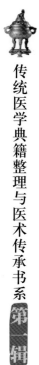

传统医学典籍整理与医术传承书系

第一辑

荆楚风湿伤科正骨

JINGCHU FENGSHI
SHANGKE ZHENGGU

主编◎齐凤军 彭锐 高扬

长江出版传媒

湖北科学技术出版社

图书在版编目（CIP）数据

荆楚风湿伤科正骨 / 齐凤军，彭锐，高扬主编 . —武汉：湖北科学技术出版社 , 2024.8

（传统医学典籍整理与医术传承书系 . 第一辑）

ISBN 978-7-5706-2794-3

Ⅰ . ①荆…　Ⅱ . ①齐…　②彭…　③高…
Ⅲ . ①正骨疗法　Ⅳ . ① R274.2

中国国家版本馆 CIP 数据核字（2023）第 147675 号

策　　划：冯友仁　　　　　　　　　　　　　　　　　责任校对：陈横宇
责任编辑：程玉珊　　　　　　　　　　　　　　　　　封面设计：喻　杨

出版发行：湖北科学技术出版社
地　　址：武汉市雄楚大街 268 号（湖北出版文化城 B 座 13—14 层）
电　　话：027-87679468　　　　　　　　　　　　　　　邮　　编：430070

印　　刷：武汉市华康印务有限责任公司　　　　　　　　邮　　编：430021

787×1092　　　　1/16　　　　　　　　32 印张　　　3 插页　　　670 千字
2024 年 8 月第 1 版　　　　　　　　　　　　　　　　2024 年 8 月第 1 次印刷
定　　价：148.00 元

《荆楚风湿伤科正骨》

编 委 会

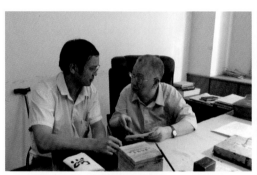

齐凤军向国医大师李今庸教授请教医学问题

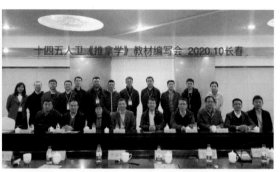

齐凤军参加"十四五"《推拿学》教材编写会

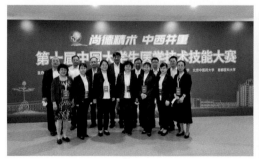

齐凤军担任第十届中国大学生医学能力大赛评委

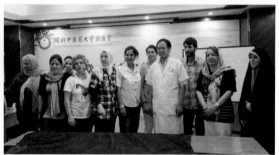

齐凤军对伊朗留学生进行临床指导

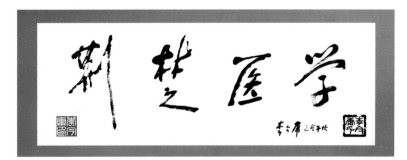

李今庸教授为荆楚医学题词

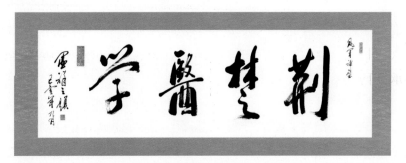

中医文化名人卢祥之为荆楚医学题词

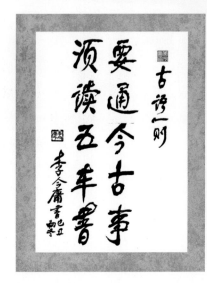

李今庸教授为荆楚医学整理人员题词

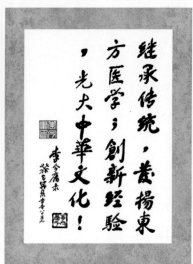

李今庸教授为中医事业题词

序

　　荆楚地域文化是中华民族文化的分支，也是其重要组成部分。研究地域文化，从总的目的来看，仍然是弘扬民族文化传统，但挖掘、收集、整理、厘清脉络和研究地方文献，其难度颇大。资料的挖掘、搜集甚至比某些图书的整理工作更难。因为它既难以找到存世流行的版本，也罕有现成的丛书基础，有许多往往只有孤本或民间抄本流传，且散在各地图书馆乃至私人手中，这样对地域医学文化研究就是一个缺憾，不能全面反映地域医学发展水平，为传承留下遗憾。

　　唯楚有才，荆楚古往今来培育了无数的政治家、军事家、文学家、科学家，其中医学家也代不乏人。据李今庸教授主编的《湖北中医学史稿》的编者们调查，距今 5 500～6 000年前生于厉山（今湖北随州市境内）的神农（公元前 3245 年—公元前 3080 年），即炎帝，是最早尝百草的医药学家，代表著作《神农本草经》。自秦以来，荆楚除了有闻名海内外的张仲景、葛洪、王叔和、庞安时、释智缘、李时珍、万密斋、梁学孟、刘若金等大家之外，还有 700 余位医家，很多不为人知的医林人物，在光大祖国的医药学事业。

　　荆楚历代中医名家，不仅对荆楚地域的医疗保健及人口繁衍昌盛做出了不可磨灭的贡献，而且其学术理论、实践经验丰富了祖国医学宝库。荆楚医学内容丰富，科目繁多，如内经、伤寒、金匮、风湿、本草、方剂、诊法、内科、妇科、针灸、导引、按摩、推拿、脉法、伤科、正骨、道医、儿科、眼科、喉科、医史、医案、医话、养生、杂录等各方面。

　　荆楚地域历史上名医辈出、著述浩繁，在祖国医学发展史上有其不可忽略的地位。由于种种原因，佚失大半，仅存珍籍，亦多藏于各大图书馆，借阅不易，湮没至今。荆楚医学具有浓郁的地方特色，是荆楚名医汗水和心血的结晶。通过这项挖掘整理工作，还可进一步弘扬荆楚优秀传统文化，提高荆楚中医药在国内外医药卫生界的地位和影响。

　　目前仅对荆楚针灸、脉学、伤科、正骨、导引、按摩、推拿这类经典要籍，以及佚失民间传承抄本进行挖掘和收集整理，梳理脉络，厘清传承关系。不仅要搜集诸多书籍加以比较、选择引用，还要对相关内容进行注释、翻译，其难度也是很大的。其实精准的标点、注释比较难，也与挖掘整理者的古典文化素养有着密切关系，不免会有未能读懂的语句，只是知其大意，或片断加以评说。校点古籍往往一处不懂，就难以阐述其本意，甚至有的抄本带有古代方言、俗语、俚语，读起来晦涩难懂，不明其意，似乎有点囫囵吞枣，不能点评到位，还要敬请各位传承人、专家和读者谅解。

　　基于"传承精华、守正创新"总纲，我们挖掘整理荆楚针灸、导引、推拿、按摩、伤科、风湿、骨病、脉学的珍籍、抄本，目的是传承、创新，从而应用于临床和研究。由于荆楚地域辽阔、跨度久远、民族复杂，传承人的造诣有异，要客观地考量前人的著述都不容易。研究荆楚文献，会受某种成见的束缚，对某些湮沉已久的著述，或认为其中有迷信或糟粕成分就完全抛弃，这对传承文化不利，也不尊重古人创作的智慧。今人智慧有些超越古人，有些不及古人，要辩证对待。挖掘整理是为了更好地继承、研究、利用，有些不懂或不明就里的智慧今天认为不科学，也许以后某一天会证明是科学的，也许要几代人甚至几十代人努力才能证明。

　　本套丛书得到了国医大师李今庸教授的支持，在李今庸教授主编的《湖北中医学史稿》基础上，又参考了《中国医籍考》《中国分省医籍考》两部工具书，尽力收罗荆楚针灸、导引、按摩、推拿、风湿、伤科、正骨、脉学等历代典籍和资料，但仍然存在挂一漏万。本次只是粗浅挖掘整理，并非训诂内行，于原著又未及细读，不敢强作解释。通过挖掘整理获益匪浅，不仅得以略知荆楚传统医学遗产的丰富多彩，还从一个侧面进一步感受了我国传统医学的博大精深。由于时间紧、工作量大，疏漏之处难免，有些考校、注释、翻译不到之处，还要请同仁批评指正。

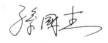

（国家级名老中医，湖北中医大师，湖北中医药大学教授）

辛丑年庚子月

前　言

　　湖北是楚文化的发祥地，楚国作为春秋战国时期的大国和强国之一，在 800 多年的历史长河中创造了灿烂辉煌的文明。荆楚文化是指具有湖北地方特色的文化，作为一种具有鲜明地域特色的文化形态，从断代的静态角度看，它主要是指以当今湖北地区为主体的古代荆楚历史文化；从发展的动态角度看，它不仅包括古代的历史文化，还包括从古到今乃至未来湖北地区所形成的具有地方特色的文化。古代的"荆楚"概念，其地域范围大致以今天的湖北省行政区划为主，故湖北人往往将本省称为"荆楚大地"。湖北随州、谷城、十堰和神农架是炎帝神农的主要活动区域，有许多民间传说和文化遗址。在这里，炎帝神农遍尝百草，为民治病，发明农业，教民耕种，标志着中华文明从渔猎时代向农耕时代过渡。荆楚医药是其特色之一。风湿伤科骨病的荆楚中医疗法是"荆楚医学"发展的一部分，贯穿整个传统中医学的历史发展进程，同时又具备地域性的特点。

　　荆楚医学根植于荆楚地域，《神农本草经》记载了很多治疗风湿、跌打损伤、骨病的中药，其中应用于伤科的药物约 100 种，主治创伤、折跌、伤筋、金疮、死肌者有 40 余种，主治各种痹痛、腰痛、痛疽者达 60 多种。《神农本草经》记载"续断"的主治作用是"疗金创，续筋骨"，为中医治疗伤科疾病提供了用药指南。《周礼·天官篇》记载："医师掌医之政令，聚毒药以共（供）医事。"1972 年马王堆出土帛书《五十二病方》载有"诸伤""腑伤""骨疽""骨瘤"等伤科病症，同时还描述了"伤痉"的临床表现："痉者，伤。风伤，身信（伸）而不能诎（屈）。"这是对创伤后严重并发症——破伤风的最早记载。同时记载了金伤、刃伤、外伤出血等多种外伤疾病，以及止痛、止血、洗涤伤口、防止创伤瘢痕的治法与方药。1983 年湖北江陵张家山出土的汉简中包括《脉书》和《引书》两部医学著作，记载了风湿、骨病的导引疗法和经络疗法。

　　东汉末年杰出医学家张仲景著《伤寒杂病论》，涉及风湿、骨病、疼痛、痹证 90 余条，辨证论治"理、法、方、药"齐全，至今仍然指导临床风湿骨病治疗。晋代葛洪所著《肘后备急方》，是世界上最早记载了下颌关节脱臼整复方法的图书。书中还首次记载用竹片夹板固定骨折，论述了开放性创口早期处理的重要性，对腹部创伤肠断裂者采用桑白皮线进行肠缝合术；书中还记载了烧灼止血法，并首创以口对口吹气抢救猝死病人的复苏术等急救技术。

　　明代万密斋在《万密斋医学全书》中对腰痛、痿痹的历代医家论述及方药记载比较详尽，为伤科骨病内服药物治疗提供了理论依据。其专著《养生四要》对养生保健、预防疾病有较为详细的记录。明代李时珍《本草纲目》记载伤科药物 170 余种，并将骨伤科疾病的理、法、方、药融会贯通，为风湿、伤科、骨病学者在临床辨证施治上提供了参考材料和依据。明代李盛春在《医学研悦》中论述老人腰痛、背痛，这些老年病属于中医"痹病"的范畴，现代医学称之为骨质疏松、退行性改变。

　　武当道派祖师、太极拳的创始人张三丰，以养生武学名扬天下。张三丰深得道教医学真传，精通医理，擅跌打损伤治疗，将道教医学与内丹养生较好地融合，形成了武当伤科独特的"三关六节"诊断治疗方法、河路推拿疗法、八把半锁疗法、二十四气推拿疗法、三十六穴受伤推拿疗法、急性病经穴按摩疗法、跌打损伤救治方法、点穴解锁疗伤方法及导引点穴练功等密不外传的功夫和推拿疗法。现在武当仍流传"三丰骨康膏"，对骨折、骨折后骨痂不生长及骨髓炎等骨病有很好的疗效。明代异远真人著《跌损妙方》，是道教武术家在医学和武技基础上总结发展出的成果，依据受伤部位的不同，分为全身、头部、身中、脊背、腿足、金创、通行七门，记载全身 58 个穴道，每门中又按照穴位或部位，分别列方共 118 个，对后世骨伤科临床用药影响重大。清代骨伤科医家赵廷海游历武昌学习西洋种痘法，云游荆楚搜求跌打损伤、风湿骨病治法方药，凡遇技击之良者，必虚心请教。后辑成《救伤秘旨》(附《救伤秘旨续刻》)详述因拳击、"点穴"所致损伤及骨折诸证之辨证、整复治疗手法，载验方 200 余首。

　　近现代中医骨伤科发展迅速，传统伤科正骨发展呈现萎缩现象，后继乏人。武当伤科正骨是传统中医伤科学支脉之一，与中医其他学科相比，它历史悠久、疗效独特。现根据喻德元编著的《武当伤科》、尚儒彪编著的《武当医药集锦——伤科方术秘笈》、贾宝和与高飞编著的《秘传点穴神功》、丁继华和单文钵主编的《中医骨伤历代医粹》、金一明编著的《武当点穴技击法》、李天翼主编的《武当绝技》、方运珍等编著的《神农武当医药歌诀》中关于武当伤科正骨精髓记载、整理、完善武当伤科正骨流派传承体系。武当伤科正骨是研究跌打损伤或竞技武术打伤导致骨折、骨关节错位脱臼、内脏损伤及其周围组织损伤，经过手法、中药及其他外治疗法达到治疗效果的一门学科，历史上称为"疡医"。荆楚伤科历史悠久，但著作甚少，其丰富的治病经验大多散在民间，口传心授。武当伤科是中医伤科领域里的一个主要流派，以外治为主，配合按摩、针灸、中药等综合疗法。武当伤科重视三关六节损伤的治疗，能治远年陈伤和疑杂病，治疗手法多柔。武当伤科点穴解锁是武当字门拳秘传到今的点穴制敌与医药救治秘术，根据经络脏腑的生理病理变化在人体相关穴位上可产生一定反应的原理，被点穴后可以解穴解锁治疗。李同生《道家伤科》传承家学运气施功，点穴八大功，推拿八大法，正骨十大法，中药辨证药治精华，以及伤科正骨医生必须勤练的武当内家功。荆楚各地都有自己伤科骨病正骨特色，如襄阳何氏伤科、洪湖麝火风湿骨病、咸宁麻塘马钱子治疗风湿骨病、武汉梅竹青风湿骨病、恩施庄氏正骨等，由于时间仓促，还有民间伤科骨病治疗特色，以及少数民族伤科正骨有待挖掘整理。

在几年前读过李今庸教授《湖北中医学史稿》，我决心要为荆楚医学做点事，也得到了李今庸教授的支持，便开始组织一些感兴趣的教师、研究生、临床医师进行这项工作。做着做着就越觉得有价值和意义，将很多原来知识点来源不清楚的，通过这次整理，终于弄明白了，希望展示于后学者，通过不断学习，成为临床守正创新的传承者，成为荆楚医学流派的继承者，而不至于出现断层现象。

基于民间、道医、佛家伤科传承，弘扬创新，本荆楚医学流派研究团队挖掘荆楚地域伤科正骨文献，进行整理、分析、注释、翻译，汇集成册，以便传承，尽量还其原貌。但由于时间紧、水平有限，力求保存原著学术思想，如注释翻译不准，或有遗漏之处，敬请原著专家传承人谅解。希望此次挖掘荆楚伤科正骨的秘籍和精髓，能够传承创新伤科正骨及武当道医，形成荆楚伤科正骨学术流派体系。

辛丑年庚子月

点 校 说 明

1）本丛书收集范围为先秦至近代时期荆楚脉学、风湿骨病、伤科、正骨、按摩、导引、推拿、针灸名医的中医药著作及民间传承内容，其中也包括长期在荆楚大地行医采药的非荆楚籍医家有关作品。此类专著比较少，都散在各医家典籍或著作中，为维持古籍原貌，悉用原书版本，从中提炼出荆楚脉学、导引、按摩、推拿、风湿、伤科、正骨、针灸精华内容。丛书有些原文用繁体字，其他尽量采用简化字，以方便读者。

2）本丛书在编纂过程中，参考了湖北及有关省、地、县地方志，以及近现代医家及流派的介绍和有关资料。

3）本丛书所录医学典籍、学术流派思想、临床流派传承，以祖籍属湖北者为主，亦旁及少量在湖北有医事活动的外地医家。时间上至先秦、下至当代，主要按照朝代先后分类，以医事活动和著述先后排列。

4）本丛书内容来自荆楚名医经典著作或民间抄本中的一部分或全部，只收录有关脉学、导引、按摩、推拿、风湿、伤科、正骨、针灸内容，截取章节、段落，并不是全部内容，为了便于总结脉学、导引、按摩、推拿、风湿、伤科、正骨、针灸内容，将各医家关于这几个部分的内容提炼出来，形成荆楚流派传承脉络，便于探源寻根阅读。

5）本丛书断句、句读，统一采用现代标点符号，便于阅读。

6）原书中引用书名、书名加篇名及简称书名，统一加书名号。书名加篇名者，书名与篇名间加"•"，全部括于书名号中。

7）原书无分段或分段有明显不妥，可能引起学习理解困难者，则重新进行整理分段、标注题号，便于阅读者记忆理解。

8）用逐一勘比法订讹补阙，尽量体现原作者原文本意。校勘的具体方法如下：

（1）底本与校本原文均残缺，可以计算字数的，每一个字用一个"囗"表示（打印时占一个字）。若无法计算字数之处，用删节号。

（2）底本中确系明显错字，予以修改，凡异体字、古今字及俗写字，均以现代常用字为准；对某些通假字，则尽量恢复本字；对于只有繁体字没有简体字，就用繁体字代替。没有对应繁体字，只有造字，并注释说明。

（3）底本与校本不一致，而显系错讹、脱漏、衍文、倒文者，即在原文中改正或增删，并注释说明。

（4）凡底本与校本出现异文时，若属底本错脱衍倒者，均据校本给予改补删移，并注释说明；若二者难定是非者，两者并存，注释说明。底本与几个校本不一致，以地域传承版本为根本，进行参考补充，或校本有一定参考价值时，原文不改动，标注补充内容。

（5）原书中同一内容前后不一，根据文义进行修正，对错讹处予以改正，并注释说明。

（6）凡原书节引、义引他书文字，与引书文字虽有差异，而不影响文义者，均不予校改，亦不出注。

（7）本丛书各书正文原书凡有分卷目录者均删。原目录与原文不一致者，据正文改正目录。原文目录过于简略或烦琐者，据正文或增或删。

（8）原书为竖排本，其中提示上文之"右"字，有的仍然保留，有的改为"上"字。

（9）注释说明，均用 [1][2][3]……顺序号码标记于所校勘字及句末字的右上角，然后在原文下逐条列出注释。

（10）对丛书中少数生僻字词及难以理解的名词术语，注释说明。

目　录

第一章　荆楚风湿伤科正骨的源流

　　楚文化是形成与发展于楚地的一种地域文化，楚文化因楚国和楚人而得名。楚人从最初的丹阳到征服江汉诸侯，问鼎周郊，最终形成"三楚"格局。大体而言，强盛时期的楚国地域，北抵河南鹿邑，南达湖南衡岳，东及吴越，西至荆沙而接西川，涵盖了今天长江中游、汉水流域及淮水中上游广大地区，涉及今天湖北、湖南、河南、安徽、江西、江苏、浙江诸省地域。然自西汉中期开始，楚文化逐渐失势，及至近代，传统的东楚文化区，早已自称吴文化、越文化，安徽自称徽文化，江西自称赣文化，湖南自称湖湘文化，曾经的长江中下游楚文化区仅仅剩下湖北，被称为荆楚文化。因此，有荆楚特色的地域性中医药文化，即为荆楚中医药文化。第一次对"荆楚医学"做出系统而深入研究的是国医大师李今庸教授。早在1993年出版的《湖北医学史稿》一书中，李教授就系统地梳理了荆楚中医药文化的源流、有史可考的中医药人物、医籍、药材等，对荆楚中医药文化的地域特色及其在中医学整体中的地位进行了较详尽深入的剖析。其中，荆楚中医伤科的发展是"荆楚医学"发展的一部分，贯穿整个传统中医学的历史发展进程，又具备地域性的特点。按照荆楚风湿伤科正骨学术启蒙形成、成熟、发展的特点，根据朝代大致划分为七个阶段。

一、夏商周——荆楚风湿伤科正骨的孕育期

　　现在一般认为，楚民族最初是生活在北方黄河流域的一个古老民族，后来从黄河中游进入长江之岸。夏朝灭亡后，楚民族南迁到今天的江汉流域。商朝末年，楚民族人民在其部落酋长鬻熊的领导下，与周族在推翻商王朝的暴政中立下功劳，成为西周王朝属下的一个诸侯国才得以正式建立自己的国家。后来，不断强大起来的楚国与周王朝的矛盾日益激化，不断南进，兼并周边小国，逐渐发展成为雄踞南方的一个大国。在楚国南迁之前，荆楚大地上早已有人类在此繁衍生息。由于历史久远和当时文明的相对落后，这一阶段的医药活动只能在已出土的一些文物遗迹中窥得一斑。

　　现已出土的文物表明，早在旧石器时代，荆楚先民就生活在这片神奇的土地上。1989年和1990年考古工作者在郧县（现郧阳区）曲远河口学堂梁子相继发现两件远古人类的头骨化石。随着人类在生活、劳动中的发展，针对大自然灾害及猛兽侵袭造成的创伤，人们通过在伤处抚摸、按压以减轻症状，经过长期实践，摸索出一些简易的理伤按摩手法。对伤口则用树叶、草茎及矿石粉等裹敷，逐渐发现具有止血、止痛、消肿、排脓、生肌、敛

疮作用的外用药物，这便是外治法的起源。1970 年，湖北建始县高坪镇龙骨山巨猿洞发掘出三枚古人类牙齿化石，同时出土了大量鹿、熊、水獭、犀牛、龟鳖等动物化石，也有人工处理过的骨片、骨铲、尖状器等骨制品，这说明最迟在早更新世晚期，荆楚大地上就有人类和药食两用动物的生息活动。据《素问·异法方宜论》载"东方之域……其病皆痈疡，其治宜砭石"。《左传·襄公二十五年》《史记·扁鹊仓公列传》等史书都载有砭石的主要用途是切割痈疡。在旧石器时代晚期和新石器时代，古代人已经能够制作一些较精细的工具，如砭刀、骨针、石镰等。我国奴隶社会在生产力、文化等方面都有了发展，促进了医学进步，中医伤科也开始萌芽。

在新石器时代，对荆楚中医药影响至深的当属炎帝。"神农尝百草"被公认为中医药文化起源的象征。多数学者认为炎帝神农氏很可能生于湖北随州的厉山（烈山）。《礼记》有云："厉山氏，炎帝也；起于厉山，故曰厉山氏。"湖北省随州市厉山镇现在已经被公认为炎帝神农氏的故里，而襄阳的神农谷、宜昌的神农溪及神农架林区等地都揭示了当时神农氏在荆楚大地的生活足迹。《淮南子·修务训》记载"神农乃始教民，播种五谷……尝百草之滋味……当此之时，一日而遇七十毒，由此医方兴焉"；司马迁的《史记》里也有类似的记载。诞生于荆楚大地的神农氏是我国远古时期医药知识的最早缔造者，他对中医药学和农业的进步都做出了卓越的贡献。

夏代生产工具主要是石器，用以治病的针是石针、骨针。早在夏代已有了人工酿酒。酒可以通血脉、行药势，也可以止痛、消毒，这对治疗创伤疾病很有意义。

商代由于青铜器的广泛使用，医疗工具也有了改进和提高，砭石逐渐被金属的刀针所代替。据《韩非子》记载，古人"以刀刺骨"，说明"刀"已经作为骨伤疾患的手术工具了。商代后期，我国汉字发展已基本成熟，从甲骨卜辞和器物铭文中发现记载的疾病有几十种，其中伤科有疾手、疾肘、疾胫、疾止、疾骨等。相传商初伊尹发明"汤液"，《甲乙经·序》曰"伊尹……撰用神农《本草》以为《汤液》"，考古发现藁城台西商代遗址中有30 多种药用种仁，其中有活血化瘀的桃仁等。《神农本草经》曰："桃仁主瘀。"由上可知，商代已应用活血药内服治疗跌打损伤。

西周有了医政的设置和医疗的分科。《周礼·天官篇》记载"医师掌医之政令，聚毒药以共（供）医事"，医生分为"食医"、"疾医"、"疡医"和"兽医"。其中"疡医"掌肿疡、溃疡、金疡、折疡之祝药、副杀之齐。凡疗疡，以五毒攻之，以五气养之，以五药疗之，以五味节之。疡医就是外伤科医师，周代疡医已能运用"祝""副""杀"等疗法治疗外伤疾病。《礼记·月令》载："命理瞻伤、察创、视折、审断，决狱讼必端平。"蔡邕注："皮曰伤，肉曰创，骨曰折，骨肉皆绝曰断。"说明当时已把损伤分成四种不同类型，同时采用"瞻""察""视""审"四种诊断方法，作为体现古代中医伤科诊断水平的标志。

二、春秋秦汉——荆楚风湿伤科正骨的形成期

楚人进入江汉平原后，特别是在春秋之后到楚国被秦所灭的 800 多年的时间里，在自身的开拓创新和当地文化的影响等诸多因素驱动下，文化迅速发展，这个阶段包括：①以《诗经》《楚辞》《山海经》为代表的传统文化典籍中有关中医药的描述。《诗经》中的《国风·周南》《国风·召南》被认为是描写荆楚先民文化的，诗中提及一些汉江流域的药用植物如葛覃（葛藤或葛根）、卷耳（清明菜）、苤苢（车前草）、蘩、苹等，部分植物至今仍是荆楚人民特别是鄂西人民常用的药材，这说明荆楚先民较早关注这些植物的药用或食用价值。相对《诗经》而言，《楚辞》所载药物学知识更加丰富。《离骚》里记载了艾叶、花椒、桂枝、山药、杜衡、菊花等几十种药用植物；宋代吴仁杰甚至撰写了《〈离骚〉草木疏》四卷，共收药物达 55 种之多。《山海经》所载药物多达 124 种，并分别列举了药物的产地、形状、特点及功效。②考古出土的中医药文物。学者钟益研、凌襄在 1975 年发表的《我国现已发现的最古医方》一文中指出，1972 年长沙马王堆考古出土的《五十二病方》一书具有比较浓厚的江南地方性色彩，其中记载的"青蒿"和"蒚"等药物具有明显的荆楚地方特色。1979 年发表在《山东中医学院学报》上的《从帛书〈五十二病方〉看先秦药学的发展》一文和 1984 年发表在《湖南中医学院学报》上的《试论〈五十二病方〉是我国现存最早的一部验方集》一文更加明确地提出荆楚地区的医药特征。《五十二病方》载有"诸伤""胕伤""骨疽""骨瘤"等伤科病症，同时还描述了"伤痉"的临床表现："痉者，伤，风人伤，身信（伸）而不能诎（屈）。"这是对创伤后严重并发症——破伤风的最早记载。同时还记载了金伤、刃伤、外伤出血等多种外伤疾病，以及止痛、止血、洗涤伤口、防止创伤瘢痕的治法与方药，其中水银膏治疗外伤感染，是世界上应用水银于外伤科的最早记载。1983—1984 年在湖北江陵张家山出土的汉简中包括《脉书》和《引书》两部医学著作。其中，《脉书》由《病候》《阴阳十一脉灸经》《阴阳脉死候》《六痛》《脉法》五部医书构成，《阴阳十一脉灸经》《脉法》《阴阳脉死候》与马王堆出土的三部帛书内容基本相同，而《病候》《六痛》很可能是历史上遗失的古医籍。《脉书》论述了包括内、外、妇、儿、五官等科在内的 67 种疾病的名称和简要症状，这是人类历史上现存最早的疾病证候专论。而《引书》不仅涉及病因、疾病防治、养生等方面的理论，还注意到了社会地位、情志、劳倦等因素对健康的影响。

这一阶段荆楚伤科基础理论亦初步形成。《黄帝内经》是我国最早的一部医学典籍，较全面、系统地阐述了人体解剖、生理、病因、病机、诊断、治疗等基础理论，奠定了中医理论体系。该书留有较多楚文化的痕迹。李学勤先生根据用字规律，推断《黄帝内经》一书中相当大的篇幅可能为楚人所做，李今庸先生根据对楚方言的研究，得出了相同的结论。《黄帝内经》中对人体外部骨伤科生理特点已有细密的观察和度量，还从活体角度论证了人体发生学，说明人体骨关节、筋肉的发生发育规律；《黄帝内经》认为中医骨伤疾

病的病因包括感染邪毒、外伤跌扑、内伤情志、饱食房事、持续劳损、脏腑不和等，提出了脏腑、气血、经络、筋肉和骨关节疾病的整体病机相关学说，阐明了脏腑气血、经脉、病变引起骨伤科疾病的病理机制和症状，以及骨伤科独特的辨证原则，即以气血辨证为本，结合病因病机及脏腑经脉来辨证，既要注意病变局部的改变，又要注意身体脏腑气血经络的病变；在治疗方面也提出了一系列治疗原则。有学者从骨折脱位、伤筋、劳损、内伤、杂病和其他共六大类系统对《黄帝内经》有关伤科骨病的条文进行梳理和汇通，整理出有关骨、筋、关节、肌肉疾病的病因、病机、病证（症）、治疗等100余条原文，40余种病症，并与现代临床病症相对照。文章指出《黄帝内经》对骨折脱位的论述较为零散，内伤和伤筋亦不多见，但是对劳损及杂病的论述极其丰富，详见于专篇探讨并散见于他篇，病理鉴别和诊断治疗方面都已经达到相当高的水平，以整体观念和分证论治两大特点形成了"肾—骨—髓—脑"体系，对后世伤科影响较大。骨折脱位的病因主要为堕坠、击仆、举重等，急性损伤后的病机多为"恶血留内"，涉及的疾病有折髀、折腰、折脊。伤筋所涉疾病有跛、失枕、蹇膝。劳损类疾病有骨痛、解等。内伤所涉病变有瘀血在头、瘀血在胸胁（或肋骨骨折）、瘀血在脊里（体惰）、瘀血在骨盆。伤科杂病在《黄帝内经》中论述最多，有痹证（肾痹、寒痹、痛痹、骨痹、筋痹、周痹、众痹、阴痹、风痹、行痹、留痹、痼痹、痹气、酒风等）、筋病（筋挛、转筋）、痿证（痿躄、筋痿、脉痿、肉痿、骨痿）、腰痛、痈疽（骨蚀、股胫疽、兔啮、脱疽、骨疽、筋瘤），其他疾病主要为佝偻等。

我国第一部药物学著作《神农本草经》集结成书的年代自古就有不同考论，或谓成于秦汉时期，或谓成于战国时期。虽托名神农，但其收载"生荆山""生荆州""生江夏"等楚地药物，对后世的医药学发展产生了深远的影响。全书分三卷，载药365种，以三品分类法，分上、中、下三品，文字简练古朴，成为中药理论精髓。其中应用于伤科的药物约100种，主治创伤、折跌、伤筋、金疮、死肌、痹痛、腰痛、痈疽。《神农本草经》记载"续断"的主治是"疗金创，续筋骨"。

东汉末年杰出医学家张仲景总结了前人的医疗成就，并结合自己的临床经验著成《伤寒杂病论》（经后人整理编为《伤寒论》和《金匮要略》），这是我国第一部临床医学巨著，他在《黄帝内经》《难经》的理论基础上，以六经论伤寒，以脏腑论杂病，创立了理、法、方、药结合的辨证论治方法。书中记载的攻下逐瘀方药，如大承气汤、大黄牡丹汤、桃仁承气汤、大黄䗪虫丸和下瘀血汤等，至今仍被伤科医家所推崇。书中还记载了人工呼吸、闭胸心脏按压等创伤复苏术。《伤寒论》载："咸则伤骨，骨伤则痿，名曰枯。"认为骨质疏松症与肾密切相关。在对肾虚的治疗中，主张益阴助阳，以肾气丸为代表方，创立了阴中求阳法。此外，《伤寒论》还载有腰痛、脚挛急、骨节疼烦、掣痛不得屈伸等证候，采用温通宣痹、除湿散寒、调和营卫、通络止痛等方法。《伤寒论·辨阳明病脉证并治》

云："趺阳脉浮而涩，浮则胃气强，涩则小便数，浮涩相搏，大便则硬，其脾为约，麻子仁丸主之。"由此观之，由于老年或长期卧床的病人容易出现便秘，麻子仁丸可通过补益脾气，使脾气健运，津液得复，以润胃体，有助大便，适用于股骨颈或粗隆间骨折需长期卧床的老年病人。虽然骨伤科疾病涉及的病因多与外伤有关，而经方多为外感或杂病立方，但若病人在骨折后出现的主要症状相同，病机大体相和或不相违背，均可据病因病机选方使用。如承气汤类方具有散结通腑、消除痞满之功效，可用于胸腰椎骨折常见的阳明腑实证。同时还可以根据骨伤部位与脏腑经络存在的相关性选方用药。如用葛根汤治疗项背强，可应用于落枕、颈椎病等，然无太阳表证，亦可用之。六经辨证是《伤寒论》的辨证纲领，临床上骨伤科疾病多循经发病，故可根据病变所在经络的循行部位选方用药。如用黄芪桂枝五物汤加减治疗肾虚型腰腿痛病人，因为太阳经"起于目内眦……循肩膊内，挟脊，抵腰中，入循膂络肾；其支者，从腰中下挟脊贯臀，入腘中"。在荆州市纪南生态文化旅游区岳山村胡家草场西汉墓地出土的大量珍贵文物里，发现了至今最早、体例严谨的医方汇编文献和治疗各种疾病的医方，部分医方与《伤寒论》《金匮要略》中的"经典名方"在药物组成和功用主治上都十分接近，把传世经方的临床应用历史提前了300余年。

三、魏晋隋唐——荆楚风湿伤科正骨的诊疗发展期

魏晋时期是我国历史上战乱频繁时期，骨伤科疾患更为多见，从而积累了丰富的临床经验，促进了骨伤科技术的发展。

东晋时期，著名思想家、医药学家葛洪，曾在湖北多地传道炼丹，现在湖北鄂州葛店、赤壁葛仙山等多地仍以其名命名就是很好的注脚。其所著《肘后备急方》，有世界上最早关于下颌关节脱臼手法整复方法的记载，如"令人两手牵其颐已，暂推之，急出大指，或咋伤也"。书中还首次记载用竹片夹板固定骨折，如"疗腕折、四肢骨破碎及筋伤蹉跌方：烂捣生地熬之，以裹折伤处，以竹片夹裹之。令遍病上，急缚，勿令转动"。他论述了开放性创口早期处理的重要性，对腹部创伤肠断裂采用桑白皮线进行肠缝合术；还记载了烧灼止血法，并首创以口对口吹气法抢救猝死病人的复苏术。南齐医家龚庆宣（生卒年、籍贯不详）整理的《刘涓子鬼遗方》对创口感染、骨关节化脓性疾病采用外消、内托、排脓、生肌、灭瘢等治法；运用虫类活血药治疗金疮；提出骨肿瘤的诊断和预后；记述了"阴疽"（似髋关节结核）、"筋疽"（似脊柱结核）的证候。隋代巢元方（生卒年、籍贯不详）等编著的《诸病源候论》，是我国第一部中医病理学专著，载录证候1 720条，其中有"金疮病诸候"23论，腕折（泛指骨折、扭伤等）证候9论，还有妇人与小儿金疮、瘀血证候等。"金疮病诸候"精辟论述了金疮化脓感染的病因病理，提出清创疗法四要点，即清创要早、要彻底、要正确地分层缝合、要正确包扎，为后世清创手术奠定了理论基础。"金疮伤筋断

骨候""金疮筋急相引，痛不得屈伸候""腕折破骨伤筋候"等论述了"伤筋"的证候、治疗方法及其预后，指出筋断"可连续"。"箭簇金刃入肉及骨不出候""金疮久不瘥候"对创口不愈合的病因病理有了较深刻的阐述，强调了去碎骨和清除异物的重要性。"附骨疽候"指出成人的髋关节、膝关节与儿童的脊椎、膝关节是附骨疽的好发部位。

隋唐时期，伴随着中华文明的高度发展，荆楚地区中医药文化也有了较大的进步。现有资料表明，中国第一部由政府颁布的药典，也是世界上最早的药典《新修本草》的实际负责人苏敬就是湖北人。苏敬以武官闻名，历史上亦无其医药活动的其他记载。然而唐朝另一著名医家兼医药文献学家王焘在《外台秘要》中多次引述苏敬观点，这说明苏敬确实熟谙中医药文化。王焘著的《外台秘要》，是一部综合性医学论著，其中收录了折损、金疮、恶刺等伤科疾病治疗方药，把损伤分为外损和内损，列骨折、脱位、内伤、金疮和创伤危重症五大类。

最具代表性的武当道医是唐朝有名的医药学家孙思邈（581—682），世人称之为"药王"。唐孙思邈、宋陈希夷二仙，俱于此（武当山灵虚岩）修习。明代永乐十年（1412年）敕建庙宇，以奉玄帝、文昌帝君、祖天师、孙（思邈）陈（希夷）二仙。孙思邈编著有《千金要方》《千金翼方》等著作，此外，还编著有道书《太清丹经要诀》等，堪称"医""道"之经典。

四、宋金元——荆楚风湿伤科正骨的继承期

宋、金、元时期，医学在隋唐五代的基础上，出现了百家争鸣、蓬勃发展的局面，促进了荆楚骨伤科的发展。宋代"太医局"设立"疮肿兼折疡科"，元代"太医院"设十三科，其中包括"正骨科"和"金镞兼疮肿科"。太医局编辑的《圣济总录》内容丰富，其中"折伤门"总结了宋代以前伤科医疗经验，强调骨折、脱位复位的重要性；记载用刀、针、钩、镊等手术器械，对腹破肠出的重伤采用合理的处理方法。

北宋时期，庞安时是荆楚地区乃至当时整个中国最重要的医家之一。据史料记载，庞安时既精于伤寒，也熟谙温病，对内、妇、儿等科皆有研究。据《宋史·庞安时传》《宋史·艺文志》等史书记载，庞安时一生著述《伤寒总病论》六卷、《主对集》一卷、《难经解义》一卷、《验方书》一卷、《庞氏家传秘宝方》五卷、《脉经》、《本草补遗》等20余部，其唯一保存下来的《伤寒总病论》六卷对张仲景的学术思想做了补充和发挥。他着意阐发温热病，主张把温病和伤寒区分开来，这对外感病学是一大发展，对明清时期我国温病学说的发展有较大影响。

张三丰，名君实，字全一，创立武当内家拳法、点穴秘术，是武当伤科跌打损伤创始人，生于南宋淳祐七年（1247年），于明洪武初年（1368年）入武当山，洪武二十三年（1390年），张三丰离开武当出游，不知所终。武当道派尊其为祖师，也是太极拳的创始人。

张三丰是以养生武学名扬天下的道教宗师。历史上记载张三丰深得道教医学真传，精通医理，将道教医学与内丹养生较好地融合。《张三丰太极炼丹秘诀》载："有七针先生者，常持七药针，治人疮疾多奇效，人遂以七针呼之。先生亦以此自名……"其造诣之深，颇受皇室崇信，栖无定所，精通针灸与养生术，主张"福自我求，命自我造"。流传至今的"三丰骨康膏"，对骨折、骨折后骨痂不生长及骨髓炎等骨病有很好的疗效。张三丰祖师在武当修炼时，将少林云手法精华糅进了武当太极阴阳之法、浮沉消纳之技，而创武当内家拳字门八法。据余克让《袖珍十八法》载："三峰（丰）之后，有王姓讳宗者，盖关中人也，得此技而传之温州陈州同焉，皆前明嘉靖间人。"

五、明清——荆楚风湿伤科正骨的创新鼎盛期

明清时期，荆楚地区人口剧增，经济日益繁荣，文化教育活动日趋活跃，湖北综合实力在全国逐渐上升。加上前期中医药文化传承氛围与积淀基础，荆楚地区出现了历史上首次中医药文化大发展、大繁荣的景象，中医药各科较前都有了巨大的发展，表现最为突出的就是医家数量激增，名家辈出。明代异远真人于嘉靖二年（1523 年）著《跌损妙方》，本书是道教武术家在医学和武技基础上总结发展出的成果。全书分治法、总论，依据受伤部位的不同，分为全身、头部、身中、脊背、腿足、金创、通行七门，记载全身 58 个穴位，每门中又按照穴位或部位，分别列方共 118 个。该书"用药歌""归尾兼生地，赤芍槟榔宜，四味堪为主，加减任迁移……"对后世骨伤科临床用药有很大的影响。书中按穴位、部位列方，开辟了按穴论治的先河。

明初，太医院设有十三科，其中属伤科范畴的有"接骨""金镞"两科。隆庆五年（1571 年）改名为正骨科（又名正体科）。这一阶段最具代表性的医家当属蕲州（今湖北蕲春）的李时珍。李时珍一生著述颇丰，涉猎中医药诸多领域，对我国传统中医药文化的传承与发展做出了杰出的贡献。其代表作《本草纲目》全书共 52 卷，190 多万字，载有药物 1 892 种，收集医方 11 096 个，绘制精美插图 1 160 幅，分为 16 部、60 类。书中不仅考证了过去本草学中的若干错误，提出了较科学的药物分类方法，融入了先进的生物进化思想，还反映了丰富的临床实践。其中伤科药物 170 余种，并将骨伤科疾病的理、法、方、药融会贯通，为风湿、伤科、骨伤学者在临床辨证施治提供了参考材料和依据。

1644 年清朝建立，太医院设九科，其中有"疮疡科"和"正骨科"，后者又名"伤科"。

明代万密斋在《万密斋医学全书》中对腰痛、痿痹的历代医家论述及方药记载比较详尽，为伤科骨病内服药物治疗提供了理论依据。其专著《养生四要》对养生保健、疾病预防有较为详细的记录。明代李盛春在《医学研悦》中论述老人、腰痛、背痛这些老年病属于中医"痹病"的范畴，现代医学称之为骨质疏松症、退行性改变。

清代骨伤科医家赵廷海，浙江天台人，游历武昌学习西洋种痘法，归而广种牛痘。又

云游荆楚搜求跌打损伤、风湿骨病治法方药，凡遇技击之良者，必虚心请教。后辑成《救伤秘旨》（1852 年刊），另附《救伤秘旨续刻》一篇。此书详述因拳击、"点穴"所致损伤及骨折诸证之辨证、整复治疗手法，载验方 200 余首。孙应科校刊此书时将明代异远真人著《跌损妙方》附入，《跌损妙方》记载的骨折切开复位、内固定等技术是最早的骨伤外科技术。

六、民国——荆楚风湿伤科正骨的危机期

民国时期，中医药生存环境持续恶化。民国政府和北洋政府统治期间，出台了一系列限制和歧视中医药的政策和法规。为此，荆楚中医药界团结全国其他地方的同仁，以请愿等形式奋起反抗，为中医药的生存发展付出了不懈的努力。

民国时期，荆楚地区的中医药教育一直走在全国的前列，培养了大批中医药人才，为改革开放后湖北省中医药文化的可持续发展储备了大量的人才。1923—1927 年，冉雪峰在汉口创办湖北中医专门学校并自任校长。1931 年夏，谢汇东在汉口创办汉口医药学社并任社长。1933 年秋，湖北国医专科学校在武昌正式成立，汉口医学社的学生转入。1933 年 4 月，中央国医馆湖北分馆正式成立，范筱村任馆长，杨小川、陆继韩任副馆长。同年，谢汇东向分馆请准将"汉口医药学社"扩建为湖北国医专科学校，范筱村任首任校长。

伴随着中医药教育规模的扩大，各种中医药学术机构兴起。1919 年冉雪峰联合陆继韩、胡书城、李子余等，组织湖北省中医公会与中医学会，并兼任《湖北省中医杂志》编辑。1928 年，中医士检定委员会在汉口成立，该委员会由著名中医王和安、冉雪峰、杨恭甫等 10 人组成。

七、近现代——荆楚风湿伤科正骨的传承发展期

中华人民共和国建立前，中医伤科正骨的延续以祖传或师承为主，医疗活动只能以规模极其有限的私人诊所形式开展。全国各地伤科诊所，因其学术渊源的差别，出现不少流派。中华人民共和国成立后，全国各地有条件的省、市、县均相继成立了中医院，中医院多设有伤科、正骨科或骨伤科，不少地区还建立了专门的骨伤科医院。中医的许多宝贵的学术思想与医疗经验才得以流传下来。

1988 年，湖北省卫生厅（现湖北省卫生健康委员会）中医处联合湖北省中医药研究院分地区对荆楚当代名中医的医学思想和临床医案等内容进行了系统的梳理，并出版专集《湖北当代名医传》。1991 年，黄乃奎、张林茂两位先生对荆楚历代医林人物及其医学思想与医药成就进行了梳理，涉及医家近 600 人，并出版相关研究成果《湖北历代医林人物志》。李今庸教授在综合考证湖北省志、各地方志、经史子集百家著述、中医药典籍和其他相关资料的基础上，对荆楚中医药文化的源流、发展简史、各地历代医林人物、历代医籍、药材资源和荆楚大地历年疫病流行情况等做了系统研究，其研究成果《湖北医学史稿》于 1993

年出版发行。湖北省中医药学界对中医药学术经验、名老中医临床经验及医案、社会各界收集的经方验方等资料进行了抢救性整理并出版了系列成果，如《湖北验方集锦（第一集）》《湖北中医医案选集（一、二、三辑）》《湖北中医药学术经验汇编（第一辑）》《老中医药经验学术选编（第一辑上下）》《湖北名老中医经验选》《湖北民间单验方编》等，这对荆楚中医药文化的交流和传承具有重要的推动作用。在此期间，荆楚地域伤科著作甚少，流派体系不完善。但武当伤科得到了一定传承，如精通武当八卦秘方、二毒致病理论及医药秘方，用草药、针灸、点穴按摩为人治病的朱诚德；撰成《黄帝内经十二经脉揭秘·应用》著作，阐释"十二经脉"原理，以医名世的祝华英，其十二经脉顺逆双向运动学说的提出，打破了传统中医学对十二经脉运行的认知；湖北省非物质文化遗产名录——武当山道教医药项目代表性传承人王泰科；对武当道医中的"二毒致病学"（指经络之毒和脏腑之毒，武当道医认为"万病皆由毒邪生"）、八卦秘方、"四个一疗法"（即一根针疗法、一双手疗法、一炉丹疗法、一把草疗法）深有研究的尚儒彪等。

民间中医伤科正骨传承人，各学术带头人、传承人注重技术手法，需要口传心授和手把手的教学。其临床专业理论、知识、手法、技术被子女或徒弟相继传承，便形成了系统理论体系及学术流派。中医骨伤科各家流派确实各有专长，或有其独特治疗手法，或有祖传秘方，而且疗效显著。因此形成了很多独具特色技艺的中医骨伤科流派，如襄阳何氏正骨流派、武当派伤科流派、湖北李氏正骨学术传承、梅竹青骨伤学术流派、平乐正骨流派在湖北形成的分支流派、恩施土家族苗族自治州土家族特色伤科等。

1958 年湖北中医学院（现湖北中医药大学）成立，1983 年成立针灸系。1986 年，中医学（骨伤方向）并入针灸系，成立针灸骨伤系，2008 年 4 月经学校批准，针灸骨伤学院成立。在学科建设方面，中医学（骨伤方向）由我国著名骨伤科专家梁克玉教授为首的老一辈专家创立于 20 世纪 70 年代初。目前，本学科点承担大量医疗、教学、科研及全省骨伤医生培训任务，在 30 余年的临床实践与科学研究活动中，已形成脊柱脊髓损伤、骨关节创伤、老年性骨关节病、软组织损伤四个长期稳定的研究方向。骨伤学科开展治疗骨科矫形、骨不连、脊髓损伤、老年性关节病及骨质疏松症的研究 10 余年，收到较好的社会效果，在省内外享有良好声誉。

学术流派以学术观点、学说为核心要素，必须有理论创新，形成有独到见解的理论体系。独特的学术思想是学术流派的根本，一个真正的中医学术流派必须要有其独特的学术思想理论体系。只有以著名医家为核心，秉承其鲜明的学术思想，代有传人，形成稳定的传承谱系和人才链，才能促进中医学术流派的传承，从而有力地保障中医药的传承和发展。通过对荆楚伤科、骨伤挖掘、整理，尤其对武当伤科正骨流派、李氏道医伤科正骨流派、襄阳何氏正骨流派、洪湖麝火风湿骨病流派、平乐正骨流派荆楚流派、恩施庄氏骨伤流派及梅竹青风湿骨病流派等流派传承人、学术思想进行梳理和继承，同时着力于风湿伤科正骨流派特色诊疗技术的整理与提炼，在此基础上守正创新，总结出本流派的优势病种，形成具有本流派特色的优势病种诊疗方案，才能持续提升中医服务病人的水平与能力，促进荆楚中医风湿伤科骨病传承。

（彭　锐　周广文　徐　锐　王正阳）

第二章 《五十二病方》诸伤

【考释概要】

汉代蔡邕在解读《礼记·月令》时指出：损害在皮肤部分叫伤；血肉部分叫创；在筋骨部分叫折。由此"诸伤"讲的是伤及皮肉的证候群。"诸伤"项下，收入17治方，在17治方中有些反映了伤的性质。如第5治方"以刃伤"，第11治方讲金伤，第16、17治方致伤原因与第5、11治方同，说明此伤为锐器所致。第14治方"久伤者"是指各种伤后经久不愈者。《马王堆医书考注》在"诸伤"第1治方注（1）指出："诸伤是指因金刃、竹木等创伤和跌打损伤一类的病症。""诸伤"二字原脱，依目录补之。

从治方组成讲，大约可分四类，即解痛类、止血类、促愈合类和不瘢类。第2、7、11、12、16、17治方为解痛方，多用胸、乌喙、䶖鼠等；第4、5、6、7、8治方为止血方，多用鸡毛、人发、羊矢、蔽蒲席等燔烧为炭末后按压在伤口上；促进伤口愈合的方剂中，用药较广，如第1、2、3、12、13、14、17等治方，多数药物都有活血化瘀、抑菌消肿、促进伤口愈合等作用；第9和第10治方为不瘢方，反映了秦汉医家的美容观。

【学术价值】

《五十二病方》全书伤科的内容占了很大比例，对后世伤科病症学、治疗学及方剂学等方面的发展具有较大影响。

1. 疾病命名法则

《五十二病方》中伤科内容丰富，在疾病命名上有一定的规律，其法则大多沿用至今。

1）据病因命名：如因金属器械打、砸所致的谓"金伤"，被利器刺破皮肤称"刃伤"，被带毒的箭射伤名"毒乌喙"，等等。

2）据病位命名：如对"痈"的命名，根据病位有"颐痈""股痈""痈首"之分，"疽"也有"骨疽""肉疽""嗌疽""肾（外肾）疽"等。

3）据病变特征命名：如因伤而流血不止者谓之"血出"，对烧伤谓"瞭""阑"（同"烂"）。《左传·定公三年》注"火伤曰烂"，对溃疡流脓的疽称"烂疽"，对以肌肉痉挛为症者，有"伤痉""伤而痉"等名称。

2. 治疗方法

《五十二病方》中收载了很多伤科治疗方法，不仅内容丰富，而且充分体现了中医因病因人制宜的辨证施治思想，可以说是今天伤科治疗学的渊源。

1）煮服法：即中药煎煮内服的方法。如对伤痉病"以水财煮李实，疾沸而抒，浚取其汁，寒和，以饮病者……病甚弗能饮者，强启其口，为灌之"的描述，所提到的"浚取其汁（滤出药汁）""寒和"的服用法，以及"病甚弗能饮者"，应"强启其口，为灌之"的灌服法，均是现代仍然习用的给药方式。

2）洗涤法：①对创口的早期处理。如"诸伤"项下"令金伤毋痛……淳酒盈一桮栖（杯），洒半桮"及犬噬人伤者"令人以酒财沃其伤"是用酒冲洗的记载，"冶黄黔……涊之"则是以药物煮水洗涤伤口的记录。②感染创口的洗涤。方法是用"消石直（置）温汤中以洒"，"消石"即芒硝，含硫酸钠，现代研究已证实其对感染伤口有抗菌作用。③对筋骨痹的物理温洗法。如"腑久伤"题下"郁、茱皆（冶）……即炊汤，汤适温……入足汤中，践木滑口"，虽文字短缺，但温洗法已可由此略见一斑。从上可知，洗涤法在《五十二病方》时期已广泛被应用，且无疑是后世伤科消毒杀菌、习武之人以药浴强身及腾洗疗法的渊源。

3）熏蒸法：①用药蒸气治病。如口闑者方"取秋竹煮之，而以气熏其痔"。②用药烟外熏。如"胸养（痒）"题下"穿地，一而置艾其中，置柳蕈艾上，而潘其艾、蕈，而取盍……以复（覆）之……令烟熏直（膉）"。是说在地上挖个坑，放进干艾，艾上放好柳蕈，点燃，用底部穿孔的陶盍盖好，使烟从盍孔排出，以熏患处。胸养病虽非伤科疾患，但其法对后世伤科艾灸法的应用有一定的影响。

4）熨法：是将药物制备后以什物包裹，再以之熨患处的治法。如"伤痉"中载："身信而不能油，治之，火器（熬）盐令黄，取一斗，裹以布，卒醇酒中，入即出，蔽以市，以熨头。……为口裹更寒，更熬盐以熨，熨勿绝。一熨寒汗出，汗出多，能诎信止。令。"文中详述了盐熬黄酒淬后热熨患处的方法，指出若"能诎信"，则宜"止"，最后还有一"令"字，说明这是曾多次获得的经验。纵观本条，与后世伤科"坎离砂"如出一辙，仅用药不同而已。又如对足部冻疮，提出"蒸葱熨之"，说明当时已认识到葱能温经活血、通络止痛，后世医家由此总结出葱熨法：先用老葱汁合定痛散敷于患处，上用榆树皮着艾灸之。《伤科汇纂》也说："神效葱熨法，治跌扑损伤，用葱白切细杵烂，炒热敷患处，如冷易之，肿痛即止，其效如神。"另外，还有用商陆汤剂熨治痈疽等记载，说明熨法在那时就已积累了丰富有效的经验，且对后世伤科产生了深远的影响。

5）包扎固定法：《五十二病方》已注意到局部的包扎固定是伤科的重要治疗手段，指出"伤者……以陈缊（傅之）""令金伤毋痛……裹以缯藏"。"缊"意为麻絮，"缯藏"即是丝织品的总称。对创伤用麻絮及丝织品包扎，既能固定患处，又能压迫止血，部分还能止痛，这已被数千年的经验及现代医学证明。从当前将杉树皮铺上棉花后用绷带包扎的小夹板固定运用中，我们仍可看到《五十二病方》经验的痕迹。另外，《五十二病方》还提出了与外敷药并用的复合包扎法，但只能说是粗糙的经验，对其中的一些谬误，还应注意甄别。

6）外敷法：全书283个方剂中，涉及外敷法的约79个，可见该法在当时经常使用。

3. 对伤科方剂学的影响

全书除去"祝由方"及残缺不可辨认者，计用于伤科之方约70首，涉及药物约110味，说明对伤科方药的运用已相当熟练。《五十二病方》在今天来说是原始的，但在中国伤科发展史上占有重要的地位。现在的治疗观点和方法，深受其医疗经验的影响，从中我们看到了今天伤科治疗学的渊源，也看到了中国伤科独特的理论形成的历史基础。

【原文及注释】

【原文一】

诸伤：□□膏[1]，甘草各二[2]，桂、畺（薑）[3]、椒□□□□□□□□□□□□□□、□□□□（丸），毁[4]一垸[5]，音（杯）[6]酒中，饮之，日一饮，以□其□。

【注释】

[1] 膏：动物的脂肪。《说文解字》："脂，有角者脂，无角者膏。"如山羊的脂肪称脂，猪的脂肪称膏。

[2] 甘草各二："各二"与后三味药用药数量相呼应，后三味药当用"各一"补。因此，在《五十二病方》中，凡在药名后只记数字，不出剂量单位者，指药物比例数量。

[3] 桂、畺：桂，在《五十二病方》中，有桂、菌桂、美桂之称，有关桂的解释，历代意见不一。畺，《五十二病方》之畺，均指姜（jiāng）。

[4] 毁：毁坏、破碎。此段缺字较多，"毁一垸（丸），音（杯）酒中"属承上句式，提示前文缺字中必有做丸的过程，故可试补"皆冶，以蜜为垸（丸）"。

[5] 垸：《五十二病方》释丸，此解做丸的方法。《五十二病方》中用垸均代表丸。"毁一垸"，即将做成的丸药揉碎一丸放于一杯酒中，喝下去。

[6] 音（杯）:《五十二病方》释杯，各家从之。古音同杯，古代盛羹及注酒器。因此音为桮的省写。

【语释】

由金刃等致伤，伤及皮肉者的治疗，可用猪油一类的膏脂与甘草各两份，桂枝、姜、椒各一份，将药物粉碎后，用蜂蜜和搅做成丸状备用。如因金刃等致伤者，取一丸揉碎，放于有酒的杯中喝下去，每天喝一次……

【原文二】

一方：伤痛取□□□□胸[1]，令大如苔[2]。即以赤苔[3]一斗并挠，复冶[4]□□□□□□□□□□□[5]，孰（熟）□□□，饮其汁[6]，汁宰（滓）皆索[7]，食之自次（恣）[8]，解痛，斩□。

【注释】

[1] 胊（qú）:"取□□□□胊"，这是一则用某动物直肠周围的组织治病的最早方剂。原文缺字较多，但保留了几个关键词，为补正原文提供了依据。如胊、孰（熟）、饮其汁、汁宰（滓）皆索、解痛等。"解痛"书写于用药之后，说明此方是一个"伤痛方"。因此方前缺四字，补"伤痛取某胊"。有学者释胊为"干肉的一种"欠妥。《五十二病方·胊痒》之胊与此方胊一致，用"胊痒"原文解胊是最合理的。"胊痒"开篇就讲:"痔者，其脽旁有小孔，一其脽痛，焫然类辛状。"表明"胊痒"讲的是肛周疾病，胊即肛门。肛门，古亦作"后"，亦指"句"。马王堆汉墓帛书《老子》乙本三十八章:"……失德而句（后）仁，失仁而句（后）义，失义而句（后）礼。"说明古时句、胊、后通假。

[2] 荅:《说文解字》曰"荅，小尗也"，即小豆，"令大如荅"强调将某动物的肛周组织切成小块。

[3] 赤荅：赤小豆。挠，指搅和之意。

[4] 冶:《说文解字》曰"冶，销也"。段玉裁注:"销也，铄金也。"《说文解字》曰"铄，销金也"，即熔化。在《五十二病方》中，凡冶均转释为粉碎。复冶，将某动物之胊切细，与其他药物搅匀，再粉碎。

[5] 缺十一字，后文有一熟字，根据熟字试补"置甍中加水数升煮之令熟"。

[6] "饮其汁"前缺三字，试补"食其宰"、饮其汁。在《五十二病方》中孰均释熟。

[7] 索（suǒ）：充分，完全。《尚书·牧誓》"惟家之索"；孔传曰"索，尽也"。"汁滓皆索"，说明将药物吃完饮尽。

[8] 次：次与恣通假，即任意、随便、放纵。

【语释】

受伤后疼痛，取某动物的肛周组织切成小块，大小如小豆一样；取赤小豆一斗，将两药一并搅和，再进行粉碎，将粉碎之物置于陶壶中，加水数升，煮之令熟，熟后将滓分几次吃完，将汁分几次饮尽。在食用上述物品时，不必讲禁忌，由此，伤痛就好了。

【原文三】

一方：冶荠□ [1]，□淳酒渍而饼之 [2]，焫瓦鸎炭 [3]，□□□□□□□□□□□□□□渍□，焫之如□，即冶，入三指最（撮）[4] 半音（杯）温酒 [5] □□□□□□□□□□□□□□□□者，百冶 [6]，大□者八十，小者卅，冶精。

【注释】

[1] 荠:"诸伤"第17治方"取荠熟干实"，《马王堆医书考注》曰"荠熟干实即成熟干燥的荠菜子"可参。故荠后缺字补"实"。

[2] 本句开头缺一字，在《五十二病方》原文中，药方前常用"以"字作动词开头。如"诸伤"第12治方"以续断根一把……"故缺字补"以"，全句作"以淳酒渍而饼之"。渍

即浸泡。当成熟、干燥的荠菜子浸泡好后，做成饼状。

[3] 煏（bì）：焙烤。《说文解字》："煏以火干肉也。"段注"煏即煏"。□甗（xìn），古陶甗，《说文解字》："甗，大釜也……小下若甑曰甗。"《诗·桧风·匪风》："谁能亨（烹）鱼，摄之釜甗。""煏瓦甗炭"，指将某物在甗内烤成炭。

[4] 最：《五十二病方》中均释撮（cuō），古计量单位，但不规范。《说文解字》："撮，四圭也；一曰两指撮也。"《玉篇》："撮，三指取也。"《五十二病方》反映，秦汉时期粉碎后的粉状药物，多用"三指撮"计量，即用大拇指、食指和中指对撮药粉。在《五十二病方》中还有强调"三指撮到节""三指大撮"等提法。《素问·病能论》"合以三指撮为后饭"，与此意同。

[5] 温酒：即将酒加热、加温，酒后缺字，可顺补"中饮之"。

[6] 百冶：前文缺字较多，难以推断。从"百冶"起，最后"冶精"好似补充前者的制药方法。"大□者八十，小者卅（四十）"，强调大块粉碎八十次，小块粉碎四十次，达到"精冶"的目的。因此缺字补"块"。

【语释】

皮肉受伤后，取荠菜籽放于好酒中浸泡后，做成饼状，放入陶甗内烤成炭状，再将某药浸泡后烤干、粉碎，取该药末三指撮，放于半杯温酒中，摇匀后喝下去，还有某药，要"百冶"，大的粉碎八十次，小的粉碎四十次，做到精工细致。

【原文四】

一方：燔[1]白鸡毛及人发[2]，冶各等[3]。百草末八灰[4]，冶[5]而□□□□，□□□一垸（丸）[6]温酒一音（杯）中[7]，饮之。

【注释】

[1] 燔（fán）：加火上曰燔，梵烧、烤炙。段玉裁《小笺》"燔与火相著"。本句指将白鸡毛放在火上烧。

[2] 白鸡毛、人发：古时均为药物，"诸伤"【原文六】记"止血出者，燔发以按其痛"，讲受伤后出血不止，可取人发烧成炭灰按在伤口上止血。由此可证，本方亦为外伤流血不止方。只是本方是取白鸡毛、人发等量烧成炭末后，用温酒冲服，属于内服药方。

[3] 各等：即白鸡毛、人发烧成的炭末等量。

[4] 百草末、八灰：百草末，疑为百草霜。《本草纲目》卷七："百草霜，此乃灶额及烟炉中黑烟也，其质轻细，故谓之霜。""八灰"，《马王堆医书考注》曰"八灰，指百草末的用量是鸡毛灰、人发灰的八倍"，可参。

[5] 冶：将上三灰混匀，此处"冶"含配制意。

[6] 一垸（丸）：说明上文缺七字之内容是将上药制成丸状备用，故可补"以蜜为丸，伤者，毁"。

[7] 音:《五十二病方》释杯。在《五十二病方》中，凡音代表杯。

【语释】

有外伤出血不止时，可取白鸡毛、人发等量，放在火上烧之，再取锅灶内的或锅底的黑灰即百草霜八倍，与鸡毛灰、人发灰搅匀，再加净水或者蜂蜜合做成丸状备用。需要时，取一丸揉碎放入温酒一杯搅匀饮之，伤口之血可止。

【原文五】

一方：以刃伤[1]，焬（燔）[2]羊矢[3]，傅之[4]。

【注释】

[1] 本方指金刃致伤的治疗。

[2] 焬（燔）:《五十二病方》注"焬，从烦从犬，读为燔（fán）"，即燔烧。

[3] 羊矢：即羊屎。在《五十二病方》中，矢均指屎。《左传·文公十八年》："……杀而埋之马矢之中。"《庄子·人间世》："以筐盛矢。"陆德明释文："矢或作屎。"

[4] 傅：古通敷。《荀子·成相》："禹傅土，平天下。"杨倞注："傅读为敷。"《汉书·陈汤传》："离城三里，止营傅城。"颜师古注："傅读为敷，敷布也。"《五十二病方》中，傅，均指将药敷布于伤口之上。

【语释】

金刃伤的病人，取羊矢燔烧后，揉作饼状敷布在伤口上。

【原文六】

一方：止血出者[1]，燔发[2]，以安（按）其疕[3]。

【注释】

[1] 止血出者：即点明外伤后出血方。

[2] 发：即人发，人发烧成炭，称血余炭，可以止血。

[3] 疕（wěi）：创伤。汉代史游《急就篇》"欧伤曰疕"。《五十二病方》中"凡疕，皆指伤口"。

【语释】

因斗欧伤出血者，取人发一宗，燔烧成炭，取发炭撒于出血之伤口上。

【原文七】

一方：令伤者毋痛，毋血出[1]。取故[2]蒲席厌[3]□□□□燔□□□□疕[4]。

【注释】

[1] 毋：不。《墨子·非命上》"言而毋仪（义）……"。本方点明是伤后不痛，不出血方。

[2] 故：旧。故蒲席《名医别录》作"败蒲席"，即用旧了的蒲草席。

[3] 厌：满足。"取故蒲席厌"即取足量旧了的蒲草席。

[4] "其疕"是《五十二病方》中的一个常用语法，如"以按其疕"。用什么"按其疕"

呢？在本方中是将"故蒲席"燔烧成炭。本方在"燔"和"痏"之间缺四字，可补作燔"席冶按其"痏。

【语释】

令伤者不痛、不出血的方法：取用旧了的蒲草席足量，加某药，燔烧成炭，粉碎成粉，按压在伤口上。

【原文八】

一方：伤者血出，祝曰"男子竭，女子戴（zài，在）[1]"。五画地□之[2]。

【注释】

[1] 本方为祝由方。"男子竭，女子戴"为祝词。在《五十二病方》中，祝由方共35方，分载于14种疾病中，有些疾病多达9个祝由方，如瘕，可见祝由方采用之广。有些纯用祝由方，有些在祝由方之后加用原始药物，如本方"五画地□之"。

我国原始医学祝由史可考者渊源于殷商甲骨，《论语》《国语》《左传》均有记载。东汉道教兴起之后，佛道各家均广泛采用祝由之术为民治病，凡有所效验者，与心理因素及心理治疗难分。在本书中，凡祝由之方，在"今译"中，不译祝由词。

[2] "五画地"后缺一字，可补"傅"字。"五画地"是在祝词念完后，在地上划五条痕，取划出的浮土敷于小型伤口上，可起止血作用。但那时的人，不知破伤风的感染。

【语释】

受伤后的小伤口，可在念罢祝由词"男子竭，女子戴"后，在地面上划五条痕，取浮土敷于伤口上。

【原文九】

一方：令伤毋般（瘢）[1]，取彘膏[2]□[3]，衍并冶[4]，傅之。

【注释】

[1] 毋般（瘢）：即伤好后不留瘢痕方。

[2] 彘膏：彘膏即猪膏（猪的脂肪）。膏脂类，古膏、脂有别。《说文解字》："脂，戴角者脂，无角者膏。"《考工记·梓人》："脂者、膏者……"郑玄注："脂者牛羊属，膏者豕属。"彘《说文解字》曰"彘，豕也"。

[3] 缺一字，疑为药名。

[4] 并冶：指将猪膏与另一味药一并粉碎后，再敷于伤口上。

【语释】

能使受伤伤口好后不留瘢痕的方法：取猪的脂肪与某一味药一起粉碎调匀后敷于伤口上。

【原文十】

一方：以男子洎[1]傅之，皆不般（瘢）[2]。

【注释】

[1] 洎（jì）：本义为将水注入容器。《五十二病方》释为人精，但无论证。有学者引《说文解字》"洎，灌釜也"释洎为向釜内灌水，煎汤。《吕氏春秋·应言》还有"多洎之则淡而不可食"的记载，即某肉加水多了，煮出来的汤不好喝。

洎，古为多意字，《五十二病方》中，"洎用多起""洎二用""洎以酸浆"都指加水。"洎之"含浸泡之意。《文物》（1984 年第 3 期）载《马王堆帛书六十四卦释文》中《萃卦·上六》有"齎咨涕洎（洟）"，洎作鼻洟解。证明秦汉时期洟、洎通用。推之，洎为人体的一种排泄物，指洟，即鼻涕。本方讲"男子洎"，是讲"男子的鼻涕"吗？因鼻涕是男女均有的，考虑到强调"男子"，"男子洎"可能为"男子"特有之物。因此"男子洎"可认为是男子体内特有之精华（精气）物质，这便是"人精"，即精液。

[2] 般（瘢）：古通瘢（bān）。不瘢，即伤好后不留瘢痕。本方指比较表浅的伤口。

【语释】

因某种原因致伤后，可用男子的精液敷于伤口上，伤好后不留瘢痕。

【原文十一】

一方：金伤者，以方（肪）膏[1]乌豪（喙）[2]□□皆相[3]□煎，釶（施）[4]之。

【注释】

[1] 方（肪）膏：方后续膏，即用方（肪）形容膏，指猪膏（指猪的板油或猪的皮下脂肪）。

[2] 乌豪（喙）：《五十二病方》注"乌头的别名"，乌喙用的喙字均作豪。《五十二病方》中专设"乌豪（喙）中毒"的治疗，可见那时乌喙使用之广及临床经验之丰。乌喙，多年生草本，母根纺锤形或倒卵形，形如乌鸦头，故名乌喙。乌喙含乌喙碱（jiǎn），有表面麻醉作用。用过量则中毒。

[3] "皆相"前缺二字，应为某药。"皆相"后缺一字，补"合"为适，指一起煎煮。

[4] 釶（施）：《五十二病方》释施。《马王堆古医书考释》指出"釶即施"，《字汇补》言"釶，同鏂"。在本方中釶（施）作动词，泛指局部用药，多指敷、涂或包扎。

【语释】

因金器致伤者，伤深痛者，可用猪脂肪、乌头等药一并煎煮，取其汁擦洗伤口，再用药渣敷于伤口上。

【原文十二】

一方：伤者，以续鏖（断）根[1]一把[2]，独□长支（枝）者二廷（梃）[3]，黄铃（芩）二廷，甘草□廷（梃），秋乌豪（喙）二□[4]，□□□□者二瓯[5]，即并煎[6]□孰（熟），以布捉取，出其汁。以陈缊[7]□□敷之。

【注释】

[1] 续齼（断）：秦时常用药之一。《神农本草经》"续断主……金创伤……"。

[2] 把：古量词。《说文解字》："把，握也。"赵注："把，以一手把之也。"《急就篇》："一把曰把。"王应麟补注："禾之把也，禾盈手。"把，指用手之虎口合围握之，即把。

[3] 廷（tǐng，梃）：《五十二病方》释梃，古量词。《说文解字》："梃，一枚也。"段注："凡条直者曰梃，梃之言梃也，一枚。"《五十二病方》："煮胶一廷（梃）半。"《养生方》："桂尺者五廷（梃）。"后文讲：取长一尺的桂枝条五条。换言之，物长一尺叫一廷（梃）。

[4] 秋乌豙（喙）二□，因乌喙的剂量是"颗"，故补。

[5] 者二瓯。瓯（ōu），《急就篇》瓯，颜师古注："瓯，瓦杅也，其形口大而瘅。一曰瓯，小盆也。"瓯指可加热的小瓦盆。"二瓯"即两个小瓦盆。"二瓯"前缺四字，依《五十二病方》常用语法及前后文意顺补"皆冶，挠之"。

[6] 煎（jiān）：煎煮。

[7] 陈缊（yùn）：即旧麻絮或乱麻。《论语·子罕》曰"依敝缊袍"，陆德明释文引郑玄注"缊，絮也"。陈缊，即旧絮。以下缺二字顺补"浸渍"。

【语释】

伤及皮肉的人，可取续断一把、独活长一尺二梃、黄芩长一尺二梃、甘草数梃、秋乌喙二颗，以上五味药一并粉碎，搅匀，分别放入两个瓦盆内，加水煎熟，用干净布将煎好的药全部裹好，将药汁全部挤出，用旧絮浸渍药汁放于伤口上敷之。

【原文十三】

一方：□者[1]，治黄黔（芩）与□□□□，□虆膏□□之[2]，即以布捉取□□，□□□□□浘[3]之。

【注释】

[1] 开头缺一字，依【原文十七】开头"伤者"顺补"伤"者。

[2] "黄黔与"后缺五字，一个"与"字引出后文还有药物，不详。后文有"以布捉取"，将虆膏前后缺文顺补"冶，并"虆膏"煎熟"。

[3] 浘（wěi）：动词。《广雅》："浘，水流也。""以布捉取"之后缺字部分可补"其汁"。全句作将药汁取出后，用某物浸药汁冲洗伤口。

【语释】

受伤以后，取黄芩与某药，经粉碎后，加猪膏煎熟，再用干净的布将煎药包好，取其汁，再用药汁冲洗伤口。

【原文十四】

一方：久伤者，荠（齑）杏核中人（仁）[1]，以職（脂）膏[2]弁[3]，封痏[4]，虫即出。尝试[5]。

【注释】

[1] 荠（齑）："诸伤"【原文三】用"荠实"。本方荠、杏仁之后没有说明二药的剂量，因此荠疑为齑，故《五十二病方》释齑，作动词。本方"荠杏核"，当指对杏仁进行粉碎。

[2] 職（脂）膏：《五十二病方》释腶膏，即黏的油脂。《普济方》治诸疮未破用草乌、轻粉、腊猪油调和敷于疮面之上。腊猪油即職膏。

[3] 弁（biàn）：在帛书中，指调和。

[4] 封痏：将药物涂封在伤口上。

[5] 尝试：即曾经试用而有效验者。《五十二病方》中凡"尝试"皆以此解之。

【语释】

皮肉受伤长久不愈者，将杏仁捣碎，用腊猪油调和涂封在伤口上，虫就出来了，伤口也长好了。此方经尝试后有效。

【原文十五】

一方：稍（消）石[1]直（置）温汤中，以洒[2]癜（痏）。

【注释】

[1] 稍：《五十二病方》释消，消石，《神农本草经》载上品，《武威汉代医简》"消石三用，主治金伤"。

[2] 洒：洒痏，即用消石冲温水洗伤口，痏在此指溃疡面。

【语释】

长久不愈的伤口，往往表面有一层腐肉，取消石若干，置于温汤中捣匀后冲洗伤口（至伤口愈合）。

【原文十六】

一方：令金伤毋痛方[1]。取鼢鼠，乾而冶[2]；取彘鱼[3]，燔而冶；□□、薪（辛）夷[4]、甘草各与鼢鼠等，皆合挠[5]，取三指最（撮）一[6]，入温酒一音（杯）中而饮之。不可，财（裁）益药[7]，至不癜（痛）[8]而止，令[9]。

【注释】

[1] 本方为止痛方。

[2] 取鼢鼠，乾而冶：将鼢鼠剖杀，凉干后粉碎，备用。鼢鼠，别名田鼠、偃鼠等，《名医别录》曰"鼢鼠主痈疽……烂疮"。

[3] 彘（zhì）鱼：既往注释均依《名医别录》释为鲐鱼。指出"彘、鲐古脂部字，音近相通"，可从。"燔而冶"即将鲐鱼在火焰上烤干后再粉碎。

[4] 薪（辛）夷：《神农本草经》曰"辛夷味辛温，主五脏身体寒……一名辛矧（shěn审）"。清代黄奭辑云"师古云：新雉即辛夷，耳为树甚大，其本、枝、叶皆芳，一名新矧"。

[5] 皆合挠：古药物配伍术语，表示都应搅匀，在《五十二病方》中具有代表性。《淮

南子·说林训》："使水浊者，鱼挠之。"挠，搅和之意。

[6] 取三指撮一：本方诸药均用等量，冶碎成粉，取药时用拇、食、中指三指头合并撮（捏）取药物粉末。《孙子算经》："六粟为一圭，十圭为一撮，十撮为一抄，十抄为一勺，十勺为一合。"《汉书·律历志上》："四圭曰撮，三指撮之也。"《本草序例抄》："凡散药有云圭者，十分方寸匕之一。……一撮者，四刀圭也。"

[7] 财（裁）益药：财通裁，本处"财益"联用，应首解"益"。"财（裁）益药"意即当用三指撮药不能解痛时，可以根据情况适当加大药量。

[8] 至不癃（痛）而止：与方前讲"令金伤毋痛方"相矛盾，疑癃为痛抄误。由此推之，应改作"至不痛而止"。指将上药量加至不痛而止，此解与原文本意相合。

[9] 令：原文残，今补，为良好。《说文解字》："令，发号也。"段玉裁注"发号者，发其号呼——以使人也"。在《五十二病方》中常于方尾书"令"，意即"就这样治疗"或"就这么办"。

【语释】

可使金刃伤后不痛的方剂：取鼩鼠杀死，凉干，粉碎，取螕鱼，烤干粉碎，取辛夷、甘草等药，均与鼩鼠的分量一样，放在一起搅匀，取搅匀后的药粉三指撮放入温酒一杯中喝下去，可止痛。如不止痛，可根据病情适当加大药量，加大的药量至可以止痛而止。金伤后要止痛就这么办。

【原文十七】

一方：令金伤毋痛，取荠孰（熟）乾实[1]，熬令焦黑[2]，冶一；术[3] 根去皮，冶二[4]。凡二物并和，取三指撮到节一[5]，醇酒盈一衷桮（杯）[6]，入药中，挠饮。不者，酒半桮（杯）[7]。已饮，有顷不痛。复痛，饮药如数。不痛，毋饮药[8]。药先食后食次（恣）[9]。治病时，毋食鱼、螕肉、马肉、龟、虫、荤、麻洙采（菜）[10]，毋近内[11]，病已如故。治病毋时[12]。一冶[13]药，足治病。药已冶，裹以缯臧（藏）[14]。冶术暴（曝）若有所燥，冶[15]。令。

【注释】

[1] 荠孰（熟）乾实：即熟透了的荠菜子。

[2] 熬令焦黑：将荠菜子放在锅中炒至焦黑。

[3] 术：《神农本草经》云"术主风寒湿痹"。后世，本草分白术、苍术。

[4] 冶二：此剂量依上味药"冶一"为参照，即术根粉碎后取上药的一倍，即二份，为剂量比率。

[5] 到节一：即用三个指头对捏取药到第一个指关节。《五十二病方》中"三指大撮"与此意相同。

[6] 醇酒：即好酒。衷，中之代称。《左传·闵公二年》："服其身，则衣之纯；用其衷，则佩之度。"杜注："衷，中也。""衷桮"即中等大小的杯子。

[7] 洒：散布，转释为减量。"不者洒半桮"，即不会饮酒的人，倒去半杯酒。

[8] 复痛：又痛起来时再如上饮药，不痛时就不要服药了。

[9] 药先食后食次（恣）：次（恣）即商议。《五十二病方》中多用此语，本句指饭前饭后服药均可。

[10] 此段讲服药时的禁忌。虫疑为虺，指蛇类。荤即辛物，葱薤之属。麻洙采（菜），古药名，《武威汉代医简》云"饮水常作赤豆麻洙服之"。

[11] 毋近内：内，内室。此句指不要行房事。

[12] 治病毋时：这次病好了，以后不管哪个季节受伤都要及时治疗。

[13] 冶，在此作炮制解。"一冶药，足治病"即一次炮制的药，要能满足伤口治疗的需要。

[14] 缯（zēng）：《说文解字》曰"缯，帛也"。缯臧（藏）即用帛将药粉包好藏之。

[15] 从"一冶药"至此，均讲该药的配制。《说文解字》："壹，专壹也。"即按制药要求精心制药。

【语释】

各类金属如刀、枪致伤后使之不痛的药方：取熟透、干燥的荠菜子，在锅内炒至焦黑，粉碎备用，取术根去皮，曝晒干燥后粉碎备用。配伍时，取荠菜粉一份、术粉二份，一并搅匀，先用中等大小的杯子盛好一杯酒，用三个指头撮药粉到第一指关节处，放入酒中搅匀喝下去。不会喝酒的人用半杯酒饮之。服药后，一会儿就不会痛了。如疼痛再发，再按上法服药，不痛就不要服药。饭前饭后服药都可以。在服药期间，不要吃鱼肉、猪肉、马肉、龟、蛇类、辛物及麻洙菜，不要行房事。病好后，也要准备好药。不分哪一个季节受伤都可治疗。粉碎好了的药粉要用细帛包好，收藏备用。在配药过程中去皮的术，要曝晒干燥后粉碎。这个方剂就这么办。

【原文十八】

一方：伤痉。痉[1]者，伤，风入伤，身信[2]（伸）而不能诎（屈）[3]。治之，熬[4]盐[5]令黄[6]，取一斗，裹以布，卒（淬）[7]醇酒中，入即出，蔽以市[8]，以熨[9]头熬（热）则举[10]，适下[11]。为□裹更□熨熨寒[12]，更（熬）盐以熨，熨勿绝[13]。一熨寒汗出，汗出多，能诎（屈）信（伸），止。熨时及已熨四日内，□□衣[14]，毋见风，过四日自适[15]。熨先食后食次（恣）[16]。毋禁[17]，毋时[18]。令。

【注释】

[1] 痉（jìng）：《说文解字·疒部》云"强急也"。按"痉"在古医书中或读作 chì，系因讹而代用之字。痉病主要是以肌肉强直为主的综合征，包括小儿惊风、破伤风、高热所引起的全身肌肉痉挛症状及痫病等。

[2] 身信（伸）：伸，原作"信"，通假。伸字义为伸展。《说文解字·人部》："伸，屈

伸。"帛画《导引图》"伸"亦作"信"。

[3] 屈：原作"诎"。屈与诎上古音均溪母，物部韵，同音通假，屈字义为弯曲。《说文解字·言部》："诎……一曰屈。"《说文辨字正俗》："诎，今人'屈伸'字。古作'诎申'。不用'屈'字，此古今字之异也。"

[4] 熬：原作"爩"。

[5] 盐：《神农本草经》记有戎盐，大盐及卤盐。《名医别录》始记有食盐一称。其药效，《神农本草经》谓戎盐可"益气，坚筋骨"。古代所用食盐品种甚多，如陶弘景《本草经集注》所记的产地就有海、井、树、山等。

[6] 熬盐令黄：古人所用的盐和现代的纯粹海盐不同，多含有各种杂质，故经加热焙炙后呈现黄色，作为温度增加到一定程度的指标。

[7] 淬（cuì）：原作"卒"。故卒假为淬。淬字义为淬火，蘸火。《说文句读》："淬字与焠同，谓以器盛水，灭刀之火，以坚其刃也。"

[8] 蔽（bì）以市：蔽，遮挡，覆盖。以，用。市（fú），即熟皮制的围裙，亦名蔽前、蔽膝。

[9] 熨（yùn）：熨法是用温热的物质（包括加热后的药物）刺激体表局部以达到治疗目的的一种外治法，又有温熨、药熨、毒熨等称。《史记·扁鹊仓公列传》："案扤毒熨。"注："毒熨，谓毒病之处，以药物熨贴也。"《素问·血气形志》："治之以熨引。"张介宾注："熨以药熨，引谓导引。"《灵枢·刺节真邪篇》："治厥者必先熨调和其经。"张介宾注："必藉火气以熨调其经。"

[10] 热则举：热，原作"熬"，形讹。举字义为抬起、擎起。

[11] 适（shì）下："适"字在此处义为舒适、畅快。

[12] □熨熨寒：二"熨"字原残脱，今补。

[13] 绝：以盐熨不能停下。《吕氏春秋·权勋》曰"嗜酒甘而不能绝于口"，高注"止也"，《博雅》曰"断也"。

[14] □□衣："□□"，缺文。依上下文义当是"毋更"二字。《伤寒论·辨阳明病脉证并治第八》："不更衣，内实，大便难者，此名阳明也。"成注："古人登厕必更衣。'不更衣'者，通为不大便。不更衣则胃中不得泄，故内实。"但本条此处应指不使病人更换衣服，以免重复感冒之义。

[15] 自适：《正韵》曰"适，安便也，自得也"。《庄子·大宗师》曰"适人之适，不自适其适"。

[16] 次：即恣。古意任凭。即饭前饭后均可进行熨疗。

[17] 毋禁：没有禁忌。

[18] 毋时：不拘任何季节均可。

【语释】

伤痓，得了痓病的病人是由于受到外伤，风邪由伤处进入体内，引起病人肌肉强直而不能弯曲。治疗的方法是将盐放入锅中炒到变黄，取盐一斗，然后用布包好，快速投入好酒中，立即拿起来，再用熟皮制的围裙包好，使热量慢慢散发，用它熨治头枕部、肩颈部。假如温度太高，灼痛难忍，就将盐包提起来，等一会儿再放下去熨疗。如果盐布包温度变冷，可再一次用火烧盐继续温熨。这样反复进行，不要停止。通过这种熨法，可以使病人通过充分发汗，而排出寒邪。由于大量出汗，使身体能自由屈伸时，则可以停止熨法。在施用这种温熨法时和在已经温熨后的四天之内，不要换衣服，不要受风。过了四天之后自然好转。温熨的时间在饭前饭后均可，没有任何禁忌，也不限于任何季节。以出汗、能做屈伸运动为度。得了伤痓（筋）的病人，就按上述方法熨治。

【原文十九】

一方：伤而颈（痓）者[1]，以水财（裁）[2]煮李实[3]，疾沸[4]而抒[5]，浚取其汁[6]，寒和，以饮病者[7]，饮以□□故。节（即）[8]其病甚[9]弗能饮者，强启其口，为灌之。节（即）毋李实时[10]。□□□□□□煮炊，饮其汁，如其实数。毋禁。尝试。令。

【注释】

[1] 伤而痓者：指的是因受风寒引起的痓症的治疗，病重者可达到牙关紧闭的程度，服药时要"强启其口"。仅依此文，难定病名。因痓症中出现"牙关紧闭"的疾病较多。

[2] 裁：财与裁通假字。

[3] 李实：为蔷薇科植物李的果实。

[4] 疾沸：疾，速也。疾沸即大沸，烧开的水。

[5] 抒：汲出。《说文解字》曰"抒，挹也"，汲出谓之抒。《汉书·刘向列传》："一抒愚意。"颜师古注："抒谓引而泄之也。"

[6] 浚（jùn）取其汁：有滤其汁液之义。

[7] 寒和，以饮病者：寒和，是对"疾沸而抒"的回应，即等药凉一点了再喝。"以饮病者"，属倒装句，以，动词，即使病人喝下去。

[8] 即：原作"节（節）"。同音通假。即与节在出土的汉代帛书中也多互通。

[9] 病甚：病重者，不能饮药时，要"强启其口"，将药汁灌下去。

[10] 毋李实时：后缺六字，说明要找代用品。因此顺补"可取李本以水"煮炊。此解来源于《马王堆医书考注》。所以下文讲"饮其汁，如其实数"。

【语释】

由于受外伤而引起痓病者，可把成熟的李子果实放在适量的水里煎煮。煮的方法：用猛火将水煮沸开后即将水倾倒出来，然后将李实加压，榨出其果汁，等适当冷后喝下去，要尽量多喝药汁。每次饮服以（原缺二字，当指药用量）为限度。如病人病情较重，出现牙关紧闭症状而不能饮药时，要强行将口打开，将药汁灌下去。如果在治疗时找不到李子时，用（此处原缺六字，当指李子的代用品，但已不详），将其加热煎煮后把这种药汁喝下，其用量相同于李子的用量。这种疗法没有任何禁忌。已经应用有效。就这样治疗。

【原文二十】

一方：诸伤，风入伤[1]，伤痈[2]痛，治以枲絮[3]为独[4]，□□□伤，渍[5]□□□□□彘膏[6]煎汁□□□沃[7]，数[8]□注，下膏勿绝，以欧（驱）寒气[9]，□□□□举□□□□□，以傅[10]伤空（孔）[11]，弊（蔽）巾[12]。休得为[13]□□□□□□□□□□□□□□□□□痈□□□□□。傅药先食后食次（恣）[14]。毋禁，毋时[15]。□礜[16]不□□□尽□。

【注释】

[1] 风入伤：风为中医病因"六淫"之一。风中人后可表现多种病症。《素问·风论》："风之伤人也，或为寒热，或为热中，或为寒中，或为疠风，或为偏枯，或为风也。其病各异，其名不同，或内至五脏六府。"本条之"风入伤"，系指因风邪而致外科疾患，即下文之"伤痈痛"。

[2] 痈（廱）：痈，古籍又作廱，化脓性疾病。《释名·释疾病》："廱，壅也。气壅否结裹而溃也。"

[3] 枲（xǐ）絮：《说文解字》曰"枲，麻也"。枲絮，用粗麻制成的絮。在本方后文有"渍""沃"，指用枲絮浸渍药汁对伤口施治，但在"为独"后至"数□注"的二十一字中共缺十二字，给注补带来困难，好在有"渍""煎汁""沃"等关键字留存，又给注补带来希望。

[4] 独：疑假为"蓐"，通假字。蓐即褥垫，席垫。

[5] 渍：浸泡。

[6] 彘膏：彘，猪也。彘膏，即猪油。

[7] 沃（wò）：浇灌。

[8] 数（shuò）：多次，屡次。

[9] 以欧（驱）寒气：驱，原作"欧"。其义为驱逐。寒气，《素问·热论》："今夫热病者，皆伤寒之类也。""人之伤于寒也，则为病热。"

[10] 傅：本书中均作涂抹、涂擦、外敷解。

[11] 孔：原作"空"。此处指病灶局部。

[12] 蔽巾：原作"蒂"，系合文。巾为古人的佩巾或沐巾（相当于今日的手巾）。蔽巾即用手巾遮盖。本处指用手巾将浸有煎汁（止痛药）的枲絮扎好。

[13] 休得为：即不得为。此处系指治疗后的禁忌事项。

[14] 先食后食次（恣）：饭前与饭后服用随意。

[15] 毋时："毋"字原残，今补。

[16] 礜（yù）：礜石，秦汉时期常用矿物药，《神农本草经》云"主寒热，鼠瘘，蚀疮，死肌，风痹，腹中坚"。

【语释】

在受到各种外伤后，又被风邪侵入体内，伤口化脓而疼痛，治疗的方法可用碎麻絮制成褥垫（相当于棉被套之属）。先用药物煎汁濡洗伤口，再将伤口浸于含有药物的热猪油煎汁内，趁其温度尚未全退时，在伤口处进行浇灌冲洗。用这种膏汁冲洗时要连续进行，不要中断，可以驱除寒气。当冲洗到一定程度后，就可以用枲絮浸药敷在伤口上，再用手巾包扎好。应用此法禁忌（即原文"休得为"。以下断续缺文二十五字，系指禁忌事项）。外用药时间不论在饭前或饭后均可，没有什么禁忌，也不拘任何季节。

【原文二十一】

一方：伤而颈（痉）[1] 者，小劆[2] 一犬 [3]，瀸瀸与蘖半斗 [4]，毋去其足，以□并盛，渍 [5] 井鈢 [6] □□□□□出之，阴干 [7] 百日。即有颈（痉）者冶，以一指一撮，和以温酒一□（杯），饮之。

【注释】

[1] 痉：原作"颈"，通假字。

[2] 劆（zūn）：切断。《广雅·释诂》："劆，断也。""小劆"，即切为小段。

[3] 犬：《神农本草经》记有"牡狗阴茎"及"狗胆"。《名医别录》记有"狗肉"等名称。并谓"狗肉，味咸酸，温。主安五脏，补绝伤"。

[4] 瀸瀸与蘖（niè）半斗：瀸，假为弸（bēng），同音通假字。与，《经传释词》卷一："与，犹'以'也。"蘖，原作"薛"，同音通假。蘖为以谷类（包括稻、麦、粟等）种子发芽后用于酿酒的曲。

[5] 渍（zì）：浸湿。

[6] 井鈢：鈢为断（断）字之省。本义为绝断，分段。其引申义为底。井鈢，指井底。本句指将上药调配好后，装在某容器内，密封后投入水井底多长时间再取出。

[7] 阴干：将带有水分的药物放置通风，于避日光处待干燥。

【语释】

由外伤引起痉病者，在治疗时，取小狗杀死后切成一小块，再取蝗虫一类的昆虫与曲半斗，不要去足，与狗肉搅匀，一并盛入陶器中，将口密封好，然后浸至井底，过若干日后取出陶器，将药物从陶器中取出，放在没有太阳的地方阴干一百天，粉碎后备用。有痉症的病人，每次服用可取三指撮药粉，用热酒一杯摇匀后喝下去。

【原文二十二】

一方：伤胫（痉）者 [1]，择蕕一把 [2]，以敦（醇）酒半斗煮沸 [3]，饮 [4] 之，即温衣夹坐四旁 [5]，汗出到足 [6]，乃已 [7]。

【注释】

[1] 痓：原作"胫"。痓与胫通假字。

[2] 择薤一把：择，取用，选择。薤（xiè），《神农本草经》："味辛。主金疮。疮败。"《名医别录》："除寒热，去水气，温中，散结。"

[3] 以敦（醇）酒半斗煮沸：醇酒，醇原作"敦"。醇酒为古代一种味道浓厚的酒。煮，即把东西放水中加热使熟。沸，原作"渍"，古异写。

[4] 饮：原残，今补。

[5] 即温衣夹坐四旁：温衣，"温"义为暖。夹，原作"陕"，形近致讹，又引申为靠近之义。

[6] 汗出到足：指通身大汗之义。《灵枢·痈疽》有"令出至足"一语同此。

[7] 已：原缺，今补。

【语释】

患有痓病的人，可以选择薤菜一把，取好酒半斗，将薤菜加入煮沸，乘热喝下去，喝完酒后应当立刻穿上温暖的衣服，把身体四周严密地包裹起来，当全身的汗出到足部时，寒气祛除，即可痓愈。

【原文二十三】

一方：冶黄黔（芩）[1]、甘草相半，即以彘膏财足，以煎之[2]。煎[3]之沸，即以布足（捉）[4]之，予（抒）[5]其汁，□傅□[6]。

【注释】

[1] 芩：原作"黔"，通假。

[2] 即以彘膏财足，以煎之：财，裁也，根据药物数量，用足够的猪油煎药。足，完备、充实、足够。

[3] 煎：煎煮，煎熬。

[4] 捉：原作"足"。捉字义为榨取。

[5] 抒：原作"予"。抒字义为汲出水汁。

[6] 傅：傅字前缺一字，大约是讲敷的方法，待补；敷后一字补"之"即"敷之"。

【语释】

伤而痓者的治疗：将研成粉末的黄芩与甘草各一半，用足够的猪油搅匀，用火煎煮使沸，待冷却后再用布包裹加压滤过，取出其汁液，外敷于患处。

【原文二十四】

婴儿索痓[1]：索痓者，如[2]产时居[3]湿地久，其脊（胃）[4]直而口釦[5]，筋挛[6]难以信（伸）。取封埴土[7]冶之，□□二，盐一，合挠[8]而烝（蒸）[9]，以扁[10]（遍）熨直脊（胃）挛筋所。道[11]头始，稍[12]□手足而已。熨寒□□复烝（蒸），熨干更为。令。

【注释】

[1] 婴儿索痉：古病名，索，本义是绳索。引申为紧索、勒索、痉挛。系妇女在孕产时所患的一种痉病。古人认为其病因系由胎儿引起，故称"婴儿索痉"，但传世古医书中不见此称。其在孕期所致之痉，名为"子痫"（或"子冒"）；其在产后所致之痉，名为"产后中风痉"。

[2] 如：当也。

[3] 居：坐。

[4] 肎（kěn）：即肯，音 kěn，指小骨之间筋骨结合处。肎直，即骨间肉紧缩强直，这里指下颌关节的肌肉痉挛。

[5] 釦（kòu）：釦，拘也，即口噤、口急也，今谓之口噤。"其肎（肯）直而口釦"，指由下颌关节强直发展到口周围肌如口轮匝肌、上唇方肌、下唇方肌频频痉挛，使口裂时紧时松。

[6] 筋挛：原作"筋孿"，挛字义为痉挛、挛缩、拘挛。

[7] 封埴土：封，古人称堆起来的泥土为封。其中包括蚁穴上或坟上的土丘等。封埴土，一种质地细腻的黄色黏土。

[8] 挠：搅拌。

[9] 蒸：原作"烝"，古写。

[10] 遍：原作"扁"，遍与扁同音通假。

[11] 道：由，从。

[12] 稍：逐渐。

【语释】

索痉这种病是产妇在分娩时因为逗留在潮湿地方的时间太长，因而引起背部肌肉强直、牙关紧闭，接着颈部和脊柱旁肌肉挛缩，角弓反张，难以伸直。治疗的方法是取用黏土做成的蚁螺土，将其打碎。取打碎好的蚁螺土二份、盐一份，混合搅拌，再放在火上蒸热。将这种温热的盐土进行温熨时要普遍地用于背部肌肉强直和肌肉痉挛的部位上。熨治时从头部开始，向下依次熨至足部而结束。当熨贴在全身上的泥土冷了，将泥片取下来加水调合后重新蒸了再次熨贴治疗。此方灵验。

（代 瑜）

第三章 《引书》论风湿骨病

【考释概要】

张家山汉简《引书》（以下简称《引书》）是目前发现的最早的导引专著，书中共载导引术 110 种，涉及术式者 85 种，用于治病者 50 种，述功用者 16 种。在临床应用上，记载了 44 种疾病的导引疗法，涵盖了内科、外科、骨伤科、五官科、精神科等多个种类的疾病。《引书》不仅对研究汉代早期的病症及导引有重要价值，而且对后世导引术的发展具有深远影响，在《大清导引养生经》《诸病源候论》等后世导引书籍中均可循其踪迹。

【学术价值】

《引书》对风湿骨病的导引治疗方法特色鲜明，对现代临床运用导引术预防和治疗风湿骨病具有重要的启示作用。主要包括以下几个方面。

1. 疾病涵盖面广

现今临床中常见的颈、肩、腰、腿痛等疾病，以及其他诸如膝关节疼痛、踝关节疼痛等各种风湿骨病的导引治疗方法均有记载。如"项痛不可以顾，引之……""引屈筋……""引踝痛……""苦两足不能匀而膝善痛……""引膝痛……""股□□□痛……""苦两手少气，举之不钩……""引背痛……""引腰痛……""肢尻上之痛……""引足下筋痛……""导引膺痛……""引肩痛……""引肘痛……"。

2. 辨证论治

在针对某一疾病进行导引治疗时，具有初步的辨证论治思想，如"引踝痛，在右足内踝，引右股阴筋；在外踝，引右股阳筋；在足内踝，引左腿阴筋；在外踝，引左股阳筋，此皆三而已"。在治疗踝关节疼痛时，根据损伤部位的不同，采用不同的导引动作，而不是运用同样的导引方法。

3. 导引术式多样

导引术式多样，除病人主动导引外，还有很多被动导引术式，类似于现代推拿学中的运动关节类手法。如治疗颈项强痛的仰卧位颈椎拔伸法、治疗颞颌关节脱位的口内复位法等。书中的仰卧位颈椎拔伸法、腰部踩踏法、腰部后伸扳法和颈部后伸扳法，是我国脊柱手法的最早记载。表明我国早在战国时期就已经有了脊柱推拿手法，脊柱推拿手法并非源于西方医学。

4. 导引动作与呼吸吐纳相结合

《引书》关于风湿骨病治疗的内容，除注重导引动作拉伸软组织，以及运用关节松动类手法松动关节外，还十分重视将导引动作与呼吸吐纳相结合，重视气的作用。如"项痛不可以顾……力拘毋息，须臾之顷，汗出走腠理，极已"等。

5. 徒手治疗与器械相配合

《引书》关于风湿骨病治疗的内容，注重相关工具的运用，这可以看作是现代推拿学、康复医学中器械治疗的雏形。如"病瘳瘕，引之之方，右手把杖，乡壁……""苦两足不能匀而膝善痛，两胻善寒，取木善削之，令其大把，长四尺，系其两端，以新累悬之……""引膝痛……左手据权……右手据权，而力挥左足，千而已"。

【原文及注释】

【原文】

项痛不可以顾[1]，引之[2]，偃卧□目[3]伸手足□□□□而已[4]，令人从前举其头，极之，因徐直之[5]，休[6]，复之十而已；因□也，力拘毋息[7]，须臾之顷[8]，汗出走腠理[9]，极已。（图3-1）（原文二十五）

【注释】

[1] 项痛不可以顾：病症。顾，回视。张家山汉简《脉书》"肩脉""是动病"有"项痛不可以顾"。

[2] 引之：用导引法治疗。

[3] 偃卧□目：导引术在未特别要求的情况下，均睁目进行，此处特别强调，故将缺字臆补为"闭"。偃卧闭目：仰身躺卧，闭合双目。

[4] 手足□□□□而已："而"前缺字当指做动作的次数。

[5] 因徐直之：直，不弯曲。因徐直之，随后慢慢伸直头部。

[6] 休：停止。《尔雅·释诂》："休，戾也。"郭璞注："戾，止也。"

[7] 力拘毋息：拘，制止。《说文解字·句部》："拘，止也。"息，呼吸时进出的气。《说文解字·心部》："息，喘也。"力拘毋息，用力屏住呼吸。

[8] 须臾之顷：须臾，片刻。顷，短时间。《庄子·秋水》："夫不如顷久推移。"成玄英疏："顷，少时也。"须臾之顷，过片刻时间。

[9] 腠理：皮肤。《史记·扁鹊仓公列传》："扁鹊过齐，齐桓侯客之。入朝见，曰'君之疾在腠理，不治将深'。"张守节《史记正义》："腠理，谓皮肤。"

【语释】

颈项痛不可以回视，用导引法治疗。仰身躺卧，闭合双目。伸直手足（次数）而已，令人从前方抬举病人的头部，用尽全力往上抬，随后慢慢放正，停止，反复做十次为止。因（原因）也，用力屏住呼吸，过一会儿，汗水就会从皮肤的汗孔中冒出，（屏住呼吸）到极限为止。

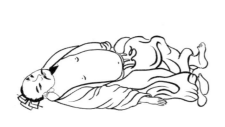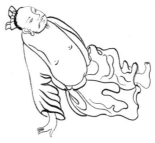

图 3-1

【原文】

病瘿瘅[1]，引之之方，右手把杖，乡壁[2]，毋息[3]，左足踱[4]壁，倦而休，亦左手把杖，右足踱壁，亦倦而休。头气下流[5]，足不痿瘅[6]，首不踵肌[7]，毋事恒服之[8]。（图 3-2）（原文二十八）

【注释】

[1] 瘿瘅：病，《集韵·屋韵》曰"瘿，病也"。

[2] 乡壁：乡，面向。《集韵·漾韵》："乡，面也，或作向。"乡壁，面对墙壁。

[3] 毋息：屏住呼吸。

[4] 踱：以脚踏地。

[5] 头气下流：头顶上的阳气往下流通。张家山汉简《脉书》云："气者，利下而害上，从煖而去清，故圣人寒头而煖足。"其理论与本处一致。《脉书》所云"气"即阳气。

[6] 痿瘅：痿，身体某一部分萎缩或失去功能，不能行动。《素问·痿论》："居处相湿，肌肉濡渍，痹而不仁，发为肉痿。"瘅，痹的伪字，麻木。痿痹，肢体不能动作的疾病。

[7] 首不踵肌：踵，读为腫。《吕氏春秋·尽数》："郁处头则为腫为风，处鼻则肌为室。"是腫与室当为头部疾病。肌借为䡾，鼻塞。《释名·释疾病》："鼻塞曰䡾。䡾，久也，涕久不通，遂至窒塞也。"

[8] 毋事恒服之：服，实行。《广雅·释诂》："服，行也。"毋事恒服之，没有事的时候要经常这样做。

【语释】

病瘅，导引治疗的方法：右手握住木杖，面向墙壁，屏住呼吸，左足踏墙壁，直到疲倦为止；又用左手握住木杖，右足踏墙壁，同样到疲倦时为止。这种导引法可以使头上阳气往下流通，足不会发生痿痹，头不会肿，鼻不会堵塞，空闲时要经常这样做。

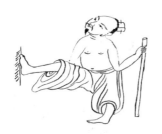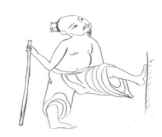

图 3-2

【原文】

引屈筋[1]，跨立[2]，据两股，壹倚左[3]，伸右股[4]，膝附地；壹倚右，伸左股，膝附地，皆三而已。（图 3-3）（原文二十九）

【注释】

[1] 屈筋：筋痿。筋急而成屈筋。

[2] 跨立：跨，骑。跨立，相当于今天所说骑步。

[3] 壹倚左……；壹倚右……：壹……，壹……，犹云"一……，一……"。倚，偏侧。

[4] 伸右股：股前疑缺"足"字。伸右足股，伸直右腿足。

【语释】

导引屈筋，骑步站立，手按住两腿，（身体）一向左倾斜，伸展右腿足，膝贴地，（身体）一向右倾斜，伸展左腿足，膝贴地。分别做三遍为止。

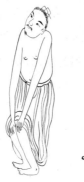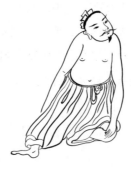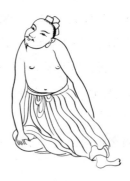

图 3-3

【原文】

苦两足步不能匀而膝善痛[1]，两胻[2]善寒，取木善削之[3]，令其大把，长四尺，系其两端，以新纍[4]悬之，令其高地四尺，居[5]其上，两手控纍而更躐[6]之，朝为千，日中为千，暮为千，夜半为千，旬而已。（图 3-4）（原文三十）

【注释】

[1] 苦两足步不能匀而膝善痛：苦，病。此句意为，两病足不能够均匀行走，膝部常常疼痛。

[2] 胻：小腿。

[3] 取木善削之：善，好好地。《汉书·史丹传》："善辅道太子，毋违我意。"帛书《五十二病方》曰"善伐米大半升""善削瓜壮者"。取木善削之，选取木条好好地修治加工。

[4] 纍：绳索。《说文解字》："纍，大索也。"

[5] 居：坐。《论语·阳货》："居，吾语汝。"皇侃《礼记义疏》："居，犹复座也。"

[6] 蹶：踢。《广雅·释言》："蹶，踢也。"

【语释】

患有两足不能均匀行走的疾病，膝部常感疼痛，两小腿常常感到寒冷。选取木条好好地削治加工，使木条粗细达到被手握住的程度，木条长四尺（约133厘米），拴住两头，用新绳索将木条横着悬挂起来，木条离地面约四尺高，人坐在木条上，交替踢动两脚。早上做一千次，中午做一千次，傍晚做一千次，半夜做一千次。连续做十天为止。

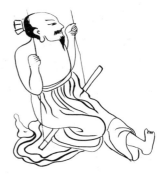

图 3-4

【原文】

引踝[1]痛，在右足内踝，引右股阴筋[2]；在外踝，引右股阳筋[3]；在足内踝[4]，引左股阴筋；在外踝，引左股阳筋，此皆三而已。（图3-5）（原文三十一）

【注释】

[1] 踝：踝骨。小腿和脚交接处，左右两旁凸起的部分。

[2] 引右股阴筋：疑本书前"摩足跗各三十而更"系"引阴筋"的术式。

[3] 引右股阳筋：导引右腿阳筋。本书前有"引阳筋"，其具体做法是"以足摩胻，阴阳各三十而更，正伸两足三十，曰引阳筋"。

[4] 足内踝：承前文，"足"前当缺一"左"字。

【语释】

导引踝痛，如痛在右足内踝，就导引右腿阴筋；如果痛在右足外踝，就导引右腿阳筋；如果痛在左足内踝，就导引左腿阴筋；如果痛在左足外踝，就导引左腿阳筋。以上都做三次为止。

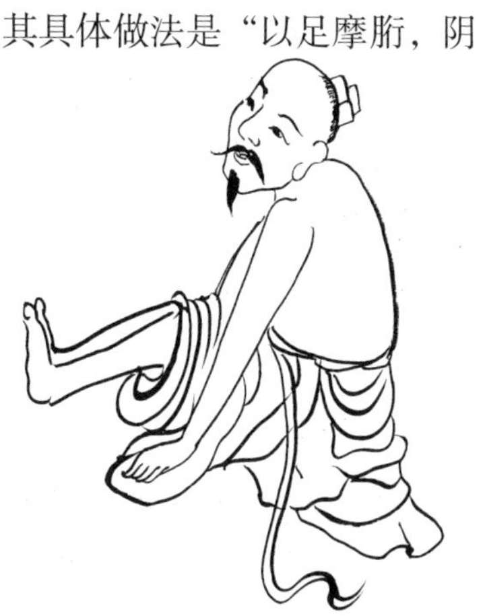

图 3-5

【原文】

引膝痛[1]，右膝痛，左手据权[2]，内挥右足[3]，千而已；左膝痛，右手据权，而力挥左足，千而已。左手勾左足指（趾）[4]，后引[5]之，十而

已；又以左手据权，右手引右足指（趾），十而已。（图3-6）（原文三十二）

【注释】

[1] 膝痛：亦见于帛书《导引图》，图像作屈膝之状。

[2] 据权：据，抓。权，本为木名。《说文解字》："权，黄华木。"此泛指木柱。据权，抓住木柱。

[3] 内挥右足：内，承下文，"力挥左足"，内当为"力"之讹。

[4] 左手勾左足指（趾）：承下文"右手引右足指（趾）"。"左手勾左足指（趾）"前缺"以右手据权"句。

[5] 引：拉。

【语释】

导引膝痛：右膝痛，左手抓住木柱，用力挥动右足，做一千次为止；左膝痛，右手抓住木柱，用力挥动左足，做一千次为止。右手抓木柱，左手勾住左足趾，向后拉曳，做十次为止；又用左手抓住木柱，右手拉曳右足趾，也做十次为止。

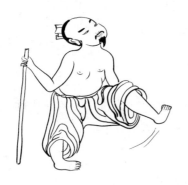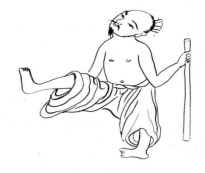

图 3-6

【原文】

股□□□痛[1]，引之，端坐，伸左足，挢右臂，力引之；其在右，伸右足，挢左臂，而力引之，十而已。（图3-7）（原文三十三）

【注释】

[1] 本句残缺太甚，但承上已依次叙述"两足""引踝""引膝"推之，本条当指大腿疾病的导引治疗法。

【语释】

大腿……左边痛，用导引法治疗。正坐，伸展左足，举右臂，并用力向上提拉；若大腿……右边痛，则伸展右足，举左臂，并用力向上提拉。做十次为止。

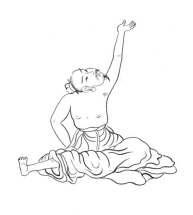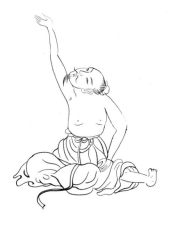

图 3-7

【原文】

苦两手少气[1]，举之不钧[2]，指端湍湍善痹[3]，假缚两肘于两胁[4]，而力挥之，朝、日中、夜半皆为千，旬而已。（图 3-8）（原文三十四）

【注释】

[1] 苦两手少气：苦，病。少气，无力。

[2] 钧：均匀。

[3] 指端湍湍善痹：端，首。湍湍，本指水势急而旋。这里用以形容手指挛急，俗称鸡爪风，指手指拘急挛曲，难以屈伸。手指挛急，常有麻木、酸、疼痛等症状。

[4] 假缚两肘于两胁：假，不真实。肘，同肘。

【语释】

患有两手无力的疾病，抬手时两手不均匀。指前端急速且回旋地疼痛，常感麻木不仁，假想捆绑两肘于两胁上，并用力挥动两肘，早上、中午、半夜各做一千次，做满十天为止。

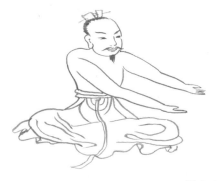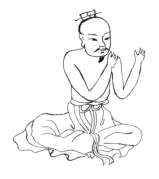

图 3-8

【原文】

引背痛，熊经[1]十，前据十，端立，跨足[2]，前后俯[3]，手附地，十而已。（图 3-9）（原文三十六）

【注释】

[1] 熊经：导引术式。最早见于《庄子》一书。对熊经术式的解释，各家小有差异。司马彪认为"若熊之攀树引气也"。唐李贤认为"若熊之攀枝自悬"。当代学者唐兰认为"像熊模仿人走路"。

[2] 跨足：做跨骑站立之式。

[3] 前后俯：前合后仰。

【语释】

导引背痛，做熊经导引十次，前据导引十次，骑步而立，身体前合后仰；手按着地，反复做十次为止。

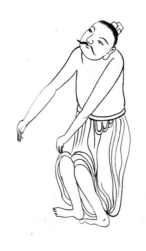
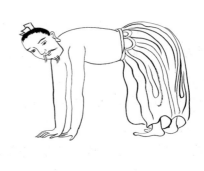

图 3-9

【原文】

引腰痛，两手之指夹脊[1]；力轵[2]以仰，极之；两手奉尻，傴[3]头，掮之，头手皆下至踵，三而已。（图 3-10）（原文三十七）

【注释】

[1] 夹脊：脊，字从肉，从责得声，通脊。夹脊，夹腰肾之俞也，可治腰痛，今人亦常用。

[2] 轵：假为尻，泛指曰柄。本文作动词用，即秉持、执持。

[3] 傴：通区。区，通句。弯曲。

【语释】

导引腰痛，两手手指夹持住腰脊，用力按住，并仰身，尽力仰到极限为止。两手捧住臀部。弯曲头部，并抚摩，头和手都低垂到脚跟，反复做三次为止。

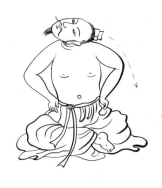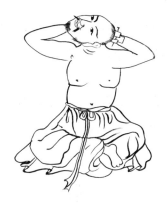

图 3-10

【原文】

肢尻之上痛[1]，引之，为木鞠蹋[2]，卧以当痛者[3]，前后摇之，三百而休；举两足，指[4]上，手抚席，举尻以力引之，三而已。（图 3-11）（原文三十八）

【注释】

[1] 肢尻之上痛：肢，本指人体两臂两腿，此指两大腿。尻，臀部。本句是说腿臀之上的疼痛。

[2] 木鞠蹋：鞠，古代一种用革制的球。木鞠，木制的球。蹋，同踏。蹋鞠，踢球。

[3] 卧以当痛者：以，助词，相当于"其"。当，值。《脉书》："当环而灸之。"

[4] 指：指向。

【语释】

腿臀之上的疼痛，用导引法治疗。制作一个可以踢的木球。躺卧，用木球顶住痛处，前后摇动木球，反复摇动三百次；抬起两足，指向上方，双手按住簟席，抬起臀部并用力往上提拉，反复做三次为止。

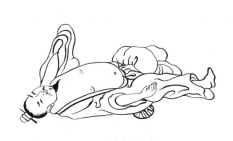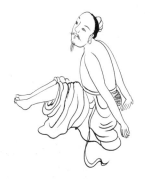

图 3-11

【原文】

引足下筋痛[1]，其在左足，伸左足，右股危坐，右手据地，左手勾左足趾；其右也，伸右足，左股危坐，左手据地，右手勾右足趾，力引之，三而已。（图 3-12）（原文四十一）

【注释】

[1] 足下筋痛：即足下转筋。《诸病源候论·转筋候》："转筋者，由荣卫气虚，风冷搏于筋故也。若血气不足，阴阳虚者，风冷邪气中于筋，随邪所中之筋，筋则转。"

【语释】

导引足下筋痛，筋痛在左足，则伸左足，右腿端坐，右手按地，左手勾住左足趾；筋痛在右足，则伸展右足，左腿端坐，左手按地，右手勾住右足趾。用力往上提拉，反复做三次为止。

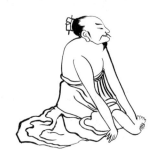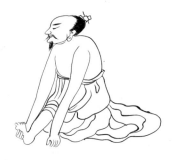

图 3-12

【原文】

引瘠（膺）[1]痛，前瘠（膺）后手[2]十，引信（伸）十，后反复十而已[3]。（图 3-13）（原文四十七）

【注释】

[1] 瘠（膺）：胸。《说文解字》："膺，胸也。"

[2] 前瘠（膺）后手：后，位置在后。与前相对，作动词。前胸后手，即胸往前挺，手往后摆。

[3] 后反复十而已：后者反复做十次为止。

【语释】

导引胸痛，胸前挺，手后摆，连续做十次，引伸十次，后者反复做十次为止。

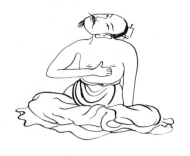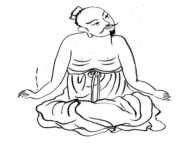

图 3-13

【原文】

引肩痛，其在肩上，爰行[1]三百；其在肩后，前据[2]三百；其在肩前，后复[3]三百；

其在腋下，支落三百；其在两肩之间痛危，坐，跨股，把腕，印股，以力摇肩，百而已。（图3-14）（原文五十五）

【注释】

[1] 爰行：爰通猨，即猿。猿行，如猿行走之貌。

[2] 前据：导引术式。动作内容不详，疑与"后复（覆）"相对。

[3] 后复：复，当读为覆。后覆，为导引术式。

【语释】

导引肩痛，若痛在肩上，则猿行三百次；若痛在肩后，则前据三百次；若痛在肩前，则后覆三百次；若痛在腋下，则支落三百次；若痛在两肩之间，则端坐，跨开两腿，抓住手腕，按住大腿，用力摇动肩部，做百次为止。

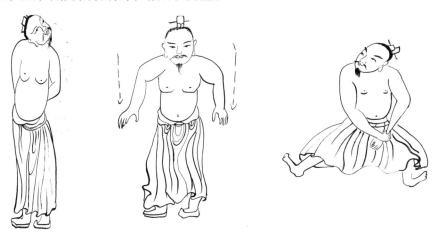

图3-14

【原文】

引肘痛，□□三百，□□三百。其腕痛在左，右手把左腕而前后摇之，千而休；其在右，左手把右腕前后摇之，千而休；其在右手[1]，左手把右腕，前后摇之，千而休。其左手指痛，右手抚[2]左手指，反引之；其右手指痛，左手抚右手指，力引之，十而休。（图3-15）（原文六十二）

【注释】

[1] "其在右手"前疑缺"其在左手，右手把左腕，前后摇之，千而休"句。

[2] 抚：握持。

【语释】

导引肘痛，□□三百次，□□三百次。若为左手腕痛，则右手握住左手腕，前后摇动，做一千次为止；若为右手腕痛，左手握住右手腕前后摇动，做一千次为止。若为左手痛，右手握住左手腕，前后摇动，做一千次为止；若右手痛，则左手握住右手腕，前后摇动，做一千次为止。若左手指痛，右手握住左手指，反向拉手指；若右手指痛，左手握住右手指，用力牵拉，做十次为止。

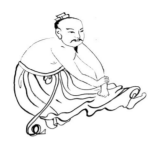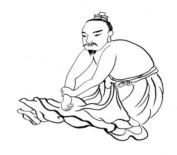

图 3-15

（任海涛）

第四章　汉代张仲景《伤寒杂病论》论风湿骨病

【传承概要】

张仲景（150—219），名机，字仲景，东汉末年著名医学家，被后人尊称为"医圣"，南阳涅阳县（今河南省邓州市穰东镇张寨村）人。建安年间，疫病流行，张仲景家族中二百余人竟有三分之二死于疫病，此后张仲景行医游历各地，更目睹了各种疫病流行对百姓造成的严重后果，遂痛下决心，潜心研究伤寒病的诊治。后撰写代表作《伤寒杂病论》（《伤寒论》与《金匮要略》），其中确立的辨证论治原则，是中医临床的基本原则；《伤寒杂病论》也是后学者研习中医必备的经典著作，为我国的医学发展做出了重要的贡献。

【学术价值】

张仲景继承了《黄帝内经》等古代医籍的基本理论，结合当时的丰富经验，以六经论伤寒，以脏腑论杂病，确立了融理法方药于一体的辨证论治原则，使中医学的基础理论与临证实践紧密结合起来。《伤寒杂病论》收方269首，使用药物达214种，基本上概括了临床各科的常用方剂，被誉为"方书之祖"，书中已有较多关于风湿骨病的记载。其中《金匮要略》中提出了风湿病的命名定性，提出"法当汗出而解"的治则，并根据该病的不同病机，围绕个体的阴阳气血及营卫表里的失衡程度，创制了多个方剂，对推动风湿病学科发展具有重要意义。

第一节　《伤寒论》论风湿骨病

一、辨太阳病脉证并治（上）

【原文】

太阳之为病，脉浮，头项强痛而恶寒。（原文一）

太阳病，或已发热，或未发热，必恶寒，体痛，呕逆，脉阴阳俱紧者，名为伤寒。（原文三）

太阳病，发热而渴，不恶寒者为温病。若发汗已，身灼热者，名风温。风温为病，脉阴阳俱浮，自汗出，身重，多眠睡，鼻息必鼾，语言难出。若被下者，小便不利，直视失

溲；若被火者，微发黄色，剧则如惊痫，时瘛疭；若火熏之，一逆尚引日，再逆促命期。（原文六）

太阳病，头痛至七日以上自愈者，以行其经尽故也。若欲作再经者，针足阳明，使经不传则愈。（原文八）

太阳病，头痛，发热，汗出，恶风，桂枝汤主之。（原文十三）

太阳病，项背强几几，反汗出恶风者，桂枝加葛根汤主之。（原文十四）

太阳病，发汗，遂漏不止，其人恶风，小便难，四肢微急，难以屈伸者，桂枝加附子汤主之。（原文二十）

服桂枝汤，或下之，仍头项强痛，翕翕发热，无汗，心下满微痛，小便不利者，桂枝去桂加茯苓白术汤主之。（原文二十八）

伤寒，脉浮，自汗出，小便数，心烦，微恶寒，脚挛急。反与桂枝欲攻其表，此误也。得之便厥，咽中干，烦躁吐逆者，作甘草干姜汤与之，以复其阳。若厥愈足温者，更作芍药甘草汤与之，其脚即伸；若胃气不和，谵语者，少与调胃承气汤，若重发汗，复加烧针者，四逆汤主之。（原文二十九）

问曰：证象阳旦，按法治之而增剧，厥逆，咽中干，两胫拘急而谵语。师曰：言夜半手足当温，两脚当伸。后如师言。何以知此？答曰：寸口脉浮而大，浮为风，大为虚，风则生微热，虚则两胫挛，病形象桂枝，因加附子参其间，增桂令汗出，附子温经，亡阳故也。厥逆，咽中干，烦躁，阳明内结，谵语烦乱，更饮甘草干姜汤。夜半阳气还，两足当热，胫尚微拘急，重与芍药甘草汤，尔乃胫伸。以承气汤微溏，则止其谵语，故知病可愈。（原文三十）

二、辨太阳病脉证并治（中）

【原文】

太阳病，项背强几几，无汗恶风（者），葛根汤主之。（原文三十一）

太阳病，头痛发热，身疼腰痛，骨节疼痛，恶风无汗而喘者，麻黄汤主之。（原文三十五）

太阳中风，脉浮紧，发热恶寒，身疼痛，不汗出而烦躁者，大青龙汤主之。若脉微弱，汗出恶风者，不可服之，服之则厥逆，筋惕肉𥆧，此为逆也。（原文三十八）

伤寒，脉浮缓，身不疼，但重，乍有轻时，无少阴证者，大青龙汤发之。（原文三十九）

太阳病，脉浮紧，无汗，发热，身疼痛，八九日不解，表证仍在，此当发其汗。服药已微除，其人发烦，目瞑，剧者必衄，衄乃解。所以然者，阳气重故也。麻黄汤主之。（原文四十六）

脉浮数者，法当汗出而愈，若下之，身重，心悸者，不可发汗，当自汗出乃解。所以然者，尺中脉微，此里虚，须表里实，津液自和，便自汗出愈。（原文四十九）

脉浮紧者，法当身疼痛，宜以汗解之。假令尺中迟者，不可发汗。何以知然？以荣气不足，血少故也。（原文五十）

伤寒，不大便六七日，头痛有热者，与承气汤，其小便清者，知不在里，仍在表也，当须发汗。若头痛者，必衄，宜桂枝汤。（原文五十六）

发汗后，身疼痛，脉沉迟者，桂枝加芍药生姜各一两，人参三两，新加汤主之。（原文六十二）

太阳病发汗，汗出不解，其人仍发热，心下悸，头眩，身𥉒动，振振欲擗地者，真武汤主之。（原文八十二）

疮家，虽身疼痛，不可发汗，发汗则痉。（原文八十五）

伤寒，医下之，续得下利清谷不止，身疼痛者，急当救里。后身疼痛，清便自调者，急当救表。救里，宜四逆汤；救表，宜桂枝汤。（原文九十一）

病发热头痛，脉反沉，若不差，身体疼痛，当救其里，四逆汤方。（原文九十二）

得病六七日，脉迟浮弱，恶风寒，手足温，医二三下之，不能食，而胁下满痛，面目及身黄，颈项强，小便难者，与柴胡汤，后必下重。本渴饮水而呕者，柴胡不中与也，食谷者哕。（原文九十八）

伤寒四五日，身热恶风，颈项强，胁下满，手足温而渴者，小柴胡汤主之。（原文九十九）

伤寒八九日，下之，胸满烦惊，小便不利，谵语，一身尽重，不可转侧者，柴胡加龙骨牡蛎汤主之。（原文一百零七）

太阳病二日，反躁，反（凡）熨其背而大汗出，火热入胃，胃中水竭，躁烦，必发谵语；十余日，振栗自下利者，此为欲解也。故其汗从腰以下不得汗，欲小便不得，反呕欲失溲，足下恶风，大便硬，小便当数而反不数，及不多；大便已，头卓然而痛，其人足心必热，谷气下流故也。（原文一百一十）

微数之脉，慎不可灸。因火为邪，则为烦逆，追虚逐实，血散脉中，火气虽微，内攻有力，焦骨伤筋，血难复也。脉浮，宜以汗解，用火灸之，邪无从出，因火而盛，病从腰以下，必重而痹，名火逆也。欲自解者，必当先烦，烦乃有汗而解，何以知之？脉浮，故知汗出解。（原文一百一十六）

三、辨太阳病脉证并治（下）

【原文】

病发于阳，而反下之，热入因作结胸；病发于阴，而反下之，因作痞也。所以成结胸者，以下之太早故也。结胸者，项亦强，如柔痓（音 chì，通"痉"）状，下之则和，宜大陷胸丸。（原文一百三十一）

太阳病，脉浮而动数，浮则为风，数则为热，动则为痛，数则为虚。头痛发热，微盗汗出，而反恶寒者，表未解也。医反下之，动数变迟，膈内拒痛，胃中空虚，客气动膈，短气躁烦，心中懊憹，阳气内陷，心下因硬，则为结胸，大陷胸汤主之。若不结胸，但头汗出，余处无汗，剂颈而还，小便不利，身必发黄。（原文一百三十四）

太阳病下之，其脉促，不结胸者，此为欲解也；脉浮者，必结胸，脉紧者，必咽痛；脉弦者，必两胁拘急；脉细数者，头痛未止；脉沉紧者，必欲呕，脉沉滑者，协热利；脉浮滑者，必下血。（原文一百四十）

太阳与少阳并病，头项强痛，或眩冒，时如结胸，心下痞硬者，当刺大椎第一间、肺俞、肝俞，慎不可发汗；发汗则谵语，脉弦，五日谵语不止，当刺期门。（原文一百四十二）

伤寒六七日，发热，微恶寒，支节烦疼，微呕，心下支结，外证未去者，柴胡桂枝汤主之。（原文一百四十六）

伤寒五六日，头汗出，微恶寒，手足冷，心下满，口不欲食，大便硬，脉细者，此为阳微结，必有表，复有里也。脉沉，亦在里也。汗出，为阳微。假令纯阴结，不得复有外证，悉入在里，此为半在里半在外也。脉虽沉紧，不得为少阴病。所以然者，阴不得有汗，今头汗出，故知非少阴也，可与小柴胡汤。设不了了者，得屎而解。（原文一百四十八）

太阳中风，下利呕逆，表解者，乃可攻之。其人漐漐汗出，发作有时，头痛，心下痞硬满，引胁下痛，干呕短气，汗出不恶寒者，此表解里未和也。十枣汤主之。（原文一百五十二）

伤寒吐下后，发汗，虚烦，脉甚微，八九日心下痞硬，胁下痛，气上冲咽喉，眩冒，经脉动惕者，久而成痿。（原文一百六十）

太阳少阳并病，心下硬，颈项强而眩者，当刺大椎、肺俞、肝俞。慎勿下之。（原文一百七十一）

伤寒八九日，风湿相搏，身体疼烦，不能自转侧，不呕不渴，脉浮虚而涩者，桂枝附子汤主之。若其人大便硬，小便自利者，去桂加白术汤主之。（原文一百七十四）

风湿相搏，骨节疼烦，掣痛不得屈伸，近之则痛剧，汗出短气，小便不利，恶风不欲去衣，或身微肿者，甘草附子汤主之。（原文一百七十五）

四、辨阳明病脉证并治

【原文】

阳明病，初欲食，小便反不利，大便自调，其人骨节疼，翕翕如有热状，奄然发狂，濈然汗出而解者，此水不胜谷气，与汗共并，脉紧则愈。（原文一百九十二）

阳明病，脉迟，食难用饱，饱则微烦头眩，必小便难，此欲作谷疸。虽下之，腹满如故，所以然者，脉迟故也。（原文一百九十五）

阳明病，法多汗，反无汗，其身如虫行皮中状者，此以久虚故也。（原文一百九十六）

阳明病，反无汗而小便利，二三日呕而咳，手足厥者，必苦头痛，若不咳，不呕，手

足不厥者，头不痛。（原文一百九十七）

阳明病，但头眩，不恶寒，故能食而咳，其人咽必痛，若不咳者，咽不痛。（原文一百九十八）

阳明病，脉迟，虽汗出不恶寒者，其身必重，短气腹满而喘；有潮热者，此外欲解，可攻里也。手足濈然汗出者，此大便已硬也，大承气汤主之。若汗多，微发热恶寒者，外未解也，其热不潮，未可与承气汤。若腹大满不通者，可与小承气汤，微和胃气，勿令至大泄下。（原文二百零八）

三阳合病，腹满身重，难于转侧，口不仁，面垢，谵语遗尿。发汗则谵语，下之则额上生汗，手足逆冷。若自汗出者，白虎汤主之。（原文二百一十九）

阳明病，脉浮而紧，咽燥口苦，腹满而喘，发热汗出，不恶寒反恶热，身重。若发汗则躁，心愦愦反谵语，若加温针，必怵惕，烦躁不得眠，若下之，则胃中空虚，客气动膈，心中懊憹，舌上胎者，栀子豉汤主之。（原文二百二十一）

五、辨少阳病脉证并治

【原文】

伤寒脉弦细，头痛发热者，属少阳。少阳不可发汗，发汗则谵语。此属胃，胃和则愈，胃不和，烦而悸。（原文二百六十五）

六、辨太阴病脉证并治

【原文】

太阴中风，四肢烦疼，脉阳微阴涩而长者，为欲愈。（原文二百七十四）

七、辨少阴病脉证并治

【原文】

少阴病，恶寒身踡而利，手足逆冷者，不治。（原文二百九十五）

少阴病，下利止而头眩，时时自冒者，死。（原文二百九十七）

少阴病，得之一二日，口中和，其背恶寒者，当灸之，附子汤主之。（原文三百零四）

少阴病，身体痛，手足寒，骨节痛，脉沉者，附子汤主之。（原文三百零五）

少阴病，吐利，手足逆冷，烦躁欲死者，吴茱萸汤主之。（原文三百零九）

少阴病，二三日不已，至四五日，腹痛，小便不利，四肢沉重疼痛，自下利者，此为有水气。其人或咳，或小便利，或下利，或呕者，真武汤主之。（原文三百一十六）

少阴病，饮食入口则吐，心中温温欲吐，复不能吐，始得之，手足寒，脉弦迟者，此胸中实，不可下也，当吐之；若膈上有寒饮，干呕者，不可吐也。当温之，宜四逆汤。（原文三百二十四）

八、辨厥阴病脉证并治

【原文】

伤寒热少微厥，指头寒，嘿嘿不欲食，烦躁。数日，小便利，色白者，此热除也，欲得食，其病为愈。若厥而呕，胸胁烦满者，其后必便血。（原文三百三十九）

大汗出，热不去，内拘急，四肢疼，又下利厥逆而恶寒者，四逆汤主之。（原文三百五十三）

下利腹胀满，身体疼痛者，先温其里，乃攻其表。温里，宜四逆汤；攻表，宜桂枝汤。（原文三百七十二）

干呕，吐涎沫，头痛者，吴茱萸汤主之。（原文三百七十八）

九、辨霍乱病脉证并治

【原文】

问曰：病发热，头痛，身疼，恶寒，吐利者，此属何病？答曰。此名霍乱。霍乱自吐下，又利止，复更发热也。（原文三百八十三）

霍乱，头痛发热，身疼痛，热多欲饮水者，五苓散主之，寒多不用水者，理中丸主之。（原文三百八十六）

吐利止，而身痛不休者，当消息和解其外，宜桂枝汤小和之。（原文三百八十七）

吐利汗出，发热恶寒，四肢拘急，手足厥冷者，四逆汤主之。（原文三百八十八）

吐已下断，汗出而厥，四肢拘急不解，脉微欲绝者，通脉四逆加猪胆汁汤主之。（原文三百九十）

十、辨阴阳易差后劳复病脉证并治

【原文】

伤寒阴阳易之为病，其人身体重，少气，少腹里急，或引阴中拘挛，热上冲胸，头重不欲举，眼中生花，膝胫拘急者，烧裈散主之。（原文三百九十二）

第二节 《金匮要略》论风湿骨病

一、脏腑经络先后病脉证第一

【原文】

若人能养慎，不令邪风干忤经络，适中经络，未流传脏腑，即医治之，四肢才觉重滞，即导引、吐纳、针灸、膏摩，勿令九窍闭塞；更能无犯王法、禽兽灾伤，房室勿令竭乏，服食节其冷、热、苦、酸、辛、甘，不遗形体有衰，病则无由入其腠理。腠者，是三焦通会元真之处，为血气所注；理者，是皮肤脏腑之纹理也。

师曰：病人语声寂然喜惊呼者，骨节间病；语声喑喑然不彻者，心膈间病；语声啾啾然细而长者，头中病（一作"痛"）。

师曰：病人脉浮者在前，其病在表；浮者在后，其病在里，腰痛背强不能行，必短气而极也。

问曰：阳病十八何谓也？师曰：头痛、项、腰、脊、臂、脚掣痛。

阴病十八，何谓也？师曰：咳、上气、喘、哕、咽、肠鸣、胀满、心痛、拘急。

清邪居上，浊邪居下，大邪中表，小邪中里，馨饪之邪，从口入者，宿食也。五邪中人，各有法度，风中于前，寒中于暮，湿伤于下，雾伤于上，风令脉浮，寒令脉急，雾伤皮腠，湿流关节，食伤脾胃，极寒伤经，极热伤络。

问曰：病有急当救里救表者，何谓也？师曰：病，医下之，续得下利清谷不止，身体疼痛者，急当救里；后身体疼痛，清便自调者，急当救表也。

二、痉湿暍病脉证第二

【原文】

太阳病，发热无汗，反恶寒者，名曰刚痉。

太阳病，发热汗出，而不恶寒，名曰柔痉。

太阳病，发热，脉沉而细者，名曰痉，为难治。

太阳病，发汗太多，因致痉。

夫风病，下之则痉，复发汗，必拘急。

疮家，虽身疼痛，不可发汗，汗出则痉。

病者，身热足寒，颈项强急，恶寒，时头热，面赤，目赤，独头动摇，卒口噤，背反张者，痉病也。若发其汗者，寒湿相得，其表益虚，即恶寒甚。发其汗已，其脉如蛇（一云"其脉浛"）。

暴腹胀大者，为欲解，脉如故，反伏弦者，痉。

夫痉脉，按之紧如弦，直上下行。（一作"筑筑而弦"，《脉经》云"痉家其脉伏坚，直上下"）

痉病有灸疮，难治。

太阳病，其证备，身体强，几几然，脉反沉迟，此为痉，栝蒌桂枝汤主之。

太阳病，无汗而小便反少，气上冲胸，口噤不得语，欲作刚痉，葛根汤主之。

痉为病（一本"痉"字上有"刚"字），胸满口噤，卧不着席，脚挛急，必齘齿，可与大承气汤。

太阳病，关节疼痛而烦，脉沉而细（一作"缓"）者，此名湿痹（《玉函》云"中湿"）。湿痹之候，小便不利，大便反快，但当利其小便。

湿家之为病，一身尽疼（一云疼"烦"），发热，身色如熏黄也。

湿家，其人但头汗出，背强，欲得被覆向火。若下之早则哕，或胸满，小便不利（一云"利"），舌上如胎者，以丹田有热，胸上有寒，渴欲得饮而不能饮，则口燥烦也。

风湿相搏，一身尽疼痛，法当汗出而解，值天阴雨不止，医云：此可发汗，汗之病不愈者，何也？盖发其汗，汗大出者，但风气去，湿气在，是故不愈也。若治风湿者，发其汗，但微微似欲出汗者，风湿俱去也。

湿家病，身疼发热，面黄而喘，头痛鼻塞而烦，其脉大，自能饮食，腹中和无病，病在头中寒湿，故鼻塞，内药鼻中则愈。（《脉经》云"病人喘"，而无"湿家病"至"面黄而喘"十一字）

湿家身烦疼，可与麻黄加术汤，发其汗为宜，慎不可以火攻之。

病者一身尽疼，发热，日晡所剧者，名风湿。此病伤于汗出当风，或久伤取冷所致也。可与麻黄杏仁薏苡甘草汤。

风湿，脉浮，身重，汗出恶风者，防己黄芪汤主之。

伤寒八九日，风湿相搏，身体疼烦，不能自转侧，不呕不渴，脉浮虚而涩者，桂枝附子汤主之；若大便坚，小便自利者，去桂加白术汤主之。

风湿相搏，骨节疼烦，掣痛不得伸屈，近之则痛剧，汗出短气，小便不利，恶风不欲去衣，或身微肿者，甘草附子汤主之。

太阳中暍，发热恶寒，身重而疼痛，其脉弦细芤迟。小便已洒洒然毛耸，手足逆冷，小有劳，身即热，口开前板齿燥。若发其汗，则其恶寒甚；加温针，则发热甚；数下之，则淋甚。

太阳中暍，身热，疼重，而脉微弱，此以夏月伤冷水，水行皮中所致也。一物瓜蒂汤主之。

三、百合狐惑阴阳毒病证治第三

【原文】

每尿时头痛者，六十日乃愈；若尿时头不痛，淅然者，四十日愈；若尿快然，但头眩者，二十日愈。其证或未病而预见，或病四五日而出，或病二十日，或一月微见者，各随证治之。

阴毒之为病，面目青，身痛如被杖，咽喉痛。五日可治，七日不可治，升麻鳖甲汤去雄黄、蜀椒主之。

四、疟病脉证并治第四

【原文】

温疟者，其脉如平，身无寒，但热，骨节疼烦，时呕，白虎加桂枝汤主之。

五、中风历节病脉证并治第五

【原文】

夫风之为病，当半身不遂，或但臂不遂者，此为痹。脉微而数，中风使然。

邪在于络，肌肤不仁；邪在于经，即重不胜；邪入于腑，即不识人；邪入于脏，舌即难言，口吐涎。

侯氏黑散治大风，四肢烦重，心中恶寒不足者。（《外台秘要》治风癫）

寸口脉沉而弱，沉即主骨，弱即主筋，沉即为肾，弱即为肝。汗出入水中，如水伤心。历节黄汗出，故曰历节。

趺阳脉浮而滑，滑则谷气实，浮则汗自出。

少阴脉浮而弱，弱则血不足，浮则为风，风血相搏，即疼痛如掣。

盛人脉涩小，短气，自汗出，历节疼，不可屈伸，此皆饮酒汗出当风所致。

诸肢节疼痛，身体魁羸，脚肿如脱，头眩短气，温温欲吐，桂枝芍药知母汤主之。

味酸则伤筋，筋伤则缓，名曰泄；咸则伤骨，骨伤则痿，名曰枯。枯泄相搏，名曰断泄。荣气不通，卫不独行，荣卫俱微，三焦无所御，四属断绝，身体羸瘦，独足肿大，黄汗出，胫冷。假令发热，便为历节也。

病历节不可屈伸，疼痛，乌头汤主之。

附方：

《古今录验方》续命汤，治中风痱，身体不能自收，口不能言，冒昧不知痛处，或拘急不得转侧。（姚云"与大续命同，并治妇人产后去血者及老人小儿"）。麻黄、桂枝、当归、人参、石膏、干姜、甘草各三两，川芎一两，杏仁四十枚。上九味，以水一斗，煮取四升，温服一升，当小汗，薄覆脊，凭几坐，汗出则愈，不汗更服，无所禁，勿当风。并治但伏不得卧，咳逆上气，面目浮肿。

《千金》三黄汤，治中风手足拘急，百节疼痛，烦热，心乱，恶寒，经日不欲饮食。

麻黄五分，独活四分，细辛二分，黄芪二分，黄芩三分。上五味，以水六升，煮取二升，分温三服，一服小汗，二服大汗，心热加大黄二分，腹满加枳实一枚，气逆加人参三分，悸加牡蛎三分，渴加栝蒌根三分，先有寒加附子一枚。

《近效方》术附汤，治风虚，头重眩，苦极，不知食味，暖肌，补中，益精气。

白术二两，附子一枚半（炮去皮），甘草一两（炙）。上三味，锉，每五钱匕，姜五片，枣一枚，水盏半，煎七分，去滓，温服。

《千金方》越婢加术汤：

治肉极，热则身体津脱，腠理开，汗大泄，厉风气，下焦脚弱。

麻黄六两，石膏半斤，生姜三两，甘草二两，白术四两，大枣十五枚。上六味，以水六升，先煮麻黄，去上沫，内诸药，煮取三升，分温三服。恶风加附子一枚炮。

六、血痹虚劳病脉证并治第六

【原文】

问曰：血痹病从何得之？师曰：夫尊荣人，骨弱肌肤盛，重困疲劳汗出，卧不时动摇，加被微风，遂得之。但以脉自微涩，在寸口、关上小紧，宜针引阳气，令脉和紧去则愈。

血痹，阴阳俱微，寸口关上微，尺中小紧，外证身体不仁，如风痹状，黄芪桂枝五物汤主之。

脉沉小迟，名脱气，其人疾行则喘喝，手足逆寒，腹满，甚则溏泄，食不消化也。

虚劳里急，悸衄，腹中痛，梦失精，四肢酸疼，手足烦热，咽干口燥，小建中汤主之。

七、腹满寒疝宿食病脉证治第十

【原文】

寒疝，腹中痛，逆冷，手足不仁，若身疼痛，灸刺诸药不能治，抵当乌头桂枝汤主之。

八、五藏风寒积聚病脉证并治第十一

【原文】

肺中风者，口燥而喘，身运而重，冒而肿胀。

心伤者，其人劳倦，即头面赤而下重，心中痛而自烦，发热，当脐跳，其脉弦，此为心脏伤所致也。

肾著之病，其人身体重，腰中冷，如坐水中，形如水状，反不渴，小便自利，饮食如故，病属下焦，身劳汗出，衣（一作"表"）里冷湿，久久得之，腰以下冷痛，腹重如带五千钱，甘姜苓术汤主之。

九、痰饮咳嗽病脉证并治第十二

【原文】

问曰：夫饮有四，何谓也？师曰：有痰饮，有悬饮，有溢饮，有支饮。

问曰：四饮何以为异？师曰：其人素盛今瘦，水走肠间，沥沥有声，谓之痰饮；饮后水流在胁下，咳唾引痛，谓之悬饮；饮水流行，归于四肢，当汗出而不汗出，身体疼重，谓之溢饮；咳逆倚息，短气不得卧，其形如肿，谓之支饮。

水在心，心下坚筑，短气，恶水不欲饮。

水在肺，吐涎沫，欲饮水。

水在脾，少气身重。

水在肝，胁下支满，嚏而痛。

水在肾，心下悸。夫心下有留饮，其人背寒冷如手大。

留饮者，胁下痛引缺盆，咳嗽则辄已（一作"转甚"）。

胸中有留饮，其人短气而渴，四肢历节痛。脉沉者，有留饮。

膈上病痰，满喘咳吐，发则寒热，背痛腰疼，目泣自出，其人振振身瞤剧，必有伏饮。

咳逆倚息，不得卧，小青龙汤主之。青龙汤下已，多唾，口燥，寸脉沉，尺脉微，手足厥逆，气从小腹上冲胸咽，手足痹，其面翕热如醉状，因复下流阴股，小便难，时复冒者；与茯苓桂枝五味甘草汤，治其气冲。

十、水气病脉证并治第十四

【原文】

师曰：病有风水，有皮水，有正水，有石水，有黄汗。风水其脉自浮，外证骨节疼痛，恶风；皮水其脉亦浮，外证胕肿，按之没指，不恶风，其腹如鼓，不渴，当发其汗；正水其脉沉迟，外证自喘；石水其脉自沉，外证腹满不喘；黄汗其脉沉迟，身发热，胸满，四肢头面肿，久不愈，必致痈脓。

脉浮而洪，浮则为风，洪则为气。风气相搏，风强则为隐疹，身体为痒，痒为泄风，久为痂癞，气强则为水，难以俯仰。风气相击，身体洪肿，汗出乃愈，恶风则虚，此为风水；不恶风者，小便通利，上焦有寒，其口多涎，此为黄汗。

寸口脉沉滑者，中有水气，面目肿大，有热，名曰风水。视人之目窠上微拥，如蚕新卧起状，其颈脉动，时时咳，按其手足上，陷而不起者，风水。

太阳病，脉浮而紧，法当骨节疼痛，反不疼，身体反重而酸，其人不渴，汗出即愈，此为风水。恶寒者，此为极虚发汗得之。渴而不恶寒者，此为皮水。身肿而冷，状如周痹，胸中窒不能食，反聚痛，暮躁不得眠，此为黄汗，痛在骨节。咳而喘，不渴者，此为脾胀，其状如肿，发汗即愈。然诸病此者，渴而下利，小便数者，皆不可发汗。

里水者，一身面目黄肿，其脉沉，小便不利，故令病水。假如小便自利，此亡津液，故令渴也，越婢加术汤主之。

寸口脉浮而迟，浮脉则热，迟脉则潜，热潜相搏，名曰沉；趺阳脉浮而数，浮脉即热，数脉即止，热止相搏，名曰伏；沉伏相搏，名曰水；沉则脉络虚，伏则小便难，虚难相搏，水走皮肤，即为水矣。

脉得诸沉，当责有水，身体肿重。水病脉出者，死。

心水者，其身重而少气，不得卧，烦而躁，其人阴肿；肝水者，其腹大，不能自转侧，胁下腹痛，时时津液微生，小便续通；肺水者，其身肿，小便难，时时鸭溏；脾水者，其腹大，四肢苦重，津液不生，但苦少气，小便难；肾水者，其腹大，脐肿腰痛，不得尿，阴下湿，如牛鼻上汗，其足逆冷，面反瘦。

师曰：诸有水者，腰以下肿，当利小便；腰以上肿，当发汗乃愈。

师曰：寸口脉沉而迟，沉则为水，迟则为寒，寒水相搏。趺阳脉伏，水谷不化，脾气衰则鹜溏，胃气衰则身肿。少阳脉卑，少阴脉细，男子则小便不利，妇人则经水不通，经为血，血不利则为水，名曰血分。

问曰：病者苦水，面目身体四肢皆肿，小便不利，脉之不言水，反言胸中痛，气上冲咽，状如炙肉，当微咳喘。审如师言，其脉何类？师曰：寸口沉而紧，沉为水，紧为寒，沉紧相搏，结在关元，始时当微，年盛不觉。阳衰之后，营卫相干，阳损阴盛，结寒微动，肾气上冲，喉咽塞噎，胁下急痛，医以为留饮而大下之，气击不去，其病不除。复重吐之，胃家虚烦，咽燥欲饮水，小便不利，水谷不化，面目手足浮肿。又以葶苈丸下水，当时如小差，食饮过度，肿复如前，胸胁苦痛，象若奔豚，其水扬溢，则浮咳喘逆。当先攻击冲气，令止，乃治咳，咳止，其喘自差。先治新病，病当在后。

风水脉浮，身重，汗出恶风者，防己黄芪汤主之。腹痛者加芍药。

风水恶风，一身悉肿，脉浮不渴，续自汗出，无大热，越婢汤主之。

皮水为病，四肢肿，水气在皮肤中，四肢聂聂动者，防己茯苓汤主之。

水之为病，其脉沉小，属少阴；浮者为风；无水虚胀者为气；水发其汗即已。脉沉者，宜麻黄附子汤；浮者，宜杏子汤。

厥而皮水者，蒲灰散主之。

问曰：黄汗之为病，身体肿（一作"重"），发热汗出而渴，状如风水，汗沾衣，色正黄如柏汁，脉自沉，何从得之？师曰：以汗出入水中浴，水从汗孔入得之，宜芪芍桂酒汤主之。

黄汗之病，两胫自冷；假令发热，此属历节。食已汗出，又身常暮卧盗汗出者，此劳气也，若汗出已，反发热者，久久其身必甲错。发热不止者，必生恶疮。若身重，汗出已辄轻者，久久必身瞤。瞤即胸中痛，又从腰以上必汗出，下无汗，腰髋弛痛，如有物在皮中状，剧者不能食，身疼重，烦躁，小便不利，此为黄汗，桂枝加黄芪汤主之。

师曰：寸口脉迟而涩，迟则为寒，涩为血不足。趺阳脉微而迟，微则为气，迟则为寒。寒气不足，则手足逆冷；手足逆冷，则营卫不利；营卫不利，则腹满肠鸣相逐，气转膀胱，荣卫俱劳；阳气不通即身冷，阴气不通即骨疼；阳前通则恶寒，阴前通则痹不仁；阴阳相得，其气乃行，大气一转，其气乃散；实则失气，虚则遗尿，名曰气分。

附方：

《外台》防己黄芪汤治风水，脉浮为在表，其人或头汗出，表无他病，病者但下重，从腰以上为和，腰以下当肿及阴，难以屈伸。（方见风湿中）

十一、黄疸病脉证并治第十五

【原文】

寸口脉浮而缓，浮则为风，缓则为痹。痹非中风，四肢苦烦，脾色必黄，瘀热以行。

十二、呕吐哕下利病脉证治第十七

【原文】

干呕，吐涎沫，头痛者，吴茱萸汤主之。

吐后，渴欲得水而贪饮者，文蛤汤主之。兼主微风，脉紧，头痛。

夫六腑气绝于外者，手足寒，上气，脚缩；五脏气绝于内者，利不禁，下甚者，手足不仁。

下利腹胀满，身体疼痛者，先温其里，乃攻其表。温里宜四逆汤，攻表宜桂枝汤。

十三、趺蹶手指臂肿转筋阴狐疝蛔虫病脉证治第十九

【原文】

师曰：病趺蹶，其人但能前，不能却，刺腨入二寸，此太阳经伤也。

病人常以手指臂肿动，此人身体瞤瞤者，藜芦甘草汤主之。

转筋之为病，其人臂脚直，脉上下行，微弦。转筋入腹者，鸡屎白散主之。

十四、妇人妊娠病脉证并治第二十

【原文】

妊娠有水气，身重，小便不利。洒淅恶寒，起即头眩，葵子茯苓散主之。

十五、妇人产后病脉证治第二十一

【原文】

问曰：新产妇人有三病，一者病痉，二者病郁冒，三者大便难，何谓也？师曰：新产血虚、多出汗、喜中风，故令病痉；亡血复汗、寒多，故令郁冒；亡津液，胃燥，故大便难。

产后风，续之数十日不解，头微痛，恶寒，时时有热，心下闷，干呕汗出，虽久，阳旦证续在耳，可与阳旦汤。（即桂枝汤方，见下利中）

产后，中风发热，面正赤，喘而头痛，竹叶汤主之。

竹叶汤方：

竹叶一把，葛根三两，防风、桔梗、桂枝、人参、甘草各一两，附子一枚（炮），大枣十五枚，生姜五两。上十味，以水一斗，煮取二升半，分温三服，温覆使汗出。颈项强，用大附子一枚，破之如豆大，煎药汤去沫。呕者，加半夏半升洗。

附方：

《千金》三物黄芩汤

治妇人在草蓐，自发露得风。四肢苦烦热，头痛者，与小柴胡汤，头不痛但烦者，此汤主之。

黄芩一两，苦参二两，干地黄四两。上三味，以水八升，煮取二升，温服一升，多吐下虫。

十六、妇人杂病脉证并治第二十二

【原文】

妇人之病，因虚、积、冷、结气，为诸经水断绝。至有历年，血寒积结胞门，寒伤经络，凝坚在上：呕吐涎唾，久成肺痈，形体损分；在中盘结，绕脐寒疝，或两胁疼痛，与脏相连；或结热中，痛在关元，脉数无疮，肌若鱼鳞，时着男子，非止女身；在下未多，经候不匀，冷阴掣痛，少腹恶寒，或引腰脊，下根气街，气冲急痛，膝胫疼烦，奄忽眩冒，状如厥癫，或有忧惨，悲伤多嗔，此皆带下，非有鬼神。久则羸瘦，脉虚多寒，三十六病，千变万端，审脉阴阳，虚实紧弦，行其针药，治危得安，其虽同病，脉各异源，子当辨记，勿谓不然。

（丁环宇）

第五章　晋代葛洪《肘后备急方》论伤科正骨

【传承概要】

葛洪（283—363），东晋道教理论家、医学家、炼丹术家。三国方士葛玄之侄孙。字稚川，自号抱朴子，丹阳句容（今江苏）人。少好神仙养生之法。曾任丞相司马睿副官，因镇压石冰领导的农民起义有"功"，赐爵为"伏波将军"。司马睿成东晋皇帝，赐葛洪为关中侯。后舍儒入道，葛洪师从郑隐求医问道。其思想是以神仙导养为内，儒术应世为外，对我国化学、医学发展均有一定贡献。著作有《抱朴子·内篇》《抱朴子·外篇》《肘后备急方》四卷、《金匮药方》一百卷、《神仙传》等。

【学术价值】

《肘后备急方》是中国第一部临床急救手册，书中部分疾病、医方、医技的记载，都是我国乃至世界医学最早的。其中就有诸多骨伤疾病的记载，最早提出腰椎间盘突出症的病因病机及治法，并有最早的骨折小夹板应用方法、多种脱位整复手法的应用等。此外还记载了关于开放性创伤的诊疗技术，把创伤分为危重创伤、骨折、关节脱位和开放性创伤四大类型，对中医骨伤科的发展具有重要意义。

1. 骨折治疗

1)《外台秘要·卷二十九》记载葛洪小夹板固定方法："肘后疗腕跌，四肢骨破碎及筋伤蹉跌方，烂捣生地黄敷之，以裹折伤处，以竹片夹裹之，令遍病上，急缚勿令转动，一日可十易，三日即差。"

2)《外台秘要·卷二十九》记载葛洪竹片固定治疗骨折方法："取生栝楼根捣之，以涂损之，以重布裹之，热除痛之。"在应用竹片固定治疗骨折的同时，认为棉布包扎法亦有一定固定作用，故提出"重布裹之"的固定方法。葛洪已经认识到固定骨折断端是治疗骨折的关键。其治疗理念对骨伤科学影响深远，固定骨折断端现在仍是中医骨伤科乃至中西医结合骨科治疗骨折的常规方法之一。

2. 脱位治疗

《医心方·卷五》记载："治卒失欠颌车磋张口不得还方，令人两手牵其颐已，暂推之，急出大指，或咋伤也。"这是葛洪首次运用牵引手法整复关节脱位，也是世界上最早的颞颌关节口腔内复位法，至今仍为临床普遍沿用。

3. 创伤止血

《肘后备急方·治痈疽妬乳诸毒肿方》记载:"著厚肉处,皆割之,亦烧铁令赤,烙赤三上,令焦如炭。"《肘后备急方·疗痈发数十处方》又记载:"若溃后,脓血不止者,急痛,取生白楸叶,十重贴上,布帛宽缚之。"处理外伤时,或用烧灼法止血(并杀菌),或用中药止血,清热解毒,杀菌。在当时不仅考虑到止血,还注意到了预防术后感染的重要性。

4. 清创

《肘后备急方·治痈疽妬乳诸毒肿方》记载:"忽得熛疬疽著手足肩,累累如米豆,刮汁出,急疗之。"又曰:"著厚肉处,皆割之,亦烧铁令赤,烙赤三上,令焦如炭。"详细记载了割肉、引流(刮汁)的方法,并强调了用铁烙烧,令赤、令焦,及时将脓液排出,避免并发症的发生,所以切开引流十分必要。

5. 创口及异物的处理

《医心方·卷十八》记载:"人体上先有疮而乘马,马汗及马毛入疮中,或但为马气所蒸,皆致肿痛烦热。"如创口中进入异物,也是导致感染的重要原因。其治疗方法:《外台秘要·卷四十》记载为"以水渍疮,数易水渍之后",后"以石灰敷上"。《肘后备急方》又记载"痈疮骨出"者,则先以"盐酒洗",而后"黄连、牡蛎各二分,为末,后敷"。对感染伤口采取热水、盐水、药物或酒等冲洗、浸洗等多种处理方法。

葛洪在伤科方面的学术成就是辉煌的,他在公元4世纪所提出的诊断、治疗创伤外科的理论和方法,具有重要的临床实用价值,对创伤外科的发展起到了积极的推动作用。

一、治卒霍乱诸急方第十二

【原文】

转筋者,灸蹶心当拇指大聚筋上,六七壮,名涌泉,又灸足大趾下约中,一壮,神验。

又方,灸大指上爪甲际,七壮。

转筋入腹痛者,令四人捉手足,灸脐左二寸,十四,灸股中大筋上,去阴一寸。

若转筋方,烧铁令赤。以灼踵白肉际,上近后当纵铁。以随足为留停,令成疮,两足皆尔,须臾间,热入腹,不复转筋,便愈。可脱刀烧虾尾用之,即瘥。

又方,煮苦酒三沸以摩之,合少粉尤佳,以絮胎缚,从当膝下至足。

又方,烧栀子二七枚,研末服之。

又方,桂、半夏等分,末,方寸匕,水一升和服之,瘥。

又方,生大豆屑,酒和服,方寸匕。

又方,烧蜈蚣膏敷之,即瘥。

若转筋入肠中,如欲转者。取鸡屎白一寸,水六合,煮三沸,顿服之,勿令病者知之。

又方,苦酒煮衣絮,絮中令温,从转筋处裹之。

又方,烧编荐索三撮,仍酒服之,即瘥。

又方，釜底黑末，酒服之，瘥。

若腹中已转筋者。当倒担病患头在下，勿使及也，腹中平乃止。

若两臂脚及胸胁转筋。取盐一升半，水一斗，煮令热灼灼尔。渍手足，在胸胁者，汤洗之，转筋入腹中，倒担病患，令头在下，腹中平乃止。若极者，手引阴，阴缩必死，犹在，倒担之，可活耳。

若注痢不止，而转筋入腹欲死。生姜二两，累擘破，以酒升半煮合三四沸，顿服之，瘥。

孙尚药治脚转筋疼痛挛急者。

松节一两，细锉如米粒，乳香一钱，上件药用银石器纳，慢火炒令焦。只留三分性，出火毒，研细，每服一钱至二钱，热木瓜酒调下，应时筋病皆治之。

二、治中风诸急方第十九

【原文】

《食医心镜》主中风，心肺风热，手足不随，及风痹不任，筋脉五缓，恍惚烦躁。熊肉一斤，切如常法，调和作腌腊。空腹食之。

又主风挛，拘急偏枯，血气不通利。雁肪四两，炼，滤过。每日空心暖酒一杯，肪一匙头，饮之。

《同经》曰，治历节诸风，骨节疼痛，昼夜不可忍者。没药半两研，虎脑骨三两，涂酥炙黄色，先捣罗为散，与没药同研令细。温酒调二钱，日三服，大佳。

《圣惠方》治历节风，百节疼痛不可忍。用虎头骨一具，涂酥，炙黄，槌碎，绢袋贮，用清酒二斗浸五宿。随性多少，暖饮之，妙。

《外台秘要》方疗历节诸风，百节酸痛不可忍。松脂三十斤，炼五十遍，不能五十遍，亦可二十遍。用以炼酥三升，温和松脂三升，熟搅令极稠，旦空腹以酒服方寸匕，日三。数食面粥为佳，慎血腥、生冷、酢物、果子一百日，瘥。

又方，松节酒，主历节风，四肢疼痛如解落。松节二十斤，酒五斗，渍二七日。服一合，日五六服。

《斗门方》治白虎风所患不已，积年久治无效，痛不可忍者。用脑、麝、枫柳皮不限多少，细锉焙干，浸酒，常服，以醉为度，即瘥。今之寄生枫树上者，方堪用，其叶亦可制砒霜粉尤妙矣。

《经验后方》治白虎风，走注疼痛，两膝热肿。虎胫骨（涂酥，炙）、黑附子（炮裂，去皮脐）各一两，为末。每服温酒调下二钱匕，日再服。

三、治风毒脚弱痹满上气方第二十一

【原文】

其有风引、白鸡、竹沥、独活诸汤，及八风、石斛、狗脊诸散，并别在大方中。金芽酒最为治之要，今载其方。

蜀椒、茵芋、金牙、细辛、莽草、干地黄、防风、附子、地肤、蒴藋、升麻各四两，人参三两，羌活一斤，牛膝五两。十四物切，以酒四斗，渍七日，饮二三合，稍加之。亦治口不能言，脚屈至良。又有侧子酒，亦效。

若田舍贫家，此药可酿，菝葜及松节、松叶皆善。

菝葜（净洗，锉之）一斛，以水三斛，煮取九斗，以渍曲，及煮去滓。取一斛，渍饭，酿之如酒法，熟即取饮，多少任意。可顿作三五斛。若用松节、叶，亦依准此法，其汁不厌浓也，患脚屈，积年不能行，腰脊挛痹，及腹内紧结者，服之不过三五剂，皆平复。如无。酿水边商陆亦佳。

《圣惠方》治走注风毒疼痛。用小芥子末和鸡子白，调敷之。

《经验后方》治风毒，骨髓疼痛。芍药二分，虎骨一两炙，为末，夹绢袋贮，酒三升，渍五日。每服二合，日三服。

《食医心镜》除一切风湿痹，四肢拘挛。苍耳子三两，捣末，以水一升半，煎取七合，去滓，呷之。

又治筋脉拘挛，久风湿痹，下气，除骨中邪气，利肠胃，消水肿，久服轻身益气力。薏苡仁一升，捣，为散，每服以水二升，煮两匙末，作粥，空腹食。

又主补虚，去风湿痹。醍醐二大两，暖酒一杯，和醍醐一匙，饮之。

《经验方》治诸处皮里面痛。何首乌，末，姜汁调成膏。痛处以帛子裹之，用火灸鞋底，熨之，妙。

四、治卒患腰胁痛诸方第三十二

【原文】

葛氏，治卒腰痛诸方，不得俯仰方：正立倚小竹，度其人足下至脐，断竹，及以度后，当脊中，灸竹上头处，随年壮，毕，藏竹，勿令人得矣。

又方，鹿角长六寸，烧，捣，末，酒服之，鹿茸尤佳。

又方，取鳖甲一枚，炙，捣，筛，服方寸匕，食后，日三服。

又方，桂八分，牡丹四分，附子二分，捣，末，酒服一刀圭，日再服。

治肾气虚衰，腰脊疼痛，或当风卧湿，为冷所中，不速治，流入腿膝，为偏枯冷痹缓弱，宜速治之方。

独活四分，附子一枚（大者，炮），杜仲、茯苓、桂心各八分，牛膝、秦艽、防风、川芎、芍药六分，细辛五分，干地黄十分，切，水九升，煮取三升，空腹，分三服，如行八九里进一服，忌如前，顿服三剂。

治诸腰痛，或肾虚冷，腰疼痛阴萎方：干漆（熬烟绝），巴戟天（去心），杜仲、牛膝各十二分，桂心、狗脊、独活各八分，五加皮、山茱萸、干薯蓣各十分，防风六分，附子四分炼蜜丸，如梧子大，空腹酒下二十丸，日再加减，以知为度也，大效。

胁痛如打方：大豆半升，熬令焦，好酒一升，煮之令沸，热饮取醉。

又方，芫花、菊花等分，踯躅花半斤，布囊贮，蒸令热，以熨痛处，冷易之。

又方，去穷骨上一寸，灸七壮，其左右一寸，又灸七壮。

又积年久痛，有时发动方：干地黄十分，甘草五分，干漆五分，白术五分，桂一尺，捣，筛，酒服一匕，日三服。

又方，六七月取地肤子，阴干，末，服方寸匕，日五六服。

治反腰有血痛方：捣杜仲三升许，以苦酒和，涂痛上，干复涂，并灸足踵白肉际，三壮。

治肾腰痛：生葛根，嚼之，咽其汁，多多益佳。

又方，生地黄，捣，绞取汁三升，煎取二升，纳蜜一升，和一升，日三服，不瘥，则更服之。

又方，灸腰眼中，七壮。

肾腰者，犹如反腰，忽转而伧之。

治腰中常冷，如带钱方：甘草、干姜各二两，茯苓，白术各四两，水五升，煮取三升，分为三服，《小品》云温。

治胁卒痛如打方：以绳横度两乳中间，屈绳从乳横度，以趋痛胁下，灸绳下屈处，三十壮，便愈，此本在杂治中。

《隐居效方》腰背痛方：杜仲一斤，切，酒二斗，渍十日，服三合。

附方

《千金方》治腰脚疼痛：胡麻一升，新者，熬令香，杵，筛，日服一小升，计服一斗，即永瘥，酒饮、蜜汤、羹汁，皆可服之，佳。

《续千金方》治腰膝疼痛伤败：鹿茸不限多少，涂酥炙紫色，为末，温酒调下一钱匕。

《经验后方》治腰脚痛：威灵仙一斤，洗，干，好酒浸七日，为末，面糊丸，桐子大，以浸药酒下，二十丸。

《经验后方》治腰疼神妙：用破故纸为末，温酒下三钱匕。

又方，治肾虚腰脚无力：生栗袋贮，悬干，每日平明吃十余颗，次吃猪肾粥。

又方，治丈夫腰膝积冷痛，或顽麻无力：菟丝子洗，秤一两，牛膝一两，同浸于银器内，用酒过一寸，五日，曝干，为末，将元浸酒，再入少醇酒作糊，搜和丸如梧桐子大，空心酒下二十丸。

《外台秘要》疗腰痛：取黄狗皮，炙裹腰痛处，取暖彻为度，频即瘥也，徐伯玉方同。

《斗门方》治腰痛：用大黄半两，更入生姜半两，同切如小豆大，于铛内炒令黄色，投水两碗，至五更初，顿服，天明取下腰间恶血物，用盆器贮，如鸡肝样，即痛止。

又方，治腰重痛：用槟榔为末，酒下一钱。

《梅师方》，治卒腰痛，暂转不得：鹿角一枚，长五寸，酒二升，烧鹿角令赤，纳酒中，浸一宿饮之。

崔元亮《海上方》治腰脚冷风气：以大黄二大两，切如棋子，和少酥炒，令酥尽入药中，切不得令黄焦，则无力，捣，筛为末，每日空腹以水大三合，入生姜两片如钱，煎十余沸，去姜，取大黄末两钱，别置碗子中，以姜汤调之，空腹顿服，如有余姜汤，徐徐呷之，令尽。当下冷脓多恶物等，病即瘥止。古人用毒药攻病，必随人之虚实而处置，非一切而用也。姚僧垣初仕，梁武帝因发热，欲服大黄，僧垣曰，大黄乃是快药，至尊年高不可轻用。帝弗从，几至委顿。元帝常有心腹疾，诸医咸谓宜用平药，可渐宣通。僧垣曰，脉洪而实，此有宿食，非用大黄无瘥理。帝从而遂愈，以此言之，今医用一毒药而攻众病，其偶中病，便谓此方之神奇，其瘥误，乃不言用药之失，如此者众矣，可不戒哉。

《修真方》神仙方：菟丝子一斗，酒一斗，浸良久，漉出曝干，又浸，以酒尽为度，每服二钱，温酒下，日二服，后吃三五匙水饭压之。至三七日，加至三钱匕，服之令人光泽。三年老变为少，此药治腰膝，去风，久服延年。

五、治虚损羸瘦不堪劳动方第三十三

【原文】

治人素有劳根，苦作便发，则身百节皮肤无处不疼痛，或热筋急方：取白柘，东南行根一尺，刮去上皮，取中间皮以烧屑，亦可细切捣之。以酒服三方寸匕，厚覆取汗，日三服，无酒以浆服之。白柘是柘之无刺者也。

凡男女因积劳虚损，或大病后不复，常若四体沉滞，骨肉疼酸。吸吸少气，行动喘惙，或小腹拘急，腰背强痛，心中虚悸，咽干唇燥，面体少色，或饮食无味，阴阳废弱，悲忧惨戚，多卧少起。久者积年，轻者才百日，渐至瘦削，五脏气竭，则难可复振，治之汤方：甘草二两，桂枝三两，芍药四两，生姜五两（无者亦可用干姜），大枣二七枚，以水九升，煮取三升，去滓。纳饴八两，分三服，间日复作。一剂复可，将诸丸散耳，黄芪加二两，人参二两，为佳。若患痰满，及溏泄，可除饴耳，姚同。

又方，乌雌鸡一头，治如食法，以生地黄一斤，切，饴糖二升，纳腹内，急缚，铜器贮，甑中蒸五升米久，须臾，取出。食肉，饮汁，勿啖盐，三月三度作之，姚云神良，并止盗汗。

又方，甘草一两，白术四两，麦门冬四两，牡蛎二两，大枣二十枚，胶三两，水八升，煮取二升，再服。

又方，黄芪、枸杞、桑白皮、生姜各三两，甘草、麦门冬、桂枝各二两，生米三合，水九升，煮取三升，分四服。

又方，羊肾一枚，切，白术一升，以水一斗，煮取九升。服一升，日二三服，一日尽，冬月分二日服，日可再服。

又有建中肾沥汤法诸丸方：干地黄四两，茯苓、薯蓣、桂枝、牡丹、山茱萸各二两，附子、泽泻一两，捣，蜜丸，如梧子，服七丸，日三，加至十丸。此是张仲景八味肾气丸方，疗虚劳不足，大伤饮水，腰痛，小腹急，小便不利，又云长服，即去附子，加五味子，治大风冷。

又方，苦参、黄连、菖蒲、车前子、忍冬、枸杞子各一升，捣，蜜丸，如梧子大，服十丸，日三服。

有肾气大丸法诸散方：白术一斤，桂半斤，干地黄、泽泻、茯苓各四两，捣，筛，饮服方寸匕，日三两服，佳。

又方，生地黄二斤，面一斤，捣，炒干，筛，酒服方寸匕，日三服。

又方，治男子女人，五劳七伤，下元久冷，乌髭鬓，一切风病，四肢疼痛，驻颜壮气：补骨脂一斤，酒浸一宿，放干，却用乌油麻一升，和炒，令麻子声绝，即播去，只取补骨脂为末，醋煮面糊丸，如梧桐子大，早晨温酒，盐汤下二十丸。

《食医心镜》益丈夫，兴阳，理腿膝冷：淫羊藿一斤，酒一斗，浸经三日，饮之佳。

《御药院》治脚膝风湿，虚汗少力，多疼痛及阴汗。烧矾作灰，细研末，一匙头，沸汤投之，淋洗痛处。

六、治百病备急丸散膏诸要方第七十二

【原文】

主心腹积聚，四肢痹蹙，举体风残，百病效方。

华佗虎骨膏，疗百病：虎骨、野葛各三两，附子十五枚（重九两），椒三升，杏仁、巴豆（去心皮）。川芎（切）各一升，甘草、细辛各一两。雄黄二两，十物苦酒渍周时，猪脂六斤，微煎三上三下。完附子一枚，视黄为度，绞去滓。乃纳雄黄，搅使稠和，密器贮之。百病皆摩敷上，唯不得入眼，若服之，可如枣大，内一合热酒中，须臾后，拔白发，以敷处，即生乌。猪疮毒风肿及马鞍疮等，洗即瘥，牛领亦然。

莽草膏，疗诸贼风，肿痹，风入五脏恍惚方：莽草一斤，乌头、附子、踯躅[1]各三两，四物切，以水苦酒一升，渍一宿。猪脂四斤，煎三上三下，绞去滓。向火以手摩病上，三百度，应手即瘥，耳鼻病，可以绵裹塞之，疗诸疥癣，杂疮。

《隐居效验方》云：并疗手脚挛，不得举动，及头恶风，背胁卒痛等。

丹参膏疗伤寒时行，贼风恶气：在外，即肢节麻痛，喉咽痹，寒，入腹，则心急胀满，胸胁痞塞。内则服之，外则摩之。并瘫痪不随风湿痹不仁。偏枯拘屈，口喎，耳聋，齿痛，头风，痹肿，脑中风动且痛。若痈，结核漏，瘰疬坚肿，未溃，敷之取消，及丹疹诸肿无头，欲状骨疽者，摩之令消。及恶结核走身中者，风水游肿，亦摩之，其服者。如枣核大，小儿以意减之。日五服，数用之，悉效。

丹参、蒴藋各三两，莽草叶，踯躅[1]花各一两，秦艽、独活、乌头、川椒、连翘、桑白皮、牛膝各二两。十二物，以苦酒五升，油麻七升，煎令苦酒尽，去滓用如前法。亦用猪脂同煎之，若是风寒冷毒，可用酒服。若毒热病，但单服。牙齿痛，单服之，仍用绵裹嚼之，比常用猪脂煎药，有小儿耳后病子，其坚如骨，已经数月不尽，以帛涂膏贴之。二十日消尽，神效无比，此方出《小品》。

崔氏《海上方》云：威灵仙去众风，通十二经脉。此药朝服暮效，疏宣五脏冷脓，宿水变病，微利不泻，人服此，四肢轻健手足温暖，并得清凉。时商州有人患重足，不履地，经十年，不瘥。忽遇新罗僧见云，此疾有药可理，遂入山求之。遣服数日，平复后，留此药名而去。

此药治丈夫妇人中风不语，手足不随，口眼㖞斜，筋骨节风，胎风，头风，暗风，心风，风狂人。伤寒头痛，鼻清涕，服经二度，伤寒即止。头旋目眩，白癜风，极治。大风，皮肤风痒。大毒，热毒，风疮，深治劳疾。连腰骨节风，绕腕风，言语涩滞，痰积。宣通五脏，腹内宿滞，心头痰水，膀胱宿脓，口中涎水，好吃茶渍。手足顽痹，冷热气壅，腰膝疼痛，久立不得，浮气瘴气，憎寒壮热。头痛尤甚，攻耳成脓而聋。又冲眼赤，大小肠秘，服此立通，饮食即住。黄疸，黑疸，面无颜色。瘰疬遍项，产后秘涩，暨腰痛，曾经损坠。

【注释】

[1] 踯躅：杜鹃花的别名，又名映山红。同踟蹰（chí chú）。

（周丹妮）

第六章　明代万密斋《万密斋医学全书》论腰痛、痿痹

【传承概要】

万全，字全仁，号密斋，谱名事全，别号通仙，又自称江湖逸叟。湖北罗田大河岸人。考其生卒年，诸载不一。他家世代以"医药济世"，祖父兰窗公，号杏坡，豫章（今江西南昌）人，以幼科闻名乡里，惜早卒。父万筐，号菊轩，继承祖志仍为小儿医，成化十六年（1480年）因兵荒客于罗田，后娶妻生子，遂定居于罗田，以其术大行于世，远近闻名，人称万氏小儿科。万全继承世医祖业，攻岐黄之术，成为万氏第三代名医，有深厚的家学渊源，再加上刻苦钻研，勤于总结临床经验，因而医学造诣很深。他遍读中医经典，提问解惑，虚心勤学，笔耕丰盛，不拘古人，临证效验。他重视祖国医学遗产，但不拘泥守旧。除继承家学外，他又承父训以《素问》《难经》为本，精研《脉经》《神农本草经》，博采仲景、河间、东垣、丹溪诸家之说，精通内、妇、儿各科及养生之学，尤以家传儿科和痘疹著称，嘉靖至万历年间享有盛名。

【学术价值】

万全是我国明代与李时珍齐名的著名医学家，其与李时珍、庞安时、杨继泰三人合称"鄂东四大名医"，被国家中医药管理局评定为明清时期30位著名的医学家之一。学术思想主要有4个特点：

（1）以"注重护养、预防疾病"的治未病思想为统揽。

（2）以"视疾若己、务于救疹"的仁爱精神为准绳。

（3）以"五脏统病、随脏论治"的五脏辨证论治原则为核心。

（4）以"节戒饮食、调节脾胃"理论为主线。

万全不仅医术精湛，而且医德也十分高尚，行医50余年，足迹涉及鄂、豫、皖、赣、陕、闽等各省，精于切脉、望色，尤长于治疗儿、妇、麻、痘诸科。所著《万密斋医学全书》对临床常见的腰痛、痿痹的历代医家论述及方药记载比较详尽，为伤科骨病内服药物治疗提供了理论依据。其专著《养生四要》对养生保健、预防疾病、优生优育等方面具有独到的见解，他提出的"寡欲、慎动、法时、却疾"的养生理论不仅要比世界卫生组织提倡的"心理平衡、营养均衡、适当运动、戒烟限酒"的养生理念早几百年，而且内涵更全面、更先进、更科学，为"中华养生第一人"。

第一节 腰 痛

【原文】

腰痛之脉必沉弦，审症先从指下看，此是人身大关节，久将成痿损长年。

刘三点云：腰痛之脉，皆沉而弦。沉弦而紧者为寒，沉弦而缓者为风，沉弦而濡细者为湿，沉弦而实者为闪肭[1]。

丹溪云：腰痛，脉必沉而弦。沉为滞，弦为痛，涩者是瘀血，滑者、伏者是痰，大者是肾虚也。

戴氏云：疼之不已，为肾虚也；日轻夜重者，是瘀血也；遇天阴及坐久而发者，是湿也。大抵腰痛之病，有风寒湿热之邪，瘀血湿痰挫闪之因种种不同，原其所由，未必不是肾虚得之。经云：邪之所凑，其气必虚是也。治法：虚者补之，杜仲、黄柏、肉桂、当归、五味子、菟丝子、天门冬、熟地黄之类；风者散之，麻黄、防风、羌活、独活之类；挫闪者行之，当归、苏木、乳香、没药、桃仁、红花之类；瘀血者逐之，大黄、牵牛、水蛭、虻虫之类；湿痰流注者消导之，苍术、川芎、白芷、橘红、半夏、茯苓之类。各宜类推而治之也。

经云：腰者，肾之府，转摇不能，肾将败矣。故腰者，上为身之所载，下为足之所附，乃人之大关节也。苟忍痛异差，而不知早治，治不择医，医不识病，实实虚虚，痛久不愈，则成痿矣。《难经》云：损于肾者，骨痿不能起于床，丧无日矣。

古方腰痛有三因，曾似东垣论得真，肾若受伤推不足，客邪外入审何经。

陈无择云：六经腰痛皆外因。大抵太阳、少阴多中寒，少阳、厥阴多中风，阳明、太阴多中湿，以类推之，此属外因。虚羸不足，面目黧黑，远行久立，力不能胜，盖失志伤肾所为也。

腹急胁胀，目视晪晪，所祈不得，意淫于外，宗筋弛纵，及为白淫，郁怒伤肝所为也。

肌肉濡渍，痹而不仁，饮食不化，肠胃胀满，闪坠腰胁，忧思伤脾所为也。此属内因。

因作劳汗出，衣里冷湿，久久得之，为肾着之病。因于坠堕，恶血流滞，及房劳疲力，耗竭精气，致腰疼痛，属不内外因。

东垣云：足之三阳，从头走足，足之三阴，从足入腹，经所过处，皆能为痛。治之者，当审其何经所过分野，循其空穴而刺之，审其寒热而药之。

经云：足太阳脉，令人腰痛，引项脊尻骨[2]如熏状[3]，刺其郄中委中穴。

少阳令人腰痛如针刺其皮，循循然不可以俯仰，不可以顾[4]，刺少阳成骨[5]之端出血。成骨，谓膝外近下胻骨上端，两起骨相对间能容指者是也。《铜人》无此穴。

阳明令人腰痛，不可以顾。顾如有见者[6]，善悲，刺三里，刺胻上[7]。

足少阴令人腰痛，痛引脊内廉 [8]，刺内踝上复溜穴。

太阴经云：散脉，令人腰痛而热，热甚生烦，腰下如有横木居其中，甚则遗溲。刺膝前骨肉分间地机穴。

厥阴令人腰痛，腰中如张弓弩弦。刺腨踵鱼腹之外蠡沟穴。

【注释】

[1] 闪肭（nà）：意思为扭伤筋骨或肌肉。

[2] 尻骨：尾骶骨。

[3] 如熏状：好像担负着沉重的东西一样。

[4] 顾：左右回顾。

[5] 成骨：即膝外侧高骨突起处

[6] 顾如有见者：如果回顾则神乱目花犹如妄见怪异。

[7] 胻上：上下巨墟。

[8] 脊内廉：脊椎的内侧。

第二节　治腰痛诸方

1. 独活寄生汤

【主治】肾虚，卧冷湿当风所得。此足少阴、厥阴二经腰痛药也。

寄生难得真者，独活多用土当归代之。故辨疑改用羌活续断汤，用之多验也（方见湿门）。此治风湿腰痛。

2. 羌活续断汤——出自《活人心统·卷下》

【组成】防风、川芎、熟地、茯苓、细辛、芍药、官桂、人参、秦艽、牛膝、甘草、杜仲、羌活、当归各等分。

【主治】①《活人心统》风湿作疼，手足身颤骨疼。②《保命歌括》脾肾气虚，骨酸痿厥，及涉水卧湿，伤肾成痹，湿流经络，腰膝疼痛，脚重行步不顺。

【用法】古代用法：水二盅，加生姜二片，煎七分，食远服。

现代用法：用水 400 毫升，加生姜 2 片，煎至 280 毫升，分 2 次空腹服。

3. 牛膝酒

【主治】伤风毒腰痛。

【组成】牛膝、羌活、地骨皮、杜仲（炒）、川芎、海桐皮、甘草各一两，五加皮、薏苡仁各二两，生地黄十两。

【用法】上㕮咀 [1]，绢袋裹药，入无灰酒 [2] 内浸，冬七日，夏三五日。每服一杯，日用三四服。常令酒气不绝。

【注释】

[1] 㕮咀：读音 fǔjǔ，中医用语。用口将药物咬碎，以便煎服，后用其他工具切片、捣碎或锉末，但仍用此名。

[2] 灰酒：酒初熟时下石灰水少许使之澄清所得之清酒。

4. *东垣川芎肉桂汤*——出自《冯氏锦囊秘录》

【主治】冬月露卧感寒湿腰痛，用此代针。此足三阴、三阳药也，兼瘀血。

【组成】羌活一钱半，柴胡、肉桂、桃仁、归尾、苍术、炙甘草、川芎各一钱，独活、炒曲各五分，防风、汉防己酒制各三分。

【用法】上作一服，如酒三碗，煎一碗，食前暖处服之。

5. *麻黄苍术汤*——出自《兰室秘藏·卷下》

【主治】寒湿所客，身体沉重，腰痛，面色萎黄。此足太阳、少阴二经药也，兼痰。

【组成】苍术二钱，麻黄、泽泻、白茯苓、炒曲、陈皮各一钱，杏仁十个，桂枝、草豆蔻、半夏、猪苓各五分，黄芪二分，炙甘草二钱。

【用法】作一服，水煎食前服。

6. *五积散*——出自《太平惠民和剂局方》

【主治】感寒湿，脾胃气闭，腰痛，兼清痰流注经络（方见寒）。散寒祛湿，理气活血，化痰消积。

【组成】苍术制二钱半，桔梗一钱二分，陈皮去白、麻黄去节、枳壳面炒各六分，厚朴姜炒、干姜炒各四分，白芷、川芎、甘草炙各三分，半夏洗二分，茯苓去皮、当归、肉桂、芍药各三分。

【用法】上除肉桂、枳壳二味别为粗末外，一十三味同为粗末，慢火炒令色转，摊冷，次入桂、枳壳末令匀。每服三钱，水一盏半，入生姜三片，煎至一中盏，去滓，稍热服。

7. *苍术复煎散*——出自《兰室秘藏·卷中》

【主治】寒湿相合，脑后痛，恶寒，项筋脊骨强，肩背膝眼痛，腰痛，膝膑痛，无力，行步沉重。

【组成】红花一分，黄柏三分，柴胡、藁本、泽泻、白术、升麻各五分，羌活一钱，苍术四两，另切。

【用法】上㕮咀，先以苍术一味，用水三大盏，煎二盏，去渣，入煎药，复煎至一盏，空心稍热服，取微汗为效。忌酒曲。

8. *摩腰膏*——出自《丹溪心法·卷四》

【主治】治寒湿腰痛。

【组成】附子尖、乌头尖、南星各二钱半，朱砂、干姜各一钱，雄黄、樟脑、丁香各一钱半，麝香五分。

【用法】上为末，炼蜜丸，龙眼大。每用一丸，生姜汁化开，如厚粥状，置掌中，烘热摩腰上，冷尽粘着肉，再用烘软帛缚定，腰热如火，间三日用一丸，妙。或加吴萸、桂枝。

9. 东垣拈痛汤又名当归拈痛汤——出自《医学启源》

【主治】治湿热为病，肩背沉重，肢节腰胯疼痛，胸膈不利。

【组成】防风、知母酒洗、黄柏生、泽泻、猪苓、当归各六分，白术四分，人参、苦参酒洗、升麻、葛根、苍术各五分，黄芩酒洗、茵陈炒酒、炙甘草、羌活各八分。

【用法】作一服，水二盏，煎一盏服。此治湿热腰痛、足痛之圣药也。

10. 东垣独活汤——出自《兰室秘藏》

【主治】因劳役湿热自甚，腰痛如折，沉重如山。

【组成】羌活、防风、独活、大黄煨、肉桂、泽泻各三钱，炙甘草二钱，当归、连翘各五钱，黄柏酒制、防己各一两，桃仁三两。

【用法】分五服，每服酒、水各七分煎，空心热服。

11. 丹溪滋阴大补丸、加味虎潜丸——出自《丹溪方》

【主治】二方治肾虚腰痛甚妙。

【组成】熟地二两，山药一两半，牛膝一两半，山茱萸、杜仲、茯苓、巴戟天、五味子、小茴香、肉苁蓉、远志各一两，石菖蒲、枸杞子各半两。

【用法】上药共研细末，枣肉捣和，蜜丸。每日2次，盐开水或黄酒送服。

12. 补肾丸

【主治】肾虚，因房劳而腰痛者。

【组成】黄柏（盐酒拌，瓦上炒）、知母（去皮毛，酒拌湿，炒）各二两，败龟板酥炙四两，杜仲姜汁拌炒断丝、枸杞子、五味子各七钱半。

【用法】上为细末，入猪脊髓和炼蜜丸，如梧桐子大，每五十，食前四物汤、杜仲水煎送下。

13. 青娥丸——出自《三因极—病证方论·卷十三》

【主治】虚损腰痛神效。

【组成】杜仲如上制一斤，破故纸[1]炒八两，胡桃肉三十，去皮研膏。

【用法】将上二味各制为末和匀，炼蜜少许，同膏杵丸，梧桐大。每五十，盐汤、姜汤任下。一方蒜四两，捣烂，以酒滤汁，打糊为丸。

【注释】

[1] 破故纸：又名补骨脂，下同。

14. 补骨脂丸——出自《三因极—病证方论·卷十三》

【主治】肾虚及寒湿一切腰痛。

【组成】川萆薢四两，分四制，童便、米泔、盐汤、酒各浸一宿，晒干，杜仲如上制四两，破故纸炒香三两，胡桃肉去皮另研如泥四两。

【用法】上前三味为末，不犯铁器[1]，入胡桃肉，以木杵杵千余下，炼蜜丸，如梧桐子大，每五十，空心温酒下，干物压之。此青娥丸变法也。

【注释】

[1] 不犯铁器：指配制某种中药材时，不能用铁制品接触。

15. 三因立安丸——出自《三因极—病证方论·卷十三》

【主治】五种腰痛，常服温养肾元、壮健腰脚。

【组成】破故纸炒、木瓜各一两半，川萆薢二两，牛膝（酒洗，烙）、杜仲如上制、川续断各一两。

【用法】上为细末，炼蜜丸，如梧桐子大，每五十，空心温酒下。

16. 煨肾丸——出自《保命集》

【主治】肾虚腰痛，神效。

【组成】杜仲如上制、肉苁蓉酒洗、巴戟天取肉、破故纸炒、小茴（炒，去沙土，青盐煅）各一两。

【用法】共为末，每二钱，用豮[1]猪腰子一对，竹刀劈开，每个装药一钱，绵纸包，放火中煨熟服，温酒咽下。

【注释】

[1]豮：阉割，下同。

17. 经验羌活桃仁汤——出自《保命歌括·卷十三》

【主治】坠堕挫闪，气血凝滞，攻刺腰痛，神效。

【组成】玄胡索、桃仁去皮尖、杜仲炒、红花、牛膝、破故纸炒、苍术炒、归尾、羌活、官桂、小茴香炒各等分。

【用法】水一盏，酒半盏，煎八分，调乳香末少许，同服。

18. 复元通气散——出自《保命歌括·卷十六》

【主治】跌仆损伤或负重锉闪，致气滞血凝，腰痛不可忍。

【组成】舶上茴香炒、穿山甲燒火煨鼓起呈金黄色、木香各一两半，白丑、炙甘草、陈皮去白各一两，玄胡索一两，当归半两，乳香、没药各一钱。

【用法】上为细末，每服二钱，热酒调下。病在上，食后服；病在下，食前服。

19. 地龙散——出自《证治准绳》

【主治】腰脊痛，或打仆损伤，或从高坠下，恶血在太阳经，令人腰脊痛，或髀股胫腨中痛不可忍。

【组成】归尾二分，中桂、干地龙各四分，麻黄五分，苏木六分，独活、甘草各八分，羌活一钱二分，桃仁六枚，去皮尖，研泥。

【用法】上咬咀，水二盛，煎一盏，温服。

20. 甘姜苓术汤——出自《金匮要略》

【主治】金匮云：肾着之病，其人身体重，腰中冷，如坐水中，形如水状，反不渴，小便自利，饮食如故，病属下焦，身劳汗出，衣里冷湿，久久得之，腰以下冷痛，腹重如带五千钱[1]，甘姜苓术汤主之。

【组成】白术、甘草各一两，干姜、茯苓各四两。

【用法】上咬咀，分三服，每服水三碗，煎碗半，温服。尽此三服，腰中即温。

【注释】

[1] 腹重如带五千钱：视履堂本作"腰重如带五千钱"。

21. 针灸法

委中一穴主瘀血痛，用三棱针出血，大效。

人中一穴，治腰曲不能伸者，针之即愈。

肾俞二穴，宜灸，治肾虚腰痛。

22. 神效散——出自《青囊杂纂》

【主治】腰痛不能转侧。

【组成】透明雄黄、松县黄丹各一钱，马牙硝三钱。

【用法】共研为极细末，令病人仰卧，用银簪取药，点眼大角，须少许，缓缓二三次，少顷复旧，其效如神。

23. 神应散——出自《青囊杂纂》

【主治】腰痛，累用验。

【组成】杜仲如上制、破故纸炒各一两，木香一钱。

【用法】上为末，每服二钱，空心温酒下，二三服，效。

第三节 痿　痹

【原文】

痿痹医书号不仁，痿虚痹实勿同论，痿因肺热筋骸废，痹则风寒湿合成。

医书以痿痹为不仁，痛则为痹，不痛则为痿；痛则为实，不痛则为虚。症自有别，不可概同论治也。盖痿因血少气虚，火盛制金，肺叶焦枯，宗筋不润，肝木乘旺，脾土受伤，饮食减少，四肢不举，或食而无力，故精血虚耗，使皮血筋骨肉痿矣。详见下文。

痹因风寒湿三气合而成痹。气滞不行，积于患处，或痛而麻木，手足为之不仁也。今世俗痿作痹治，痹作痿治者多矣。《病源》论云：痿为不足，痹为有余，治疗之法，痹而行气胜湿，痿而清燥滋阴，此大略也。若医以治风之药，谬之甚矣。

诸痿皆因肺热成，法宜清燥取阳明，丹溪著论超千古，若作风医误煞人。

经云：肺热叶焦，五脏因而受之发为痿躄。心气热生脉痿，故胫纵不任地；肝气热生筋痿，故宗筋驰纵；脾气热生肉痿，故痹而不仁；肾气热生骨痿，故足不任身。然治痿独取阳明者，阳明者，为五脏六腑之海，主润宗筋，能束筋骨而利机关也。冲脉者，经脉之海也，主渗灌溪谷，与阳明合于宗筋，阴阳宗筋之会，会于气冲，而阳明为之长，皆属于带脉而络于督脉，故阳明虚，则宗筋弛纵，带脉下引，故足痿不用也。

丹溪曰：经云诸痿生于肺热。只此一句便见治法。《难经》云：东方实，西方虚，泻南方，补北方。东方，木，肝也；西方，金，肺也；南方，火，心也；北方，水，肾也。肺金体燥居上而主气，畏火者也。脾土性湿居中而主四肢，畏木者也。火性炎上，若嗜欲无节，则水失所养，火寡于畏而侮所胜，肺受火邪而热矣。木性刚急，肺受热则金失所养，木寡于畏而侮所胜，脾得木邪而伤矣。肺热则不能管摄一身，脾伤则四肢不能为用而诸痿作矣。泻南方则肺金清而东方不实，何脾伤之有？补北方则心火降而西方不虚，何肺热之有？故阳明实，则宗筋润，能束骨而利机关矣。治痿之法，无出于此。虽然，天产作阳，厚味发热，凡病痿者，若不淡薄滋味，吾不能保其全矣。

又云痿症断不可以作风治而用风药，有湿热、湿痰、气虚、血虚、瘀血。湿热，用东垣健步丸加燥湿降火之剂，黄柏、黄芩、苍术之类。湿痰，用二陈，加苍术、白术、黄芩、黄柏之类，入竹沥、姜汁。血虚，四物汤，加苍术、黄柏，大补阴丸。气虚，四君子汤，加苍术、黄柏、黄芩。盖苍术、黄柏，治痿之要药也。

东垣取黄柏为君，黄芪等补药为辅，佐以治诸痿，如清燥汤、健步丸，皆治痿之要药也。

又如丹溪之补肾丸、虎潜丸、加味四物汤，皆补北方之要药也。

又如加味二妙丸、鹿角胶丸，皆治血虚气虚兼湿热之要药也。

痹有风寒湿不同，各随所病视从容，体虚邪凑斯成痹，历节游行是痛风。

经云：风寒湿三气杂至，合而为痹，其风气胜者为行痹，寒气胜者为痛痹，湿气胜者为着痹。痹病因体虚腠理空疏，受之而成。逢寒则急，逢热则纵，随所受邪气而生症也。诊其脉大而涩为痹，脉来急亦为痹，脉涩而紧者亦为痹。大抵痹生于虚，为病多重痛沉着，不易得去，须制对症药日夜饮之。虽留连不愈，能守病禁，不令人脏，庶几可扶持也。昔钱仲阳为宋之一代名医，自患痛痹，取茯苓之大如斗者，以法啖之。能移于手足，为之偏废，不能尽去，可见其为治之难矣。

如风寒湿三气合而成痹者，宜增味五痹汤主之。五痹者，谓筋痹、脉痹、骨痹、肌痹、皮痹是也。

风气胜者为行痹，宜防风汤；寒气胜者为痛痹，宜茯苓汤；湿气胜者为着痹，茯苓川芎汤；三痹通用续断丸主之。

夫古之所谓痛痹者，即今之所谓痛风也，诸方书又谓之白虎历节风，以其走痛于四肢骨节如虎咬之状，而以其名名之耳。

丹溪云：大率因血虚受热，其血已自沸腾，或加之以涉水受湿，热血得寒，污浊凝滞，不得运行，所以作痛。夜则痛甚，行于阴地。治以辛温，监（疑为"兼"）四以辛凉，流散寒湿，开通郁结，使血气行。更能慎口节欲，无有不安者地。

肥人多是湿与痰饮流注经络，脉必滑，宜二陈汤加减。

瘦人多是血虚与热，脉必涩，宜四物汤加减。

下部有湿，肿痛，用防己、龙胆草、黄柏、知母固是捷药。若肥人病此，宜苍术、白术、南星、滑石、白茯苓之类；瘦人宜用当归、红花、桃仁、牛膝、槟榔等药。惟东垣拈痛汤，要药也。薄桂味淡，能横行经络、手臂，领南星、苍术等药至痛处。威灵仙治上体痛，人虚弱者勿用。乌、附治下体痛风，以其在下，道路远，非乌、附不能行，故用为引经。若以主治，非为无益，而有杀人之毒；若畏而不用，则下体之病，终莫能治，亦杀人也。

丹溪治痛风有三方：一方治上中下痛风，一方治饮酒人湿痰痛风，一方治气血虚有痰、白浊、阴火痛风。

肢节疼痛，属风湿者，东垣大羌活汤；属湿热者，当归拈痛汤圣药也；属寒湿者，三因附子汤。

肢节肿痛，痛属火，肿属湿，宜丹溪麻黄汤。

有湿郁而周身走痛，或关节间痛，遇阴寒即发，当作湿郁治，用白术一味，酒煮服之，其痛立愈。

白虎历节风[1]，有因血虚兼热者，宜丹溪加味四物汤。如脉涩数者有瘀血，用桃仁、红花、川芎、当归，加大黄微利之。

有因湿痰者，宜丹溪加味二陈汤，佐以竹沥、姜汁。

其走注疼痛者，如神救苦散、定痛丸、四妙散、金刀如圣散、黄芪酒、九藤酒、洗药方皆可用也。

风热头痛常发作者，宜芎辛菊花散。

肩背痛者，宜东垣通气防风汤、辨疑提肩散。

手臂者，宜湿郁二陈汤、舒筋汤。

胸背胁走痛者，宜辨疑加减二陈汤。

妇人病，丹溪有方。腰胯痛者，当归拈痛汤、清热胜湿汤；两足痛者，当归拈痛汤、加味二妙丸、川木通汤。

【注释】

[1] 白虎历节风：病名，四指关节走痛，痛不可忍，不得屈伸的疾患。又名痛风。属于痹病的范畴。

第四节　治痿痹诸方

1. 东垣清燥汤

【主治】 治湿热成痿，以燥金受湿之邪，是绝寒水生化之源。绝则肾亏，痿厥之病大作，腰以下痿软瘫痪，不能行。

【组成】 黄芪一钱半，苍术一钱，白术、陈皮、泽泻各五分，人参、白茯苓、五味子九个、升麻各三分，猪苓、麦冬、归身、曲末、生地黄、酒黄柏各二分，柴胡、黄连、炙甘草各一分。

【用法】 上㕮咀，水煎，空心热服。

2. 健步丸

【主治】 治膝中无力，伸而不得屈，屈而不得伸，腰背腿脚重沉，行步艰难。

【组成】 瓜蒌根酒制、炙甘草、羌活、柴胡、炒滑石各半两，防己一两，泽泻、防风各三钱，川乌头一钱，苦参酒洗一钱，肉桂半钱。

【用法】 上为细末，酒糊丸，如梧桐子大，每七十，愈风汤空心送下。

3. 愈风汤方

【组成】 羌活、甘草、防风、当归、蔓荆子、川芎、细辛、黄芪、枳壳、白芷、麻黄、人参、菊花、薄荷、枸杞、柴胡、知母、地骨、杜仲、独活、秦艽、黄芩、芍药各三两，石膏、苍术、生地各四两，肉桂一两。

【用法】 上为粗散，入姜煎。

4. 丹溪治痿加味四物汤

【主治】 治痿，四肢软弱，不能举动。

【组成】 当归、麦冬、黄柏、苍术各一钱，白芍、川芎、杜仲各七分半，熟地三钱，五味子九粒，人参、黄连各五分，知母、牛膝（足不软不用）各三分。

【用法】 上作一服，水二盏，煎一盏，空腹服。

5. 经验鹿角丸

【主治】 治血气虚弱，两足痿弱不能动，久卧床褥，神效。

【组成】 鹿角胶一斤，鹿角霜半斤，另包，地黄半斤焙取末，川牛膝、白茯苓、菟丝子、人参、杜仲盐酒炒、白术各二两，当归身四两，虎胫骨酥炙、龟板酥炙各一两。

【用法】共为细末，另将鹿角胶用无灰好酒二碗溶化，为丸，如梧桐子大，每服一百，空心姜盐汤下。

6. 加味二妙丸

【主治】治两足湿痹疼痛，或如火燎，从足跗热上渐至腰胯，或麻痹痿软，皆是湿为痛，此药主之。

【组成】苍术制、黄柏酒浸各四两，日晒，川牛膝、归尾各二两，防己、龟板酥炙、川草薢各一两。

【用法】上为末，酒煮曲糊为丸，如梧桐子大，每服一百丸，空心姜盐汤下。

7. 增损五痹汤

【主治】治风寒湿合而为痹，肌体麻痹不仁。

【组成】羌活、防己、白术、当归、白芍、防风、黄芪炙、片子姜黄各等分，炙甘草减半。

【用法】上咬咀，姜十片，煎服。看病在上下服。

8. 舒筋汤

【主治】治臂痛不能举，盖是气血凝滞，经络不行所致，其效如神。一名通气饮子。

【组成】炙甘草、羌活各五分，归头、海桐皮去外皮、赤芍、白术各一钱，片子姜黄二钱。此前五痹汤加减变化也。

【用法】上咬咀，作一服，姜三片，水二盏煎，磨沉香少许服。

9. 防风汤

【主治】风寒湿三气合为痹。风气胜者为行痹，上下左右无留，随其所致，此治行痹行走无定。

【组成】防风、甘草、当归、杏仁（去皮尖，炒）、赤茯苓、桂各一钱，黄芩、秦艽、葛根各三分，麻黄去节五分。

【用法】上咬咀，分作二服，每酒水各一盏，枣三枚，姜五片，煎一盏，温服。一方无葛根、麻黄，有川独活、赤芍药各一钱，亦名防风汤，治血痹皮肤不仁。

10. 茯苓汤

【主治】寒气胜者为痛痹，阴寒为痛，宜通气温经而愈。此治痛痹四肢疼痛，拘倦浮肿。

【组成】赤茯苓、桑白皮各二钱，防风、官桂、川芎、芍药、麻黄去节各一钱五分。

【用法】上分作二服，每水盏半，枣二枚，煎八分，温服。以姜粥投之，汗泄为度，效矣。或服三因附子汤，以温经胜湿。

11. 三因附子汤

【主治】治风寒湿痹，骨节疼痛，皮肤不仁，骨肉重着，四肢缓纵。

【组成】生附子、白芍、桂心、甘草、白茯苓、人参各七分半，白术一钱。

【用法】作一服，水煎。

12. 茯苓川芎汤

【主治】湿气胜者为着痹。此治着痹留注不去，四肢麻木，拘挛浮肿。

【组成】赤茯苓、防风、桂枝、川芎、麻黄、芍药、炙甘草、当归、桑白皮各五分。

【用法】作一服，水煎，枣三枚，如欲汗，姜粥投之。

13. 续断丸

【主治】治风寒湿之气留注关节，麻木酸痛。

【组成】当归炒、草薢、天麻、川续断、防风、附子各一两，乳香另包、没药另包各五钱，川芎七钱半。

【用法】上为末，炼蜜丸，如梧桐子大，每服四十，温酒下。

14. 丹溪治痛风加味四物汤

【主治】治白虎历节风症，瘦人宜此。

【组成】四物汤、桃仁、牛膝、陈皮、茯苓、甘草、白芷、龙胆草。

血虚甚者，倍芎、归，佐以桃仁（桃仁：疑为衍文）红花。气虚，加人参、白术、龟板。痰，加南星、半夏、生姜。

如痛在上者属风，加羌活、桂枝、桔梗、威灵仙。痛在下者属湿，加牛膝（牛膝：疑为衍文）、防己、木通、黄柏。

15. 丹溪治痛加减二陈汤

【主治】治白虎历节风因痰因湿者，肥人宜此。

【组成】二陈汤、苍术、南星、黄芩酒洗、羌活、入姜汁、竹沥。

气虚，加人参、黄芪。血虚，加当归、川芎、白芷。上下如前。

16. 丹溪方

【主治】治上中下痛风通用。

【组成】黄连酒炒、苍术制、南星各二两，桃仁（去皮尖，另研）、防己、白芷各五钱，桂枝、威灵仙酒炒、羌活各三钱，神曲炒、川芎各一两，龙胆草一钱半，酒红花五分。

【用法】共为末，神曲糊丸，梧桐子大，每服一百，空心温酒下。

又方

【主治】治饮酒湿痰痛风。

【组成】黄柏酒炒、威灵仙酒炒各五钱，苍术制、羌活各三钱，炙甘草二钱，陈皮去白、白芍各一钱。

【用法】上为末，每服一钱七分，生姜汤下。

方（方字前疑脱"又"字）

【主治】治气血两虚，有痰，白浊，阴火痛风。

【组成】人参、山药、海石、南星各一两，白术、地黄、黄柏酒炒褐色、龟板酥炙各二两，干姜（烧灰，取其不足）、锁阳各五钱。

【用法】上为末，酒糊为丸，如梧桐子大，每七十，白汤下。

17. 东垣大羌活汤

【主治】治风湿相搏肢节疼痛。

【组成】羌活、升麻各一钱，独活七分，苍术、防己、白术、当归、白茯苓、威灵仙、泽泻各五分。

【用法】作一服，水煎，空腹服。

18. 丹溪麻黄汤

【主治】治肢节肿痛。痛属火，肿属湿，兼受风寒而发动于经络之中，湿热流注于肢节之间而无已也。

【组成】麻黄去节、赤芍各一钱，防风、荆芥、羌活、独活、片芩酒浸、白芷、苍术、枳实、桔梗、葛根、川芎、威灵仙各五分，甘草、归梢、升麻各三分。

【加减】下焦加酒黄柏。

妇人加酒红花。

肿多加槟榔、大腹皮、泽泻，更加没药一钱，定痛尤妙。

19. 如神救苦散

【主治】治瘫痪，手足走痛不止，非痛勿用。

【组成】御米壳蜜炒一钱，陈皮五钱，壁虎一枚、炙，黄芪、甘草、没药、乳香各二钱半。

【用法】上为极细末，每服三钱，煎服。

20. 东垣四妙散

【主治】治走注疼痛。

【组成】威灵仙（酒浸，焙干）五钱，羚羊角灰三钱，苍耳子一钱半，白芥子一钱、炒。

【用法】上为极细末，每服一钱，生姜汤下。

21. 丹溪定痛丸

【主治】治风湿一切痛。

【组成】金星草、乳香、没药、地龙去土、炒五灵脂、木鳖子去壳。

【用法】上等分，为末，炼蜜丸，如弹子大每服一丸，温酒下。

22. 金刀如神散

【主治】治白虎历节疼痛，神效。

【组成】川乌炮、草乌炮各四两，朱砂水飞、雄黄水飞、荆芥、麻黄去根、天麻、当归、细辛、石斛、川芎、全蝎去毒、人参、何首乌、甘草、防风各五钱，苍术制一两。

【用法】上为细末，每服五分，临卧温茶送下。

23. 黄芪酒

【主治】治风寒湿痹，身体顽麻，皮肤瘙痒，筋脉挛急，手足不遂。

【组成】黄芪、防风、桂枝、虎胫骨炙、天麻、草薢、石斛、云母粉、白芍、当归、白术、茵芋叶、木香、甘草、仙灵脾、川续断各一两。

【制法用法】上细锉[1]，以绢袋盛，用无灰好酒一斗，瓷罐盛浸之，包封罐内，勿令泄气，春五、夏三、秋七、冬十，每一盏，温服，不拘时。

【注释】

[1] 细锉：把药打成粉末。

24. 祖传九藤酒

【主治】治远年痛风，中风瘫痪，筋脉拘急，日夜作痛，叫呼不已。

【组成】钩藤钩、红藤（即理省藤也）、丁公藤（又名风藤）、桑络藤、菟丝藤、天仙藤（即青木香藤苗）、五味子藤、阴地蕨取根、忍冬藤、青藤各二两。

【制法用法】上细锉，以无灰老酒一斗浸，如上法，每服一盏，日三服，上下分食前后服。

25. 洗药方

【主治】治风湿气足胫肿痛，有效。

【组成】荆芥、防风、苦参、番白草、地榆、青藤、麻黄、苍耳草、苍术、生葱、炒盐威灵仙各一两。

【制法用法】用水一桶煮热，于桶内熏蒸痛处，出微汗，待汤稍温，再洗痛处一二次，觉痛减。如贫者，只用桃、柳、榆、槐、桑、椿六件木枝煎洗，亦效。

26. 芎辛菊花散

【主治】治风热头痛，发作无时。

【组成】川芎、羌活、白芷、防风、荆芥、薄荷各一两，细辛、甘草、菊花各五钱。

【用法】上为细末，每二钱，清茶调，食远服。

27. 通气防风汤

【主治】治肩背痛不可回顾者，此手太阳气郁而不行也，脊痛、项强、腰似折、项似拔者，此足太阳经气不通也，宜风药散之。

【组成】羌活、独活各一钱，藁本、防风、甘草各半钱，川芎、荆芥各三钱。

【用法】上水煎服。

28. 提肩散

【主治】治风热乘肺，肩背强直作痛。

【组成】羌活、防风、藁本、川芎、白芍各七分，炒，黄连酒炒、黄芩各五分，甘草四钱。水二盏，姜三片。此上通气防风汤变化也。

【加减】气虚，加人参五分。汗多，加黄芪炙一钱。血虚，加川归、地黄各五分。湿，加苍术、防己、薏苡各五分。

29. 丹溪加减二陈汤

【主治】治手臂痛，是上焦湿热痰横行经络中作痛也。

【组成】陈皮、茯苓各五分，半夏、酒黄芩、白术、南星、香附各一钱，苍术一钱半，威灵仙三钱，炙甘草三分

【用法】姜五片，水煎。

30. 辨疑加味二陈汤

【主治】治胸胁停痰。

【组成】陈皮七分，半夏、茯苓各一钱，甘草三钱。

【加减】死血，加桃仁、红花、牛膝。兼郁，加炒曲、香附各一钱。湿痰，加苍术、羌活、防己、川芎各五分。血少，入四物汤及行气之药。火，加柴胡、酒黄芩、栀子各五分。滞气，加木香五分，青皮、紫苏各七分。

31. 丹溪妇人胸背胁走痛方

【主治】治妇人胸背胁走痛。

【组成】赤芍、炒黄柏、香附各一钱，桂枝、苍术、甘草各五分，威灵仙酒炒七钱半。

【用法】上水煎，作一服。

32. 清热胜湿汤

【主治】治腰胯湿热作痛。

【组成】黄柏盐水炒、羌活、泽泻、甘草减半，苍术、杜仲炒去丝、白芍炒、木瓜、威灵仙、陈皮去白各五分。

【用法】姜三片，水二盅，煎服。

【加减】甚加川牛膝（炒）、乳香、没药各五分。

水湿停下，加槟榔、黑丑（头末）。血痛，加归尾、桃仁各一钱，酒红花五分。倦怠、脚如沙坠，加苍术、白术、防己、薏苡仁各五分。冷风作痛，加熟附子一钱，虎胫骨（末）五分，减黄柏、泽泻三分。游走而痛，加紫荆皮、川乌各五分。湿热，加炒栀子五分。走气，加乌药五分。酸软，加芎、归、地黄、川牛膝各五分。肾虚，加炒破故纸五分。

33. 经验川木通汤

【主治】治白虎历节风。

【用法】用木通二两，锉细。长流水煎汁，顿服。以遍身痒甚、发红丹如小豆大粒、汗出为效。

第七章 明代李时珍《本草纲目》论风湿伤科骨病

【传承概要】

《本草纲目》作者李时珍，字东璧，晚年自号濒湖山人，湖北蕲春人，明代著名医药学家，被后世尊为"药圣"。李时珍自嘉靖四十四年（1565年）起，先后到武当山、庐山、茅山、牛首山及湖广（现湖南省、湖北省）、南直隶（与今江苏省、安徽省和上海市相当）、河南、北直隶（相当于现在北京市、天津市、河北省大部分地区，以及河南省，山东省的小部分地区）等地收集药物标本和处方，并遍访医药名师，参考历代医药等方面书籍925种，"考古证今、穷究物理"，记录上千万字札记，弄清许多疑难问题，历经27个寒暑，三易其稿，于明万历十八年（1590年）完成了被誉为"东方药物巨典"的巨著《本草纲目》。

《本草纲目》凡16部，52卷，约190万字。全书收纳诸家本草所收药物1 518种，在前人基础上增收药物374种，合1 892种，其中植物1 195种；共辑录古代药学家和民间单方11 096则；书前附药物形态图1 100余幅。这部伟大的著作，吸收了历代本草著作的精华，尽可能地纠正了以前的错误，补充了不足，并有很多重要发现和突破，是到16世纪为止中国最系统、最完整、最科学的一部医药学著作。

【学术价值】

为更好地汲取书中有关于骨伤科的附方精华，更好地发扬传统中医药文化，本章节以《本草纲目》为蓝本，"一纵一横，一经一纬"，相互参阅，从上万条附方中选取有关伤科有效实用的附方，按病种进行分类整理，并参阅《本草纲目》所引诸书加以校对勘正，溯源澄流，对疑难字词加以注释，方便临床医师及医药爱好者阅读和应用。

本章将《本草纲目》风湿、伤科、骨病、骨折附方摘录出来，分为附方原文、注释、功用、组成、做法、用法、出处、按语等部分，对骨伤科附方进行全面解读。方便对《本草纲目》伤科附方感兴趣的读者按"病"索骥，快速找到适合的附方。

第一节 《本草纲目》附方之骨折类

【原文一】

卓氏膏：折腕损伤。卓氏膏用大附子四枚，生切，以猪脂[1]一斤，三年苦酒[2]同渍三宿，取脂煎三上三下 [3]，日摩敷之。

【注释】

[1] 猪脂：猪脂膏，为动物猪的脂肪油。具有滋液润燥、清热解毒之功效。常用于虚劳羸瘦，咳嗽，黄疸，便秘，皮肤皲裂，疮疡，烫火伤。

[2] 苦酒：苦酒是以米、麦、高粱或酒、酒糟等酿成的含有乙酸的液体，又名"米醋"。味酸甘微苦，消肿敛疮。

[3] 煎三上三下：用火煎三次。每次把药倒出。也就是说要三次端上火，三次端下火。

【功用】外用治折腕损伤，亦可治中风、口噤、颈项强。

【组成】大附子四枚，生用去皮，猪脂一斤，三年陈酿苦酒适量。

【做法】将生大附子切片，与猪脂和苦酒混合在一起共同腌渍 3 宿，取腌制后的脂膏熬煎，煎三次，熬制成膏状。

【用法】将膏涂在伤口部位。

【出处】《本草纲目》第十七卷"附子"引《深师方》。

【原文二】

接骨续筋，止痛活血：定粉 [1]、当归各一钱，硼砂一钱半，为末。每服一钱，苏木煎汤调下，仍频饮汤。

【注释】

[1] 定粉：又称官粉、锡粉，为用铅加工制成的碱式碳酸铅。属于消食药、解毒药。具有消积、杀虫、解毒、生肌、燥湿止痒的功能。

【功用】接骨续筋，止痛活血。

【组成】定粉、当归各一钱，硼砂一钱半，苏木适量。

【做法】将定粉、当归和硼砂一起研成粉末，另煮苏木药汤。

【用法】取一钱粉末，随苏木药汤一同饮下，一天可服用多次。

【出处】《本草纲目》第八卷"粉锡"引《卫生易简方》。

【按语】定粉（铅粉）成分为碱式碳酸铅，与硼砂有解毒生肌之功，配以活血养血之当归，以活血、消肿、止痛的苏木汤调下，可起活血不伤血、接骨又止痛的效果，组方更合理。

【原文三】

折伤接骨：官粉 [1]、硼砂等分，为末。每服一钱，苏木汤 [2] 调下，仍顿饮苏木汤，大效。

【注释】

[1] 官粉：即锡粉。

[2] 苏木汤：即苏木煎汤，非《妇人良方》卷十四引《广济方》中治妊娠伤寒的苏木汤组方。

【功用】治疗折伤，续筋接骨。

【组成】官粉、硼砂等量，苏木适量。

【做法】官粉和硼砂一起研成粉末，另煮苏木药汤。

【用法】取一钱粉末，随苏木药汤一同饮下，一天可服用多次。

【出处】《本草纲目》第八卷"粉锡"引《接骨方》。

【按语】官粉（铅粉）、硼砂均有解毒生肌作用，配以行血破瘀、消肿止痛的苏木，自有接骨续筋之功。

【原文四】

损伤接骨：无名异[1]、甜瓜子各一两，乳香、没药各一钱，为末。每服五钱，热酒调服，小儿三钱。服毕，以黄米粥涂纸上，掺牡蛎[2]末裹之，竹篦[3]夹住。

【注释】

[1] 无名异：为氧化物类矿物软锰矿的矿石，味咸、甘，性平，可活血止血、消肿定痛。用于跌打损伤，痈疽肿毒，创伤出血。《品汇精要》载其善"续骨长肉"。

[2] 牡蛎：功效为敛阴，潜阳，止汗，涩精，化痰，软坚。用于惊悸失眠，眩晕耳鸣，瘰疬痰核，癥瘕痞块，自汗盗汗，遗精崩带，胃痛泛酸。

[3] 竹篦（bì）：一种竹棍，一头完好，另一头则划破成数十瓣，磕地有声。这里指竹板。

【功用】治疗筋骨损伤，续筋接骨。

【组成】无名异、甜瓜子各一两，乳香、没药各一钱，牡蛎和热酒适量。

【做法】将无名异、甜瓜子、乳香和没药一起研成混合粉末，牡蛎单独研成粉末。另煮黄米粥。

【用法】成人每次取混合药粉五钱，小儿取三钱，用热酒送服。然后在纸上涂黄米粥，再撒上牡蛎末做的药粉，敷在伤口处，用竹板加以固定。

【出处】《本草纲目》第九卷"无名异"引《多能鄙事》。

【原文五】

折伤止痛：白矾末一匙，泡汤[1]一碗，帕蘸乘热熨伤处。少时痛止，然后排整筋骨，点药。

【注释】

[1] 泡汤：煮沸的水。

【功用】用于骨折止痛。

【组成】白矾末一匙，泡汤一碗。

【做法】白矾末倒于煮沸的碗水中。

【用法】用手帕蘸取溶于沸水的白矾药汁，乘热熨烫伤口处。不一会儿疼痛缓解即可排整筋骨并上药。

【出处】《本草纲目》第十一卷"矾石"引《灵苑方》。

【按语】白矾外用能解毒、杀虫、止血。用于折伤止痛，唯《本草纲目》谓其"止血定痛"。效果如何，未见报道，存疑待考。

【原文六】

打跌骨折：酒调白芨末二钱服，其功不减自然铜、古铢钱也。

【功用】治跌打骨折，可消肿痛，续筋骨。

【组成】白芨和酒适量。

【做法】将白芨研成粉末。

【用法】每次取白芨药粉二钱，用酒送服，每日 2～3 次。

【出处】《本草纲目》第十二卷"白芨"引《永类方》。

【按语】白芨有止血作用。白芨主要作用是止血、消肿，而酒则通血脉、行药势，两者合用，可有消肿痛、续筋骨之效，故用治跌打骨折。

【原文七】

折伤闪肭[1]：杜牛膝捣掩[2]之。

【注释】

[1] 闪肭（nà）：肭，扭，折伤。闪肭，即挫闪，又称闪挫腰痛。相当于现代医学的腰部组织损伤、腰椎间盘突出症等。

[2] 掩（yǎn）：覆盖，敷。

【功用】改善骨折伴扭伤、肿胀、疼痛的症状。

【组成】生杜牛膝适量。

【做法】将杜牛膝捣烂。

【用法】直接敷在受伤处。

【出处】《本草纲目》第十六卷"牛膝"引《卫生易简方》。

【原文八】

打扑折伤：羊脂调莨菪子[1]末敷之。

【注释】

[1] 莨菪（làng dàng）子：味苦、辛，性温，有大毒，可解痉止痛、平喘、安神，有止痛作用，故《千金方》以本品研末调敷治打伤、腹中有瘀血等。

【功用】治疗跌打骨折损伤。

【组成】羊脂、莨菪子适量。

【做法】将莨菪子研磨成末混入绵羊的脂肪油中。

【用法】直接涂抹在受伤处。

【出处】《本草纲目》第十七卷"莨菪"引《千金方》。

【原文九】

折伤肿痛：栝楼根捣涂，重布裹之。热除，痛即止。

【功用】改善骨折后疼痛的症状。

【组成】生栝楼根适量。

【做法】将栝楼根捣烂。

【用法】直接敷在骨折处，然后用布包裹，等热消退后，疼痛便可减轻。

【出处】《本草纲目》第十八卷"栝楼"引葛洪《肘后方》。

【按语】栝楼根能消肿排脓，治疗痈肿，《医学衷中参西录》谓其"善通行经络，解一切疮家热毒"。故可用于折伤肿痛之外治。

【原文十】

金疮踒折[1]：通草煮汁酿酒，日饮。

【注释】

[1] 踒折（wō shé）：骨折。

【功用】治疗由金属器械造成的骨折。

【组成】通草、曲米适量。

【做法】将通草煎煮成汁液，同曲米如常法酿酒。

【用法】每日饮下。

【出处】《本草纲目》第十八卷"通草"附方。

【按语】通草有活血利水之功，《本草正义》载通草能"通行经络，清热利水"。而血瘀之处，必有停水。本方以药酿酒，通经络，活血脉，以治金疮骨折。

【原文十一】

被斫[1]断筋：旋覆根捣汁，沥疮中，仍以滓敷之，日三易。半月即断筋便续。此方出苏景中家獠奴[2]，用效。

【注释】

[1] 斫（zhuó）：大锄，引申为用刀、斧等砍。

[2] 獠奴：作为家奴的獠人。

【功用】治疗被刀、斧砍断的筋脉骨折。

【组成】旋覆根适量。

【做法】旋覆根捣出汁液。

【用法】先将汁液滴在创面上，后将渣滓涂在伤口处，一天换三次药。不出半月断筋即可续上。

【出处】《本草纲目》第十八卷"旋花"引王焘《外台秘要》。

【按语】据《本草拾遗》所载，旋覆"根主续筋骨，合金疮"。

【原文十二】

跌扑折伤疼痛：接骨方，黄麻烧灰、头发灰各一两，乳香五钱，为末。每服三钱，温酒下，立效。

【功用】改善跌扑骨折疼痛。

【组成】黄麻灰、头发灰各一两，乳香五钱，温酒适量。

【做法】将乳香研磨成末，与黄麻灰、头发灰混合。

【用法】取三钱混合粉末，随温酒饮下。

【出处】《本草纲目》第二十二卷"大麻"引王仲勉《经验方》。

【按语】黄麻灰治外伤出血，头发灰消瘀止血，乳香活血定痛，三者合用，治疗折伤疼痛，共收活血、止血、止痛之功。

【原文十三】

折伤堕坠，瘀血在腹，气短：大豆五升，水一斗，煮汁二升，顿服[1]。剧者不过三作。

【注释】

[1] 顿服：一次性较快地将药物服完。

【功用】治疗坠落骨折，瘀血在腹所致胸闷气短。

【组成】大豆五升。

【做法】大豆五升，水一斗，煮成二升汁液。

【用法】一次较快地将药物服完。

【出处】《本草纲目》第二十四卷"大豆"引《千金方》。

【按语】大豆有活血、利水之效，《本草纲目》称可活血，因此对折伤堕坠、瘀血在腹用之有效。

【原文十四】

一切折伤：寒食蒸饼为末。每服二钱，酒下，甚验。

【功用】治疗一切骨折损伤。

【组成】蒸饼。

【做法】寒食节时将馒头研成粉末。

【用法】每次服用二钱粉末，随酒饮下。

【出处】《本草纲目》第二十五卷"蒸饼"引《肘后方》。

【原文十五】

损伤接骨：芸薹子[1]一两，小黄米（炒）二合，龙骨少许，为末，醋调成膏，摊纸上贴之。

【注释】

[1] 芸薹（tái）子：即油菜籽，能行血破气，消肿散结，《本草纲目》载其"行滞血，破

冷气，消肿散结"。

【功用】治疗骨折损伤。

【组成】芸薹子一两，小黄米（炒）二合，龙骨少许，醋适量。

【做法】将芸薹子、小黄米和龙骨研成粉末，与醋混合调制成膏状。

【用法】将药膏涂在纸上，贴敷于伤口处。

【出处】《本草纲目》第二十六卷"芸薹"引《乾坤秘韫》。

【原文十六】

脑破骨折：蜜和葱白捣匀，厚封立效。

【功用】治疗头部创伤骨折。

【组成】蜜、葱白适量。

【做法】将葱白放于蜜中，并将葱白捣烂。

【用法】将蜜膏厚敷于头部创口处。

【出处】《本草纲目》第二十六卷"葱"引《肘后方》。

【按语】葱白外用有通气活血之功，《本草纲目》曰："葱所治之症，多属太阴、阳明，皆取其发散通气之功。通气故能解毒及理血病。气者血之帅也，气通则血活矣。"

【原文十七】

折伤金疮：干梅烧存性敷之，一宿瘥。

【功用】治疗兵器所致骨折损伤。

【组成】干乌梅若干。

【做法】将干梅烧成灰。

【用法】将干梅灰涂在创口上。

【出处】《本草纲目》第二十九卷"梅"引《千金方》。

【按语】乌梅有清热解毒之功，《本草求真》载："乌梅，酸涩而温……入于死肌，恶肉，恶痣则除……且于痈毒可敷……宁不为酸涩收敛之一验乎。"

【原文十八】

筋骨损伤：米粉四两（炒黄），入没药、乳香末各半两，酒调成膏，摊贴之。

【功用】改善骨折后血肿疼痛的症状。

【组成】米粉四两，没药、乳香各半两。

【做法】将米粉炒黄，倒入没药、乳香后混匀，加酒调成膏状。

【用法】直接贴在受伤处。

【出处】《本草纲目》第三十卷"没药"引《御药院方》。

【按语】没药散血祛瘀，消肿定痛。《海药本草》曰："主折伤马坠，推陈置新，能生好血。"常与乳香相须为用，治疗筋骨损伤。《医学入门》谓："此药推陈致新，故能破宿血，消肿止痛，为疮家奇药也。"

【原文十九】

金疮断筋：枫香末敷之。

【功用】治疗筋骨被金属切割伤。

【组成】枫香适量。

【做法】将枫香研成粉末。

【用法】直接敷在伤口处，每日2～3次。

【出处】《本草纲目》第三十四卷"枫香脂"引危亦林《世医得效方》。

【按语】枫香树脂内服、外敷均可止血，故古方用于金疮断筋。

【原文二十】

扑损折骨：夜合树皮（即合欢皮，去粗皮，炒黑色）四两，芥菜子（炒）一两，为末。每服二钱，温酒卧时服，以滓敷之，接骨甚妙。

【功用】促进骨折愈合。

【组成】合欢皮四两，芥菜子一两。

【做法】将合欢皮炒黑，再与芥菜子一起研成粉末。

【用法】每次取药粉二钱，睡前用温酒冲服。

【出处】《本草纲目》第三十五卷"合欢"引《是斋百一选方》。

【按语】合欢皮内服有镇痛作用，而芥菜子有刺激作用，外用时可治疗神经痛、扭伤等。《本草纲目》载：合欢皮"和血、消肿、止痛。"《日华子本草》谓之"消痈肿并续筋骨"。又《本草纲目》谓芥菜子"消散痈肿，瘀血"，合用之治疗筋骨折伤，有相须之功。

【原文二十一】

金疮接指：凡指断及刀斧伤，用真苏木末敷之。外以蚕茧包缚完固，数日如故。

【功用】促进金属切割导致的手指骨折的愈合。

【组成】苏木50克，蚕茧适量。

【做法】将苏木研成粉末。

【用法】将药粉敷在骨折处，再用蚕茧包裹固定。

【出处】《本草纲目》第三十五卷"苏木"引《摄生众妙方》。

【原文二十二】

折伤肿痛：栀子、白面同捣，涂之甚效。

【功用】改善骨折后期瘀血疼痛的症状。

【组成】栀子和面粉适量。

【做法】将栀子研成粉末，混入面粉，调成糊状。

【用法】直接涂抹在受伤处。

【出处】《本草纲目》第三十六卷"栀子"引《集简方》。

【按语】以栀子提取物所制膏剂能够加速软组织挫伤的愈合。栀子有消肿止痛之效，用于外伤性肿痛、伤处有瘀，与白面同捣调成糊状外敷，可解郁散热、消肿活络，热散则肿痛自消。

【原文二十三】

折伤筋骨：接骨木半两，乳香半钱，芍药、当归、芎䓖[1]、自然铜各一两，为末。化黄蜡四两，投药搅匀，众手丸如芡子大。若止伤损，酒化一丸。若碎折筋骨，先用此敷贴，乃服。

【注释】

[1] 芎䓖：即川芎，功效为活血祛瘀、行气开郁、祛风止痛。

【功用】治疗筋骨骨折。

【组成】接骨木半两，乳香半钱，芍药、当归、芎䓖、自然铜各一两，黄蜡四两，酒适量。

【做法】将接骨木、乳香、芍药、当归、川芎和自然铜研成粉末，把粉末倒入融化的黄蜡中，搅拌均匀，搓成像芡实一般大的丸子。

【用法】预防伤损时，可将药丸溶于酒中饮下。骨折时，先将此丸涂于伤口处，再和酒饮下。

【出处】《本草纲目》第三十六卷"接骨木"引《卫生易简》。

【按语】接骨木有活血止痛之功，并以接筋续骨而得名。《本草新编》曰："接骨木，入骨节，专续筋接骨。"与诸活血祛瘀药相伍，自能止疼痛、续筋骨。

【原文二十四】

折伤疼痛：水蛭，新瓦焙为细末，酒服一钱。食顷作痛，可更一服。痛止，便将折骨药封，以物夹定，调理。

【功用】治疗骨折疼痛症状。

【组成】水蛭适量。

【做法】将水蛭在新瓦上烘干，然后研成细末。

【用法】取一钱药粉，用酒冲服，若服用后仍痛，可再服一次。疼痛减轻后，便可将骨折药物涂在伤口处，用木块固定。

【出处】《本草纲目》第四十卷"水蛭"引《经验方》。

【按语】水蛭内服，可破血逐瘀，折伤疼痛乃外伤血瘀，瘀血阻络，不通则痛，用通血脉之酒冲服，可助其力。《本草汇言》谓："水蛭，逐恶血、瘀血之药也。"

【原文二十五】

折伤接骨：用土鳖焙存性，为末。每服二三钱，接骨神效。

【功用】促进骨折愈合。

【组成】土鳖虫适量。

【做法】将土鳖虫烘干，然后研成粉末。

【用法】每次取药粉三钱，用酒冲服，每日 1～2 次。

【出处】《本草纲目》第四十一卷"䗪虫"引杨拱《医方摘要》。

【按语】土鳖逐瘀破积、通络理伤，故有接骨之功。《本草经疏》言其治跌扑损伤，续筋骨有奇效。

【原文二十六】

折伤接骨：生者擂汁酒服。

【功用】治疗骨折损伤，续筋接骨。

【组成】土鳖虫适量。

【做法】生土鳖虫捣出药汁。

【用法】将药汁随酒饮下。

【出处】《本草纲目》第四十一卷"䗪虫"附方。

【原文二十七】

折伤接骨：用蚵蚾（即土鳖）六钱（隔纸砂锅内焙干），自然铜二两（用火煅醋淬七次），为末。每服二钱，温酒调下（病在上食后，病在下食前），神效。

【功用】治疗骨折损伤，续筋接骨。

【组成】土鳖虫六钱，自然铜二两，酒适量。

【做法】把土鳖虫隔纸在砂锅内烘干，将自然铜火煅醋淬七次，将两药研成粉末混合均匀。

【用法】取二钱粉末，随温酒一同饮下（骨折病变于上半身者，于饭后食用；骨折病变于下半身者，于饭前食用）。

【出处】《本草纲目》第四十一卷"䗪虫"引《袖珍方》。

【按语】土鳖与自然铜相须为用，加以温酒，是治疗跌打损伤、筋断骨折的常用有效配伍。

【原文二十八】

折伤接骨：用土鳖（阴干）一个，临时旋研入药。乳香、没药、龙骨、自然铜（火煅醋淬）各等分，麝香少许为末。每服三分，入土鳖末，以酒调下。须先整定骨，乃服药，否则接挫也。此乃家传秘方，慎之。又可代杖。

【功用】治疗骨折损伤，续筋接骨。

【组成】土鳖虫一条，乳香、没药、龙骨、自然铜（火煅醋淬）各等分，麝香少许。

【做法】取阴干土鳖虫一条，研磨成粉末。乳香、没药、龙骨、自然铜（用火煅醋淬七次）和麝香研磨成末，混合均匀。

【用法】先正骨，再服用本方。每次服用，加入土鳖虫末，随酒饮下，分三次服完。

【出处】《本草纲目》第四十一卷"䗪虫"引董炳《避水集验方》。

【原文二十九】

折伤接骨：大蛤蟆生研如泥，劈竹裹缚其骨，自痊。

【功用】治疗骨折损伤，续筋接骨。

【组成】大蛤蟆适量。

【做法】将活蛤蟆研磨成泥状。

【用法】涂在伤口上，用竹板绑缚骨折处。

【出处】《本草纲目》第四十二卷"蟾蜍"引《奚囊备急方》。

【按语】蛤蟆（蟾蜍）有活血定痛之功，故古方载折伤接骨外用有效。

【原文三十】

筋骨折伤：急取雄鸡一只刺血，量患人酒量，或一碗，或半碗，和饮，痛立止，神验。

【功用】缓解骨折后疼痛的症状。

【组成】公鸡一只。

【做法】将公鸡杀掉，取鸡血一碗。

【用法】用时根据个人酒量，取半碗或一碗酒，倒入鸡血中混匀后喝下。片刻后疼痛减轻。

【出处】《本草纲目》第四十八卷"鸡"引《青囊书》。

【原文三十一】

损伤接骨：五灵脂一两，茴香一钱，为末。先以乳香末于极痛处敷上，以小黄米粥涂之，乃掺二末于粥上，帛裹，木片子夹定，三五日效。

【功用】用于骨折固定时以促进骨头生长愈合。

【组成】五灵脂一两，茴香一钱，乳香、黄米适量。

【做法】将五灵脂与茴香一起研成粉末，乳香单独研成粉末。另煮黄米粥。

【用法】先在伤口疼痛处敷上乳香粉止痛，然后涂上黄米粥，再撒上五灵脂与茴香所做的药粉，最后用布包裹后，用木板加以固定。

【出处】《本草纲目》第四十八卷"寒号虫"引《儒门事亲》。

【按语】五灵脂为活血、理气、止血良药，与活血行气之乳香、茴香等为伍，外用于筋骨伤痛，止痛之效更好。

【原文三十二】

骨折肿痛：五灵脂、白芨各一两，乳香、没药各三钱，为末，熟水同香油调，涂患处。

【功用】改善骨折后肿痛的症状。

【组成】五灵脂、白芨各一两，乳香、没药各三钱。

【做法】将上述药物一起研成粉末，倒入温开水和香油一同混匀，调成糊状。

【用法】直接涂在肿痛处，每日 1～2 次。

【出处】《本草纲目》第四十八卷"寒号虫"引《乾坤秘韫》。

【按语】五灵脂外用可活血止血，合白芨、乳香、没药，可用于跌打损伤有瘀血出血表现者。《本草述》曰："主损伤接骨。"

【原文三十三】

接骨：用下窟乌（即鹖也），取骨烧存性，以古钱一个（煅红醋淬七次），为末等分。酒服一钱，不可过多。病在下空心，在上食后服，极有效验。须先夹缚定，乃服此。

【功用】续筋接骨。

【组成】鹖骨若干，古钱一个，酒适量。

【做法】将鹖骨焙干，与煅红醋淬七次后的古钱一同研磨成粉末，混合均匀。

【用法】先将骨折处固定后，再服用本方。取一钱粉末，随酒饮下。

【出处】《本草纲目》第四十九卷"鹖"引唐代蔺道人方。

【按语】鹖骨，李时珍谓其有接骨作用，古钱作用与自然铜相近，均有接骨续筋之功。二者相须为用，可加速骨折愈合。

【原文三十四】

损伤接骨：牛蹄甲一个，乳香、没药各一钱为末，入甲内烧灰，以黄米粉糊和成膏，敷之。

【功用】治疗骨折损伤，续筋接骨。

【组成】牛蹄甲一个，乳香、没药各一钱，黄米粉适量。

【做法】将牛蹄甲烧灰成末，并将乳香、没药研磨成粉末，将此三者倒入黄米粉中，加入适量酒，调成膏状。

【用法】直接敷在伤口处。

【出处】《本草纲目》第五十卷"牛"引《乾坤秘韫》。

【原文三十五】

打损接骨：狗头一个，烧存性为末。热酒调涂，暖卧。

【功用】治疗骨折损伤，续筋接骨。

【组成】狗头骨一个，酒适量。

【做法】将狗头骨焙干研成粉末。

【用法】将粉末调入热酒中涂在伤口处。

【出处】《本草纲目》第五十卷"狗"引《卫生易简方》。

【按语】狗头骨可疗金疮、止血，治打损接骨。《本草经疏》载："狗头骨，无气味，察其功用，应是甘、咸、温之物。咸能入血，甘能补血，温能和血，故主金疮止血也。"

【原文三十六】

折伤：水獭一个支解，入罐内固济，待干煅存性为末。以黄米煮粥摊患处，参獭末于粥上，布裹之。立止疼痛。

【功用】治疗骨折损伤。

【组成】水獭一只，黄米适量。

【做法】将水獭放于罐中焙干，研成粉末。将黄米煮粥。

【用法】将黄米粥涂在损伤处，并把水獭末撒在粥上，用布包裹固定。

【出处】《本草纲目》第五十一卷"水獭"引《经验后方》。

【按语】水獭，《本草图经》曰主"血脉不行，营卫虚满及女子经络不通，血热"。以之煅存性研末调敷，治折伤，具活血、通络、止痛之功。

【原文三十七】

折伤跌扑：童便入少酒饮之。推陈致新，其功甚大。薛己云：予在居庸，见覆车被伤七人，仆地呻吟，俱令灌此，皆得无事。凡一切伤损，不问壮弱，及有无瘀血，俱宜服此。若胁胀，或作痛，或发热烦躁口渴，惟服此一瓯，胜似他药。他药虽效，恐无瘀血，反致误人。童便不动脏腑，不伤气血，万无一失，军中多用此，屡试有效。

【功用】治疗扑跌骨折损伤。

【组成】童便、酒适量。

【用法】将童便混入少量酒中，一同饮下。

【出处】《本草纲目》第五十二卷"人尿"引《外科发挥》。

【按语】传统中医药认为，童便有益阴化瘀之效，故可治上述诸证，但现代中医临床已少见应用，唯民间尚沿用之。

第二节　《本草纲目》附方之脱臼类

【原文一】

解颐脱臼，不能收上：用南星末、姜汁调涂两颊，一夜即上。

【功用】治疗下颌骨脱臼复位后的不适症状。

【组成】天南星、生姜适量。

【做法】将天南星研成粉末，生姜捣烂取汁，用生姜汁将天南星粉末调成糊状。

【用法】睡前涂抹在两侧颞颌关节处。

【出处】《本草纲目》第十七卷"虎掌、天南星"引《医说》。

【原文二】

闪朒脱臼，赤黑肿痛：用黍米粉、铁浆粉各半斤，葱一斤，同炒存性，研末。以酒调服三次后，水调入少酒贴之。

【功用】治疗闪腰脱臼后局部肿痛发黑的症状。

【组成】黍米粉、铁浆粉各半斤，葱一斤。

【做法】将黍米粉、铁浆粉和葱一同炒焙，研成粉末。

【用法】将粉末随酒服下三次后，再将粉末调入酒中涂在脱臼损伤处。

【出处】《本草纲目》第二十三卷"黍"引《集成》。

【原文三】

骨节离脱：生蟹捣烂，以热酒倾入，连饮数碗，其渣涂之。半日内，骨内谷谷有声即好。干蟹烧灰酒服亦好。

【功用】治疗骨节脱臼。

【组成】生蟹、酒适量。

【做法】将生蟹捣烂，加入热酒。

【用法】将热酒与生蟹一同饮下，其蟹壳渣可涂在脱臼伤口处。

【出处】《本草纲目》第四十五卷"蟹"引《唐瑶经验方》。

【按语】蟹咸寒，功能清热、散血、续绝伤，治疗骨节脱离、跌打筋断。《本草拾遗》谓："蟹脚中髓、脑、壳中黄，并能续断绝筋骨，取碎之微熬，纳疮中筋即连也。"《滇南本草》亦言："山螃蟹强壮筋骨，并能横行络分。"外邪未清、脾胃虚寒及宿患风疾者慎用。

第三节　《本草纲目》附方之跌打损伤类

【原文一】

内伤神效方：坠跌打击。水蛭、麝香各一两锉碎，烧令烟出，为末。酒服一钱，当下畜血。未止再服，其效如神。

【功用】治疗跌扑坠堕损伤。

【组成】水蛭、麝香各一两。

【做法】将水蛭、麝香捣碎，烧焙成末。

【用法】将粉末随酒饮下。

【出处】《本草纲目》第四十卷"水蛭"引《古今录验方》。

【按语】水蛭，咸能走血，苦能泄降，入肝经血分，为伤科常用破血祛瘀、消肿散结之品。药力峻猛，适用于跌打损伤、瘀血停滞、血阻作痛之证。《神农本草经》谓之"主逐恶血"。《本草衍义》载其"治折伤"。一般可生用，将活水蛭洗净，放患处吸血；或炙用，研末吞服。本方配以麝香，以醒神开窍、活血通络、消肿止痛。加之酒力，通阳活血，使药力更速。对跌打损伤、内有瘀血、气机不展、神明失司者，效果尤为显著。

【原文二】

夺命散：跌扑伤损，瘀血凝滞，心腹胀痛，大小便不通，气绝欲死。用红蛭（石灰炒黄）半两，大黄、牵牛头末各二两，为末。每服二钱，热酒调下。当下恶血，以尽为度。名夺命散。

【功用】 治疗跌扑坠堕所致瘀血内停、心腹胀痛、二便不通的症状。

【组成】 红蛭半两，大黄、牵牛头末各二两。

【做法】 将红蛭、大黄、牵牛研成粉末。

【用法】 每次取二钱粉末随热酒服下。须脏腑转下恶血成块或成片，恶血尽即愈，即可停服。

【出处】《本草纲目》第四十卷"水蛭"引《济生方》。

【按语】《济生方》卷八原方为"夺命散：治金疮打损及从高坠下，木石所压，内损瘀血，心腹疼痛，大小便不通，气绝欲死。红蛭（用石灰慢火炒令焦黄色）半两，大黄二两，黑牵牛二两。上为细末，每服三钱，用热酒调下。如人行四五里，再用热酒调牵牛末二钱，催之。须脏腑转下恶血成块或成片，恶血尽即愈"。

【原文三】

朱砂圆：打扑惊忤，血入心窍，不能言语。朱砂为末，经雄猪心血和丸麻子大。每枣汤下七丸。

【功用】 治疗跌扑坠堕所致惊忤、瘀血入心、言语不能。

【组成】 朱砂、雄猪心血适量。

【做法】 将朱砂研磨成粉末，与雄猪心血混合搓成麻子大小的药丸。

【用法】 每次服用七丸，随枣汤饮下。

【出处】 朱砂圆：方名据《仁斋直指方》第二十六卷补。

【按语】 朱砂，性味甘凉，有毒，有安神、定惊、明目、解毒之功。尤擅治疗败血及热毒邪气攻心之心神不宁之证。《神农本草经》谓之"养精神，定魂魄，益气，明目"。《名医别录》言其"通血脉"。以猪心血和之，取其养心补血。更加枣汤送服，有健脾养血之用。故本方用于治疗败血入心、神明被扰、不能言语之证，有通脉开窍、养血安神、标本兼顾之效。

【原文四】

导滞散[1]：伤损瘀血。治跌压瘀血在内胀满。大黄、当归等分，炒研。每服四钱，温酒服，取下恶血愈。

【注释】

[1] 导滞散：方名据《局方》卷八补。原方用法为"每二钱，温酒调下，不拘时候"。

【功用】治疗跌打损伤、瘀血内停。

【组成】大黄、当归等分适量。

【做法】大黄、当归炒焙，研磨成粉末。

【用法】每次服用四钱粉末，随温酒饮下。

【出处】《本草纲目》第十七卷"大黄"引《和剂方》。

【按语】大黄有消炎、止血作用。当归有镇痛、抗炎作用。本方取大黄以破瘀消肿，伍当归以补血和血、止痛润肠。《日华子本草》谓之"治一切风、一切血，补一切劳，破恶血，养新血"。故两药相伍，有破瘀而不伤正之妙也。

【原文五】

鸡鸣散：伤损瘀血。鸡鸣散治从高坠下，木石压伤，及一切伤损，血瘀凝积，痛不可忍，并以此药推陈致新。大黄（酒蒸）一两，杏仁（去皮尖）三七粒，细研，酒一碗，煎六分，鸡鸣时服。至晓取下瘀血，即愈。

【功用】改善跌打损伤后体内瘀血、疼痛难忍的症状。

【组成】酒大黄一两，杏仁（去皮尖）三粒至七粒，酒一碗。

【做法】将杏仁研成粉末，再与酒大黄一起用酒煎煮，煎到六分量时，取药汁。

【用法】凌晨1—2点服下。到天亮时，如果泄下瘀血便可好转。

【出处】《本草纲目》第十七卷"大黄"引《三因方》。

【按语】大黄，苦寒沉降，乃血分之物，峻下实热，破瘀消肿。用以治疗跌打损伤、筋伤骨折之瘀血肿胀、灼热疼痛。内服、外敷皆可。以酒炒或蒸后，破瘀之力更强。《神农本草经》谓之主"下瘀血，血闭"。《本草正义》云："大黄，迅速善走，直达下焦，深入血分，无坚不破。"本方配以杏仁疏利开通、破壅降气，与大黄相合，气血并调；又可润肠通便，辅助大黄导瘀血于外，故可治一切伤损内有瘀血之证也。

【原文六】

颠扑欲死：一切伤损，从高坠下，及木石所迮[1]，落马扑车，瘀血凝滞，气绝欲死者，亦活。用净土五升蒸热，以故布重裹作二包，更互熨之。勿大热，恐破肉，取痛止则已，神效之方。

【注释】

[1] 迮（zé）：压榨，挤压；倒压，砸。

【功用】治疗一切从高处坠下、木石击压、落马车击所致瘀血内停的伤损。

【组成】黄土五升。

【做法】将黄土蒸热，用多重布包裹分成两包。

【用法】将布包黄土在未破肉处熨烫。

【出处】《本草纲目》第七卷"黄土"引孙思邈《千金方》。

【原文七】

跌扑伤损：半两钱五个，火煅醋淬四十九次，甜瓜子五钱，真珠二钱，研末。每服一字，好酒调，随上下，食前后。

【功用】治疗跌扑伤损。

【组成】半两钱五个，甜瓜子五钱，真珠二钱，酒适量。

【做法】将铜钱火煅醋淬四十九次，与甜瓜子、真珠一同研磨成粉末，混合均匀。

【用法】每次服用一钱的粉末，随好酒一同饮下。病损于上半身者，于饭后食用；病损于下半身者，于饭前食用。

【出处】《本草纲目》第八卷"古文钱"引《青囊书》。

【按语】自然铜味辛、酸，入血行血，为骨伤科接骨续筋首选之要药。方中尚配以甜瓜子祛湿消肿、排脓化瘀，真珠镇心安神、清热解毒、生肌敛疮，对跌打损伤骨折创面破溃久不愈合者，更增其效。

【原文八】

坠扑瘀血，从高落下，瘀血抢心，面青气短欲死：胡粉[1]一钱，和水服即安。

【注释】

[1] 胡粉：即粉锡。

【功用】治疗从高处坠下，瘀血逆抢心的症状。

【组成】胡粉一钱。

【用法】将胡粉随水饮下。

【出处】《本草纲目》第八卷"粉锡"引《肘后方》。

【按语】铅粉甘、辛、寒，有毒。多外用以杀虫、解毒、生肌，治癣疥痈疡之证；内服有消积之功。本方用之治瘀血上冲抢心之证，取其阴而沉降之特性。用时注意：内服用量一般不得超过 1 克。

【原文九】

打扑瘀血，在骨节及胁外不去：以生铁一斤，酒三升，煮一升服。

【功用】治疗瘀血停于骨节及胁外者。

【组成】生铁一斤，酒三升。

【做法】将生铁与酒煮成一升的药汁。

【用法】直接饮用。

【出处】《本草纲目》第八卷"铁"引《肘后方》。

【原文十】

打伤肿痛：无名异为末，酒服，赶下四肢之末，血皆散矣。

【功用】治疗损伤肿痛。

【组成】无名异、酒适量。

【做法】无名异研成粉末。

【用法】粉末随酒饮下。

【出处】《本草纲目》第九卷"无名异"引《集验方》。

【按语】无名异为软锰矿的矿石，主要成分为二氧化锰。无名异，味甘性平，能祛瘀止痛、消肿生肌。《开宝本草》载其"主金疮折伤内损，止痛，生肌肉"。

【原文十一】

打击瘀血在肠内久不消、时发动者：桔梗为末，米饮下一刀圭[1]。

【注释】

[1] 刀圭，古时量取药物的用具。一刀圭形容少量的药。

【功用】治疗打击伤瘀血停于肠内久久不消、经常发作的症状。

【组成】桔梗、米汤适量。

【做法】桔梗研成粉末。

【用法】少量粉末随米汤一同饮下。

【出处】《本草纲目》第十二卷"桔梗"引《肘后方》。

【按语】桔梗，苦辛而平，有开宣肺气、祛痰排脓之功。《神农本草经》谓之"主胸胁痛如刀刺，腹满"。《药性论》曰其"破血，去积气，消积聚"。肺与大肠相表里，故可治疗瘀血阻于肠中、腹胀腹疼之证。

【原文十二】

坠落车马，筋骨痛不止：玄胡索末，豆淋酒服二钱，日二服。

【功用】治疗从马车坠落，关节及周身疼痛的症状。

【组成】延胡索、豆淋酒适量。

【做法】延胡索研成粉末。

【用法】每次服用二钱粉末，随豆淋酒服下，一日两次。

【出处】《本草纲目》第十三卷"延胡索"引《圣惠方》。

【按语】延胡索辛苦而温，有消肿止痛、行气逐瘀、活血通脉之功。主治跌打损伤、瘀血作痛、经闭瘀阻、腹部肿块等，为骨伤科常用之要药。对于骨折后期筋络肿胀、关节活动疼痛及气血阻滞经络之周身疼痛，效果尤佳。论其用法，《本草汇言》谓："凡用之行血，酒制则行；用之止血，醋制则止；用之破血，非生用不可；用之调血，非炒用不神。随病治宜，应用无穷者也。"

【原文十三】

颠扑伤损：紫苏捣敷之，疮口自合。

【功用】治疗打扑伤损。

【组成】紫苏适量。

【做法】将紫苏捣碎。

【用法】将捣碎的紫苏敷在伤口处。

【出处】《本草纲目》第十四卷"苏"引《谈野翁试验方》。

【按语】紫苏，善于发表、散寒、理气、和营。治疗金疮及打扑伤损、出血不止者，用紫苏叶研烂按之，创口自愈。《本经逢原》谓之："能散血脉之邪。"

【原文十四】

伤损瘀血：牡丹皮二两，虻虫二十一枚，熬过同捣末。每旦温酒服方寸匕[1]，血当化为水下。

【注释】

[1] 方寸匕：系古代量取药末的器具名。其形状如刀匕，大小为古代一寸正方，故名。一方寸匕约等于2.74毫升，盛金石药末约为2克，草木药末为1克左右。

【功用】治疗打扑伤损瘀血症状。

【组成】牡丹皮二两，虻虫二十一枚。

【做法】将牡丹皮和虻虫一同煎熬并研制成粉末。

【用法】每天晨起时服用1克粉末，随温酒饮下。

【出处】《本草纲目》第十四卷"牡丹"引《贞元广利方》。

【按语】牡丹皮，微寒苦辛，寒能凉血，辛散可行瘀血，清芳又能通达。《日华子本草》言其"通关腠血脉""消扑损瘀血"。《本草汇言》谓之"可以推陈血，而致新血也"。因其凉血行瘀，两善其功，能使血活而不妄行、血凉而瘀滞，故为骨伤科治疗跌打损伤而致血分有热瘀之症的要药之一。配以虻虫，破血逐瘀、通经散结，其对腹中肿块、跌打瘀血，药力尤猛。更加温酒，发散药力，通经消瘀，止痛之力倍增。

【原文十五】

损伤瘀肿：泽兰捣封之良。

【功用】缓解跌打损伤后瘀血肿胀症状。

【组成】生泽兰适量。

【做法】将泽兰捣烂。

【用法】直接涂在受伤处的四周，每日2～3次。

【出处】《本草纲目》第十四卷"泽兰"引《集简方》。

【按语】泽兰，味苦辛香，性温通达，能解肝脾之郁，并能祛瘀活血利水，具有通经散结而不伤正之特点。《雷公炮炙论》谓之"能破血,通久积"。《日华子本草》云能"通九窍,利关脉,养血气,破宿血","长肉生肌,消扑损瘀血"。故用于治疗损伤后期瘀血阻络,借其行血活血之力,以达消肿散结、缓和疼痛之效。

【原文十六】

折伤瘀血,在腹内者:刘寄奴、骨碎补、延胡索各一两,水二升,煎七合[1],入酒及童子小便各一合,顿温服之。

【注释】

[1] 合:为中国古计量单位,约 0.1 千克,十合为一升。

【功用】治疗扑损瘀血在腹内的症状。

【组成】刘寄奴、骨碎补、延胡索各一两,水二升,酒及童子小便各一合。

【做法】将刘寄奴、骨碎补、延胡索和水共同煎煮成 0.7 升,加入酒及童子小便混合均匀。

【用法】服用温热药汁,一日三次。

【出处】《本草纲目》第十五卷"刘寄奴草"引《千金方》。

【按语】刘寄奴,辛温通行,有破血通经、敛疮消肿之功。多用于治疗瘀血积聚,腹胀疼痛,及跌打损伤,金疮出血,痈毒红肿等证。《庸本草》曰:"主破血,下胀。"《开宝本草》谓之"疗金疮,止血为要药"。故本品既能活血,又能止血。《本草求真》言:"血之在人身,贵在通活,滞而不行,则血益滞而不出,而癥瘕胀满愈甚;行而不止,则血亦滞而不收,而使血出益甚,寄奴总为破血之品,故能使滞者破而即通,而通者破而即收也。"本方配以骨碎补以补肾强骨,续筋止痛,活血化瘀;延胡索以理气止痛,行血除胀;温酒以活血通脉;童便以化瘀降火,诸药合用,腹中瘀血尽消,不致血瘀阻气,气郁化火,变生他证也。

【原文十七】

瘀血不散,变成痈肿:生庵闾蒿[1]捣汁一升,服之。

【注释】

[1] 庵闾蒿:又名覆闾,为菊科植物菴闾的全草。

【功用】治疗打跌瘀血不消,反形成痈肿的症状。

【组成】生庵闾蒿适量。

【做法】将生庵闾蒿捣烂得到一升药汁。

【用法】直接饮用。

【出处】《本草纲目》第十五卷"庵闾"引《广利方》。

【按语】菴闾,味辛苦,性温,能行瘀、祛湿。常用于治疗跌打损伤等证。《千金翼方》载其:"治折腕瘀血,菴闾草汁服之,亦可散服之,日三。"《药材资料汇编》曰:"散瘀血,止痛,通经,利尿,消肿。"

【原文十八】

打扑伤损，闪肭骨节：用接骨草[1]叶捣烂掩之，立效。

【注释】

[1] 接骨草：续断之别名。《名医别录》称为接骨。

【功用】治疗打扑伤损致骨节挫闪的症状。

【组成】接骨草适量。

【做法】接骨草叶捣烂。

【用法】将捣烂的叶汁和叶渣敷在伤口处。

【出处】《本草纲目》第十五卷"续断"引《卫生易简方》。

【按语】续断甘而微温，能疏通血脉、活血止痛，并有行而不泄、补而不滞的特点。《本草经》载其"主伤寒，补不足，金疮，痈疡，折跌，续筋骨，妇人乳难，久服益气力"。《药性论》谓其"主绝伤，去诸温毒，能宣通经脉"。《药品化义》言："苦养血脉，辛养皮毛，善理血脉伤损，接续筋骨断折，故名续断。"故用于治疗软组织损伤的早期和晚期疼痛、关节软弱无力、筋伤骨折等，均有良好疗效。续断为骨伤科常用要药之一，亦可用于治疗痈疽疮疡之证。

【原文十九】

从高坠下欲死者：取老鸦眼睛草茎叶捣汁服，以渣敷患处。

【功用】治疗高处坠落，筋骨损伤的症状。

【组成】老鸦眼睛草茎叶适量。

【做法】将老鸦眼睛草茎叶捣烂。

【用法】将捣烂的叶汁直接饮用，将叶渣敷在伤口处。

【出处】《本草纲目》第十六卷"龙葵"引《唐瑶经验方》。

【按语】中药材老鸦眼睛草又称作"龙葵"。龙葵，性味苦寒，能清热解毒、活血消肿，为治外痈及跌打扭伤之要药。《本草正义》曰："龙葵，可服可敷，以清热通利为用，故并治跌扑血瘀，尤为外科退热消肿之良品也。"

【原文二十】

打扑损伤，骨碎及筋伤烂者：用生地黄熬膏裹之。以竹简编夹急缚，勿令转动。一日一夕，可十易之，则瘥。《类说》云：许元公过桥堕马，右臂臼脱，左右急接入臼中，昏迷不知痛苦。急召田录事视之，曰：尚可救。乃以药封肿处，中夜方苏，达旦痛止，痛处已白。日日换贴，其瘀肿移至肩背，乃以药下去黑血三升而愈。即上方也。

【功用】治疗跌扑损伤，骨折筋伤的症状。

【组成】生地黄适量。

【做法】用生地黄熬成膏状。

【用法】将药膏涂在伤口处，用竹板绑缚固定伤口。

【出处】《本草纲目》第十六卷"地黄"引《肘后方》。

【按语】生地黄甘寒质润，苦以泄热，为滋阴凉血之要药，又有清热止血之效。骨伤科用以治疗跌打损伤、瘀血肿胀所致的急性热痛症状。以鲜生地黄为好，另外，损伤出血则伤阴，可出现心烦、口渴、便秘尿赤等阴虚血亏之症，生地黄具有较好的滋阴补血、清心、除烦之功。生地黄临床用量：内服，干生地黄 9～15 克，鲜品可至 30～60 克；外用适量。清热生津宜生用，止血则可炒用。

【原文二十一】

损伤打扑，瘀血在腹者：用生地黄汁三升，酒一升半，煮二升半，分三服。

【功用】缓解腹部受伤后腹内有瘀血的症状。

【组成】生地黄汁三升，白酒一升半。

【做法】将生地黄汁倒入白酒中一起煎煮，煎到约一半量时，取药汁。

【用法】将药汁分 3 次服用，每日 3 次。

【出处】《本草纲目》第十六卷"地黄"引《千金方》。

【按语】生地黄为凉血止血之佳品，损伤之初可用其止血消肿。瘀血既成在腹，必致气机不畅，生地黄此时虽亦有养阴补血及防止瘀血化热之功，但终为寒润之物，用量多时最易伤阳碍胃，不利于气血之通畅，瘀血之消除。故本方配之以酒，一则制约生地黄之寒凉滋腻，二则有通行气血之功。可谓动静结合，相反相成。

【原文二十二】

跌打损伤：黄葵子研，酒服二钱。

【功用】治疗跌打损伤。

【组成】黄葵子适量。

【做法】将黄葵子研成粉末。

【用法】将二钱粉末随酒饮下。

【出处】《本草纲目》第十六卷"黄蜀葵"引《海上方》。

【按语】黄葵子性味甘、寒，滑，无毒。具有清热、利水、通乳之功。李时珍曰："黄葵子，古方少用，今为催生及利小便要药，入汤、散皆宜。"《陕西中草药》载其"补脾健胃，生肌。治消化不良，不思饮食，跌打损伤，骨折"。内服一般 6～10 克；外用可研末调敷。孕妇忌服。

【原文二十三】

打扑伤痕，瘀血滚注，或作潮热者：大黄末，姜汁调涂。一夜，黑者紫；二夜，紫者白也。

【功用】治疗打跌损伤，瘀血内停，夜间发热的症状。

【组成】大黄、姜汁适量。

【做法】将大黄研磨成粉末，与姜汁混合成药汁。

【用法】将药汁涂在伤口处。

【出处】《本草纲目》第十七卷"大黄"引《濒湖集简方》。

【按语】本方用大黄清热、破瘀，辅以姜汁，散结通脉，故有祛瘀生新之功。

【原文二十四】

打扑瘀痕：水调半夏末涂之，一宿即没也。

【功用】改善跌打损伤有瘀痕的症状。

【组成】半夏适量。

【做法】将半夏研成粉末，加水调成糊状。

【用法】直接涂在受伤处，一个晚上便可见效。

【出处】《本草纲目》第十七卷"半夏"引《永类钤方》。

【原文二十五】

瘀血作痛：赤雹儿烧存性，研末。无灰酒空腹服二钱。

【功用】改善瘀血肿痛症状。

【组成】赤雹儿、无灰酒适量。

【做法】将赤雹儿烧焙并研成粉末。

【用法】每次服用二钱粉末，随即将放草木灰的酒空腹服下。

【出处】《本草纲目》第十八卷"王瓜"引《集简方》。

【原文二十六】

跌扑伤损：五爪龙[1]捣汁，和童尿、热酒服之，取汗。

【注释】

[1] 五爪龙：又名五爪金龙、五叶莓、乌蔹莓、红葡萄、灯笼草等，为葡萄科植物乌蔹莓的全草及根。

【功用】治疗跌扑伤损。

【组成】五爪龙、童尿、热酒适量。

【做法】将五爪龙捣成药汁。

【用法】将药汁随童尿、热酒服下，令汗出。

【出处】《本草纲目》第十八卷"乌蔹莓"引《简便方》。

【按语】五爪龙，性味苦涩。有接骨生肌、祛风除湿、活血通络之功。常用于骨折、跌打损伤、风湿肿痛等证。《云南中草药选》载其"凉血止血，壮筋骨，消肿止痛"。又合童便以清热化瘀，热酒以通脉活血。取瘀散、痛止、肿消之效。

【原文二十七】

坠伤扑损，瘀血在内，烦闷者：蒲黄末，空心温酒服三钱。

【功用】 缓解坠落损伤后疼痛烦躁的症状。

【组成】 蒲黄适量。

【做法】 将蒲黄研成粉末。

【用法】 每次取三钱药粉，空腹时用温酒冲服，每日 2～3 次。

【出处】《本草纲目》第十九卷"香蒲、蒲黄"引《塞上方》。

【按语】 蒲黄，性味甘辛而凉。生用行血消瘀，炒炭收涩止血。《日华子本草》谓之"治颠扑血闷"。《本草纲目》言其"凉血，活血，止心腹诸痛"。《本草正义》曰："蒲黄，专入血分，以清香之气，兼行气分，故能导瘀结而治气血凝滞之痛。"本方专以酒引，使其性上行，通利气血，故取效更速。

【原文二十八】

金疮瘀血在腹中：用大麻仁三升，葱白十四枚，捣熟，水九升，煮一升半，顿服。血出不尽，更服。

【功用】 治疗兵器创伤瘀血在腹部。

【组成】 大麻仁三升，葱白十四枚，水九升。

【做法】 将大麻仁和葱白捣烂，加入水中煎煮。

【用法】 一次性喝完。

【出处】《本草纲目》第二十二卷"大麻"引《千金方》。

【按语】 火麻仁，性味甘平，入脾、胃、大肠经。有润燥、滑肠、通淋、活血之功。《名医别录》谓之："破积血，复血脉。"《分类本草》言其"治跌打损伤，祛瘀血，生新血"。故本方用之治疗金疮瘀血在腹中者，缘其可使瘀血从大便而出也。更配以葱白，专主发散，以通上下阳气，《本草纲目》言其"通气故能解毒及理血病""气者，血之帅也，气通则血活矣"。故也为金疮磕损、折伤血出、疼痛不止者之良药。方中二药相合，皆有消瘀散结之功效，更具宣上通下之妙用。

【原文二十九】

打扑伤肿：熟麻油和酒饮之，以火烧热地卧之，觉即疼肿俱消。松阳民相殴，用此法，经官验之，了无痕迹。

【功用】 治疗打扑伤肿。

【组成】 熟麻油、酒适量。

【用法】 将熟麻油和酒一同饮下，在火烧热的地面睡一晚。

【出处】《本草纲目》第二十二卷"胡麻"引赵葵《行营杂录》。

【按语】 麻油，性味甘凉，有解毒、生肌之功。《日华子本草》载："陈油煎膏，生肌长肉，止痛，消痈肿，补皮裂。"本方合之以酒，散结通脉、消肿止痛之力大增，且药性布达更速。

【原文三十】

打扑伤损诸疮：寒食日浸糯米，逐日易水，至小满取出，日干为末，用水调涂之。

【功用】 治疗打扑伤损的各种创伤。

【组成】 糯米适量。

【做法】 在寒食节时浸泡糯米，每天换一遍水，直至小满时取出糯米，晒干后研成粉末，用水调成糊状。

【用法】 将糯米糊涂在伤口处。

【出处】《本草纲目》第二十二卷"稻"引《便民图纂》。

【原文三十一】

打扑损伤：用绿豆粉新铫[1]炒紫，新汲井水调敷，以杉木皮缚定，其效如神。此汀人陈氏梦传之方。

【注释】

[1] 铫（diào）：煮开水熬东西用的器具。

【功用】 缓解摔伤后胀痛的症状。

【组成】 绿豆粉、井水适量。

【做法】 用新铫将绿豆粉炒成紫色，加入新打的井水调成糊状。

【用法】 将绿豆粉糊涂在伤口处，用杉木皮将伤口处绑缚固定。

【出处】《本草纲目》第二十四卷"绿豆"引《澹寮方》。

【按语】 绿豆，性味甘凉，有清热解毒、清暑利水之功。外用可治痈肿诸证。《开宝本草》载其"消肿下气，压热解毒"。《会约医镜》谓能"清火清痰，疗痈肿痘烂"。跌打损伤，必致瘀血气滞，郁而化火，使局部红肿热痛。故解毒利水之品，可以消肿，肿消则血脉通畅，疼痛可止。本方炒用可增止血之功，用新汲井水调敷，以倍其清热解毒之力。若能内服、外用并举，其效更佳。

【原文三十二】

殴伤瘀聚，腹中闷满：豉一升，水三升，煮三沸，分服。不瘥再作。

【功用】 改善殴打损伤致腹部瘀血闷痛症状。

【组成】 豆豉一升。

【做法】 将豆豉倒入三升水中煎煮，沸腾后翻滚三次便可，取药汁。

【用法】 分3次服用，每日三次。

【出处】《本草纲目》第二十五卷"大豆豉"引《千金方》。

【按语】 淡豆豉，性味苦寒，有解表、除烦、宣郁、解毒之功。《本草汇言》载："此药乃宣郁之上剂也。凡病一切有形无形，壅胀满闷，停结不化，不能发越致疾者，无不宣之。"

【原文三十三】

打击青肿：大豆黄为末，水和涂之。

【功用】改善跌打损伤后青肿的症状。

【组成】大豆黄适量。

【做法】大豆黄研成粉末，用水调和形成糊状。

【用法】大豆黄粉糊涂在伤口处。

【出处】《本草纲目》第二十五卷"豆黄"引《外台秘要》。

【原文三十四】

跌扑伤损：姜汁和酒调生面贴之。

【功用】缓解摔伤后胀痛的症状。

【组成】生姜、面粉、白酒各适量。

【做法】将生姜捣烂取汁，与白酒混合后，加入面粉调成泥状。

【用法】直接贴在受伤处，每日1～2次。

【出处】《本草纲目》第二十六卷"生姜"附方。

【按语】生姜，辛温发散，《本草拾遗》谓之"破血调中"。《医学入门》亦言："姜，产后必用者，以其能破逐瘀也。"本方加酒调敷，更增其活血止痛之功，故常用外敷以治疗软组织损伤。

【原文三十五】

打伤瘀血：姜叶一升，当归三两，为末。温酒服方寸匕，日三。

【功用】促进跌打损伤后血肿消散。

【组成】姜叶一升，当归三两，温酒适量。

【做法】姜叶和当归研成粉末。

【用法】每次服用1克粉末，随温酒饮下，每日三次。

【出处】《本草纲目》第二十六卷"生姜"引《范东阳方》。

【原文三十六】

打扑血聚，皮不破者：用萝卜或叶捣封之。

【功用】促进跌打损伤后血肿消散。

【组成】萝卜一枚。

【做法】将萝卜捣烂。

【用法】直接敷在血肿处，每日1～2次。

【出处】《本草纲目》第二十六卷"莱菔"引《邵氏方》。

【按语】莱菔，辛甘而凉，能消积滞，化痰热，下气，宽中，解毒。《本草纲目》谓之

"散瘀血，甚效""生捣涂扑打"。

【原文三十七】

跌扑伤损：用干冬瓜皮一两，真牛皮胶一两，锉入锅内炒存性，研末。每服五钱，好酒热服。仍饮酒一瓯[1]，厚盖取微汗。其痛即止，一宿如初，极效。

【注释】

[1] 瓯（ōu）：指中国古代酒器，饮茶或饮酒用。形为敞口小碗式。

【功用】治疗跌扑伤损。

【组成】干冬瓜皮一两，真牛皮胶一两，酒适量。

【做法】将干冬瓜皮和真牛皮胶炒焙并且研成粉末。

【用法】每次服用五钱粉末，随温酒一同饮下。再饮用小碗酒，盖厚被子令微微出汗。

【出处】《本草纲目》第二十八卷"冬瓜"引《摘玄方》。

【按语】冬瓜皮，性味甘凉，有利水消肿之功。《本草纲目》谓之"又主折伤损痛"。《本草再新》载其"走皮肤，去湿追风，补脾泻火"。

【原文三十八】

多年损伤不瘥者：瓜子末，温酒服之。

【功用】治疗损伤多年不痊愈。

【组成】冬瓜子适量。

【做法】冬瓜子研成粉末。

【用法】粉末随温酒饮下。

【出处】《本草纲目》第二十八卷"冬瓜"引孙真人方。

【按语】冬瓜仁，性味甘凉，有利水消痈之功。本方以温酒相助，更增其散瘀、消肿、止痛作用。

【原文三十九】

磕扑青肿：老黄茄极大者，切片如一指厚，新瓦焙研为末。欲卧时温酒调服二钱匕，一夜消尽，无痕迹也。

【功用】缓解磕碰后瘀青肿胀的症状。

【组成】老黄茄子1根。

【做法】将茄子切成约1厘米厚的片状，放到新瓦上烘烤，烤干后研成粉末。

【用法】睡前用温酒冲服4克，一夜后瘀青肿胀好转。

【出处】《本草纲目》第二十八卷"茄"引《胜金》。

【原文四十】

坠损跌扑，散血止痛：重阳日收老茄子百枚，去蒂四破切之，消石十二两捣碎，以不津器先铺茄子一重，乃下消石一重，如此间铺令尽，以纸数层密封，安置净处，上下以新砖承覆，勿犯地气。至正月后取出，去纸两重，日中曝之。逐日如此，至二三月，度茄已烂，开瓶倾出，滤去滓，别入新器中，以薄绵盖头，又曝，至成膏乃可用。每以酒调半匙，空腹饮之，日再，恶血散则痛止而愈矣。若膏久干硬，即以饭饮化动用之。

【功用】治疗坠损跌扑所致瘀血肿痛。

【组成】老茄子百枚，消石十二两。

【做法】将重阳节前后收获的老茄子，去除茄蒂并切成四瓣，将消石捣碎，在干燥的容器内先铺一层茄子，再铺一层消石，间隔铺放直至用尽，用数层纸将其密封安置在干净之处，容器上方和下方都用新砖覆盖承托，避免受地气的影响。直至正月后取出容器，去掉表面的两层纸并将容器放在太阳下暴晒。每天如此，直至二三月，等到茄子已经碎烂，打开容器倒出并滤去碎滓后倒入新的容器中，用薄棉被覆盖容器表面，再次暴晒直至成为膏状。

【用法】每次取半勺茄膏用酒调服，空腹饮下，每日一次。若茄膏放久后变得干硬，就加热融化以助消化。

【出处】《本草纲目》第二十八卷"茄"引《本草图经》。

【按语】茄子，性味甘凉，有清热、活血、止痛、消肿之功。配以消石，破坚散积，解毒消肿。故可治疗跌打损伤、肿痛瘀血之证。

【原文四十一】

坠扑瘀血在内，烦闷者：用东引杏树枝三两，细锉微熬，好酒二升煎十余沸，分二服。

【功用】治疗坠损跌扑所致瘀血肿痛在内，引起心胸烦闷的病症。

【组成】东引杏树枝三两，好酒二升。

【做法】将东引地区的杏树枝，锉细加入好酒中煎沸十多次。

【用法】将药汁分早晚两次服用完。

【出处】《本草纲目》第二十九卷"杏"引《塞上方》。

【按语】杏枝有理气活血之功，《本草图经》谓之"主堕伤"。以酒引之，增其消肿止痛之力。

【原文四十二】

一切损伤，止血生肌，令无瘢痕：用盐藏杨梅和核捣如泥，做成挺子，以竹筒收之。凡遇破伤，研末敷之，神圣绝妙。

【功用】治疗一切损伤所致瘀血创伤，止血生肌，预防瘢痕的产生。

【组成】杨梅适量。

【做法】用盐渍杨梅和核一起捣碎成泥状，用竹筒盛装起来。

【用法】将干硬后的杨梅泥研成粉末，敷在伤口处。

【出处】《本草纲目》第三十卷"杨梅"引《经验后方》。

【原文四十三】

压扑伤损：胡桃仁捣，和温酒顿服便瘥。

【功用】 缓解压轧损伤后肿痛的症状。

【组成】 胡桃（核桃）适量。

【做法】 将胡桃剥开，取出胡桃仁捣碎。

【用法】 用温酒冲服，每日2～3次。

【出处】《本草纲目》第三十卷"胡桃"引《本草图经》。

【按语】 胡桃仁，甘温之品。善于补肾固精。孟诜谓其善"通经脉，润血脉，黑须发，常服骨肉细腻光润"。《医学衷中参西录》曰："胡桃，为滋补肝肾、强健筋骨之要药，故善治腰疼腿疼，一切筋骨疼痛。"然《食物本草》称："本品。多食生痰，动肾火。"此言其滋腻之性也。故本方以酒相佐使，一则助其活血止痛之力，二则缓其滋腻碍脾之性，三则引药发散周身以取速效，可谓一举三得矣。

【原文四十四】

坠马血瘀，积在胸腹，唾血无数者：干藕根为末，酒服方寸匕，日二次。

【功用】 治疗坠马所致瘀血在胸腹、咳血的症状。

【组成】 干藕根、酒适量。

【做法】 干藕根研成粉末。

【用法】 取1克粉末随酒饮下，每日两次。

【出处】《本草纲目》第三十三卷"莲藕"引《千金方》。

【按语】 藕节，性味苦涩而平，可止血、凉血、散瘀。主治各种出血症。《本草汇言》谓："藕节，消瘀血，止血妄行之药也。"《医林纂要》言："藕节，止吐、衄、淋、痢诸血证。甘能补中，咸能软坚祛瘀，涩能敛散固精，又取其通而有节也。"故本品有止血而不留瘀之特点，在出血早期便可应用，对上部出血如咯血、呕血效果尤佳。骨伤科用之取其血止、瘀散、痛定之效。

【原文四十五】

打扑损伤，恶血攻心，闷乱疼痛者：以干荷叶五片烧存性，为末。每服三钱，童子热尿一盏，食前调下，日三服，利下恶物为度。

【功用】 治疗打扑损伤所致瘀血攻心引起的胸痛烦闷症状。

【组成】 干荷叶五片，童子热尿一盏。

【做法】 干荷叶烧焙后研成粉末。

【用法】 饭前服用三钱，随一盏童子热尿一同服下，每日三次。

【出处】《本草纲目》第三十三卷"莲藕"引《圣惠方》。

【按语】 荷叶性味甘涩而平，有芳香之气，可升发清阳，又善止血，烧而存性，止血之力更强。而孟诜则曰其"破血"。《本草纲目》亦言："荷叶能升发阳气，散瘀血，留好血。"药后"利下恶物"者，瘀血之谓也。心主血脉，瘀血阻滞，新血不生，且郁而化热，火瘀攻心，神失所主，必致烦闷疼痛之症。故本方合以人尿，性咸而凉，有滋阴清热、止血消瘀之功，常用于跌打损伤、瘀血作痛之证。《唐本草》载其"主卒血攻心，被打内有瘀血，煎服之，一服一升"。《医林纂要》云："便尿，凡跌打血闷欲死，灌此即苏，新产和酒饮之，可免血晕上攻，血瘀作痛，此皆咸以散瘀，见效甚速者。"《重庆堂随笔》谓："童子小便，最是滋阴降火炒品，故为血证要药。"两药相合，止血又破瘀，升阳而降火，相反相成，使瘀热去，血脉通，心气展，神明复也。

【原文四十六】

坠损呕血：坠跌积血心胃，呕血不止。用干荷花为末，每酒服方寸匕，其效如神。

【功用】改善坠落伤后胸部闷痛呕血的症状。

【组成】干荷花适量。

【做法】将荷花研成粉末。

【用法】每次取药粉 1 克，用酒冲服，每日 2～3 次。

【出处】《本草纲目》第三十三卷"莲藕"引杨拱《医方摘要》。

【按语】莲花，性味苦甘而温，有活血止血、祛湿消风之功。多用于治疗跌损呕血、天泡湿疮等证。《滇南本草》载其"治妇人血逆昏迷"。《本草再新》则曰其"清心凉血，解热毒。"

【原文四十七】

跌扑伤损：松节煎酒服。

【功用】治疗跌扑损伤。

【组成】松节、酒适量。

【做法】松节和酒一同煎煮。

【用法】将药酒饮下。

【出处】《本草纲目》第三十四卷"松"引《谈野翁试验方》。

【按语】松节，性味苦温，功专祛风燥湿、舒筋通络。主治历节风痛，转筋挛急，脚气痿软，鹤膝风，以及跌损瘀血等证。内服煎汤，一般用量为 9～15 克，或浸酒服；外用浸酒涂擦。因其温燥，故《本经逢原》曰："血燥人忌服。"

【原文四十八】

打扑伤损，瘀血溷[1]闷，身体疼痛：辣桂为末，酒服二钱。

【注释】

[1] 溷（hùn）：同"混"，掺杂，混杂。

【功用】治疗跌扑损伤所致胸部烦闷、身体疼痛症状。

【组成】辣桂、酒适量。

【做法】辣桂研成粉末。

【用法】取二钱辣桂粉末，随酒饮下。

【出处】《本草纲目》第三十四卷"桂"引《直指方》。

【按语】肉桂，性味辛甘而热，有温阳散寒、活血通脉之功。《名医别录》谓之"主心痛、胁风、胁痛、温筋、通脉、止烦、出汗"。《日华子本草》称其"治风痹骨节挛缩，续筋骨，生肌肉"。本方更以酒之温散活血之力相助，故可通胸中及一身之阳气，取破瘀止痛之效。

【原文四十九】

跌扑伤损：水桐树皮[1]，去青留白，醋炒捣敷。

【注释】

[1] 水桐树皮：又称桐皮、白桐皮，为玄参科植物泡桐或毛泡桐的树皮。

【功用】治疗跌扑损伤。

【组成】水桐树皮适量。

【做法】水桐树皮去除青的部分留下白的部分，用醋炒制后捣成粉末。

【用法】将树皮末涂在伤口处。

【出处】《本草纲目》第三十五卷"桐"引《集简方》。

【原文五十】

坠马拗损：桑根白皮五斤为末，水一升煎膏，敷之便止。已后亦无宿血，终不发动。

【功用】治疗坠马所致损伤。

【组成】桑根白皮五斤，水一升。

【做法】桑根白皮研成粉末，加入水熬制成膏状。

【用法】将药膏涂在伤口处。

【出处】《本草纲目》第三十六卷"桑"引《经验后方》。

【按语】桑白皮，甘寒清热，有行水消肿之功。《名医别录》谓之"可以缝金疮"。《本草纲目》曰其"降气，散血"。故用于治疗跌伤红肿之证，有消肿止痛之效。

【原文五十一】

伤损内痛：兵杖所加，木石所迮。血在胸、背、胁中刺痛。用青竹茹、乱发各一团，炭火炙焦为末。酒一升，煮三沸，服之。三服愈。

【功用】治疗损伤瘀血所致胸、背、胁中刺痛的症状。

【组成】青竹茹、乱发各一团，酒一升。

【做法】青竹茹和乱发用炭火烤焦成粉末状，加入酒煮沸三次。

【用法】直接饮用，每日三次。

【出处】《本草纲目》第三十七卷"竹"引《千金方》。

【按语】竹茹，性味甘凉，有清热、凉血、化痰、止呕功效。《本草再新》云："泻火除烦，润肺开郁，化痰凉血，止吐血，化瘀血，消痈痿肿毒。"血余炭为止血之佳品，更以酒引，散瘀通脉。故三药合用，既可止血，又能活血，更消瘀血化热之变也。

【原文五十二】

从高坠下，有瘀血在内：刮琥珀屑，酒服方寸匕。或入蒲黄三二匕，日服四五次。

【功用】治疗高处坠落瘀血内停。

【组成】琥珀屑、蒲黄、酒适量。

【做法】刮取琥珀屑。

【用法】将 1 克琥珀屑随酒饮下。或将 1 克琥珀屑与 2～3 克蒲黄末混合，随酒一同饮下。

【出处】《本草纲目》第三十七卷"琥珀"引《外台秘要》。

【按语】琥珀，性味甘平，有镇惊安神、散瘀止血之功，为治惊悸、痫毒、跌打创伤之良药。《名医别录》谓："主安五脏，定魂魄，消瘀血，通五淋。"更加蒲黄与酒相助，增其活血化瘀、消肿止痛之力。一般琥珀内服 1～2 克，也可研末点撒于创处。

【原文五十三】

跌扑伤损、扭闪出骨窍等证：蚕沙四两（炒黄），绿豆粉四两（炒黄），枯矾二两四钱，为末，醋调敷之，绢包缚定，换三四次即愈。

【功用】治疗跌扑损伤、扭闪骨折的症状。

【组成】蚕沙四两，绿豆粉四两，枯矾二两四钱，醋适量。

【做法】将炒黄的蚕沙、炒黄的绿豆粉和枯矾混合并研成粉末，用醋将粉末调成药膏。

【用法】将药膏敷在伤口上，用白棉布包裹固定。

【出处】《本草纲目》第三十九卷"原蚕"引邵真人《经验良方》。

【按语】蚕沙，辛甘发散，用以祛风；性温而燥，善于化湿。用以治疗风湿痹痛，肢体麻木，中风瘫痪，疮疹瘙痒，外伤创面渗水痒痛等证。其作用缓和，虽体虚之人，亦可用之。跌打损伤久远，筋结冷痛之证，用之最宜。本方配以枯矾，其性收敛，燥湿消肿；醋调敷之，化瘀止痛。

【原文五十四】

扑坠瘀血：虻虫二十枚，牡丹皮一两，为末。酒服方寸匕，血化为水也。若久宿血在骨节中者，二味等分。

【功用】治疗跌扑损伤、瘀血内停的症状。

【组成】虻虫二十枚，牡丹皮一两。

【做法】虻虫和牡丹皮研成粉末。

【用法】取 1 克粉末随酒饮下。

【出处】《本草纲目》第四十一卷"螟蚰"引《备急方》。

【原文五十五】

打伤颠扑及牛马触动，胸腹破陷，四肢摧折：以乌鸡一只，连毛杵一千二百下，苦酒一升和匀。以新布揾病处，将膏涂布上，觉寒振欲吐，徐徐取下，须臾再上。一鸡少，则再作，以愈为度。

【功用】治疗跌扑撞伤致胸部及四肢骨折破损的症状。

【组成】乌鸡一只，苦酒一升。

【做法】用棒子捣连毛的乌鸡一千二百下，加入苦酒混合均匀形成膏状。

【用法】在伤口处放上干净纱布，将药膏涂在纱布上。

【出处】《本草纲目》第四十八卷"鸡"引《肘后方》。

【按语】乌骨鸡，性味甘平，入肝肾经，有养阴退热之功。肾主骨，肝主筋，故跌打损伤累及筋骨者，当补其肝肾也。《本草经疏》曰："乌骨鸡补血益阴，则虚劳羸弱可除，阴回热去，则津液自生，渴自止矣。阴平阳秘，表里固密，邪恶之气不得入。心腹和而痛自止也。"本方更以醋合之，增其化瘀止痛之功也。

【原文五十六】

损伤瘀血在腹：用白马蹄烧烟尽，研末。酒服方寸匕，日三夜一，血化为水也。

【功用】治疗跌打损伤瘀血停留于腹部的症状。

【组成】白马蹄、酒适量。

【做法】将白马蹄烧焙研成粉末。

【用法】取 1 克粉末随酒饮下，白天服用三次，夜晚服用一次。

【出处】《本草纲目》第五十卷"马"引《刘涓子鬼遗方》。

【原文五十七】

损伤青肿：用新羊肉贴之。

【功用】治疗损伤青肿、瘀血所致。

【组成】新羊肉适量。

【用法】将带血新羊肉贴在伤口处。

【出处】《本草纲目》第五十卷"羊"引《千金方》。

【按语】新羊肉带血，性味甘咸而温。肉有温中补虚之功。李杲云："羊肉，甘热，能补血之虚，有形之物也，能补有形肌肉之气。"羊血，能止血祛瘀，最为外伤出血、跌打损伤之佳品。

【原文五十八】

打扑伤痛：羊角灰、以沙糖水拌、瓦焙焦为末。每热酒下二钱，仍揉痛处。

【功用】治疗跌扑伤痛。

【组成】羊角灰、沙糖水、酒适量。

【做法】将羊角灰与沙糖水混合，搅拌均匀，在瓦上烘焙焦并研成粉末。

【用法】取二钱粉末，随酒饮下，并且揉按疼痛部位。

【出处】《本草纲目》第五十卷"羊"引《简便单方》。

【原文五十九】

打击青肿：墙上朽骨，和唾于石上磨，涂之，干即易。

【功用】治疗损伤青肿、瘀血所致。

【组成】朽骨适量。

【做法】将朽骨混合着口水在石头上研磨成膏状。

【用法】将膏直接涂在伤口上。

【出处】《本草纲目》第五十卷"朽骨"引《千金方》。

【原文六十】

打击青肿：炙猪肝贴之。

【功用】治疗损伤青肿、瘀血所致。

【组成】在火上熏烤过的猪肝适量。

【用法】将在火上熏烤过的猪肝贴在伤口上。

【出处】《本草纲目》第五十卷"豕"引《千金方》。

【原文六十一】

蹉跌损伤，血瘀骨痛：鹿角末，酒服方寸匕，日三。

【功用】治疗跌打损伤、瘀血所致骨痛症状。

【组成】鹿角、酒适量。

【做法】鹿角研成粉末。

【用法】取1克鹿角末随酒饮下，一日三次。

【出处】《本草纲目》第五十一卷"鹿"引《千金方》。

【按语】鹿角，咸能入血软坚，温能通行散邪，故有行血、消肿作用。常用以治疗疮疡肿毒、瘀血作痛、虚劳内伤、腰脊疼痛等证。《本草纲目》曰："生用则散热行血，消肿辟邪；熟用益肾补虚，强精活血。"本方借助酒之温散活血之力，增其消肿止痛之功。

第四节 《本草纲目》附方之闪挫腰痛类

【原文一】

神曲酒：治闪衄腰痛。神曲烧赤，淬酒饮之。

【功用】缓解腰扭伤疼痛的症状。

【组成】神曲、酒适量。

【做法】将神曲烧红后，立即放入酒中。

【用法】乘热将酒服下，每日 2～3 次。

【出处】《本草纲目》第二十五卷"酒"附诸药酒。

【按语】神曲消食下气，与温通血脉的酒相伍，行气活血，有助于闪挫腰痛之康复。

【原文二】

趁痛丸：闪损腰痛。用白萹苣子（炒）三两，白粟米（炒）一撮，乳香、没药、乌梅肉各半两，为末，炼蜜丸弹子大。每嚼一丸，热酒下。

【功用】缓解腰扭伤疼痛的症状。

【组成】白萹苣子（炒）三两，白粟米（炒）一撮，乳香、没药、乌梅肉各半两。

【做法】将白萹苣子（炒）、白粟米（炒）、乳香、没药和乌梅肉研磨成粉末，并混合均匀，用蜂蜜作为黏合剂将粉末制成弹珠般大小的丸剂。

【用法】每次嚼一丸，随热酒饮下。

【出处】《本草纲目》第二十七卷"萹苣"引《玉机微义》。

【按语】李时珍谓白萹苣子主治"伤损作痛"，白粟米益气补肾，乳香、没药活血止痛，乌梅肉收敛止血。热酒服之，攻补兼施，瘀祛络通，腰痛自除。

【原文三】

打坠腰痛，瘀血凝滞：补骨脂（炒）、茴香（炒）、辣桂等分，为末，每热酒服二钱。主腰痛行血。

【功用】缓解跌打坠伤瘀血凝滞所致腰痛的症状。

【组成】补骨脂（炒）、茴香（炒）、辣桂等分，酒适量。

【做法】补骨脂（炒）、茴香（炒）、辣桂研成粉末混合均匀。

【用法】取二钱粉末随热酒饮下。

【出处】《本草纲目》第十四卷"补骨脂"引《直指方》。

【按语】腰为肾之府，腰部打坠，瘀血凝滞，阻滞肾络。补骨脂为君，尤善"通命门，暖丹田"（《本草纲目》），治"男子腰痛"。伍以行气活血之茴香，温阳通脉之辣桂、热酒，补通并举，标本兼治。

【原文四】

闪拗手足：生姜、葱白捣烂，和面炒热，盦[1]之。

【注释】

[1] 盦（ài）：覆盖。

【功用】治疗手足闪挫伤。

【组成】生姜、葱白、面粉适量。

【做法】将生姜、葱白捣烂，与面粉混合炒热。

【用法】将炒热后的面粉覆盖在伤口上。

【出处】《本草纲目》第二十六卷"生姜"附方。

【原文五】

闪挫腰痛：莳萝作末，酒服二钱匕。

【功用】缓解腰扭伤疼痛的症状。

【组成】莳萝、酒适量。

【做法】将莳萝研成粉末。

【用法】将 2 克粉末随酒饮下。

【出处】《本草纲目》第二十六卷"莳萝"引《永类钤方》。

【原文六】

损伤腰痛：冬瓜皮烧研，酒服一钱。

【功用】缓解损伤腰痛的症状。

【组成】冬瓜皮、酒适量。

【做法】将冬瓜皮烧焙研成粉末。

【用法】将一钱粉末随酒饮下。

【出处】《本草纲目》第二十八卷"冬瓜"引《生生编》。

【按语】血瘀之处，必有停水，以冬瓜皮利水消肿，酒能温通血脉，合以祛瘀血、利水湿，故能治损伤腰痛。

【原文七】

闪挫腰痛：橙子核炒研，酒服三钱即愈。

【功用】缓解腰扭伤疼痛的症状。

【组成】橙子核、酒适量。

【做法】将橙子核烧焙研成粉末。

【用法】将三钱粉末随酒饮下。

【出处】《本草纲目》第三十卷"橙"引《摄生方》。

【原文八】

闪挫腰痛：西瓜青皮，阴干为末，盐酒[1]调服三钱。

【注释】

[1] 盐酒：是以食用盐、白酒为主料制作的药膳。有引吐解毒的功用。适用于治疗中恶心痛，或连腰脐等症。

【功用】缓解腰扭伤、疼痛的症状。

【组成】西瓜青皮、盐酒适量。

【做法】西瓜青皮在阴凉处阴干并研成粉末。

【用法】将三钱粉末随盐酒饮下。

【出处】《本草纲目》第三十三卷"西瓜"引《摄生众妙方》。

【原文九】

闪胁腰痛：用獖[1]猪肾一枚切片，盐、椒淹过，入甘遂末三钱，荷叶包煨熟食，酒送下。

【注释】

[1] 獖（fén）：指猪生的一种奇怪的动物，鼻似象鼻。

【功用】缓解腰扭伤、疼痛的症状。

【组成】獖猪肾一枚，甘遂末三钱，荷叶、酒适量。

【做法】獖猪肾切片，用盐和花椒腌制，再撒上甘遂末，用荷叶包裹煨熟。

【用法】将熟猪肾随酒食下。

【出处】《本草纲目》第五十卷"豕"引《儒门事亲》。

【按语】猪肾，孟诜曰："主人肾虚。"甘遂泄逐水饮，荷叶孟诜谓其"破血"，有活血止血之功。《本草纲目》："盖荷叶能升发清阳，散瘀血留好血。"酒通血脉，行药势。诸药合用，补肾、活血、利水之功并举。

（周丹妮）

第八章　明代李盛春《医学研悦》论腰痛、老人、背痛

【传承概要】

　　李盛春，字太和，号日新，江陵（今属湖北）人，明代末年著名医学家。其父李燕山，以医鸣楚。李盛春原以儒为业，本无意于医。后在其父指导下，于暇日整理其父传述，并博览医书，择其精要，撰《脉学原始全书研悦》等书。后与其师周长应在江津（今属重庆）谈及医道，周氏持张鹤腾《治暑全书》以示盛春。盛春遂出其《胤嗣全书研悦》《治伤寒全书研悦》请周氏评阅。周氏以其家藏珍方，与仁寿（今属四川）黄昌谋诸梓。黄氏亦精于脉症方药，遂并以所索验者续辑于篇后。盛春谓："若非悦诸心，研诸虑，施之有验者，不敢传也。"故命其书为《医学研悦》（卷三至卷十）。《医学研悦》是一部集体创作的作品，是李盛春先生集其父多年的经验，后由其弟占春考古论今，审察运气，远宗仲景、节阉之训，近采青阳、立斋之说而成书。其编写原则是命意铸词，本之古人；凡先君所目击其弊而欲售之人者不载；方书已有者不录；不贵博而贵约，不贵泛而贵精；简便易从。经下注症、注脉，症脉下注方。症方之内，括之以歌体，使后学便于记诵。阐理尽通免与古书重复，叙述经验则不厌其烦。行文不求辞藻华丽，但求说明问题，通俗易懂，便于记忆。《医学研悦》有较深的理论阐发，说理契合实际，以《黄帝内经》《难经》为据，多有发挥；论治多自拟验方，创造新方，并对其药物制法、服法、禁忌等做了详细的阐述，具有较高的临床价值。

【学术价值】

　　《医学研悦》记载了多种风湿伤科类疾病的影响因素与疗法，同时特别提到了道家养生预防风湿伤科类疾病方法，尤为难得的是在当时对老年病做了独到而具体的阐述，对荆楚伤科的发展及现代风湿伤科类医学疾病的防治具有重要的指导意义，主要包括以下几个方面。

1. 天人合一思想

　　气候变化规律对人体健康和疾病的影响比较大，主要表现为五运六气与风湿伤科类疾病关系密切，如"初之气，厥阴风木用事……十二月大寒节起……关节不利，身重筋痛""六之气……自十月小雪节起，至十一月小寒终止……关节禁固，腰腿拘痛"。

2. 辨证论治思想

风湿伤科类疾病会损害滑膜、软骨、骨、关节、肌肉、韧带，且可侵犯全身多个系统，属于中医"痹病"的范畴，病因病机复杂，须辨证论治。如桂枝汤主治外感风寒表虚证，症见头痛发热，汗出恶风，鼻鸣干呕，苔白不渴，脉浮缓或浮弱。小青龙汤主治外寒里饮证，症见恶寒发热，头身疼痛，无汗，喘咳，痰涎清稀而量多，胸痞，或干呕，或痰饮喘咳，不得平卧，或身体疼重，头面四肢水肿，舌苔白滑，脉浮。

第一节　腰　痛

【原文一】

丹溪曰：若暑之时，无病之人，或避暑热，纳凉于深堂大厦、凉台冷馆，大扇风车得之者，是静而得之阴症也。其病必头痛恶寒，身形拘急，肢节疼痛而心烦，肌肤大热，无汗。此为阴寒所遏，使周身阳气不得伸越[1]。宜用辛温之剂以解表散寒，用厚朴、紫苏、葛根、藿香、羌活、苍术之类。若外既受寒，内复伤冰水生冷瓜果之类，前药再加干姜、缩砂、神曲之类。此皆非治暑也，治因暑而致之病也。

【注释】

[1] 伸越：向外伸展发散。

【出处】《医学研悦》之《伤暑全书卷二古今名医品汇》"伸越"引《医学正传》。

【原文二】

腰者，肾之府，转摇[1]不能，肾将惫[2]矣。呻吟不能转身，腰痛也。呻吟不能行起，腰脚痛也。

【注释】

[1] 转摇：指旋转扭动（腰部）。

[2] 惫：指虚弱。

【出处】《医学研悦》之《脉理原始全书研悦卷三论望闻问切》"转摇"引《黄帝内经》。

【原文三】

腰痛之脉，皆沉而弦，兼浮者风，兼紧者寒，濡细皆湿，实则闪[1]者。

【注释】

[1] 闪：指跌扑闪挫等导致的肌肉扭伤。

【出处】《医学研悦》之《脉理原始全书研悦卷三诸症脉》"闪"引《医学心悟》。

【原文四】

或腰背筋骨拘挛；或脊上如线之寒起；或浑身如刺之针芒；或中风而瘫痪，声音皆废[1]；

或风病而瘈疭[2]，口眼俱牵[3]，甚至形枯槁，发焦落，苉苒劳瘵[4]，手足如弃；或吐绿水，呕黑汁，肺痈肠癖，二便皆难；或内或外，为症百端。盖由饮食伤胃，湿热相传，清浊混杂，不复周润三焦也。善治者，顺其势而利导之。上者吐，而下者泻，表者汗，而里者行，逐去败痰，服药有效矣。

【注释】

[1] 废：指损坏不用。

[2] 瘈疭：指肢体拘急痉挛，口角歪斜。

[3] 牵：指歪斜。

[4] 劳瘵：指肺劳，肺结核病。

【出处】《医学研悦》之《病机要旨卷五病机》"瘈疭"引《黄帝内经》"病筋脉相引而急，病名曰瘈疭"，"劳瘵"引《医学入门》；宋金时期成无己《伤寒明理论》"瘈者筋脉急也，疭者筋脉缓也，急者则引而缩，缓者则纵而伸，或缩或伸，动而不止者，名曰瘈疭。俗谓之搐者是也"。

【原文五】

寒者，冬时至阴杀厉[1]之气，感而得之者也。凡见头项痛，腰脊强，则知病在足太阳膀胱也。膀胱为诸阳主气，故先受之，至身热目痛，鼻干不眠，则知病传足阳明胃也。

腰痛不已曰肾虚。挫闪者，气滞血凝。

肾虚腰痛，转侧不能，痛引项胁，而俯仰[2]皆滞[3]，补肾汤、青娥丸主之。挫闪而痛，则气滞血凝，行气行血自已。

【注释】

[1] 杀厉：指杀戮疫疬之人。此处指冬日寒气之猛烈。

[2] 俯仰：指弯腰与腰部直立。

[3] 滞：指活动受到限制、阻碍。

【出处】《医学研悦》之《病机要旨卷五八节之风考》"杀厉"引《医方类聚》，"俯仰"引《景岳全书》。

【原文六】

太阳症，头痛恶寒，身热，腰脊强。

风寒初起自膀胱，头痛发热腰脊强，有汗无汗分虚实，脉浮紧缓定端详。表虚自汗脉浮缓，疏邪实表桂枝汤[1]，表实无汗脉浮紧，升阳发表用麻黄[2]，其有荣卫两伤者，又须审用大青汤，更有春夏秋分别，通用羌活冲和良，脉症皆与冬相似，浅深表里意中商。

【注释】

[1] 桂枝：辛温。归肺、心、膀胱经。有发汗解肌、温通经脉、助阳化气之功。常与麻黄相须为用，增强发散风寒之力，如麻黄汤。

[2] 麻黄：辛，微苦，温。归肺、膀胱经。有发汗解表、宣肺平喘、利水消肿之功。常与桂枝相须为用，以增强解表散寒之功，如麻黄汤。

【出处】《医学研悦》之《治伤寒全书研悦卷六三阳症、太阳症伤寒歌》"桂枝""麻黄"引《伤寒论》。

第二节　治腰痛诸方

1. 腰痛方

当归、玄胡、杜仲不可无，酒调热服，不用人扶。肾着伤湿，冷如坐水，理中去参，换苓而已。

2. 卒然腰痛不能俯仰

鳖甲炙为末，空心酒服一钱。

3. 腰痛时常举发者

地肤子六七月收，即掠笋子也，晒干为末，每服一钱，酒调，日服三次。

4. 安胎饮

【组成】当归（酒洗）一钱，川芎六分，白芍七分（炒），熟地（姜炒）八分，白术一钱，黄芪（蜜炙）七分，黄芩七分，杜仲七分，砂仁五分，茯苓七分，甘草三分。

【主治】孕妇三月前后，或经恼怒运动释物，胎动下血；或曾经半产，觉腰骨胀痛。

【用法】若伴胸前胀，加紫苏六分，陈皮六分，阿胶七分；若伴赤白带，加地榆一钱，艾叶七分；若血行，加续断一钱。上水酒钟半，空心煎服。即用酒温半小时，空腹服用。

5. 安胎互产丸

【组成】陈皮六分，甘草五分，白芍（炒）一钱，当归身一钱二分，川芎八分，熟地黄一钱二分，香附（醋浸炒）二钱，黄芩（炒）八分，续断（酒洗）一钱二分，杜仲（盐水炒去丝）一钱二分，白术（炒）八分，阿胶（牡蛎粉炒）一钱五分，砂仁（炒）六分。

【主治】腰腹疼痛。

【用法】水煎服。

6. 桂枝汤

【组成】桂枝（去皮）、芍药各二钱半，生姜五片、大枣二枚（切），甘草（炙）三钱。

【治法】外感风寒表虚证。头痛发热，汗出恶风，鼻鸣干呕，苔白不渴，脉浮缓或浮弱者。

【用法】上五味，㕮咀，以水七升，微火煮取三升，去滓，适寒温，服一升。服已须臾，啜热稀粥一升余，以助药力。温覆令一时许，遍身絷絷微似有汗者益佳，不可令如水流漓，病者必不除。若一服汗出病瘥，停后服，不必尽剂；若不汗，更服依前法，又不汗，后服小促其间，半日许令三服尽。若病重者，一日一夜服，周时观之。服一剂尽，病证犹在者，更作服；若汗不出，乃服至二三剂。禁生冷、黏滑、肉面、五辛、酒酪、臭恶等物。（现代用法：水煎服，温服取微汗）

7. 疏邪实表汤

【组成】白术一钱，芍药一钱，桂枝三分，防风八分，川芎八分，羌活八分，甘草二分。

【治法】冬月正伤风，头痛发热，恶寒背强，脉浮缓，自汗。

【用法】水二盏，加生姜三片，大枣三枚（捶碎），加胶饴二匙煎之，温服。无汗不可服。

8. 大青龙汤

【组成】麻黄（去节）、石膏各三钱，杏仁（去皮尖）、甘草（炙）、桂枝各一钱，大枣五个，生姜一钱半。

【治法】外感风寒，兼有里热，恶寒发热，身疼痛，无汗烦躁，脉浮紧。亦治溢饮，见上述症状而兼喘咳面浮者。

【用法】上七味，以水九升（900毫升），先煮麻黄，减二升（200毫升），去上沫，纳诸药，煮取三升（300毫升），去滓，温服一升（100毫升）。取微似汗。汗出多者，温粉扑之，一服汗者，停后服。若复服，汗多亡阳，恶风烦躁，不得眠。

【注释】关于"温粉"，《伤寒论》中未注明系何方、何药组成，后世所载也不尽相同。《伤寒论讲义》（统编教材5版）录有三种：①葛洪《肘后备急方》姚大夫辟温病粉身方为"川芎、白芷、藁本三物各等分"；②孙思邈《备急千金方》为"锻牡蛎、生黄芪各三钱，粳米粉一两，共研细末，和匀，以稀疏绢包，缓缓扑于肌肤"；③《孝慈备览》扑身止汗法：麸皮糯米粉二合，牡蛎、龙骨各二两，共为极细末，以疏绢包裹，周身扑之，其汗自止。

9. 小青龙汤

【组成】半夏（汤洗）七钱，干姜（炮）、细辛（去叶）、麻黄（去根节）、肉桂（去皮）、芍药各一钱半，甘草（炙）一钱，五味子五分。

【治法】外寒里饮证。恶寒发热，头身疼痛，无汗，喘咳，痰涎清稀而量多，胸痞，或干呕，或痰饮喘咳，不得平卧，或身体疼重，头面四肢水肿，舌苔白滑，脉浮。

【用法】上八味，以水一斗，先煮麻黄，减二升，去上沫，内诸药，煮取三升，去滓，温服一升（现代用法：水煎温服）（汉代计量，一两=15.625克，一升=液体200毫升）。

10. 羌活冲和汤

【组成】羌活一钱半，防风一钱，苍术一钱半，黄芩一钱，川芎一钱，白芷一钱，甘草一钱，生地黄二钱，细辛五分（不可多）。

【主治】太阳伤风，有汗，脉浮缓。

【用法】水两大钟煎之，去滓，后入炒陈壁土一匙，调服。

11. 益肾腰子

【组成】甘草末三钱，白术、茯苓各四两，干姜、甘草（炙）各一两。

【主治】肾着腰以下冷如冰，饮食如故，小便自利，但其体重如著也，或肾虚腰痛。

【用法】将獖猪腰切开，去筋膜，先用盐椒施去水，入甘草末，檐药于内，荷叶包，外用纸裹，文武火煨熟，细嚼，酒送下。白术、茯苓、干姜、甘草，每服四钱，空心冷服。凡肾虚腰痛，令人将掌心摩热，擦痛处万余；或进气于肾俞之穴即冷者，亦摩擦；而进于脐轮，其功尤烈。

第三节　老　　人

【原文一】

四之气，太阴湿土用事，子母相顺，泻肺补肾。自六月大暑节起，至八月白露终止。天时：大雨时行，寒热互作。民病：黄瘟[1]衄血[2]，咽干呕吐痰饮。

【注释】

[1] 黄瘟：指黄疸。

[2] 衄血：指流鼻血，泛指五官皮肤的出血。

【出处】《医学研悦》之《伤暑全书卷一五运六气》"黄瘟"引《古今医统大全》。

【原文二】

《痿论》云：有所远行，劳倦逢大热而渴，则阳气内伐[1]，则热舍[2]于肾。肾者，水脏也。今水不能胜火，则枯骨而髓虚，足不任身，发为骨痿。故下经曰：骨痿者，生于大热也。此湿热成接，令人骨乏无力，故治痿独取阳明。

【注释】

[1] 阳气内伐：指阳热之气向体内进攻侵犯。

[2] 舍：指热邪停留。

【出处】《医学研悦》之《伤暑全书卷二李东垣暑伤胃气论》"阳气内伐"引《医学纲目》。

【原文三】

滑属血分，其有余为痰，凡有形[1]者从之。

【注释】

[1] 有形：此处指实证。

【出处】《医学研悦》之《脉理原始全书研悦卷三论八脉为诸病提纲》"有形"引《韩氏医通》。

【原文四】

骨者，髓之府，不能久立，行则振掉[1]，骨将惫矣。言[2]迟者，风痰謇涩也。坐而气促，痰火喘哮。

【注释】

[1] 掉（zhào）：摇船的桨，此处指腰部力量弱，无法长时间支撑。

[2] 言：指说话，言语。

【出处】《医学研悦》之《脉理原始全书研悦卷三论望闻问切》"掉"引《素问》。

【原文五】

中风脉浮，滑兼痰气，其或沉滑，勿以风治，沉伏浮迟，虚为易，急实大数，坚[1]疾难为。风多引注，寒多痛掣[2]，湿多肿著，证类亲切，风寒湿气合而为痹，浮涩而紧，三脉乃备。胸痞脉滑，痰气郁结，饮食停滞，气口紧涩，坚实者顺，虚弱难克。偏弦为饮，或沉弦滑，或结或伏，俱是痰家。

【注释】

[1] 坚：指顽固性的。

[2] 痛掣：指痛感类似牵扯、牵拉痛。

【出处】《医学研悦》之《脉理原始全书研悦卷三诸症脉》"痛掣"引《灵枢·论疾诊尺》。

【原文六】

又"治气之说"曰：不制其火，其气不降；不豁[1]其痰，其气不行；火与痰凑合，则为气中矣。

瘾疹皮肤则为冷痹[2]。气血津液，滋润百脉，从脾胃运化则为液，从七情冲逆则为痰。中腑者，脉浮缓，而面见五色，手足拘挛不仁。

【注释】

[1] 豁：指化开，消除。

[2] 冷痹：属腰腿痹证，由风寒湿邪侵袭腰脚部位而致病。

【出处】《医学研悦》之《病机要旨卷五病机》"冷痹"引《太平圣惠方》。

【原文七】

湿病别内外之感，体重肿满，脉细而沉者，为真感雾露之气[1]，则清邪于上，感水土之气，则浊邪于下，甚至汗湿衣被。入于皮肤而为痛；入于筋骨而为挛[2]；食生饮冷，渍而为呕吐；渗而为泄泻；溢而为浮肿、为发黄；郁而为痿痹、为重浊；坠而为脚气、为腹胀、为脐下坚、为小便难，皆湿伤于脾也。故治湿之法，以健脾燥湿，分利水道[3]为主。经曰：治湿不利小便者，非其治也。

痰热痿虚风湿气，细看仿佛之形。有声无痰曰咳，肺因火烁[4]也。有声有痰曰嗽，脾受湿浸也。手麻有湿痰死血，手木缘风湿气虚。湿痰死血，阻滞隧道，而气不流通故麻。

风湿气虚，而气不充于手故木也。诸痿生于肺热叶焦，喉痹皆缘阴阳内结。痿因内脏不足，治法必资阴阳，盖阳明者，五脏六腑之海，主润宗筋，主束骨而利关节，无择主，以补虚清热，不易之论也。

【注释】

[1] 雾露之气：雾，雾水；露，露水。指清晨干净清轻之水。

[2] 挛：指肢体拘急挛缩。

[3] 利水道：指通小便。

[4] 火烁：指火热之邪。

【出处】《医学研悦》之《病机要旨卷五八节之风考》"雾露之气"引《伤寒杂病论》。

【原文八】

但凡肩背、肢节、骨腕筋会之处痛者，大属痰凝气滞。不拘男女，有此恙[1]者，用一神旺[2]气长者，令以口对患处，隔绢帛进气，使人呵气使出，急力努气觉暖，又易[3]一人，随以盐炒过，绢包熨之，以愈为度[4]。盖血虚作痛者，得热则血行。痰凝气滞者，得熨[5]则散。二法极良。有痿痹疾者，不拘童仆，少艾偎卧患处，久之，生气和浃[6]，病气潜消。

凡有痛处，令壮夫揩擦至热，或按之、拿之，令气血转移流通，其疾可除。多病善养者，令童仆擦足心、三里、肾俞，热至有益。

《参同契》云：同类易施功，非种难为巧。丹溪移以治病，雅有神功。此人坏人补之一法，即经云"形不足者，补之以气"，亦勿药之完枝云。

【注释】

[1] 恙：指疾病。

[2] 神旺：指精神旺盛充沛。

[3] 易：指更换。

[4] 度：指标准。

[5] 熨：指化开，顺畅。

[6] 浃：指汗出。

【出处】《医学研悦》之《治杂症验方卷七老人》"神旺"引《黄帝内经》。

【原文九】

血病为痰，气病为火，即坎离二少后天之用。夫人每日子时，两肾中有一点阳气上升，同天地之冬至、子半。午时，心包下有一点阴血下降，同天地之夏至、午中。肾即坎也，纳甲以戊，而月象之。心即离也，纳甲以巳，而日象之。天人何尝少悖哉？老氏教人守中凝神以御极，当子午而危坐，三光陆沉[1]。使升者升，降者降，是谓心肾交，水火济。血气循轨，精神内固，疾可却[2]矣。由却疾而引年，由引年[3]而脱化仙术，悉基于此。世人百欲纷拿，智巧作伪，自劳其神，中心无主，耳目支离，自然之精气亦不能识其倪，握其括。

当二至之时，醉梦房劳，奔忙念虑。故五脏在膈膜清静之地者，皆反侧倾欹[4]，熏蒸昏翳，升降之机参差停郁。所以六气易侵，七情易损，由疾而病，沉疴痼废，苦楚多岐。倚口[5]医药攻击赞襄，所快一时，于元气何有哉？此易理所以为成己？成物之功也。

夫痰为血病。凡形有质者，血之属也。在地成形，本乎地者亲下，故血病多寒。寒则湿，湿则凝液而为痰。火为气，病凡充满全身而无质者，气者属也。在天成象，本乎天者亲上，故气病多热。热生风，风则善行数变，而不可测，皆火也。此阴阳垢复以之机。善用易，斯善用药矣。是故治痰，必先于理血。治火必先于理气。以是提纲，则二少二老之易思过半矣。

【注释】

[1] 三光陆沉：是一种道家内丹筑基修炼方法，三光原指日、月、星三光，这里指停止心猿意马，安静自然。

[2] 却：指消失，退却。

[3] 引年：一指养生术语，延长年寿。二指古礼对年老而贤者加以尊养。后用以称年老辞官。

[4] 倾欹：指倾斜、歪斜。

[5] 倚口：原文缺字。

【出处】《医学研悦》之《治杂症验方卷七治痰火说》"三光陆沉"引《周易参同契》。

第四节　治老人诸方

1. 清暑益气汤

【组成】黄芪汗少者减五分，苍术（泔浸、去皮）各一钱五分，升麻一钱，人参（去芦）、白术、橘皮、神曲（炒）、泽泻各五分，甘草、黄柏（酒浸）、当归身、麦门冬（去心）、青皮（去白）、葛根各三分，五味子九粒。

【主治】暑热气津两伤。身热汗多，口渴心烦，小便短赤，体倦少气，精神不振，脉虚数。

【用法】上㕮咀，咀嚼。作一服，水二盏，煎至一盏，去粗稍热食远服。即用水300毫升，煎至150毫升，去滓，空腹时温服。

2. 二陈汤

【组成】半夏（汤洗七次）、橘红各五两，白茯苓三两，甘草（炙）一两半。

【主治】湿痰证。咳嗽痰多，色白易咯，恶心呕吐，胸膈痞闷，肢体困重，或头眩心悸，舌苔白滑或腻，脉滑。

【用法】上药咬咀，每服四钱，用水一盏，生姜七片，乌梅一个，同煎六分，去滓，热服，不拘时候。现代用法：加生姜 7 片，乌梅 1 个，水煎温服。

3. 加减导痰汤

【组成】南星（姜制）一钱，半夏一钱，陈皮（去白）一钱，白茯苓（去皮）一钱，瓜蒌仁一钱，枳实（麸炒）一钱，桔梗一钱，山栀子一钱，黄芩一钱，黄连（姜炒）一钱，甘草、木香五分（另研），辰砂五分（为末）。

【主治】痫证，痰涎壅盛。

【用法】加生姜煎，入竹沥、姜汁，磨木香末，调辰砂同服。

4. 二陈汤加桂

【组成】桂枝、白芍各二两，炙甘草两半，陈皮、半夏、茯苓一两，生姜两片，大枣一个。

【主治】遍身骨痛，或打或跌，或风寒暑湿。

【用法】用热熟糯米，乘热布包，置痛处熨之。如冷再换再熨。或用盐炒，如法包裹，熨之亦可。或开水泡服，早七时、下午三时各服一碗。

5. 千金指迷丸

【组成】半夏（制）四两，白茯苓、枳壳（麸炒）各三两，风化硝三钱，共研为末。

【主治】治痰要剂。

【用法】上为末，河水煮糊为丸，如梧桐子大。每服二钱，白滚水送下。痰从湿生。半夏燥湿；茯苓渗湿，又滋养生化之原；枳壳降气，气降而火不作矣；风化硝软坚化痰，荡涤诸饮。故治痰以此为最。

半夏味辛，性热，而能燥湿。辛益金，金制木，以救脾土。故二陈汤用为典要。须造曲，陈久乃佳。用姜汁浸，或同姜汁造曲，通治诸痰之浅近者，名生姜曲。

一用白矾煮透，或用黑矾兼，煮姜糊造曲，最能却水涤痰。专治痰之清水溢口，胸次辘辘有声者，名矾曲。

一用猪牙皂角数挺，煮烂取汁，炼成膏，以和半夏末造曲，治诸风痰，取其开经络、疏风邪。甚者，加麝香或天南星入用，名皂角曲。

一用白芥子研细，居半夏三分之一，以竹沥和曲。此治皮里膜外一切结核、隐显之痰，名竹沥曲。

一用黄牛胆汁，加熟蜜和曲，治一切健忘舌燥，似风之痿症，名牛胆曲。

一用甘遂浓汁造曲，治小儿惊及脾虚慢惊，加南星末尤佳。

一用香附、苍术、抚芎各一斤，煮浓汁，去渣煎膏，和半夏作曲。治痰郁，名开郁曲。

一用皮硝、白粉霜，居半夏十分之三，大黄，煎膏和拌造曲。此治中风、卒厥、伤寒，并内结不便，一切因痰宜下之症，名硝黄曲。

一用海粉一两，雄黄五钱，并半夏二两，为末，炼蜜造曲。治痰积沉痼者，名海粉曲。

凡造曲，以纸裹草，盖一七次，悬风烟上，愈久愈良。

每空心三十五丸服之，旬日。以往大便溏滑，则潜消痰积之验矣。服之久，遇腹鸣痛则倍进三服，得利为快。凡耳聋、气壅上焦、诸风热头痛、头风等症，每空心竹沥入姜汁，冲白汤下，以利为功，非若大黄之峻利者比也。

第五节　背　痛

【原文一】

我朝宋景濂学士尝叹《伤寒论》非全书，得其旨哉。盖伤寒之初中[1]人，必先入表，表者何？即足太阳寒水之经。此经行身之后，自头贯脊，乃有头疼、脊强[2]、恶寒之症。在他经则无此症矣。况此经乃一身纲维[3]，为诸阳之主气，犹四通八达之衢。治之一差，其变有不可胜言者矣。故宜此二陈汤发散表中寒邪。《经》曰：辛甘发散为阳者，是也。若以此汤通治春温夏热之病，则误之甚矣。

【注释】

[1] 初中（zhòng）：指刚患上疾病不久。

[2] 脊强（jiàng）：指脊背僵硬。

[3] 纲维：指总纲领或维系之意。

【出处】《医学研悦》之《伤暑全书卷二陶节庵辨张仲景伤寒论》"脊强"引《素问·骨空论》。

【原文二】

背者，胸中之府[1]，背曲肩随[2]，府将坏矣。

【注释】

[1] 府：指脏腑。

[2] 背曲肩随：指背脊高突；两肩下垂之证。亦称肩垂背曲。因精气虚亏，不能濡养筋骨所致。

【出处】《医学研悦》之《脉理原始全书研悦卷三论望闻问切》"背曲肩随"引《素问·脉要精微论》。

第六节　治背痛诸方

1. *通气汤*

【组成】羌活、独活、防风、藁本、甘草、蔓荆、防己等份。

【主治】肩背不堪回顾者。

【用法】煎汤，服之。

2. *疏筋汤*

【组成】姜黄、海桐皮、白芍、木香、羌草（炙）、木鳖子。

【主治】血凝作痛。

【用法】姜黄、海桐皮、白芍、木香、羌草（炙），水煎尝，食前服，磨木香。木鳖子，茶泡去毛，羊油煎过，去油砂，炒焦，为末。每服三钱，在上早服，在下晚服。

（齐凤军）

第九章 《救伤秘旨》《跌损妙方》

【传承概要】

赵廷海，清代骨伤科医家。字兰亭，浙江天台人。少好勇，游历吴楚。众所周知，跌打损伤诸方，从古为技击家所秘，世传盖鲜。然冰渊之惧，人所时有。一遭不虞，而治之不得其法，命悬呼吸矣。赵廷海年轻时为了收集伤科治疗方法、方药，游历道家武术发源地荆楚，遍集武当、少林武打伤科治疗秘方、良方，尤留心搜求骨伤科治法方药，凡遇技击之良者，必虚心请教，初不自私，欲以济世。后出其抄汇诸方，辑成《救伤秘旨》（1852年刊），另附《救伤秘旨续刻》一篇。此书详述因拳击、"点穴"所致损伤及骨折诸证之辨证、整复治疗手法，载验方二百余首。孙应科校刊此书时将明代异远真人著《跌损妙方》附入。赵廷海曾学西洋种痘之法于武昌（湖北武汉），归而广种牛痘。

《救伤秘旨》，伤科专著，不分卷。清代赵廷海（兰亭）辑，刊于咸丰二年（1852年）。全书除治伤总论、通用方、三十六大穴图说等内容外，还收录《少林寺秘传内外损伤主方》《王瑞柏损伤用药论》《青城山仙传接骨方》等武林界理伤医方，反映出不同武林流派在治伤方面的临证经验。《跌损妙方》得一异人传授，收录了"全身门第一，头面门第二，身中门第三，脊背门第四，腿足门第五，金创门第六，通用门第七"等秘不外传之跌打损伤妙方。

现存咸丰二年刻本，1988年上海科学技术出版社出版排印本。

【学术价值】

（1）阐述损伤脉象种种，以脉诊、望诊，决五脏绝症、不治之症；次列十二时气血流注歌，述气血运行时间与脏腑的关系，并载发散方、十三味总方、十四味加减方、七厘散、飞龙夺命丹、地鳖紫金丹等六首治伤通用方。

（2）详细标明三十六大穴图说，附图注明人体重要部位，详述各部损伤后的症状、治法、预后；最后载少林寺秘传内外损伤方及加减、损伤补药方、王瑞伯损伤用药论，附方六十二首。

（3）末附"续刻"一篇，首列跌打损伤辨生死诀，对人体各重要部位的损伤症状、治疗、预后作详述，着重提出不治之症与死症；次列破伤总论和整骨接骨夹缚手法，对创伤与开放性骨折处理及骨折、脱位的整复、固定详细论述；最后述轻重损伤按穴治法，列三十四穴位。详细阐述了拳击、"点穴"所致损伤，为武打伤科疾病治疗代表作。对骨折脱位的固定、整复有独特见解，如肩关节脱位足蹬复位法，两胁筋骨断者不必夹缚等。尤其对创伤处理，提出"刀伤虽易实难，筋断腹破，皮连骨削，刺入骨间，箭镞断在肉内，或破后伤风，如此等症，最宜良手。皮开而长者，必用细针将两边新破皮慢慢扯合，以针拴好，内外搽药，不可用膏药贴盖，恐败血成脓，肉烂难敛"，颇有可法之处。

（4）对民间异人跌打损伤妙方进行详细收集、整理，为后世研究跌打损伤提供宝贵资料。

第一节 《救伤秘旨》——赵廷海

一、管序

【原文】

跌打损伤诸方，从古为技击家[1]所秘，世传盖鲜。然冰渊之惧[2]，人所时有。一遭不虞[3]，而治之不得其法，命悬呼吸矣。友人赵君兰亭，薄游[4]吴楚，遍集良方。初不自私，欲以济世。

余戚黄云海为序其书，名曰《救伤秘旨》。而余任开雕[5]之责，夫亦愿家有是书，可收救伤之实效也。既而兰亭复以《跌损妙方》一册见示。阅其书，盖高邮孙氏所刊传者。卷中分门别类，各出证治。其传甚远而且秘，诚异书也。特高邮远隔三江，去吾乡千余里，虽有刊本，何能多得。今并梓[6]之，以广其传。亦犹刻赵君《救伤秘旨》之意耳。

时咸丰二年岁在壬子中秋前三日，黄岩管颂声赓堂甫书于米船楼。

【注释】

[1] 技击家：武打伤科医家。

[2] 冰渊之惧：对于处境危险的害怕。

[3] 虞：猜测，预料。

[4] 薄游：漫游，随意游览。

[5] 开雕：开始刊刻书版。

[6] 梓：刻板，付印。

二、黄序

【原文】

士君子身体发肤，不敢毁伤，盖语其常耳。使之从王事赴疆场，矢刃[1]交下，旗鼓相当，遑虑伤哉！顾有国家者，得人以兴，失人以亡。当临阵时，虽智勇之将，难保无伤。其伤也，不治则死，得治则生。生则国家倚赖，死则三军沮丧。以是知医治之术，不可不详也。等而下之，乡邻有斗者，一朝之忿[2]，或伤人，或受伤，不治则死，得治则生。生则可以息争，死则受伤者衔恨。而伤人者断脰以偿，于是更知医治之术，不可不详也。吾友天台赵君兰亭，慈祥人也。尝溯[3]江流，学西洋种痘之法于武昌，归而传种，俾[4]儿痘不殇[5]。又尝广集医方，随宜施治。而尤悯夫受伤者之鲜良方也。盖是技击之家，以为秘藏，索略不足，则求治不应，是以伤者多亡。君少好勇，薄游四方。遇技击之良者，必止而请教焉。故独得其详，汇抄成帙[6]，藏之缥缃[7]。固尝不受酬谢而起人折伤矣。以种痘来黄，余与管君赓堂获交焉。君因出示所抄诸方，阅其方皆世所不传，而诚可以救伤者。遂名曰《救伤秘旨》。而赓堂为之出资刊布，以播诸遐方。今而后治伤之术可得而详。其将为医国之良欤。然吾尤愿人之无伤也。

咸丰元年孟夏之月，苍溪教弟黄鐏拜撰。

【注释】

[1] 矢刃：箭和刀。

[2] 忿：同"愤"，愤怒，怨恨。

[3] 溯：沿水逆流而上。

[4] 俾：使（达到某种效果）。

[5] 殇：夭折。

[6] 帙：古代书画外面包着的布套。

[7] 缥缃：指书卷。

三、总论

【原文】

六脉纲领曰：浮、沉、迟、数、滑、涩。浮沉以部位言，而虚、实、濡、弱、革、牢六脉从之。迟数以至数言，而紧、缓、促、结、代五脉从之。滑涩以形象言，而长、短、洪、微、芤、弦、动、伏、散、细十脉从之，此脉之大概也。又有解索、雀啄、屋漏、鱼翔、弹石、虾游等名，皆死脉。人有四海，脑为髓海，丹田为精海，脐为气海，脾为血海。人有五余，头发属心，血之余。眉毛属肝，筋之余。须属肾，精之余。腋毛属脾，肌肉之余。阴毛属肺，气之余也。又指爪筋之余，筋乃骨之余，骨乃精之余，皮乃血之余，脉乃气之余，骨节乃五脏之余也。五脏之窍，舌为心苗[1]，心寄窍于耳，眼为肝窍，口为脾窍，鼻为肺窍，耳为肾窍，肾又开窍于二阴焉。五脏绝症，鼻孔向上而黑者，肺绝也。嘴唇反起黑色者，脾绝也。鱼目定睛[2]，人中陷者，肝绝也。舌尖黑色，芒刺[3]有苔，心绝也。两耳黑色，肾囊[4]吊起，肾绝也。以上五绝之症，不治。头为诸阳之会，正额属心，心主血，最畏见风，若破伤风，头额发肿者即死。

【注释】

[1] 心苗：心之开窍。

[2] 鱼目定睛：眼珠不动，看着目标。

[3] 芒刺：草木茎叶、果壳上的小刺。此处指舌苔上有小刺。

[4] 肾囊：中医指阴囊。

四、十二时气血流注歌

【原文】

寅时气血注于肺。卯时大肠辰时胃。巳脾午心未小肠。膀胱申注酉肾注。戌时包络亥三焦。子胆丑肝各定位。

凡损伤骨断皮破者，药用水煎；皮不破者，药用酒煎。必加童便[1]，以活瘀血。

【注释】

[1] 童便：中医指十二岁以下健康男孩的尿，可入药。

五、通用方

1. 发散方

【原文】

凡跌打损伤，先用发散为主。

川芎、枳壳、羌活、泽兰、荆芥、防风、独活、归尾、干姜（各一钱），加葱白三茎，水煎服。

2. 十三味总方

【原文】

三棱（五钱）、赤芍、骨碎补（各一钱五分）、当归（伤上、中二部用全归，伤下部用归尾）、莪术、延胡索、木香、乌药、青皮、桃仁、苏木（各一钱）

若伤重者，大便不通，加大黄四钱。恐有瘀血入内涩滞，通瘀为主。用陈酒[1]半斤煎，又加缩砂仁[2]三钱[3]。同煎服。

【注释】

[1] 陈酒：一指存放多年的酒，酒味醇厚。一指黄酒。此处应指存放多年的酒。

[2] 缩砂仁：又称砂仁、缩砂，一种中药材。

[3] 钱：重量单位，10分等于1钱，10钱等于1两，1钱合5克。

3. 十四味加减方

【原文】

菟丝子、肉桂、刘寄奴、蒲黄、杜仲、延胡索、青皮、枳壳、香附、五灵脂、归尾、缩砂仁（各一钱）、五加皮（一钱五分）、广陈皮（二钱），酒水各半煎服。

4. 七厘散

【原文】

地鳖虫[1]（去头足）、血竭、硼砂（各八钱）、莪术（醋炒）、五加皮（酒炒）、菟丝子、木香、五灵脂（醋炒）、广陈皮[2]（各五钱）、生大黄、土狗[3]（各六钱）、朱砂、猴骨（各四钱）、巴豆霜、三棱、青皮、肉桂（去粗皮，不见火，各三钱）、赤芍（酒炒）、乌药（炒）、枳壳、当归（酒炒）、蒲黄（生熟各半，各二钱）、麝香（一钱五分），以上各制，共为末。伤轻者服七厘，重者服一分四厘[4]。最重者服二分一厘。陈酒冲服。仍可加入十三味总方内服之。凡瘀血攻心者即醒。

【注释】

[1] 地鳖虫：别名为可泡虫、土鳖虫、土鳖、过街、地乌龟、节节虫、臭虫母、土元等。

[2] 广陈皮：广陈皮其实就是陈皮，特指生产于广东地区的芸香科植物橘的干燥成熟的果皮。

[3] 土狗：蝼蛄的别名，一种昆虫。

[4] 厘：重量单位，两的千分之一。

5. 飞龙夺命丹

【原文】

硼砂、地鳖虫、自然铜[1]（醋炙七次）、血竭（各八钱）、木香（六钱）、当归、桃仁、莪术、五加皮（酒炒）、猴骨（制，各五钱）、延胡索（醋炒）、三棱（醋炒）、苏木（各四钱）、五灵脂（醋炒）、赤芍（酒炒）、韭菜子（炒）、蒲黄（生熟各半）、破故纸[2]（盐水炒）、广陈皮（炒）、川贝、枳壳、朱砂、葛根（炒）、桑寄生（炒各三钱）、肉桂（去粗皮，不见火）、乌药、羌活、麝香、杜仲（盐水炒）、秦艽（炒）、前胡（炒）、土狗（不见火）、青皮（醋炒，各二钱），以上各制，共为细末。伤重者服三钱，轻者服一钱五分。老酒冲服。仍可加入十三味总方内服之。

【注释】

[1] 自然铜：石髓铅。志曰：其色青黄如铜，不从矿炼，故号自然铜。

[2] 破故纸："补骨脂"的别称。

6. 地鳖紫金丹

【原文】

地鳖虫、硼砂、血竭、自然铜（各八钱）、乌药、土狗、延胡索（醋炒）、当归（酒炒）、桃仁、威灵仙（酒炒）、川牛膝（各五钱）、麝香、香附（制）、木香（各四钱）、川续断（盐水炒）、五加皮（炒）、猴骨（制）、苏木、贝母、广陈皮（炒）、泽兰、五灵脂（醋炒，各三钱）、菟丝子（不见火，二钱），以上各制，共为细末。伤重者服三钱，轻者服一钱五分。酒送下。

六、三十六大穴图说（图9-1）

【原文】

凡人身上，有一百零八穴。内七十二穴不致命，不具论。其三十六大穴，俱致命之处，受伤者须用药调治之。药法开后。

头额前属心经，心主血，不可损。损后最怕风。打重血不止者，血出见风发肿者，三五日或六七日死。不见风不肿者，不死。用羌活、川芎、防风各一钱，加前十三味方内同煎服。再用夺命丹，三四服愈。

两眉中间为眉心穴[1]。打重者，头大如斗，三日死。用前十三味方加川芎、川羌活、防风、荆芥各一钱五分，煎服。如不服药者，不肿不死。浮肿出血，必死。

头额两边为两太阳，打重者七日死，或半月死。损耳目，其血凝成脓者，不死。不可见风，见风则发肿而死。宜用川芎、川羌活各一钱，加入十三味方内煎服。仍冲七厘散二分，再用夺命丹二服，外敷桃花散。

头脑后为枕骨，管十二经，又名督脉。一身之主，不可损伤。打重者脑骨髓伤，多则七日，少则五日，必死。极重者或一日即死。用前十三味方加当归、川芎各一钱，同煎服。冲入七厘散三分，又夺命丹三五服。不吃药，虽愈后，脑疼不止。

脑后两边属太阳经，有藏血穴[2]。近耳后，又属肝胆经，有厥阴穴。打重者，损其血。见风又损其气。浮肿者，四十日必死。用前十三味方加生地、川芎、当归各一钱，煎服。仍冲七厘散三分，再用夺命丹三服。

心口上为华盖穴[3]，属心经。直拳打重，人事不省，血迷心窍，不治必死。此乃伤胃气，致心胃气血不能行走。宜用枳壳三钱，良姜一钱，加前十三味方内同煎服。又加七厘散二分五厘，行走心胃中瘀血。瘀血走动，泄泻三五次即瘥[4]。泻不止，用冷粥止之。又用夺命丹，二服痊愈。如不断根，三十六个月而死。

心口中名黑虎偷心穴，属心经。上擦下拳，打重者，两眼昏花，人事不省。用前十三味方加肉桂一钱，丁香五分，同煎。再用七厘散三分冲服。又用夺命丹三服，再用紫金丹三五服。如不服药，百二十日必死。又方：金竹叶[5]（二钱）、柴胡（一钱五分）、钩藤（一钱）、当归、陈皮、山楂、苡仁、麦冬（各五分）、沉香、炙甘草、荆芥、防风（各三分），加青柿蒂三个，酒、水各半煎。又加胆草五分调服，效。

心口下一寸五分为巨阙穴，为心募。打重者人事不省。当用打法，向右边肺底穴下半分劈拳一，即醒。用前十三味方加桔梗八分，川贝一钱，同煎二服。再用夺命丹五六服，又紫金丹二三服。若不愈，一百二十日死。

脐上水分穴，属小肠、胃二经。打重者，不服药二十八日死。宜用前十三味方加桃仁、延胡索各一钱，同煎。冲七厘散三分服，再用夺命丹三服。

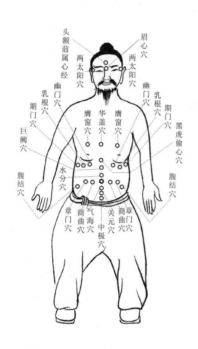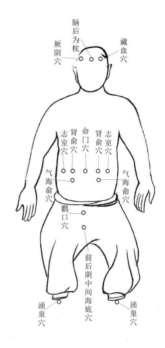

图 9-1

脐下一寸五分名气海穴，打重者九日死。用前十三味方加木通一钱，三棱一钱五分，同煎。冲七厘散一分五厘服。又加减十四味方二服。如不服药，四十八日必死。

脐下三寸名关元穴，伤重者五日死。用前十三味方加青皮、车前子各一钱五分，同煎。冲七厘散三分服。再用夺命丹三服痊愈。若不服药，二十四日必死。

脐下四寸名中极穴，伤重者，大小便不通，十二日死。用前十三味方加三棱、莪术、生大黄各一钱，同煎。冲七厘散一分五厘服。再用紫金丹二服。如不服药，一百零八日必死。

左乳上一寸六分为膺窗穴，属肝经。拳打重者十二日死。用前十三味方加青皮、乳香各一钱，同煎。冲七厘散三分服。再用夺命丹三服，每服三钱。仍冲十三味方内服。如不服药，四十八日必死。

右乳上一寸六分，膺窗穴，属肺经。金枪伤重者，一百一十六日死。用前十三味方加木香一钱五分同煎。冲七厘散二分服，可以行走瘀血。再用夺命丹，三服痊愈。

左乳下一寸六分为乳根穴。属肝经。拳打重者吐血死。用前十三味方加郁金、刘寄奴各一钱五分同煎。冲七厘散二分五厘服。再用夺命丹一服。如不服药，三十四日死。

右乳下一寸六分乳根穴，属肺经。拳打重者九日死。或两鼻出血，必死。宜用前十三味方加百部、桑白皮各一钱同煎。冲七厘散一分五厘服。再用紫金丹三服。如不断根，一年必死。

左、右乳下一同受伤，名为一计害三贤，三夹者死。此心、肝、肺三经伤也。重者七日死。用前十三味方加木香、枳壳各一钱同煎，冲七厘散三分服，再用夺命丹三服。如不断根，五十四日死。

左乳下一寸六分旁开一寸为期门穴，属肝经。拳打重者三十八日死。用前十三味方加木香、广陈皮各一钱五分，同煎。冲七厘散二分五厘服，再用夺命丹三服。

右乳下一寸六分旁开一寸为期门穴，属肺经。拳打重者三十六日死。用前十三味方加五灵脂一钱五分，蒲黄一钱，同煎。冲七厘散二分五厘服，再用夺命丹三服痊愈。如不断根，五十四日必死。

心下巨阙穴两旁各开五分名幽门穴，左属肝，右属肺。拳打重者，名曰冲炮。一日即死。用前十三味方加白豆蔻、木香各一钱，同煎。冲七厘散三分服，再用夺命丹三服。又用加减十四味方，煎二剂。冲紫金丹三服。外用吊药[6]敷上。如不服药，其伤必发。一百二十日死。

左肋近脐处为血门，名商曲穴。点打重者六个月死。用前十三味方加羌活、五加皮各一钱五分，同煎。冲七厘散二分五厘服，再用夺命丹二三服。如不服药，一年必死。

右肋近脐处为气门，名商曲穴。点打重者五个月死。用前十三味方加柴胡、当归各一钱，同煎。冲七厘散二分五厘服，再用夺命丹三服。若损伤后小便不通，加车前子、木通。若仍不通，用葱头白捣碎，酒炒，贴脐上，即愈。如不服药，一百二十日死。

左肋梢骨尽处软肉边为血囊，名章门穴。打重者四十二日死。用前十三味方加归尾、苏木各一钱，同煎。冲七厘散二分五厘服，再用紫金丹三五服愈。如不服药，一年而死。

右肋梢骨尽处软肉边为气囊，名章门穴。打重者一百二十日死。用前十三味方加五灵脂一钱五分，砂仁一钱，同煎服。再用加减十四味方一服。若不服药，二百四十日必死。

左肋梢骨下一分名腹结穴，为血囊。打重者四十二日死。用前十三味方加蒲黄二钱，生韭菜子一钱五分，同煎服。如不服药，三个月必死。

右肋梢骨下一分名腹结穴，为气囊。打重者六十日死。用前十三味方加丹皮、红花各一钱，同煎服。再用夺命丹三服。如不服药，一年死。

凡人身背上穴道，乃生死所系。背心从上数下，第十四节骨下缝间为命门穴。打重者，晕去一日半不醒而死。用前十三味方加桃仁一钱，同煎服。再用夺命丹三服。

第十四节骨下两旁各开一寸五分软肉处为肾俞穴。打重者，吐血痰。十四个月而死。用前十三味方加补骨脂、杜仲各一钱五分，同煎服。再用夺命丹三服。如不服药，过周岁[7]而亡。

第十四节骨下两旁各开三寸，名志室穴，属肾经。打重者三日死，当发笑而亡。用前十三味方加桃仁、菟丝子各一钱，同煎服。再用夺命丹三五服，又用药酒服之。

肾俞穴下两旁，各有气海俞穴。打重者三十三日死。用前十三味方加补骨脂一钱五分，乌药二钱，同煎服。再用紫金丹二服愈。

尾闾骨下两腿骨尽处中间，名鹳口穴。打重者一年死。用前十三味方加牛膝、薏苡仁各一钱，同煎服。再用紫金丹，三四服愈。

粪门前，阴囊后，为海底穴。伤重者七日死。用前十三味方加大黄、朴硝各一钱，同煎服。再用夺命丹三服，紫金丹三服。

两脚底心为涌泉穴，伤者十个月而死。用前十三味方加木瓜、牛膝各一钱，同煎服愈。

以上穴道，皆伤人性命。初伤时不知，至后来病发而死。只说病多，岂知病固由于伤乎。凡人被打时，切勿轻意，必须服药为主。

【注释】

[1] 眉心穴：又名印堂，位于两眉之间人的要害之一。

[2] 藏血穴：即天柱穴，位于脑后右玉枕穴下五分。

[3] 华盖穴：在胸部，当前正中线上，平第一肋间。

[4] 瘥：痊愈。

[5] 金竹叶：由于翠绿的叶片边缘是淡黄色的，故此叫作金叶竹。又因金叶竹只生于水中，故金叶竹林又名曰水竹林。

[6] 吊药：指上药共磨水吞下。用于接骨入骱，止痛去伤。主治打伤骨头。

[7] 周岁：指一年。

七、少林寺秘传内外损伤主方（按症加减）

【原文】

主方：归尾、川芎、生地、续断（各二钱），苏木、乳香（去油）、没药（去油）、木通、乌药、泽兰（各一钱），桃仁（去皮尖，十四粒），甘草（八分），木香（七分），生姜（三片），水煎，加童便、老酒[1]各一杯冲服。

引经各药开后：

瘀血凝胸，加砂仁一钱五分。

血攻心气欲绝，加淡豆豉一钱。

气攻心，加丁香一钱。

气喘加杏仁、枳壳各一钱。

狂言，加人参一钱，辰砂[2]五分，金银器同煎。

失音不能言，加木香、菖蒲各一钱。

气塞，加厚朴[3]、胆草各一钱，陈皮五分。

发热，加柴胡、黄芩、白芍、薄荷、防风各一钱，细辛六分。

瘀血多，加发灰[4]二钱。

发笑，加蒲黄一钱，川连二钱。

腰伤，加破故纸、杜仲各一钱，肉桂、小茴各八分。

大便不通，加大黄、当归各二钱，朴硝一钱。

小便不通，加荆芥、大黄、瞿麦各一钱，杏仁（去皮尖）十四粒。

大便黑血，加川连一钱，侧柏叶二钱。

小便出血，加石榴皮一钱五分，茄梗二钱。

大小便不通，加大黄、杏仁、肉桂各一钱五分。

小便不禁，加肉桂、丁香各一钱。

大便不禁，加升麻、黄芪、诃子、桔梗各一钱。

肠中冷痛，加延胡索、良姜各一钱。

咳嗽，加阿胶二钱，韭根汁一杯。

肠右边一点痛，加草果、连翘、白芷各一钱。

粪门气出不收，加升麻、柴胡、黄芪、白术各一钱，陈皮、甘草各五分。

肠左边一点痛，加茴香、赤苓[5]各一钱，葱白三个。

咳嗽带血，加蒲黄、茅花各一钱。

口中出粪，加丁香、草果、南星、半夏各一钱，缩砂七粒。

舌短语不清，加人参、黄连、石膏各一钱。

舌长寸许，加生僵蚕、伏龙肝[6]各一钱，生铁四两，赤小豆百粒。

舌上生苔，加薄荷二钱，生姜一钱。

耳浮起，加豆豉一钱。

呃塞，加柴胡、五加皮、木瓜、车前子各一钱。

九窍出血，加木鳖子、紫荆皮各一钱，童便一杯冲服。

腰痛不能转侧，加细茶（泡浓）三杯，陈老酒一杯冲服。

遍身痛，难转侧，加巴戟、牛膝、桂枝、杜仲各一钱。

发肿，加防风、荆芥、白芍各一钱。

喉干、见药即吐，加好豆沙纳在舌上半时，用药送下。喉不干、见药即吐，加香附、砂仁、丁香各一钱。言语恍惚，时时昏沉欲死，加木香、辰砂、硼砂、琥珀各一钱，西党[7]五钱。

血气攻心、有宿血不散，用乌鸡娘[8]一只煎汤加陈老酒、黑豆汁各半，冲药内服。

头痛如裂，加肉苁蓉、白芷梢各一钱。

头顶心伤，加白芷、厚朴、藁本、黄芩各一钱。

眼伤，加草决明一钱五分，蔓荆子四分。鼻伤加辛夷、鳖甲各一钱。耳伤加磁石一钱。

喉咙伤，加青鱼胆[9]、清凉散。两颊伤，加独活、细辛各一钱。唇伤，加升麻、秦艽、牛膝各一钱。

齿伤加谷精草一钱。

齿摇动未落，加独活一钱，细辛七分，另用五倍子、干地龙为末，掺牙根上即愈。

左肩伤，加青皮一钱五分。

右肩伤，加升麻一钱五分。

若身上亦有伤，不可用升麻，致血攻心而死。

手伤加桂枝、禹余粮[10]各一钱，姜汁三匙。

乳伤加百合、贝母、漏芦[11]各一钱。

胸伤加柴胡、枳壳各一钱，韭汁一杯。

左胁伤，加白芥子、柴胡各一钱。

右胁伤，加地肤子、白芥子、黄芪各一钱，升麻一分。

肚伤，加大腹皮一钱。

背伤加砂仁、木香各一钱。

腰伤，加杜仲、破故纸各一钱。腰胁引痛，加急性子[12]二钱。

小肚伤，加小茴香、急性子各一钱。

左右两胯伤，加蛇床子、槐花各一钱。

外肾伤，缩上小腹，加麝香二分，樟脑三分，莴苣子一杯，三味共研细末，以莴苣叶捣为膏，和药贴脐上，即出。肛门伤，加槟榔、槐花、炒大黄各一钱。

两足腿伤，加牛膝、木瓜、石斛、五加皮、苏梗各一钱。

两足跟伤，加茴香、紫荆皮、苏木各一钱。

诸骨损伤，加苍耳子、骨碎补各一钱。诸骨节损，加茯神心末二钱。

肿痛加人参、附子各一钱。

瘀血积聚不散，肿痛，服药不效，取天应穴[13]，用银针刺出血愈。肿痛发热，饮食不思，加人参、黄芪、白术、柴胡各一钱。

若寅卯二时发热作痛，加陈皮五分，黄芪、白术各一钱，黄连八分。肿痛不赤加破故纸、大茴香、巴戟各一钱，菟丝子一钱五分。

如漫肿不甚作痛，加赤芍、熟地、杜仲、苍术各二钱。

青肿潮寒作热，加山楂、山药、厚朴、白术各一钱，砂仁七粒。

青肿不消、面黄寒热如疟[14]，加人参、黄芪各七分，白术、升麻、柴胡各一分，陈皮八分。

损伤补药方：大熟地（七钱），炙黄芪、白当归、焦白术、生苡仁、净枣仁（各三钱），川牛膝（二钱），赤芍、白茯苓、木瓜（各一钱五分），海防风（一钱），川芎（八分），加桂圆肉三个，水煎服。

【注释】

[1] 老酒：即存放时间较长的酒的统称，泛指所有经过陈年的佳酿，所用基酒为酒龄 5 年以上的成品酒。在中国南方地区老酒一般是黄酒的别称。

[2] 辰砂：即朱砂。

[3] 厚朴：中药名，主治中风伤寒，头痛寒热惊悸，气血痹，死肌，去三虫。

[4] 发灰：乱发一团（如碗大，烧成灰）。

[5] 赤苓：即赤茯苓，为中药材茯苓的红色部分，可以行水、利湿热。治小便不利，淋浊，泻痢。

[6] 伏龙肝：中药名，即灶心土。土灶底部中心黄褐色的焦土。

[7] 西党：即党参。

[8] 乌鸡娘：即母乌鸡。

[9] 青鱼胆：中药名，可清热，明目。治目赤肿痛，翳障，喉痹，热疮。

[10] 禹余粮：中药名，为氢氧化物类矿物褐铁矿，具有涩肠止泻、收敛止血之功效。常用于久泻久痢，大便出血，崩漏带下。

[11] 漏芦：别名野兰，可清热解毒，消痈，下乳，舒筋通脉。用于乳痈肿痛，痈疽发背，瘰疬疮毒，乳汁不通，湿痹拘挛，骨节疼痛、热毒血痢、痔疮出血。

[12] 急性子：即凤仙花子，味微苦，性温，其性急速，能透骨软坚。功能与主治：破血软坚，消积。用于癥瘕痞块，经闭，噎膈。

[13] 天应穴：即阿是穴。

[14] 疟：寒热往来。

八、王瑞柏损伤用药论

【原文】

凡跌打损伤之症，不可概论也。青肿不痛，或肿不消退者，气血虚弱也，用十全大补汤。若肿或作寒热者，血伤而肝火动也，用四物加山栀、柴胡。血出不止，或又发寒热者，用四君子汤加川芎、当归、柴胡。寒热而痛甚者，欲溃脓也，用参芪内补散。若脓出而痛甚者，气虚也，用八珍汤。疮口赤肉突出者，血虚而肝火生风也，用柴胡栀子散。若脓不止，疮口白肉突出者，气虚而有邪感也，用补中益气汤。若脓溃而痛，或溃而不敛者，皆脾胃虚也，用六君子汤。苟徒知敷凉药而不溃不敛，所以致败症也。受伤若肠中作痛，按之不能宁者，内有瘀血也，用承气汤下之。下后仍痛，瘀血犹未尽也，用加味四物汤调之。按之不痛，血气伤也，用四物汤加参、芪、白术。下后胸胁作痛，肝血伤也，四君子汤加川芎、当归。下后发热，气血俱虚也，用八珍汤加当归、半夏。胸胁胀满，饮食不思者，肝脾气滞也，用六君子汤加柴胡、枳壳。切牙发搐者，肝盛脾虚也，用蜈蚣散加川芎、山栀、钩藤、天麻。以上需要谨慎，不可妄用也。各方载后。

十全大补汤：人参、茯苓、川芎、当归、白芍、地黄、黄芪、肉桂（各一钱），白术（一钱五分），炙甘草（五分），水煎服。

四物汤：当归、地黄（各三钱），炒白芍（二钱），川芎（一钱五分），水煎服。

四君子汤：人参、焦白术（各二钱），茯苓、炙甘草（各一钱），姜（三片），枣（二枚），水煎服。

八珍汤：人参、茯苓、川芎、当归、炒白芍、地黄（各一钱），白术（一钱五分），炙甘草（五分），水煎服。

补中益气汤：黄芪（二两），人参（一钱），炙甘草（八分），半夏（一两），炒白芍、独活、防风（各五钱），炒白术、茯苓、泽泻、柴胡（各三钱），连翘（二钱），羌活（一钱五分），生姜（三片），枣（二枚），水煎服。

六君子汤：即四君子汤加陈皮（一钱），制半夏（一钱五分），水煎服。

加味承气汤：治瘀血在内者。大黄、厚朴、枳实、羌活、防风、当归、生地、朴硝（各一钱），水煎，空腹服，多少随量加减。

加味四物汤：治瘀血未尽者。当归、川芎、白芷、生地、桃仁、红花、枳壳、牛膝、大黄、苏木、羌活（各一钱），水煎，早服。

逍遥散：柴胡、土炒白术、茯苓、芍药（各一钱），当归（酒拌二钱），炙甘草（五分），薄荷（六分），加煨姜（三片），水煎服。

异功散：即六君子汤去半夏。

独参汤：人参（一两），水（二盅），枣（十枚）或莲肉、龙眼肉，同煎服。

六味汤：地黄（四两），山茱萸、山药（各二两），茯苓、丹皮（各一两），泽泻（一两五钱），水煎服。若破伤出血不止者，加麦冬、五味子各三钱。

托里散：金银花（五钱），当归（二两），大黄、花粉、连翘（各五钱），牡蛎、皂角刺（各三钱），黄芩、赤芍（各一钱），朴硝（五钱），酒、水各半煎服。

夺命回阳方：当归、泽泻（各五钱），桃仁、苏木、丹皮、川芎、红花（各三钱），酒、水各半，煎八分服。若口闭者，撬开灌之，即苏。如现各经症，加引经药。

跌打损伤三方：第一方，羌活、天麻、防风、白芷、白附子、制南星（各五钱），焙干为末。每用五钱。加童便、老酒各一杯煎，再冲七厘散或活命丹一厘服，立效。

第二方，此药只可服一帖，不可多服。归尾、乳香、没药、五加皮（各五钱），生地、乌药、红花、泽兰、苏木、赤芍、延胡索（各四钱），桃仁、川断（各三钱），木通、木香、细辛、肉桂（去皮）各二钱，上各秤足，用童便一碗，老酒二碗，共煎至一碗，冲活命丹一厘服，又将渣用水二碗，煎一碗，仍冲活命丹一厘服。

第三方，十服十帖，多服更妙。归身、白术、炙黄芪、川断、酒炒白芍、白茯苓、酒炒骨碎补（各三钱），人参、川芎（各二钱），熟地（一钱），炙甘草（八分），水煎服。

人中白[1]散：治跌打损伤将死之症，灌之即醒。用男女尿桶尿壶白片，煅红，醋淬七次，研末。已死者勿移动，若口闭者，撬开用药末三分，陈酒冲灌下，吐出恶血，即可活矣。若移动过，不治。

又方：损伤吐血死者，服之神效。金银花根捣碎取汁，加童便、热酒冲服，渣敷患处。

又打死方：益母草烧灰（二钱），醋调灌下一二盅，被盖，出汗后，用姜汁老酒冲服之。

又方：用蚯蚓火煅为末，热酒送下，立效。又方：用竹中白节，同木耳烧灰，老酒冲服，立效。

救死活命丹：自然铜（醋淬七次，二钱），朱砂（五分），虎牙（一个，火煅），鸡子[2]（一个）。用针七支，刺鸡子内，加古屋朝东壁泥一块，桑木一寸，金（不拘多少），水一碗，同鸡子放锅内煮熟，去白用黄，共药四味，研细为丸。用时，每服一厘，不可多用。

花蕊石丹：治一切刀箭所伤，及跌打猪狗咬伤，重至将死去者。急掺药于伤处，血自化为水，再掺即活。若内损重伤，血入脏腑，以药一钱五分，用热酒半盅、童便半盅调和，服之立效。若肠出未断者，急用桑白皮为线，蘸花蕊石散，缝合其伤口。先以大麦煮粥，取浓汁温洗。再用活鸡冠血，和清油涂肠令润，轻轻托入腹内，外用生人长发，密缝腹皮伤口。（缝法：须缝伤口皮内之肉，若连皮缝之，药不入肉，难以见效）掺药于口上，血止立活。不用物封裹，恐作脓血。如伤口干，先以唾津润之，后掺药粉。若产妇血晕，死胎不下，胞衣不下，至死者，但前心温暖，急以童便调药一钱，温服立愈。血在膈上者，化黄水吐出。在膈下者，随小便出，盖诸血之圣药也。花蕊石[3]二两（出陕州者佳，中有黄点如花心），硫黄（四两，明润者佳），二味研碎，和匀，入阳城罐内盖好，铁线扎住；外用盐泥封固，候干。上写八卦五行字样，安在四方砖上。外结百眼炉，炉内用炭二十许斤。盖住泥罐，从下生火，先文后武，渐渐上彻，自晨至晚方息，终宿不动。次早取出，研细，以净瓷瓶收贮备用。

三黄宝蜡：治一切跌打损伤，及枪铳[4]打伤，铅子在内，危在顷刻者。服一钱，饮酒数杯，安睡片时，汗出即愈。忌凉水、生冷烧酒三日。天竺黄、刘寄奴、红芽大戟、血竭（各三两），雄黄（二两），归尾（二两五钱），儿茶[5]、辰砂、人参、三七（各一两），琥珀、乳香（去油、净末）、麝香、山羊血、轻粉[6]、水银（各三钱，同轻粉研，不见星），藤黄（二两，以纱包之，入羊血内，隔汤炖一炷香时，每日再以血炖，只留藤黄三钱为度）。共为细末，用好黄蜡二十四两，炖化，入前药末，离火搅匀，滚水炖化为丸。大丸每重一钱，中丸五分，小丸三分，瓷器收贮。

凡破伤，切不可用香灰搽。犯之难愈，至嘱。

凡闪打伤未出血，但青紫色者，先以葱白捣烂炒热，将痛处擦遍。随用生大黄研末，生姜汁调敷。尽量饮好热酒，令卧自愈。即日久不愈者，亦神验。又方：用生栀子和面粉捣涂，肿消青退。

凡损伤胸膈，不食者，以生猪肉切细末，温水送下一钱，即思食。

凡破伤血流不止，用水磨橄榄汁涂之，数日可愈，且无痕。

凡金刃重伤，急用炭烧红，和砂糖捣烂涂之，可救。

凡骡马踏伤骨碎者，用生半夏、生黄柏各二钱研敷。再用蟹壳、新瓦上炙存性，研末，老酒尽量调服，其骨自合。若生蟹捣烂更好。

凡损伤眼睛突出者，急揉进，用生猪肉一片，将当归、赤石脂末少许，掺肉上贴之，去毒血即愈。

凡破伤气绝，膜未损者，可救。急用葱白捣碎，炒热浓封，即活。或和蜂蜜，或和砂糖亦可。皆能止血定痛。若冷再换。

凡破伤后，受风致危者，用粪堆上蛴螬虫一二个（草房上亦有），将脊背捉住，捏令口吐黄水，于热酒内，搅匀饮之。再以黄水抹疮上，觉身麻出汗即愈。

凡破伤后，因澡浴受湿，㖞斜、舌强、昏迷，状类中风者，用白术一两，酒煎，频服；不善饮酒者，水煎亦可。

【注释】

[1] 人中白：中药名，又称人尿白、尿白碱。为人尿自然沉结的固体物。清热解毒，祛瘀止血。旧时多用尿具内的灰白色沉淀物。

[2] 鸡子：鸡蛋的别称。

[3] 花蕊石：属于一种大理石，具有一定的药用价值，能够起到化瘀止血的功效，可以用来治疗咳血吐血、外伤出血、跌打损伤所引起的相关症状。

[4] 枪铳：一种旧式火器。铳子：一种金属制的用于打眼等的工具。此处应指火器。

[5] 儿茶：中药名，可收湿、生肌、敛疮。用于溃疡不敛，湿疹，口疮，跌扑伤痛，外伤出血。

[6] 轻粉：中药名，外用可以杀虫、攻毒、敛疮，内服可以祛痰消积、逐水通便。

九、青城山仙传接骨方

【原文】

仙传接骨方：生半夏四两，泡制六次。第一次米泔水浸三日，二次盐水浸一日，三次醋浸一日，四次童便浸一日，五次黄酒浸一日，六次姜汁浸一日。阴干，加黄芩四两共为细末，老酒送下。若肿痛或损骨，用醋调敷伤处即愈。

又方：跌打损伤，垂死可救。但百日内，勿食鸡肉。荆芥、黄蜡[1]、鱼鳔胶[2]（炒黄色，各五钱），艾叶（三片），无灰酒（三碗）。重汤煮一炷香时，热服取汗即效。

肿痛围药方：僵蚕、大黄、生南星、肉桂（各三钱），皂角、乳香（去油，各二钱），甘松[3]（四钱），淡附片（五钱）。上八味，共为细末，加酱粉、姜汁调敷，即退。

又方：铅粉、锻石、黄柏、半夏、肉桂、白芷、赤芍、芙蓉叶、枇杷叶（去毛）、天南星（各一两），枯矾（二钱），乳香（去油）、没药（去油，各五分）。上十三味，共为末，生姜汁同热醋调敷，厚布裹住，即消。

又方：白玉簪花根[4]捣敷，一服即退。加肥皂同捣，更速。

损伤筋骨方：黄榔刺[5]根（二两），红曲粉（一两五钱），老山栀（三两）。共为末，用糯米饭同捣糊敷伤处，以杉树皮夹上，效。

损骨方：小鸡（一只，约重五六两，连毛），五加皮（一两）。同捣为糊，揽在伤处。一炷香时解下，后用山栀三钱，五加皮四钱，酒一碗，煎成膏贴之。再以大瓦松煎酒服之。真神方也。

脱骨断筋方：凡受伤，即捣碎大生蟹一只，热老酒冲服数碗。渣敷伤处。半日许，骨内簌簌有声，骨节自合。螃蟹肉黄，最能续筋接骨，纳入伤中，筋骨即连。

接骨药方：黄榔刺树根（四两，如无，用五加皮四两代之），小雄鸡（一只，重四五两，去毛）。糯米饭一盏，同捣糊，贴在断骨处，外包好。一日一夜去药，其骨自接。如夏天，加旱莲草树根少许同捣，则不生虫。

或未痊愈，再用外接骨方：葱白（四两），桃仁（三两），生姜（三两），当归（三两），五加皮（二两），赤芍（一两），白芥子（五钱），樟冰[6]（五钱），共捣烂炒热，同荞麦粉调成膏，包伤处，半月痊愈。

整骨麻药方：开取箭头等物，服之不痛。麻黄、胡茄子、姜黄、川乌、草乌（各三钱），闹羊花[7]倍用。上六味，共为细末，每服五分，茶、酒送下。欲解，用甘草汤服之，即苏。

又方：茉莉花根磨汁，服一寸，一日不醒；二寸，二日不醒。盐汤解之即苏，或醋泡汤解之亦可。

外敷麻药方：此药敷毒上，麻木，任割不痛。川乌尖、草乌尖、生南星、生半夏（各五钱），蟾酥（四钱），胡椒（一两）。共为细末，烧酒调敷。一方加荜茇五钱。一方加细辛一两。

经验正骨丹：自然铜（一两，醋炙），地鳖虫（去头足）、水蛭（火煅、醋淬）、地龙（酒洗、火煅）、龙骨、降真香[8]、苏木（各五钱），土狗（十个，火煅），川乌、明松节、乳香（去油）、没药（去油）、血竭、木香（各三钱），白芍（二钱），麝香（一钱）。以上十六味，共为细末，每服一钱，酒送下。

一厘丹：亦接骨药也。无名异[9]（二分），自然铜（煅，八分），狗脊（二钱），麝香（五分），共为细末，每服一分，酒冲服。

破伤风方：川羌活、防风、荆芥、归尾（各三钱），生地、白芷、红花（各二钱），明天麻[10]（煨）、刘寄奴（各一钱五分），水煎。

仙传膏：治打板重伤，死血瘀结，呃逆不食，及夹伤内烂。贴之起死回生。乳香（去油，五分），没药（去油）、樟脑（各二钱），轻粉、血竭（各三钱），冰片（三分），麝香（一分），黄蜡（一两），猪板油[11]（二两二钱）。以上前七味，共研细末，后将蜡油同化，调药成膏，贴患处，日夜流水，即苏醒。

又方：雄猪油（一斤四两），松香（六两），黄蜡（六两），以上三味，先煎化，去渣净，将冷，加樟脑（三两），面粉（炒，四两），麝香、冰片（各六分），乳香、没药（各去油）、血竭、儿茶（各一两），俱为细末，入油内搅匀，摊贴患处。

断臂断指方：水蛭（即马蟥，当归酒饮之）、地鳖虫（竹刀切断，过夜能续者，可用。亦以当归酒饮之），二味不拘多少，入布袋内，浸清尿中。一月取起，又浸圆沙内抽淡。焙干研末，敷伤处，即能续生。

断指方：净轻粉、血竭（各一钱），降香（二钱），梅冰（八分），象皮（土炒，五分），共为细末，敷伤处即愈。夏令加龙骨（五分）。

喉伤未断方：用丝绵一块，看伤口长阔，以鸡子清刷皮，将绵糊上，外用八宝丹敷。一日一换，等伤口将收时，加白蜡[12]二钱敷上，愈后无痕。

八宝丹：乳香（去油）、没药（去油，各二钱），轻粉、儿茶、龙骨、铅粉、血竭（各一钱），冰片（一分），珍珠（二粒），百草霜（二钱），共研极细末，敷之，去腐生新，极效。

舌断唇伤方：急用鸡子一个，轻轻击碎，周遭去硬壳，取壳内膜，套在舌上，外用洪宝丹敷之，自然接续。如有风寒作痛，以四物汤加柴胡、地骨皮煎服愈。

洪宝丹：亦名济阴丹，治接断用。天花粉（三两），姜黄、白芷、赤石脂（各一两），共为细末，茶汤调敷患处。又接断方：乱发烧灰敷舌上接之。必须口合，以防其冷。凡耳鼻断落，乘热蘸之，接上即愈。亦须包暖、勿冷方效。能以口合，更妙。

四季金疮药：春天属木，木能生火，当先去风清火。有脓血，用三黄散洗之。又将新鲜猪油同艾叶捣敷。后用合口药敷之，即愈。

三黄散：洗脓血方。金银花、归尾（各五钱），大黄（四钱），黄芩、黄柏、赤芍（各三钱），荆芥、薄荷、山慈菇、甘草（各三钱），防风、黄连（各一钱），水煎洗。

春合口药粉方：赤石脂、乳香（去油）、没药（去油，各一两），血竭、杉木炭（各五钱），胎发灰（二钱，若无胎发，乱发亦可），共研细末。夏令属火，去热为主，药宜凉。有脓血，用三黄败毒散洗之，后敷合口药。

三黄败毒散：金银花（四钱），防风、杉木蕊（烧灰，各三钱），黄连、黄芩、赤芍（各二钱），黄柏（八分），共煎，待冷洗之。

夏合口药粉方：黄柏（六钱），乳香（去油）、没药（去油）、海螵蛸、赤石脂、观音竹[13]（各五钱），冰片、朱砂（各二钱）。共为细末。秋令气凉，若有脓血，用温凉散洗之，后敷合口药，即愈。

温凉散：连翘、赤芍、羌活、茯苓（各三钱），穿山甲、川连（各二钱），山栀仁、防风、桃仁、甘草（各一钱），水煎洗。

秋合口药粉方：松香（水制）、海螵蛸、生半夏、赤石脂、白蜡（各一两），雄黄、花龙骨、儿茶（各五钱），血竭（二钱），共为细末。冬令气寒，药宜近热，不可以寒凉凝其血。先用消风败毒散洗之，后敷合口药粉，即愈。

消风败毒散：芒硝、皮硝、荆芥、穿山甲、槟榔、草乌、赤芍、甘草（各二钱），水煎洗。

冬合口药粉方：花龙骨（煅，二两），赤石脂（五钱），雄黄（一两），发灰（三钱），象皮[14]（一钱，水制，切片纸包煨），血竭（一钱），共为细末。

蚕蛾散：止血定痛，生肌，极效。晚蚕蛾[15]、白芷、当归头、陈锻石（各等分），共研细末，敷。

又方：晚蚕蛾新瓦上焙干为末，掺患处，绢包之，随即血止，伤口自合。

刀箭伤方：除脓、止痛，不怕风。牛胆（一个），锻石（一两），白芨（五钱），乳香（五分，去油），共为末，入牛胆内，阴干。用时以少许研细干贴之。制药忌妇人手。

见血生：（凡血伤，当时敷之即生）若伤风受毒不用。生甘石（一两），龙骨（煅，一两），象皮（土炒，一两），花蕊石（一两），地鳖虫（三钱），参三七（二钱），乳香、没药（去油，二钱），麝香（一分），共为细末，敷之即生。

拔毒生肌：凡破伤不论新久，敷之极效。制甘石（一两），寒水石（三钱），硼砂（飞、三钱），乳香、没药（去油，一钱五分），大黄（六钱），蓖麻子[16]（去油，八钱），原寸（二分），梅冰（三分）。共研细末，加红升丹（三分），同研匀。如伤红肿，去升丹，加小赤豆，研末少许。

神效生肌散：此散祛瘀，收脓生肌。盖先祛瘀则肉自生也。木香、轻粉（各一钱），黄丹[17]、枯矾[18]（各五钱），共为细末，以腊月猪胆汁和匀，仍装入胆内，悬挂一百日，阴干，再研细用。

四龙丹：止血生肌。石膏（五两），淡黄丹、乳香（去油）、没药（去油，各五钱），共为细末。夏令加冰片少许。

五龙丹：服药也。木耳灰、毛竹节、地龙、桑寄生、龙胆草、香丝藤皮、麻根（各等分）为末。酒冲服。

六龙丹：夏天用方。煅石膏（四两五钱），淡黄丹（四钱），乳香（去油，四钱五分），没药（去油，五钱），龙骨、大黄（各一两），共为细末。

生肌定痛散：治溃烂、红热肿痛、有腐肉者。生石膏（一两，为末，用甘草汤飞七次），辰砂（三钱），冰片（二分），硼砂（五钱），共为末，撒。

刀口生肌散：陈锻石（七两），大黄（一两）。二味同炒，令锻石如桃花色。去大黄，加儿茶、血竭、乳香（去油）、没药（去油）各二钱，共为细末敷之。若伤口烂者，用麻油调敷，无不效也。

合口长肉方：生半夏（一两），乳香（去油）、象皮（火焙）、川断、铜绿[19]（各五钱），黄丹、没药（去油）、花龙骨、白芷（各三钱），樟冰（二钱），共为细末，敷之即效。

破伤出血太多，皮肉尽寒，不能收口方：大艾叶捣去筋净，同真麻油调敷即愈。若皮肉虚，不能合口者，用桂圆肉贴三五日，即满而合矣。

金疮铁扇散（塞外异僧所传）：象皮（切片焙干）、花龙骨（各五钱），陈锻石、柏香（即松香中黑色者）、松香（与柏香同溶化，倾水中，取出晾干）、枯白矾（各一两），共研细末，遇破伤者，用敷血出，以扇搧之，立时收口结疤。忌卧热处。或伤处发肿，黄连煎汁，涂之立消。戒饮酒，恐血热妄行。勿厚裹，恐太暖难愈。

拔箭镞方：陈腌猪肉（红活美好者，用其肥）细切，锉浓；再以象牙及虎爪甲研极细，入肉拌匀，厚敷周遭，箭镞自迸脱出。（《洗冤录》详注）

神效七厘散：乳香（去油）、没药（去油）、红花（各一钱五分），儿茶（二钱四分），朱砂（一钱二分），血竭（一两），冰片、麝香（各一分二厘），共研极细末，瓷瓶收贮，勿令泄气，贮久更妙。每服七厘，不必多服。孕妇忌之。

铳子伤肉方：蜂蜜（八两），煎滚，加好烧酒一斤，尽量热服，取汗安卧，次日自出。

外敷方：肥老腊肉捣烂，加指甲末、象牙末各少许，拌匀敷之即出。

又方：山中牛屎上所出蕈菰[20]，晒干为末，蜜调敷之自出。

又方：用米作寒食饧，敷上，痛止而痒，即出。

又方：巴豆（半粒），蜣螂（一个），同捣烂涂，痒极即出。若锡弹伤入肉内，用水银灌入伤口，锡弹自化。

毒箭伤方：饮麻油一杯，外以雄黄涂之，其毒自消。

又方：以犀角削尖，入伤口内，饮金汁一杯，疮外亦涂之。如无金汁，以粪汁代之。

铁针入肉方：无眼者不动，有眼则随气游走；若向心窝，险。乌鸦翎数根，炙焦黄色，研末，酒服一二钱。外用车辇脂油研如膏，和磁石末贴三五次，其针自出。

又方：鼠肝、鼠脑，捣膏敷。

又方：山间钻粪虫所钻牛粪丸，坚圆如弹者，极细，香油调敷一夜，针仍退出。即箭镞入肉亦效。

人咬伤方：若牙黄入肉不出，重则丧命，轻则烂成痼疾。用人尿洗净，又浸一二时，待牙黄出后，以鳖甲、龟板炙为末，麻油调敷愈。

又方：千斤拔草根和鸡子清，捣烂敷亦效。昔有人手指被咬几断，医索重酬，不允而去。自用此药治之，三日痊愈。

筋骨闪挫膏药方：苍术（四两），巴豆（十粒），秦艽、良姜、青皮、薄荷、丹皮、桃仁、山楂、五加皮（各五钱），杜仲、连翘、赤芍、紫苏、川断、厚朴、羌活、独活、前胡、生地、刘寄奴（各四钱），陈皮、柴胡、杏仁、木瓜、地丁、大黄、大茴、薏苡仁、乌药、当归、骨碎补、滑石、香附、桔梗、木香、赤芍、白芷、威灵仙、桑皮（各三钱），川贝、白术、川椒、黄柏、麻黄、细辛、升麻、红花、花粉、知母、泽泻、牛膝、黄连、黄芩、三棱、天冬、麦冬、僵虫、猪苓、肉桂、木通、桂枝、川芎、阿魏[21]、白蔹、荆芥（各二钱），各药切片。真麻油七斤二两，春秋浸半月，夏十日，冬一月。放锅内，用文武火熬至黑色，加葱十根，梅干十个，苦味酒三盅，山黄草[22]一两，蜈蚣十条，再熬数沸，去渣，熬至滴水成珠。加沥清水熬七次，漂净，炒黄丹[23]一斤，看药老嫩，用瓷器收贮，掘地埋之，十日后取出，用细青布摊贴。仍加掺药。掺药方：乳香（去油）、没药（去油）、无名异（各二钱），龙骨（五钱），共研细末，瓷器贮，候用。

壮筋骨丸（附录）：白蒺藜（酒洗）、沙蒺藜（土炒，各一斤），川牛膝（酒洗）、淮牛膝（酒洗）、骨碎补（去皮，各八两），全当归（酒洗，十两），虎骨（乳炙，八两），鱼肚（蛤粉炒，一斤），共为末，蜜丸。

【注释】

[1] 黄蜡：又叫"蜜蜡""蜂蜡"，可活血化瘀，疏通经络脉络，还可清热解毒，润肺利津，对伤口消炎杀菌、长出新肉、加快愈合都起着很好的效果。

[2] 鱼鳔胶：是中医传统应用的名贵药品，以鲟鱼、鳇鱼的鱼鳔制成，用治肾虚滑精、吐血不止等。

[3] 甘松：是败酱草科植物，多用于治疗腹胀、腹痛、脾郁、癥病、脚气、痔漏、风疳等疾病，也用于治疗神经性胃痛以及各种肠胃疼痛。

[4] 白玉簪花根：根入药有清热消肿、解毒止痛功效。可治疗疮疖肿痛。

[5] 黄榔刺：即刺黄柏。

[6] 樟冰：为樟科植物樟的根、干、枝、叶经蒸馏精制而成的颗粒状结晶。用于寒湿吐泻，胃腹疼痛，脚气，跌打损伤，疥癣，龋齿作痛。

[7] 闹羊花：黄杜鹃（有毒），又名羊不食草，可祛风除湿、散瘀定痛。用于风湿痹痛，跌打损伤，皮肤顽癣。外用治癣，煎水含漱治龋齿痛。

[8] 降真香：别名山橘、山油柑，可理气、止血、行瘀、定痛。治吐血，咯血，金疮出血，跌打损伤，痈疽疮肿，风湿腰腿痛，心胃气痛。

[9] 无名异：别名土子、黑石子，可活血止血、消肿定痛。用于跌打损伤，痈疽肿毒，创伤出血。

[10] 明天麻：指产自四川，切片后切面光洁明亮透明者才称"明天麻"。

[11] 猪板油：是在猪肉与内脏之间的油脂。可利肠胃，通小便，除五疸水肿，生毛发，破冷结，散宿血，利血脉，散风热，润肺。

[12] 白蜡：又称为虫白蜡，具有止血定痛、止血止咳、润肺润肠的作用。

[13] 观音竹：中药名，可补气润肺，化痰止咳，解毒。主病后虚弱，肺热咳嗽，痰喘气壅，白带，虚火牙痛，毒蛇咬伤。

[14] 象皮：大象的皮，可止血敛疮、祛腐生肌。主外伤出血，溃疡久不收口，褥疮。

[15] 晚蚕蛾：别名原蚕蛾，具有补肾壮阳、涩精、止血、解毒消肿的功效。

[16] 蓖麻子：是一味中药，为大戟科植物蓖麻的干燥成熟种子。可泻下通滞，消肿拔毒，用于治疗大便燥结，痈疽肿毒，喉痹，瘰疬等。

[17] 黄丹：是铅经过加工提炼的氧化物，可以治疗湿疹和癣疮。

[18] 枯矾：又名白矾，有消痰祛湿的功效，还能解毒杀虫，主要用来治疗癫痫、白带、口舌生疮之类的疾病，还可以治疗胃部疾病如胃炎。

[19] 铜绿：即自然铜，有散瘀止痛、接骨续筋的作用，往往用于筋骨的疾病。

[20] 蕈菰：即蘑菇。

[21] 阿魏：是新疆一种独特的药材。有理气消肿、活血消疲、祛痰和兴奋神经的功效，可驱虫，治疗白癜风。

[22] 山黄草：也叫黄草石斛，是一种野生植物。可润滑关节、祛风除湿、滋养阴液。

[23] 炒黄丹：把黄丹放在干净的铁锅或铜锅内，文火炒至丹中水气尽，松散为度。

第二节 《救伤秘旨续刻》

一、跌打损伤辨生死诀

【原文】

头顶受伤，口鼻出血，手足不动，急灌童便一碗。若能知痛，手足转动者，可治。若仍手足难动，言语不明，不治。气喘呃塞者，七日必死。

顶门伤破，骨未陷入者，可治。骨碎陷入者，不治。气出不收者，不治。

囟门出髓者即死。食后受伤，七日不死，可治。眼闭者不治。

太阳受伤，晕倒在地，急灌童便一碗，若能知痛者，可治。不知痛者，七日死。如知痛，顷刻又晕者，二十一日死。

耳后受伤，血入内者不治。

两目受伤可治。

山根受伤，不断者可治，断者不治。

食管断者不治，气管全断者不治，未断者十可救五，色红者可治，发青黑色不治。

两肩受伤，血入内者不治。

心口受伤，青色者七日死。服药三日后，转红黄色者可治。食饱受伤，三日不死可治。心窝骨断者不治。

两胁受伤，痛紧急者七日死。伤入肺者十四日死。伤入肝胆，面青发晕，口吐黄水者，不满五日死。如痰冷者，四十九日死。筋骨麻木，身热如火，饮食不进者不治。破伤血入内者不治，血流出尽者不治，出黑血黑水者不治。

两乳受伤，男人可救，宜急治，女人难治。

大腹受伤，不发晕，口内吐饭者可治。若不吐饭，腹内作痛不绝，四十日死。发热乱言，至夜发厥者三日死。

小腹受伤，血入内者，其脉不实不治。孕妇犯胎者，胎必下不治。

大肠受伤，粪从口出，当日死。若便出尿，四十九日死。口不能语，二十日死。眼目眩晕，手足皆冷，难治。过一时能转热者，可治。

小肠受伤，昏晕发热，口中乱言，七日死。不分阴阳者，不治。

腹破肠出，未断半断者可治。全断者不治。不臭者可治，臭者不治。色不变者可治，变紫黑色者不治。

腰伤呕血，急饮童便一碗，自知痛者可治。不知痛而发笑者，三日内死。

夹脊骨受伤，断者不治。

肾经受伤，呕吐不出，全身难动，挣坐不起，睡卧不安，七日死。若吐鲜血，十日死。

外肾伤，囊内有子者，可治。子入小腹者不治。子碎囊内者，不治。囊肿不从上痛者，可治。时日久长，连腹内作痛者，四十九日死。若发热发晕，三日死。人事不知，手足不动，一时死。囊破子入小腹者不治。子未入腹，虽垂悬于外，可救。

老人左股压碎者，不治。

凡受伤后，鱼际骨有脉者可治。不动脉者死。脉大而缓，不治。汗出不止，形象变者，防五日死。目晕青色者，不治。鱼口传风，不治。头目青黑，额汗不流，眼小目瞪，身汗如油，谓之四逆，不治。

二、仙授外伤见血主方

1. 仙授外伤见血主方（按症加减）

【原文】

归尾、川芎、地黄、白芍、益母草、藁本（各二钱），乳香（炙）、没药（各二钱五分），川续断（三钱），苏木（一钱五分），白芷（一钱），甘草（五分），生姜（三片），水煎服。

头顶伤加升麻一钱，肉桂二钱。

头骨沉陷加白芷三钱。

脑门肿痛加茯苓、白术各二钱。

脑髓出加香附二钱，白附子、苍耳子、牡蛎各一钱。

面青、懒食、腹痛加柴胡、茯苓各一钱五分，陈皮八分，升麻、半夏、黄芪各一钱。

破处生蛆，加细辛、青黛、蛇蜕[1]各一钱，蛆即化为黄水滚出。

在脑侧近耳边寒热作痛加丹皮一钱，石枣[2]、泽兰各二钱。

目伤出血不止，用人乳饭内蒸过涂之。

如黑睛脱出，用手掌趁热按进，将绢紧紧包住，三日不开。外用生地黄捣烂，贴退其血，内服主方加木贼草、石决明、菊花各一钱。

目眶伤损，胬肉脱出，用杏仁去皮尖嚼细，吐于掌上，趁热以绵裹筋头，按肉上四五次，送安目内，再用鲜地肤子汁点之，自愈。如无鲜者，即浓煎熬膏亦可。（注：胬肉疑有误）。后以清水调生半夏末，搽六七日，眉毛即生。

目伤青肿，水调生半夏末涂，立愈。

耳伤加磁石一钱。

鼻伤加辛夷二钱，鳖甲三钱。

颊伤加独活、细辛各二钱。

唇伤加升麻、秦艽各二钱，牛膝三钱。

舌伤加石膏二钱，升麻三钱，用黄芩片贴舌上含之，以断其血。

齿伤加独活、细辛、谷精草；血流不止，用灯心草紧咬，立止。

左肩伤加青皮二钱。

右肩伤加升麻一钱。

喉项伤加羌活、独活、谷精草各一钱。

手伤加桂枝、禹余粮各一钱，姜汁五匙。

胸伤加川贝三钱，柴胡一钱，枳壳二钱。

乳伤加川贝、百合各二钱，漏芦一钱。

胸腹伤，强言乱语加辰砂、茯神各一钱，远志一钱五分，金银箔十张，覆盆子二钱为引。

吐黄水加木香、木瓜、扁豆、大茴各一钱，大黄二钱，砂仁十四粒。

左胁伤加白芥子一钱，柴胡一钱五分。

右胁伤加白芥子一钱，升麻二钱。

腹伤加大腹皮二钱。

如腹破肠出，加黄芪、鹿茸各二钱。其肠将手轻轻按入，不可犯指甲。其伤口用柿饼众人嚼碎填塞，七日痊愈。若不便以手按者，用磁石末、滑石粉各二钱，米饮调服，其肠自入。如不入，将病患卧席上，四角用人拿定举摇，其肠自入。或以小麦煎浓汤，待冷，不令病患知，含噀其背，渐渐自入。不令与人相见，并止旁人说话。

腹破脂膜出，用铜刀割去，伤口用竹刀夹住，十日自愈。

肠入后，食羊肾粥十日，不可大饱。若伤口燥裂，以热鸡血涂之。

腹伤倒肠者，将病患横卧被上，被四角用人拿定扛悬，一头提起，一头放下，彼此下上，令病患左右旋转数次，其肠即归原处矣。

小腹伤加小茴一钱，槐花二钱。

背伤加香附、木香各一钱，羌活一钱五分。

腰伤加木鳖子一个，杜仲、牛蒡子、破故纸、小茴香、白芷各一钱，大茴八分，巴戟二钱。

臀伤加白蜡、自然铜各二钱。

肾囊破，睾丸跌出，血筋未断者，将手轻轻托入。用桑白皮取丝成线，以针缝合其皮，外用生肌散涂之。如睾丸坠地，无血筋相连，取起捣碎，早米饭捣糊为丸，空心黄柏汤送下，伤口仍用上法缝之，三五日如旧。

寒热发搐咬牙，唇口牵动加天麻、升麻各一钱，柴胡八分。

囊肿痛不愈，饮食少思加人参、白术、柴胡各一钱。

两足腿伤加牛膝二钱，木瓜、薏苡仁、五加皮、槟榔、石斛、苏梗各一钱。

伤口作痒加葛根一钱，防风、荆芥、连翘壳各一钱五分，赤芍二钱。

血出多瘦弱加人参、麦冬各一钱。

烦躁不止加柴胡五分，丹皮一钱。

面黑喘急加人参五分，苏梗一钱。

脓出、口噤流涎加人参三钱，柴胡、升麻各一钱。

脓出不干加滑石、苍术各一钱，白术一钱五分。

手足微搐，眉目微动加钩藤、柴胡各一钱。

手撒目闭，汗出如雨加人参一两，附子五钱。

眼开能言，气不相接加人参、黄芪、白术各一钱。

【注释】

[1] 蛇蜕：为游蛇科动物黑眉锦蛇、锦蛇或乌梢蛇等蜕下的干燥表皮膜。可祛风定惊、退翳解毒，临床用于小儿惊风、抽搐、痉挛、翳障、喉痹、疔肿、皮肤瘙痒等。

[2] 石枣：兰科植物石豆兰的全草，可入药。主治祛风除湿，消肿止痛，凉血活血。治高热惊风，风湿痹痛，四肢麻木，关节肿痛，痈肿，咽痛，跌打损伤。

2. 外敷生肌散

【原文】

炙乳香、炙没药、白芷、赤石脂、儿茶、龙骨、猫头骨[1]、五倍子（各一钱）。共研细末。

【注释】

[1] 猫头骨：可治心下癥瘕，痰，发喘，多年瘰疬，痈疽不收。

3. 补唇方法

【原文】

龙骨、乳香、没药、白芨、白蔹、文蛤、黄连、黄柏（各三钱），麝香（少许）。人乳调敷。先将麻药敷缺处一刻，再用竹片夹住两边缺弦。用快刀削去薄皮。将绣针二枚，上下合正拴定，用线紧紧扎住，外敷药散。三四日后，其肉生牢。去针，又用药掺针孔处，痊愈。若新打破者，不必用麻去皮，据法敷药，即效。

三、破伤总录

【原文】

夫刀伤虽易实难，筋断腹破，皮连骨削，刺入骨间，箭镞断在肉内，或破后伤风，如此等症，最宜良手。皮开而长者，必用细针将两边新破皮慢慢扯合，以针拴好，内外搽药，不可用膏药贴盖，恐败血成脓，肉烂难敛。如燥痛时，以猪油或麻油拭之。腹破肠出者，令平卧避风处，先用油搽伤口四旁，缓缓将肠送入腹内，用药线将皮缝好，然后敷药。三日内不可转侧，须待药气流通，不见疼痛方可。箭镞断骨肉间者，须用麻药服之，使不知痛，庶可钳出。若小刺不出，以黑宝散敷之，即出。指节或骱骨被伤而偏者，或连皮屈折者，必要伤时理正。若至溃，则不可整矣。敷贴扎缚，均须仔细，勿令粘连，至后成脓。老年虚弱羸瘦，不忍痛苦者，须以救生为本，不必定施整理也。凡头上伤，或血筋管通处，血来必涌，须预调备止血之药。打开看时，内有碎骨断发等类，必要尽行取出，速以药敷好。必用玉贞散盖护，防其伤风。烂坏者，用收敛药，至肉满不得结痂。肌有小孔，流脓不合者，必有碎骨，或芒刺断发之类，嵌住新肉故也。必用乌金膏、三品锭插入，溃开好肉，细察取出，方能收敛结痂。或生疔或内有脓窠者，亦用此法治之。刎断喉者，伤及内喉。饮食不可进，则难治矣。先以血竭末散内喉四旁，勿令漏入喉管，以桑线缝合外皮，再用风流散，盖一层补血膏贴之。四围周密，不可泄气。内服参竹饮，以接元气。并清气血之药，自然痊愈。

玉贞散：南星、白芷、防风、天麻、羌活、白附子（各等分），为末。敷用护风，亦可调服二钱。

风流散：降香（四两），血竭（二两五钱），苏木（二两），乳香（五钱），没药（三钱），龙骨（二钱），红花（一钱），桔梗（少许），灯心草（一把），孵成形鸡蛋（十个，连毛醋煮，黄泥封固，文武火煨），各为细末，和匀再研。干掺止血。止后燥痛，用清油调敷。血不止者，以血竭末独敷立止。

四、整骨接骨夹缚手法

【原文】

夫脑者，诸阳所聚。其太阳、囟门、脑盖骨等处，一有破伤，即性命所系。宜分开其发，寻看伤处，剪去近伤之发，方好用药。若血涌出，用灯心草嚼成团，蘸桃花散塞之，无不止矣。小则不必。若或臭烂，先煎消风散服之，又煎辛香散洗之。洗时切忌当风处，犹恐寒热增重难医。若头面皆肿，此风入里也，宜服消风散。患处有肿，用蜜调圣神散，或姜汁、醇酒调贴亦可。若髓出，用安髓散清茶调敷，二药合用尤妙。若脑骨沉陷，用白金散，加淮乌散贴之，实时吸起，服药取效。

夫面有七孔，眼居第一，为人生一世之最要者，治宜详慎。如睛出胞外者，趁热送入，但用圣神散贴，退其血与肿，内仍服药。若黑睛破水出者，其目必坏，若翻转在胞内，可轻轻拨转归原，亦用圣神散贴之。若血侵睛，用桃柳嫩枝、生地黄、地龙煎水，浸猪腿精肉，贴眼上，秘传。常服活血住痛散，及清头面药，余皆照外伤见血治之。

夫颊骨脱，令患人坐定，揉以百十下，令口张开，医者以两手大拇指入口中，合手撮定，往下一伸，复还上一送，即入臼矣。仍用手巾兜住，一时可解。

夫牙床骨被伤，用手揣搦，令相按归原，用圣神散贴之，外用绢手巾兜住下颊，直上缚在头顶上。牙落者去之，摇动者以箸拨正。血出不止，用五倍子、白矾煎汤，含口中止之。以米汤调白金散噙化，或用桃花散塞之。

夫头颈从高坠下缩者，先用消风散，或住痛散，加痹药昏昏散服之。令患人仰卧，用绢带兜其下颊，直上头顶，再将头发解伸，同绢带拿作一把，令其头睡得平正，医者坐于地下，伸直两脚，踏患人肩上，用力徐徐拔伸，归原合好。用生姜自然汁、韭汁、酒、醋调圣神散贴之。绑缚牢固，常服寻痛住痛散取效。

夫肩井栏骨折断者，先用消风散住痛散，加痹药昏昏散服之。揣搦相按归原，次用蜜调圣神散贴之。却用毛竹一节，长短阔狭，以患处为度，破开两片，用一大片，削去楞角，阖入骨，用绵絮一团实股下，以绢带从股下缠至那边肩上扎住，服药取效。

夫肩膊饭锹骨破伤出者，以消风散、住痛散加痹药服之，次削甲办药，用手巾袱蘸辛香散药汤，洗其肩上，以舒其肩骨。令患人侧卧，以一人立其面前，带伸患人之手，与肩并齐，以足撑开患人之胁，如此则伸骨而易入也。医者居其肩后，用手搦令患骨相接，要折试其手，上至脑，下脑后，又过胸前，令其掌于心腕下，不许摇动。却用姜汁、韭汁，调圣神散贴之，用纸裹杉木皮一大片，按住药上，用绢带一条，从患处胁下绑至那边肩上，其大杉木皮亦要穿数孔，庶好掺湿内面药，日服加减活血寻痛散，取效。

夫肩胛骨脱出腕外者，此骨下段是杵，上段身骨是臼，治法先用住痛散加痹药服之，次削甲办药。用布手巾袱蘸辛香散药汤，盫洗患处，令筋骨舒软。如左手骨脱者，令患人卧，一人坐其左膝之侧，曲其左足，踏患人左胁下，用带绑住患人肘上，系于坐者腰间，坐者以手扶平患人之肘，却低头向前，倒腰向后，用力徐徐拔伸患人之骨，按正入于胁下。如骨脱向内，敛胁不开者，令患人侧卧于地，用踏脚凳一条，夹其脚背，令其转动，着一人曲腰坐于凳子上，用绢带绑住患人肘股，上悬于坐者之肩，伸脚踏患人胁下，然后抬肩带肘，徐徐用力拔伸患骨，用手按正其肩腕，务要折转，又试其手，上到脑后，下过胸前，反手于臂，方是归原。然后调圣神散贴之。用绢带一条，从患处绑至那边胁下缚住。又一条从患处胁下绑至这边肩上，亦用绵絮一团，实其胁下，方得稳固。日服消风散、住痛散取效。

夫两臂骨折断或破碎者，先用消风散、住痛散加痹药服之。用杉木皮三片，削去粗皮，掐令微薄，如指面大，长短以患处为则。用绵纸包束粘定，用油透甲纸上，用左绑绳四部，编成栅子，如此通漏，内面药干，庶可掺湿，编毕，用热药汤盦软其筋骨。令患人卧于地，用绢带缚患人肘臂，系于医者腰间，医者坐其膝侧，双手捉定患肘，脚踏其腋下，倒腰向后，徐徐用力拔伸断骨，用手揣令归原。以姜汁、韭汁、醋调圣神散，摊于油布上贴之。外用甲缚，宽紧如法，带兜其手肘，悬于项下，要时常屈伸，肘腕不强，否则日久筋强，难以屈伸。日服加减活血住痛散，若甲两头泡起，不可挑破，用黑神散油调贴即消。

夫两手肘腕骨骼，俗名胖静。若骨出于腕外者，先用住痛散加痹药服之，后用药汤盦软筋骨，令患人仰卧，医者居其侧，用绢带缚其臂，系于腰间，伸脚踏其腋下，捉住其股，倒腰徐徐用力拔伸，揣令相按归原。就以大拇指着力张按其腕中，余四指分四处托其胖静后，又用两手指托其骨内，却随折试其曲肱，使能伸屈，其骨不再去，方是归原。试两手合掌一齐复旧方好。用油纸摊圣神散贴之，加甲，其甲要阔杉木皮一片，可托得胖静过，其长要至上下臂骨腰间为则，杉木皮中间对静处，剐一大孔，容静尖转折可动，其孔两旁皮弦，另用皮纸包束粘定，复用皮纸包束其甲，两头亦粘定，如此则可屈伸。用左绑纸绳，编上四部，先编大片居中作纸甲，两头各编绳两部，两旁余绳，复编小甲作两头短甲，其短甲编作上下两截，每编绳两部，将上截甲绑住上臂骨上，下截甲绑住下臂骨上，腕间各空二分，庶甲不相撞，屈手无碍，日服活血住痛散取效。

夫两手腕骨断，极难调理，用药不可过凉。夹后不可时常兜挂项下，要时常屈伸。坐则令其舒于几案之上，或屈或伸。卧则令其舒于床席之间，时上时下。三日后令其折转，上过脑后，又反手转于背上，渐渐折试，方是活动归原。若过三日，能如此转动，亦不为迟。纵有肿，贴药切忌过凉，恐筋寒贴肉，难伸难屈也。

夫两手背骨折断而碎者，盦服如前，令患人仰卧，医者坐其膝侧，伸脚踏患人腋下，左手托住患人中间三指，同作一把，着力拔伸，右手揣令归原，即与贴药。加夹用杉木皮一大阔片，可托掌背过骨，其长短从臂骨中间起，至掌背拳尖骨为则，杉木皮中间对腕骨处剐一横孔，令可屈伸。又用杉木皮数小片，如指面大，其长从臂骨起至掌边止。又两小片夹臂侧边者，略长半寸，各用纸束定。用左绑绳五部编之，将两部缚其托掌背大甲，并两臂侧小甲梢，其中一部，缚于大拇指根。掌两边弦上，其骨按得牢，外四部皆要宽舒，用带悬于项下，三日后，亦要折转，屈伸活动，服药取效。

夫两手掌骨碎肉烂，服盒如前，揣正相接，用麻油调白金生肌散贴之，用蜜调圣神散敷。四围纸裹，用杉木皮一大片，按于掌上，又将纸裹软竹箬一大片，盖于掌背，用手巾绑缚如法，不必服药可也。

夫手指骨断者，先整筋骨合皮，用桃花散止其血。以竹箬软者一大片，要包得指头过，纸裹定，用麻油调白金生肌散，摊箬纸上，包束患指，用帛缠之，次日药干，再用麻油透润，三日后，再用麻油调白金生肌散贴之，仍服活血住痛散取效，或蜜调圣神散贴之，亦可取效。

夫肩膊骨脱出，如左手脱出，医者以右手叉其左手，右手脱出，医者以左手叉其右手，以膝跪其胁，用手带伸。如骨向上，以手托其上，要如故。搦软其手，可齐头上肩，方可贴药。以纸块实其腋下，用带二条，一条从这边肩上，缠至那边腋下，一条从那边患处腋下，缠至这边肩上，日服住痛散自安。

夫腰骨背脊骨折断者，令患人覆卧凳上，用大研米锤直于腹下，用绢带缚其两肩胛于凳脑上，又缚其两足于凳脚横档上，如此则鞠曲其腰，断骨自起而易入也。再用曲扁担一条，从背脊趁直，压其断骨，徐徐按入，相接归原，然后用圣神散贴之，再用纸裹杉木皮一大片，按在药上，以暖肚紧紧缚之，日服加减活血住痛散取效。

夫两胁筋骨折断者，不必夹缚，日服加减住痛散取效。

夫两腿环跳骨脱出者，此最难治之症也。足短者易治，足长者难治，日服加减活血住痛散取效。

夫两足腿骨折断者，盒服如前，令其仰卧，绑其胸腋，系于凳上，如右足患，直伸左足，竖屈右足，医者侧立右手凳弦边，揿其右足，踏患人右臀尖，一人以带系患人右足胫骨，正坐凳头，着力挽带，拔伸患骨，医者揣扪患骨归原，即按定双手，按住莫动，令伸其足，试其齐否，然后贴药，如法夹缚定。日服加减活血住痛散取效。

夫两足膝盖骨碎断，或斡脱者，服盒如前，用箍伞篾圈一个，其大要箍得膝盖骨住，四围绢包，旁安带二条。令患人仰卧，直伸其足，医者揣扪，相按居位，用圈子箍在膝盖骨上，缚定不解，后用圣神散敷于圈子内，外再用草纸裹束，则不污染，日服活血住痛散取效。

夫两足胫骨折断而碎者，与接腿骨同。

夫两踝骨及掌，斡脱而若蹒跚者，服盒如前。用杉木皮二大片，其长从小腿肚下起，至脚底为则，中间对踝骨处剐一圆孔，要箍得踝骨过。又用杉木皮一大片，要托得脚掌过，从趾下起，至静后转折直上夹住后静，要留两旁边弦。又用杉木皮三四片，如指面大，编作栅栏子甲，夹住筋骨面前，大小杉木皮皆纸包油透如法，用左绑绳编。踝上两部，脚下两部，先拔伸患骨，揣正归原，夹之。其脚底用布兜掌前，系于膝下，令脚掌不直伸下，仍令脚掌时常伸屈，日服活血住痛散取效。

夫十足趾折断者，法与手指同。应用诸方开后。

圣神散：淮乌、白芷、赤芍、白芨、枇杷叶、芙蓉叶（各三钱），韭根、韭菜（各一两），用姜汁、韭汁、老酒同调敷。

桃花散：止血。大黄、黄柏、黄芩（各五两），锻石半斤，同炒。至灰如桃花色。退火收贮，候用。

消风散：人参、防风、川芎、川朴、僵蚕、桔梗、独活、半夏、肉桂（各一钱），羌活、蝉蜕、当归（各一钱五分），南星、白芷（各二钱），黄芩（三钱），柴胡（七分），甘草（五分），水煎。童便老酒冲服。

辛香散：洗。防风、荆芥穗（各十两），刘寄奴（二两），独活、乳香、明矾、五倍子、苦参（各五钱），柏叶、当归、白芷、银花、苍耳子、泽兰、细茶（各少许），水煎。入飞盐一撮，洗之。

安髓散：川芎、香附、白附子、甘草、白芷、相草、牡蛎（各一两），共为细末。每服二钱。清茶调服。

白金散：白芷梢一味为末，香油调敷。

淮乌散：淮乌、川芎、白芷（各等分），共为细末，姜汁和酒调服。

痹药昏昏散：草乌（一钱五分），骨碎补（二钱），香附、川芎（各一钱），共为细末，姜汁和酒调服，饮醋、冷水即解。

住痛散：杜仲、小茴香、大茴（各四钱），共为细末，每服二钱，老酒调服。

活血住痛散：白芷、山甲、小茴香、甘草（各三钱），当归、川芎（各二钱），独活、羌活（各一钱五分），木瓜、肉桂、淮乌（各一钱），草乌、麝香（各三分），共为细末，姜酒调。作一次服。

寻痛住痛散：乳香、没药、淮乌、川乌、川芎、山甲、木香、虎骨、自然铜、赤芍、紫荆皮[1]（各二钱），当归（一钱五分），小茴香、大茴、沉香、白术、桔梗、牛膝、乌药（各一钱），枳壳（八分），甘草、香附、降香节（各五分），生姜（三片），水煎服。

加减活血住痛散：当归、山甲、木瓜、牛膝（各三钱），乳香、没药（各二钱），独活、羌活、枳壳（各一钱五分），小茴香、甘草、淮乌、川芎、白芷、人参、大茴、血竭（各一钱），肉桂（八分），麝香（一分），生姜（五片），水煎。酒冲服。

黑神散：百草霜（即锅底灰）一味。炒至烟尽存性。清油调敷。

【注释】

[1] 紫荆皮：主要功效是活血、通淋、解毒，可以用于治疗女性月经不调和女性月经期间腹部疼痛的现象，同时还可以缓解小便淋痛以及咽喉肿胀疼痛和跌打损伤引起的皮肤肿

胀现象。

五、轻重损伤按穴治法（计三十四穴）

【原文】

天关穴：在百会前一寸五分。即前顶穴。督脉，与涌泉通，属脾肺二经。红花、当归、刘寄奴、赤芍、陈皮、苏木、续断、川芎、威灵仙、乳香、没药。如皮伤轻者，头上浮肿，其势反重。用原方治之，膏贴穴内，自愈。伤重者，穴内血有一块，反不浮肿，其势似轻。其血一阻，周身之血不通，伤血入脾经，一二日遍身如刀刺之，六七日转入肺经，腹即肿胀，十日后肺渐毙，至十五日准毙其内。医治用原方，将膏贴涌泉穴，约半月，其血流通即愈。打破者以象皮汤抹净，不可粘头发在内，掺药红玉膏收之，煎药原方加骨碎补。

百会穴：在天关后一寸五分，顶中央旋毛陷中。乃天关顶门交界之所，受伤时看近何穴，照何穴治之。

顶门穴：在百会后一寸五分，即后顶穴。督脉，属心脾二经。当归、红花、威灵仙、枳壳、乌药、陈皮、赤芍、泽兰、五加皮。伤轻者，将膏贴穴内，煎药用原方。伤重者，伤血即入心经，眼胀头痛，口发谵语，第三日转入脾经，遍身赤胀，原方加三棱、莪术。不可用破血药，第七日还入心经，则无救矣。若打破出血，仍喷不止，用四生汤治之。后用掺药红玉膏贴之，血止后，用附子、肉桂等热药敷之。

天星穴：在入后发际一寸，大筋内宛宛中，即风府穴。督脉。泽兰、红花、归尾、三棱、川芎、桃仁、续断、乌药、陈皮、莪术、五加皮、骨碎补、赤芍、苏木、姜黄、紫苏、木香。看伤轻重，以此方减用之，若打破出血不止，急用四生汤止，用象皮汤抹，掺药以红玉膏盖之。

眉心穴：在两眉头陷中，即攒竹二穴，一名员柱，一名始光，一名光明。足太阳，属心肺二经。泽兰、红花、归尾、草决明、乌药、银花、续断、三棱、莪术。受伤不论轻重损破，若不医治，一百二十日即眼前清盲。

耳后穴：在耳后青脉中，即瘈脉二穴。手少阳三焦经。川芎、薄荷、当归、姜黄、泽兰、五加皮、乌药、莪术、三棱、肉桂、骨碎补、陈皮。伤轻者，七日耳内流血死，伤重者，三日七窍流血死，其药宜重剂。二三分伤者，不医后必发毒，左为夭毒，右为脱疽。先用原方清理，出毒之后，以十全大补汤调治，外用肿毒药治之，其毒由损伤发者，其色紫黑，不由损伤发者，其色红白。

骨枕穴：在后顶后三寸，强间后一寸五分，即脑户穴。督脉，属心肺二经。当归、骨碎补、陈皮、银花、乌药、泽兰、赤芍、红花、威灵仙、续断、五加皮、川芎。伤重者，七日头颅胀而死，甚者爆碎而死。伤六七分者，满头胀痛，用原方治之。三四分伤者，不医发毒，名为玉枕疽。其色初起白，有脓反红，切不可用刀，须用巴豆半粒，捣烂，安膏上贴之。半刻自穿，若不出脓，用火罐拔之，有鲜血流出可救。无鲜血再用火罐，有血则生，无血不治之症。可救者，出毒之后，服八珍汤数剂，后服十全大补汤。脓黄者脾经，脓清者肺经。

转喉穴：在颈前人迎侠天突陷中，锁骨内侧头横左一寸，再直下一寸。足阳明气舍穴，属心肺二经。红花、乌药、藿香、石斛、当归、姜黄、陈皮、五加皮、丹参、赤芍、续断。受伤如刀刺，有时痛，有时不痛，重者七日喉闭而死，治法当用葱、姜熨数次，煎药加肉桂、石蚕即好，轻者不医，后喉必痛，用清凉药治之。

闭气穴：与转喉同，亦即气舍穴。左为转喉，右为闭气耳。足阳明，属心经。泽兰、枳壳、红花、乌药、生地、丹参、陈皮、木通、赤芍、续断、木香。伤重者，即刻闷倒，周时内用原方易治，过期难治。先将枳壳煎汤，磨金沉香服之，后用原方，照前法葱、姜熨之。

泰山穴：离锁骨四寸六分，属心肝二经。红花、当归、续断、赤芍、延胡索、乌药、泽兰、陈皮、秦艽、丹参、茯神、远志。伤重者，实时发喘，十一日死。轻者不喘，二十八日亡。当日医用原方。二三日医加破血药，缓治之，外亦以葱、姜熨六七次，病稍退轻后，用养血行血药服之即好。

心井穴：在心窝内软骨上。即鸠尾穴。任脉，属五脏。木香、半夏、泽兰、红花、当归、陈皮、骨碎补、银花、乌药、赤芍、肉桂、石斛。伤时不论轻重，积血皆重，伤重者三日死，轻者七日死，俱用原方加五加皮，外照前法葱、姜熨之。极轻者不医伤血积入脏腑，后必发出，伤入心经，则成心痛，用心痛方治之。入肝经，浑身发疮，用枳壳、鸡子煎红玉膏抹。入脾经，则成痢疾，用枳壳、苏叶、山楂各五钱煎，将砂糖冲入服。入肺经，则成痰火，用苏子、萝卜籽、菠菜子各一两，白芥子三钱去壳，共为末，以米糖在饭锅上蒸化，将药末三钱调入糖内候冷，白汤送下，每日一服，连服数日而好。凡久年者皆效。入肾经，则成白浊，用三圣丸治之即愈。凡遗精梦泄者皆效。

对门穴：在蔽骨（胸骨剑突）下一寸五分，巨阙旁各开二寸，即不容穴。足阳明，属心肺二经。木香、当归、赤芍、泽兰、陈皮、乌药、秦艽、红花、肉桂、姜黄、藿香、延胡索。伤重者五日死，轻者四十九日死。俱用原方，若呼吸稍痛，加苏木、生地各三钱。

扇门穴：与对门穴对应，男人左对门，右扇门，女人左扇门，右对门。足阳明，属肺经。泽兰、红花、当归、五加皮、乌药、陈皮、姜黄、续断、赤芍、威灵仙。伤重者，浑身发热气断，口齿皆焦黑发臭，七日死，口舌必烂，不烂用原方，若烂加门冬、草薢、射干、玄参。轻者，四十九日，咽喉闭塞，饮食不能进而死。

血浪穴：在乳直上二寸，即膺窗穴。足阳明胃经。红花、刘寄奴、归尾、陈皮、赤芍、姜黄、乌药、银花、五加皮、续断、骨碎补。伤重者浮肿，轻者但痛不肿，俱六十日死。重者原方加桃仁、苏木，或加大黄。轻者只用原方。

丹田穴：在脐下一寸五分，即气海穴。任脉，属肾经。红花、当归、泽兰、续断、威灵仙、赤芍、木通、猪苓、泽泻、乌药、陈皮、姜黄。受伤痛如刀刺，积血甚重，小便不通，用原方治之，过九日者不效。

期门穴：在乳下第二肋端蔽骨下一寸五分，巨阙旁三寸五分，不容旁一寸五分。足厥阴，属心肾二经。红花、当归、骨碎补、乌药、陈皮、威灵仙、姜黄、肉桂、刘寄奴、五加皮、三棱、莪术、赤芍。重者三日即死。轻者二十二日死。当日即医用原方。第二日原方加半夏。第三日外用葱姜捣烂铺伤处，用火熨七次，原方去三棱、莪术，加归尾、桃仁，破血为主，破之仍痛，用大黄下之自愈。

章门穴：在期门下五寸五分，直脐端。足厥阴，属肝、肺、心三经。红花、当归、续断、泽兰、赤芍、骨碎补、乌药、陈皮、银花、五加皮、姜黄、威灵仙、三棱、莪术。伤重者五日死，轻者九日亡。二三日医用原方，四五日医原方去三棱、莪术，加肉桂、附子，然附子看人禀气，厚者可用，薄者不可用。若肿痛不住，加破血药破之，仍痛用葱姜照法熨六七次，再加升降之药服之。

七劳穴：在期门下二寸，即腹哀穴。足太阴，属肝经。赤芍、泽兰、当归、红花、乌药、五加皮、陈皮、骨碎补、姜黄、威灵仙、银花、肉桂。伤重者七窍流血，轻者发狂，伤左边者左臂不能动，右边者亦然，重者用原方治之。不退加三棱、川芎、香附、延胡索，去威灵仙；轻者原方加桔梗、苏木，再轻者只加苏木，俱照前法葱姜熨之，七孔流血者，一日即死，初流时用四生汤止之，缓用原方。

京门穴：在髂骨腰中季肋，本侠脊也。期门穴下三寸二分。足少阳，属心肝二经。归尾、红花、续断、威灵仙、赤芍、五加皮、骨碎补、陈皮、乌药、泽兰。伤重者日半死，轻者三日亡。当日即医，原方加破血之药。二三日加大黄下之。

五定穴：在京门下四寸八分，即五枢穴。足少阳，属脾肝二经。当归、红花、泽兰、赤芍、五加皮、乌药、银花、骨碎补、三棱、莪术、陈皮、桂枝。伤重者立发寒热，三次即死。一次者照前法葱姜熨之，原方去三棱、莪术、桂枝，加肉桂、草乌。二次除肉桂、草乌，加大黄、神曲。三次去大黄、神曲，加桃仁、升麻；其血稍松，去桃仁、桂枝，仍以大黄下之。轻者竟用原方。

伯劳穴：第一胸椎棘突下凹陷中，即陶道穴。督脉，属五脏。刘寄奴、红花、当归、姜黄、五加皮、乌药、续断、川芎、赤芍、骨碎补、陈皮、银花。伤重发肿，其首俱不能动，用原方，膏上刺数孔贴之。伤轻不医，其伤反要传入脏腑。传入心经，呕血甚多。一方梨十斤，藕节十斤，捣烂，水煎成膏，白糖霜搅匀，每清晨服一盅，自愈。传入肝经，浑身发热，不能行动，两目昏花，口齿出血，先将热血药服数剂，后用凉药。传入脾经，身似蛇皮，发疯病，用蕲蛇一条，童鸡一只，干掉毛肠，不可见水，将蛇入鸡肚内蒸熟，去蛇淡吃鸡肉，即愈。传入肺经，似痰火而无痰，微有紫血呕出，先服四生汤数剂，后用六味丸自好。传入肾经，似怯症，肾水阻滞使然，先用原方四剂，后服六味丸。

肺俞穴：在第三椎下，两旁各开一寸五分，即肺俞穴。足太阳，膀胱经。红花、当归、姜黄、三棱、莪术、肉桂、陈皮、乌药、威灵仙、赤芍、五加皮。伤时不疼不肿，浑身酸痒者无救，三日死。肿疼者可救，用原方，重者加桃仁，改归尾，甚者再加苏木。

膏肓俞穴：在第四椎下，近第五椎上，两旁各开三寸。足太阳，膀胱经。防风、赤芍、当归、威灵仙、姜黄、银花、陈皮、桔梗、肉桂、乌药、柴胡。此穴平素负重肩挑，俱不能伤。倘或受伤，手臂不能举动，如脱臼样。须用膏药二张，一贴穴内，一贴肋下，用原方加升麻。

对心穴：在第七椎下节间，伯劳下六寸，即至阳穴。督脉，属心经。陈皮、乌药、骨碎补、当归、红花、威灵仙、姜黄、肉蔻、五加皮、赤芍、三棱、莪术、木香、藿香。伤时顷刻闷死，不醒，微有气息。救法：在百会穴内，用艾火灸之，以醒为度，不可再灸，重灸头要爆开，醒时用原方加桔梗。

命门穴：在十四椎下，对心下八寸。督脉，属心肾二经。归尾、杜仲、红花、泽兰、肉桂、赤芍、骨碎补、续断、五加皮、乌药、姜黄、陈皮。伤重者九日死，以原方治之即愈。轻者不医，后必发毒，名为肾痈。先去其伤血，后以肿毒药托之，稍松易治，不松难治，后必肾水耗尽自死。

鹳口穴：在尾骨上脊骨尽处。督脉，属肺肾二经。归尾、刘寄奴、红花、赤芍、陈皮、木通、续断、骨碎补、五加皮、五灵脂、乌药、泽兰。伤重者立时软瘫，不痛者凶，痛者次之。凶者须在伯劳穴灸三壮，后以原方治之。不医五日死。轻者不医，后发毒名鹳口疽，用黄芪汤治之。若出毒入内不救。

海底穴：在粪门前阴囊后，即会阴穴，一名屏翳。任脉，属心经。红花、当归、泽兰、续断、威灵仙、赤芍、猪苓、木通、泽泻、骨碎补、乳香、没药。伤处虚肿，积血甚重，小便不通，龟头肿胀，用银丝[1]打通六寸，离龟头一寸上，用艾火灸，灸一壮；将银丝取出一寸，再灸一壮，再出一寸，如是四次，取出银丝，其血即出，再以原方治之。

环跳穴：在髀枢中大腿上髋。足少阳，属肝脾二经。归尾、银花、续断、生地、骨碎补、陈皮、五加皮、红花、木瓜、石斛、乌药、牛膝。伤重者不能行动，酸痛非常，腿足皆缩，用原方先服一剂，后熨九次，再以原方服之即愈。如伤轻不医，后必发骨疽。先用黄芪加之，后加香附，又以白术汤服之。

盖膝穴（在盖骨）：即鹤顶，位于髌骨上缘正中凹陷处。延胡索、丹皮、赤芍、续断、归尾、红花、骨碎补、银花、牛膝、乌药、五加皮、苏木。伤重者立刻坐倒，腿不能伸直，筋缩酸痛，用原方加升麻服之。一帖后，去升麻，加桃仁，破血为主，数剂即愈。

膝眼：在膝膑上内廉白肉陷中，即血海穴。足太阴，属心经。归尾、红花、萆薢、泽兰、牛膝、五加皮、骨碎补、石斛、续断、乌药、陈皮、威灵仙。伤重者周身紫胀，周时即死。立刻就医，原方加苏木、桃仁。轻者三日嚼碎舌头而死。期内再加升麻、桂枝，照前法，葱、姜熨之。

膝底穴：在膝下内侧辅骨下陷中，即阴陵泉穴。足太阴经。红花、乌药、归尾、骨碎补、木瓜、陈皮、银花、续断、牛膝、五加皮、赤芍、肉桂、泽兰、丹皮。伤重者，三日内不肿不疼，三日后其色发紫，已在内作脓，用原方治之。伤左用左方，伤右用右方。二三分伤者，人不知觉，虽其伤自愈，后伤血上行攻心，主一百六十日后中焦必发背，其毒先痛久，然后成形，其色胭脂，见形之后，反不疼，皆因伤血内凝之故。治法先用内伤药一二剂，破血为主，后用肿毒药治之。但毒愈后，其腿无小肚子，不能行动，终成废人矣。

竹柳穴：在内踝上二寸，即交信穴。足少阴，属五脏。归尾、泽兰、红花、赤芍、广陈皮、银花、续断、牛膝、木瓜、威灵仙、乌药、丹皮。伤重者原方治之，轻者不医。病有五种，伤入心经，痴呆发痫症，不省人事，治法于原穴内灸三壮，后在百会穴内灸三壮，先以原方服数剂，后以天王补心丹服之即好。入肝经、胆经者，遍身虚黄浮肿（治法未详）。入脾经者，遍身筋骨缩，酸麻。治法用舒筋养血方。入肺经者，发佛顶疽，用上部活血药，服一二剂，再用肿毒药治之。入肾经者，小便流血，治法原方去续断、牛膝、木瓜、灵仙、乌药、丹皮，加泽泻、木通、连翘、黄芩、猪苓、甘草治之。

脚住穴：在脚面上，有骨高起似豆之旁。延胡索、当归尾、丹皮、赤芍、续断、红花、骨碎补、牛膝、生地、泽兰、陈皮、五加皮。伤重者立时痛倒，七日后入经络。七日先用原方，七日后加升麻、桂枝。伤轻者不医，变为脚发背，若用肿毒药治之，腐烂不能收功。须用补为妙，当用人参，锅炒为末，掺上即好。不烂者，用养血药治之。

涌泉穴：在足底心陷中。足少阴肾经，属五脏。泽兰、红花、当归、骨碎补、乌药、陈皮、生地、牛膝、肉桂、五加皮、赤芍、羌活。伤轻重者俱不知觉，顶重者其血不能流通大关，一周时遍身犹虫钻，原方加川芎即愈。若不医，伤入心经，则眼红鼻内流血。以生芥子煎汤先服，后以原方治之。入肝经则半身软瘫，犹如半身不遂，用原方加香附、延胡索治之。入脾经，则浑身发疮，犹如水泡，其泡穿作烂臭不可闻，先用活血药，加脾经引药治之；外以水龙衣（即螺蛳壳）煅煨灰研末，生鹅油调敷疮上即愈。入肺经，肺气胀痛，十五日转入脾经，即发流注（治法未详）。入肾经，则小便不利，小腹作痛，用原方去牛膝、羌活、骨碎补，加木通、猪苓、泽泻，小腹上用葱姜，照前法熨之立愈。

万应红玉膏：治破伤溃烂，不得收敛者。疮疡并治。麻油（二十三两），鸡子黄（十个），血余炭（三钱），黄蜡、樟冰（各五两），黄丹（六两）。先将油煎极滚，下鸡子一枚，熬枯去之，又下又去，十枚尽后，下血余炭煎烊，以棉滤净；再入黄蜡，待沫净离火，用槐枝搅，入黄丹樟冰；稍冷，入水浸一夜，出火毒，备用。不拘破伤疮毒烂孔，以旧棉摊贴，加细药末，临用掺之。乳香、没药、儿茶（各一钱），珍珠（五分），冰片（三分）。共为细末，掺膏内贴。又红玉膏，治同。黄蜡、白蜡、乳香、没药（各五钱），樟冰、血竭、轻粉、象皮（各四钱），儿茶（二钱），熟猪油（四两）。将二蜡化去渣，取起入前药末搅匀，先以葱白汤洗净患处，拭干后，敷药，以纸盖，勿令见风。

白玉膏：治一切破伤极效。冬熟猪油炖烊滤清，每油七两，配白蜡三钱，搅匀候用。铅粉（四钱），轻粉（二钱），冰片（二分），制油（二钱五分）。擂匀，作膏贴之。

神效内伤丸：治瘀血内凝，烦闷疼痛者。巴豆霜、甘草粉（各三钱）。以饮糊为丸，如麻子大，朱砂为衣，每服七丸，茶酒送下。

寻痛丸：治损伤疼痛难禁者，服之神效。生草乌（去皮尖）、乳香、没药、五灵脂（各五钱），麝香（少许）。共为细末，酒糊为丸，如芡实大，朱砂为衣，薄荷汤生姜汁磨化服。

寻伤丸：治筋骨碎断者。乳香、没药、苏木、川乌、松节、自然铜（醋煅）、降香、地龙（炒去油）、水蛭（各五钱，香油炒炙），血竭（三钱），龙骨（五钱），土狗（十二个，焙干）。各为细末，每服三钱，热酒下。

顺风散：治损伤后，恶气上升，呕吐不止者。大黄（三钱）、生地、熟地、川芎（各五钱）。共为末，每服三钱，空心温酒送下立效。

保命丹：治筋骨损伤，无分经络，定痛散血，立见神效。白头地龙（二十四条，童便制），石蟹（三只，酒制），土狗（十二个，葱汁制），水蛭（六条，醋制），地鳖虫（三百六十个，姜汁制）。上各浸制为末，加乳香、没药、血竭（各一两），天雷石（一两，醋制七次，须预制去火毒）。米糊为丸，弹子大，作三十丸，每丸可救一人，胡桃、红花煎酒磨化送下。又方：治伤后瘀血攻心，垂危欲死者，服之神效。血竭、当归、百草霜、乳香、没药、官桂、大黄。好酒煎服。

保安万灵丹：治破伤风，寒热发噤，入里内陷者。茅苍术（八两）、全蝎、石斛、明天麻、当归、炙甘草、川芎、羌活、荆芥、防风、麻黄、细辛、川乌（汤泡去皮）、草乌（汤泡去皮尖）、何首乌（各一两），明雄黄、朱砂（各六钱）。上共为细末，炼蜜为丸，弹子大。每丸五六钱，朱砂为衣，葱白煎汤，乘热化开，通口服尽，被盖出汗为效。如无汗，再服如前。

【注释】

[1] 银丝：即银针。

第三节 《跌损妙方》——明代异远真人

《跌损妙方》，伤科著作，一卷。明代僧人异远真人所著，是现存最早的伤科少林派著作。原系抄本，经清代孙应科重加校订，刊于1836年。

全书首列"治法总论"，分"穴位论治"和"通用"两大部分；次列"用药歌"、"血头行走穴道歌"、"左右论"、"药中禁忌"及孙氏（清孙应科）的注论；再根据不同损伤部位分列（全身、头面、身中、脊背、腿足、金疮、通行）七门。书中记载了全身57个穴道，根据穴道不同收载方药102首，另有全身方28首、金疮方12首、通用方10首，合计152首。书中还辑录不同部位骨折脱位的处理方法10种，介绍了开放性损伤的治疗技术。

异远真人生卒年限及何方人氏不详，据考证是明朝正德（1506—1521年）至嘉靖（1522—1566年）年间僧人（异人指僧人、道人以外的出家人），于嘉靖二年（1523年）著成《跌损妙方》。

明清时期，是我国骨伤科发展的鼎盛阶段。其时伤科著书立说甚多，形成了伤科史上的两大学术流派。一派受薛己影响，强调八纲、脏腑辨证，倡导补气血、益肝肾，称薛己补派。一派从异远真人之说，以经络穴位为诊疗依据，偏重手法，推崇循穴治伤，称伤科少林派，其形成以明代异远真人所著《跌损妙方》为代表。

一、治法总论

【原文】

夫跌打损伤，气血不流行，或人事昏沉，往来寒热，或日轻夜重，变作多端。昧者不审原因，妄投猛剂，枉死多人，诚可惜也。治宜及早，半月后才医，瘀血已固，水道不通，难为力矣。既表不可复表，要仔细看明，随轻重用药。青肿转红色，血活将愈。若牙关紧闭，不能进药，万无生理。坐卧避风，忌一切生冷，牛肉缩筋，猪肉发病，亦不宜食。遇有重伤，解衣谛视[1]遍身，血道形色若何，诊脉调和与否。脉绝不至者死，沉细者生。山根好，阴囊有子，可治。肾子[2]入小腹，无治。顶门一破，骨陷难存。囟门被伤，髓出即死。心胸紧痛，青色胜裹心，乃偏心受伤，可治。红色胜裹心，乃心口受伤，不治。上心口青肿，一七即死。伤小腹而不及肚，可治。若阴阳不分，粪下不止，气出不收，则肚伤矣。食管虽断，在饱食之后，延二日不死者，可治。若鼻孔黑色，舌大神昏，则脏腑绝矣。耳后为制命之处，脊骨无续断之方。男子乳伤，犹非重症，妇人乳伤，却是危机。正腰受伤，笑者多凶。小腹受伤，孕妇最忌。以上故述其大者，并列各方于下。

用药歌：归尾兼生地，槟榔赤芍宜。四味堪为主，加减任迁移。乳香并没药，骨碎以补之。头上加羌活，防风白芷随。胸中加枳壳，枳实又云皮（茯苓皮）。腕下用桔梗，菖蒲厚朴治。背上用乌药，灵仙妙可施。两手要续断，五加连桂枝。两胁柴胡进，胆草紫荆医。大茴与故纸，杜仲入腰支。小茴与木香，肚痛不须疑。大便若阻隔，大黄枳实推。小便如闭塞，车前木通提。假使实见肿，泽兰效最奇。倘然伤一腿，牛膝木瓜知。全身有丹方，饮酒贵满卮。苎麻烧存性，桃仁何累累。红花少不得，血竭也难离。此方真是好，编成一首诗。庸流不肯传，无乃心有私。

血头行走穴道歌：周身之血有一头，日夜行走不停留。遇时遇穴若伤损，一七不治命要休。子时走往心窝穴（鸠尾穴），丑时须向泉井（膻中穴）求。井口（人中、龈交穴）是寅山根（两眼之间印堂穴之下）卯，辰到天心（神庭穴）巳风头（哑门穴）。午时却与中原（命门穴）会，左右蟾宫（肾俞穴）分在未。凤尾（长强穴）属申屈井（神阙穴）酉，丹肾（关元穴）俱为戌时位。六宫（曲骨穴）直等亥时来，不教乱缚斯为贵。

左右论：凡受伤不知左右，若有吐血症，见血自明。血黑者左受伤，血鲜者右受伤，若无血吐出，即看眼珠，亦可知其定所。乌珠包丑者伤在左，白珠包丑又加红大者伤在右。左属肝，右属肺。乌珠属肝，白睛属肺，瞳仁属肾。常见右边受伤，发时左边便痛。不可单治一边，必左右兼治，其病始愈。

药中禁忌：乳香、没药二味，方中屡用，务要去油，若不去油，恐其再发。

穴名药名：《灵枢·经脉》篇言穴名甚详，徐氏、滑氏皆有歌诀。滑氏《十四经发挥》图与注益明，是编间取新奇，出《灵》《素》之外，未知何本。濒湖李氏《本草纲目》一千六百余种，备矣，异名同物，一一注明，其有未收者，散见编内，仍依原本载入俟考。

【注释】

[1] 谛视：仔细地看，凝神。

[2] 肾子：指睾丸。

二、方药七门

（一）全身门第一

【原文】

父母全而生之，子全而归之，可谓孝矣。身体毁伤，何全之有，然医治得宜，不全者仍底于全。是亦不失为孝也，辑全身门。

全身门用药。

上部汤药方：当归、川芎、赤芍、生地、羌活、独活、丹皮、黄芩、桔梗、桂枝、泽兰、桃仁、槟榔、生姜。引水煎，酒对服。

中部汤药方：归尾、赤芍、生地、羌活、丹皮、桃仁、紫荆皮、苏木、苏梗、沉香、大茴[1]、小茴香、杜仲、红花（有红不用）、儿茶、延胡索、草乌（少用）。水煎，酒对服。

下部汤药方：归尾、赤芍、生地、羌活、独活、丹皮、桃仁、紫荆皮、黄芩、沉香、木香、木瓜、薏苡仁、骨碎补、防己、川断、牛膝、参三七、甜瓜皮、南星。水煎，酒对服。

全身跌打丹：当归、川芎、白芍、陈皮、茯苓、半夏、山药、泽泻、羌活、独活、荆芥、防风、细辛、白芷、青皮、枳壳、山楂、神曲、槟榔、大黄、黄柏、小茴香、大茴、沉香、木香、麝香、延胡索、木瓜、甜瓜皮、干姜、杜仲、续断、骨碎补、虎骨、猴骨[2]、乳香、没药、参三七、甘草、自然铜、乌药、川乌、草乌、血竭、地鳖虫、朱砂、琥珀、穿山甲、花粉、薏苡仁、车前子、木通、狗脊、菖蒲、丁公藤（即风藤亦名丁公藤）、儿茶、秦艽、红花、五爪龙（即乌蔹莓，俗名五叶藤）、寻骨风、赤芍。以上各等分为末。

全身跌打方：当归、虎骨、猴骨、参三七、白芷、乌药、山羊血、桃仁、木香、母丁香、茜草（以上一两），乳香、没药（以上八钱），赤芍、血竭、牛膝、菖蒲、木通、五加皮、小茴香、杞子、玄参、五灵脂、南蛇、薄荷、寻骨风[3]（以上五钱），川芎、泽泻、肉桂、桂皮、藁本、郁金、蔓荆子、麝香（以上三钱），荆芥、羌活、升麻、枳壳、花粉、杜仲、木瓜、细辛、槟榔、桂枝、儿茶、厚朴、破故纸、三棱、自然铜、草乌（以上二钱），地鳖虫（四十九个）。共为末，酒对服。（南蛇，即蚺蛇，生岭南）

全身酒药方：当归、木瓜、虎骨、杜仲、菟丝子、破故纸、杞子、牛膝（以上一两），乳香、没药（以上八钱），白芍、山药、丹皮、麦冬、桂枝、知母、延胡索、川芎、紫荆皮、丁香、威灵仙（以上五钱），甜瓜皮、陈皮、儿茶、独活、参三七、乌药（以上三钱），朱砂、沉香（各二钱），地鳖虫（五个），血竭（七钱）。共为末，放瓶内，入好酒十斤，煮三炷香，窨七日。每服一杯。

佛手散：当归、生地、川芎、白芍、荆芥、防风、钩藤、大茴、木瓜、五加皮、白芷、紫荆皮、羌活、槟榔、杜仲、故纸、五灵脂、威灵仙、乳香、没药、乌药、自然铜、牛膝、南星。共为散，用好酒一坛，绢袋盛浸三五日，随量饮。不拘时，七日见功。

大宝红药方：琥珀、血竭（各四钱），金粉（一钱），朱砂（五钱）。共为末，每服八分。

五虎红药神仙丹：猴骨、胎盘（面包火煅）、鹿胎、血竭、琥珀（各五钱），人参（一钱），自然铜（三钱）。共为末，损伤十分，服此药八分，神效。

回生再造饮：接骨药也，如骨未断，勿轻服。五铢钱（五文，火煅七次），木香、自然铜（各一钱），麝香（一分）。共为细末，每服一钱，无灰酒送下。先嚼丁香一粒，方进此药。伤在上饭后服，伤在下饭前服。

返魂夺命丹：牙关紧闭，不省人事，撬开灌入。银丝草[4]（一两，即山橙叶，长白毛者佳），小鸡（一只，过一月者，不去毛）。二味共捣烂如泥，热酒冲和，布滤过。调猴骨末二钱，服过，再用棱莪散一剂。

棱莪散：三棱、莪术、赤芍、黄柏（各一两），大茴、延胡索、槟榔、紫苏、陈皮（各八钱），青皮、羌活、腹皮（各五钱），荆芥、桔梗、半夏、黄连（各二钱），芒硝、大黄、防风、柴胡（各一钱），千里马（即草鞋，二只），姜（三片），葱（一根）。童便、水各半煎，空心热服。随症加减。若手足伤断，徐徐推正。灯芯火纸卷令厚实，杉木皮紧扎自愈。

回生续命丹：治筋骨断折，疼痛不止。川乌、草乌、自然铜（各二两），地龙、乌药、青皮、禹余粮（醋淬，各四钱）。共为细末，每用二钱。

再生活血止痛散：大黄、红花（各五钱），当归、柴胡（各二钱），花粉、穿山甲（各一钱），桃仁（五十粒），甘草（八分）。水酒各半煎。空心热服。

神效接骨奇方：当归、白芷、草乌（各三钱，生用为末，先酒调服二钱，一觉麻，揣正骨断处，糯米粥、牡蛎粉调涂患处），乳香、没药、当归、白芍、川椒（各五钱），自然铜（二钱）。共研细末，黄蜡二两熔化，入前末，搅匀作丸，酒服数次。

接骨丹：自然铜（五钱），当归、川芎、羌活、独活、虎骨[5]、五灵脂、乳香、没药、杜仲、木瓜、茯苓、芡实、枣仁、杏仁、川乌、白蜡、薏苡仁、细辛、神曲、牙皂、乌药、朱砂、沉香[6]、木香、灶鸡（即灶马，俗名灶蟀）、地骨皮、地鳖虫、甘草（各三钱），红蚯蚓、抱鸡（各三个），大皂、推车子（各一钱，即蜣螂）。共为细末，每服一钱，酒下。

七将擒拿方：地鳖虫、银朱、朱砂、银粉[7]、骨碎补、接骨虫、白蜡各八分，共为细末。

滋荣双解散：治气血虚，受风寒。当归、川芎、白芷、延胡索、没药、川乌、自然铜、石莲肉[8]。

活血通经止痛散：治血冲心，气紧急。三棱、莪术、黄柏、黄连、青皮、赤芍、紫苏、香附、柴胡、乳香、红花、苏木、菖蒲、千里马。

吐血不止方：当归、茯苓、芡实（各一两五钱），肉桂、枣仁、白术、白芍、泽泻、陈皮、远志、柴胡（各一两），山药（二两），砂仁、熟附（各五钱）。共为细末，酒服。

初起方：归尾、川芎、白芍、香附、丁香、木香、红花、苏木、桂枝、白芷、甜瓜皮、桑白皮、牛膝、独活、薏苡仁、青皮、枣肉、菟丝子、枸杞子、沉香、血竭、甘草各等分，童便引，水煎服。

乳香寻痛散：治远年损伤，遍身疼痛。乳香、没药、木香、沉香、肉桂、草乌（各五钱），花粉、木瓜、羌活、独活、小茴香、甘草（各七钱），当归、川芎、白芷、血竭（各一两）。共为末，每服二钱，热酒送下。

敷药方：秦艽、川椒、葱叶（各一两），肉桂、鸡心瓣（五钱），生姜（二钱）。共研烂，砂糖调敷，立效。

洗药方：半夏、川乌、草乌、乳香、没药、骨碎补（各一两），白芨、白芷、黄柏、七厘散、寻骨风、蛇蜕、千年健[9]、陈石灰（各五钱）。用烧酒煎洗。

末药方：狗脊、骨碎补、苏木（各一两），千年健、过江龙、青木香、寻骨风、槟榔、红花、三棱、莪术、漆渣（各五钱），枳壳（八钱），乌药（二两），参三七、花乳石（各二钱），马钱子（二十个），桃仁（十四粒）。共为末，胁下加柴胡、胆草、青皮、细辛、牙皂、桔梗。脚上加半夏。手上加桂枝。腰加杜仲、破故纸。未过四十者，加乳香、没药、骨碎补、乌药、羌活、防风、槟榔、红枣肉。上四十者，加熟地、白芍、茯苓、甘草、泽泻、山药、枣皮、远志、黄芪。

当门吹鼻丹：麝香、冰片、金粉、银粉、朱砂、明矾、牙皂[10]、细辛、牙硝（各三钱），金箔、银箔（各二两），金不换叶[11]（一两）。共为细末，每吹八分。此药入鼻，如不转气，将红药与服。用手在眼角上一揉，片时自转。（金不换即参三七）

妇人跌损方：当归、川芎、生地、白芍、益母草、红花、杜仲、白术、牛膝、羌活、独活、黄芩、黄芪、香附、乌药、茯苓、续断、虎骨、南星、海金沙各等分，用酒煎服。

凡跌打骨断，痛不可忍。急拾往来便尿墙下瓦片，洗净，火煅醋淬五七次，研极细末。酒服三钱，痛在上饭后服，在下空腹服。此药极能理损，续筋接骨，屡有神效。又方：用母鸡一只，约重一斤，杀后连毛骨剁烂如泥，再将鸡血和入再剁，敷患处，绸包紧，三日自愈。凡闪挫时，即于无风处将纸捻触鼻内，用力打喷嚏二三十，则气升而痛止。再用胡桃肉捣烂，倾热酒内，尽量一醉而愈。或急寻地鳖虫炙脆为末，酒调服。

骨节跌脱用生蟹捣汁，热酒冲服数杯，以蟹渣涂患处，半日间簌簌有声，脱处自合。又方，烧灰酒对亦佳。

【注释】

[1] 大茴：指茴香，可温阳，散寒，理气。治中寒呕逆，寒疝腹痛，肾虚腰痛，干、湿脚气。

[2] 猴骨：是猴科动物猕猴或红面猴的干燥骨骼，可祛风除湿、镇惊。用于风寒湿痹，四肢麻木，惊痫。

[3] 寻骨风：中药名，可祛风通络，治风湿关节痛、腹痛、疟疾、痈肿。

[4] 银丝草：全草药用，有散瘀止痛、清湿热之功能。可治小儿结肠炎，消化不良，白带，支气管哮喘，咳嗽，跌打损伤，腰腿痛，痢疾，头晕目眩，泌尿系感染，血尿，蛇伤，眼膜炎等。

[5] 虎骨：又称天南星，祛风止痉，化痰散结。主治中风痰壅，口眼歪斜，半身不遂，手足麻痹，风痰眩晕，癫痫，惊风，破伤风，咳嗽多痰，痈肿，瘰疬，跌打麻痹，毒蛇咬伤。

[6] 沉香：疏风发表，化湿和中，散瘀止痛。主外感风寒，头痛，脘腹胀痛，消化不良，泄泻风湿痹痛，湿疹瘙痒，跌打瘀肿，蛇咬伤。

[7] 银粉：治下疳，腐烂作痛，及杨梅疮熏后结毒，玉茎腐烂，或阳物半伤半全者。

[8] 石莲肉：为睡莲科植物莲的果实或种子。主治夜寐多梦，遗精，淋浊，久痢，虚泻，妇人崩漏带下。

[9] 千年健：是植物形态的千年健干燥后的根茎入的一味中药材，性温，味苦，具有祛风除湿、舒筋活络的功效，主要用于治疗风湿骨痛、腰膝酸软。

[10] 牙皂：可祛痰开窍、散结消肿。用于中风口噤，昏迷不醒，癫痫痰盛，关窍不通，喉痹痰阻，顽痰喘咳，咯痰不爽，大便燥结。外治痈肿。

[11] 金不换：中药名，主要功效是解表发汗、祛风除湿，同时还可以散瘀止痛，用于各种血瘀导致的疼痛。

（二）头面门第二

【原文】

头居一身之上，五官位焉。若丧其元，岂不有现，依方服之，还汝庐山真面。（辑头

面门）

头破肿痛发热：归尾、川芎、生地、赤芍、防风、白芷、蔓荆子、羌活、连翘、花粉（各一钱五分），甘草（一钱）。如血出过多，昏迷不醒，倍加芎、归，水煎服。

头破伤风肿大：先服红药，用鸡肝饭上蒸熟。酒调，后服回生丹。肉桂、自然铜、当归、白芷、防风、升麻、花粉、大茴、羌活、甘草水煎，酒对服。

百会穴伤：脑顶也。金沙[1]、银沙、自然铜、参三七、血竭（各一钱），山羊血（如无以地鳖虫代之）、甘草（五分），虎骨、桔梗、人中白（各一钱五分），灯心草引，水酒对煎。又方，人参、地鳖虫、地龙、当归、升麻、白芷、自然铜。水煎服。

脑门受伤：血瘀七孔，鸡汤洗净，将马蹄子调敷，后用八宝丹。朱砂、玛瑙、龙骨、象皮[2]、鹿角胶、地鳖虫、白蜡、乳香、没药。若无血水，用人乳调敷，即愈。

囟门穴伤：天麻、白芷、藁本、羌活、木香、青皮、骨碎补、赤芍、红花、川乌、甘草。共为末，葱引，酒下五分。

太阳太阴穴伤：血窜两目，晕死。先服七厘散。猴骨、朱砂、参三七、琥珀、自然铜、血竭（各二钱），人中白、沉香、红花、乳香、没药、山羊血（各一钱）。共为末，好酒送服，外用八宝丹点眼。

太阳三么穴：归尾、桃仁、庄黄[3]、杜仲、破故纸、青皮、羌活、独活、肉桂、功劳[4]、章子、千里马[5]。姜引，酒炖服。

太阴三星穴：三棱、莪术、肉桂、参三七、苏子、延胡索、莱菔子、木香、茜草、乳香、没药、地鳖虫、甘草，不加引，水煎服。

开空穴伤：两耳也。威灵仙、当归、山药、木通、大蓟（各一钱五分），茯苓、脚樟[6]（各二钱），大腹皮、甘草（各一钱），木香（八分）。童便引，酒炖服。

乔空穴伤：耳后根也。天麻、藁本、白芷、羌活、荆芥、麝香、血竭、红花、甘草。共为末，酒下五分。

左眉尖穴：五加皮、桂枝、柴胡、龙胆草、羌活、陈皮、荆芥、薄荷、甘草。共为末，酒下。

右眉尖穴：五加皮、桂枝、柴胡、龙胆草、细辛、五味、威灵仙、木香、麝香。共为末，酒下。

眼角穴伤：眼梢也。当归、茯苓、川芎、茜草、地鳖虫（各五钱），川乌（三钱），青木香（二钱），肉桂、甘草（各一钱），参三七（五分）。共为末，酒下三分。

眼角左右方：天麻、白芷、柴胡、桔梗、川芎、独活、儿茶（各一钱），三棱、莪术（各二钱），甘草（五分）。共为末，酒下。

大中穴伤：鼻中也。香附、红花、桂皮、苏梗、泽兰、半夏、升麻、白芷、陈皮、甘草。葱引，酒炖服。

天平穴伤：大中穴之上，此穴断不治。朱砂（七分），砂仁（六分），石乳、枳壳（各一钱）。童便引，酒对服。

驾梁穴伤：鼻梁也。当归、生地、川芎、白芍、寻骨风、天麻、白芷、肉桂、参三七、甘草。共为末，酒下。葱引。

山根穴伤：鼻梁之上。当归、生地、川芎、细辛、白芷、茯苓、虎骨、陈皮、甘草。共为末，葱引，酒下三分。

咽空穴伤：鼻下也。血竭、茜草、桔梗、独活、杜仲、白术、红花、柏叶、连翘。葱引，水煎，酒对服。

人中穴伤：升麻、白芷、血竭、自然铜、肉桂、地鳖虫、木香、冰片。葱引，水煎，酒对服。

牙关穴伤：唇口四穴。白芍、山药、连翘、神曲、麦冬、五味、槟榔、赤茯苓、细辛、陈皮各三钱。共为末，酒下。

牙背牙腮：二穴分左右，在左边移掇向右，在右边移掇向左。铁马鞭[7]、骨碎补、五加皮、刘寄奴、纯麻、麻骨、活血丹、牛膝、脚樟、白牙丹[8]、泽兰、金不换（七枝）。生酒炖服。

咽喉穴伤：饮食不通，要开他关节，用五虎下西川方。麝香（二分），马兜铃、青木香、半夏、山楂、玄参（各一钱）。共为末服之，不纳，用千金分气散：半夏、桂枝、赤芍、羌活、桑皮、腹皮、陈皮（各一钱），茯苓、红花、乳香、没药（各一钱五分），木通、甘草、青皮、紫苏（各一钱）。好酒炖服。如气血不行，再用后方：麝香、木香、羌活、桃仁、茯苓、木通、生地、独活、参三七、陈皮、甘草。藕节引，酒炖服。

将台穴伤：咽喉左右。当归、川芎、防风、寻骨风、白术、黄芪、质汗、甘草。共为末，酒下。查益母草名土质汗。

将台第二方：脚樟、棱麻[9]、白菊、茯苓皮、肉桂、青皮、朱砂、木香、枳壳、香附、桔梗、川芎、甘草。共为末，童便引，酒下。

将台第三方：橘红、茯苓皮、红花、砂仁、香附（各一钱五分），青皮、郁金、沉香、朱砂、甘草、肉桂（各一钱），木香（八分）。酒和童便引，未效，服沉香顺气散：沉香、茯苓、红花、参三七、熟地、紫草（各二钱），赤芍、血竭、木香、朱砂、乌药、木通、白芷、乳香、没药（各一钱），甘草（三分），糯米（一合，炒）。共为细末、蜜丸梧子大。每服三钱，酒下。

舌咽穴伤：服平胃散。苍术、陈皮、厚朴、甘草、五加皮、香附、砂仁。酒炖服。

对口穴伤：舌尖露出，饮食不进，言语不清。先拿封门穴，再服后方。肉桂、茯苓、白芷、茯苓皮（各一钱），红花、熟地（各一钱五分），枳实、木香（各八分），麝香（二分），甘草（五分），桂圆肉五枚。酒引。煎服后，舌不收，再服萝卜汤即愈。

头出脑浆不治，头出冷汗不治，凡头破鼻流红水可治，流黄水不治。耳背有伤，黑色不治，红青色可治，先服红药，后服全身丹。忌食雄鸡、鱼虾、蛋，眼带青色或黄色俱不治。

牙关骨打落，用双手掇定，往下一举，往上一端。先服红药，后服接骨丹即愈。舌根跌出者，后颈窝用灯芯火二灸。如不应，再用一灸，再灸两耳背，先服红药，后服全身丹，水酒送下。

食管断用桑白皮和丝密缝，将鸡胗剖开，去食取膜，贴定，随用药护之，再用药可愈。

【注释】

[1] 金沙：亦名猩红。用石亭脂和水银同罐炼成，贴在罐口的是丹砂。

[2] 象皮：味甘、咸，性温，止血敛疮，祛腐生肌。主外伤出血，溃疡久不收口，褥疮。

[3] 庄黄：就是大黄，是泻下药，别名生大黄、熟大黄、酒大黄、大黄炭、川军、酒军、制军等。

[4] 功劳：主要作用是可以清热养阴、益肾平肝，还可以祛风。

[5] 千里马：中药名，可清热解毒，燥湿。主湿热痢疾，泄泻，黄疸，目赤肿痛。

[6] 脚樟：为紫金牛科植物紫金牛的全株。主治慢性气管炎，肺结核，咳嗽咯血，吐血，脱力劳伤，筋骨酸痛，肝炎，急慢性肾炎，高血压，疝气，肿毒。

[7] 铁马鞭：为豆科植物铁马鞭的全草。治体虚久热不退，痧症腹部胀痛，水肿，痈疽，指疗。

[8] 白牙丹：零陵香半两，香白芷半两，青盐半两，升麻半两，细辛二钱，麝香（另研）半钱，砂锅（细末）一两，石膏（细末）一两。可祛风，莹白，牢牙。

[9] 棱麻：中药名，可活血，镇痛。治跌打损伤，闪腰挫气。

（三）身中门第三

【原文】

项以下，小腹以上。曰身中。两臂系于外，五脏处于内，乌可或伤。文王受命唯中身。或曰中身终身也。兢兢业业，尚保此以终身。（辑身中门）

肋下受伤：伤在左，四肢无力，黄瘦吐血；伤在右，半身不遂，血气行于七孔，宜服后药。赤芍、茯苓、腹皮、青皮（各一钱五分），木通、柴胡、桂枝、紫苏、陈皮、半夏、桑白皮、甘草（各一钱），羌活（八分）。生姜引，酒炖，童便一小杯对服。再服下方：赤芍、茯苓、腹皮、橘红、丹皮、陈皮、桂枝、秦艽、半夏、柴胡、鳖甲、乳香、没药、红花（各一钱五分），肉桂、木香（各六分），桃仁（七粒）。桂圆肉引，酒炖服。

两肋骨断：当归、赤芍、生地、红花、桃仁、五加皮、木香、桂枝、杜仲、破故纸、寻骨风、小茴（各一两），参三七、血竭、肉桂、牛膝（各一钱），虎骨、乳香、没药、柴胡、桔梗、骨碎补（各五钱），自然铜、三棱、川乌、甘草（各八分），地鳖虫五个，左加柴胡，右加桔梗、百合，好酒对服。

右肋方：续断、秦艽、细辛、乌药、陈皮、威灵仙、枳壳、生地、赤芍、川芎、槐花、乳香、陈稻草灰。红枣四枚引。

右胁久损：虚者先服此方。当归、熟地、山药、泽泻、苏叶、沙参、枣皮、丹皮。又方：当归、桔梗、百合（各二钱），桑皮、牛膝、干姜（各一钱），骨碎补、泽泻、广陈皮、乳香、葶苈子、薄荷、延胡索、菖蒲（各八分），枳壳、沉香、参三七、川贝（各六分）。吐血者，服二剂后，加蒲黄一钱三分，茜草一钱。枳壳、泽泻不可多用。

左肋方：柴胡、白芍、青皮、当归、生地、泽泻、乌药、红硝、骨碎补、山楂、三棱、木通、乳香、没药。共为末，酒调服。

左胁久损：当归、白芍、熟地（各二钱），泽泻、泽兰、酥饼、枣皮（各一钱五分），牛膝、木香、骨碎补、乳香、没药（各一钱），柴胡、元明粉、木瓜（各八分），肉桂（四分），麝香（一分）。服二剂后，加杏仁霜。

风膊受伤：肩膀左右也。先用移掇，后用敷药。红曲、花椒、五加皮（各二钱），韭菜根、胡麻（各一钱），地鳖虫（十个），栀子（八个），酒药（五个），葱（一把），老姜（一片），共为末，酒调敷。后服药：地鳖虫（五个），鹿筋、乳香、没药（各二钱），红花、虎骨、龙骨（各一钱五分），山甲珠、木香（各一钱）。红枣引，酒对服。酒药，即白曲。

两手受伤：出血肿痛宜服。归尾、赤芍、川芎、生地、桂枝、木香、威灵仙、骨碎补、细辛、桃仁、红花、苏木、广陈皮、甘草（各一钱）。水煎服，用酒一二盏以行药力。另加乳香、没药、穿山甲，制末入汤内。若骨断加虎骨、自然铜、地鳖虫。

左手伤：归尾、赤芍、川芎、生地、红花、洋末、秦艽、细辛、质汗[1]、桂枝、木香（各八分），骨碎补（三钱），柴胡（二钱）。水、酒各半煎。若制末加乳香、没药、自然铜、虎骨、地鳖虫（各五钱），水酒调服。

右手伤：归全、生地、红花、桂枝、川芎、洋末、姜黄、骨碎补、穿山甲、威灵仙、自然铜、虎骨、地鳖虫（各一两），共为末，水酒调服二钱，一料自愈。

童骨穴伤：在风膊下，如骨断肿痛，先用移掇，后敷药。红曲、自然铜（各五钱），乳香、没药（各二钱），地鳖虫（十个），酒药（七个），小鸡（一只），糯米饭一包，石臼内捣烂，敷上，若发热即去药。又服接骨丹：当归、自然铜、虎骨、小茴香、白芷、羌活、独活、白芍、厚朴、地鳖虫、猴骨各一钱，乳香、没药、肉桂各六分，血竭、乌药、甘草各五分，麝香二分。共为末，每服二钱，酒对服。

童骨左右二穴：川芎、木瓜、独活、杜仲、肉桂、脚樟、青木香、乳香、薜皮，桑树根引，酒煎服。

曲池穴伤：两臂弯也。五加皮、桂枝、胆草、牛膝、柴胡、细辛、红花（各一钱），生地、丁香、参三七。共为末，酒下。

脉门穴伤：桔梗、川芎、参三七、木香、五味、细辛、桂枝、胆草、淮牛膝、陈皮、丁香、桂皮。共为末，酒下。

精灵穴伤：虎口四穴。柴胡、胆草、五加皮、桂枝、淮牛膝、羌活、细辛、五味、川芎、木香、丁香、陈皮、红花、甘草、地鳖虫、虎骨。共为末，酒下。

胃脘受伤：吐血不止，气往上逼，先用擒拿，后服药。桂枝、半夏、陈皮、青皮、血竭、参三七（各一钱），山羊血、木香、赤石脂（各八分），赤芍（一钱二分），橘红、灵砂（各三分），黑羊肝、甘草（各五分）。童便引，酒炖服。灵砂疑即朱砂。

心窝受伤：吐血不食，冷汗不干，夜间烦躁。服药再看，不可包好。金沙、银沙、肉桂、神曲（各八分），当归、红花、麦冬、枳壳、橘红、龙骨、沉香、三棱、莪术、甘草（各五分）。生姜引，酒炖服。

中脘穴伤：在心窝下。食减气逼，两截不通，服此药。茯苓、黄芪（各一钱五分），朱砂、乳石、枳壳、厚朴、砂仁、白芷、破故纸、茯苓皮、甘草（各一钱），桂圆五枚引，酒炖服。如呕，再服下方：黄芪、桔梗（各一钱五分），枳壳、附子、黄芩、龙骨、枳实、甘草（各一钱），木香、丁香（各五分）。酒炖服。

肚脐受伤：汗下如雨，四肢麻木，腹痛吐泻，两气不接，不可乱。人参、红花、乌药、龙骨、木草、甘草（各一钱），生地、乳香、没药（各一钱五分），薄荷（二分），煎服。伤重者，用白蜡、银朱[2]、苍术（各一钱），麝香（二分），小鸡（一只）。同捣烂，敷肚。

六宫穴伤：即肚脐。生地、参三七、血竭、茯苓皮、茯苓、赤芍、归尾、陈皮、甘草。葱引，生酒煎服。

腹结穴伤：大便不收，小便长流，腹痛用此。附子、黄芪、当归、茯苓、白芍、血竭、陈皮、乳香、没药、延胡索、小茴（各一钱），升麻、甘草（各八分）。红枣引，酒炖服。

两乳受伤：四肢麻痹，即照下方。桂枝、羌活、细辛、猴骨、牛蒡子、乳香、没药（各一钱），当归、红花、射干（各一钱五分），木香（八分），灶心土一钱引，酒炖服。未愈，再服下方：川芎、当归、半夏、杏仁、参三七、茯苓皮、菟丝子（各一钱），红花（一钱五分），沉香（八分），大枣（十枚）。童便引，酒炖服。

期门三关：左乳旁二穴。三棱、莪术、柴胡、参三七（各八分），郁金、丹皮、茜草、五灵脂、羚羊角（各一钱），桃仁（七粒）。如眼珠胀痛，加夜明砂，酒煎服。

通门三关：右乳旁二穴。生地、香附、枳实、丹皮、乌药、苏木、马鞭草（各一钱），苎根、归尾（各八分），通草、红花、紫草、桑白皮、母丁香、桔梗、黄芩（各六分），穿山甲（三分）。酒煎，不用引。马鞭草一名龙牙草，一名凤颈草，春月生苗，茎方、叶似益母，对生；春秋开小紫花，作穗如车前子。

期门穴伤：川芎、当归、生地、白芍、柴胡、青皮、红花、紫草、桃仁、乳香、甘草。不加引，酒煎服。

章门穴伤：近背，在胁内期门之下。归尾、白芍、血竭、莪术（各一钱），柴胡、青皮、红花、紫草、桃仁、化红、川贝、木通、甘草（各八分），生地（五分），丁香（三枚），广木香（三分）。童便引，酒煎服。

气门血瘘：左右两乳下二指，左边气门，右边血瘘，上下不接。苍术、厚朴、陈皮、甘草、木香、五加皮（各一钱），枳壳、香附、砂仁（各一钱五分），神曲、菟丝子（各一钱二分）。灯心草引，酒炖服。又用银花炖酒饮，再服通行打血汤：牛膝（一钱五分），桑寄生（一钱），寻骨风（一钱二分），甘草（八分）。酒炖服。后看血黑血紫，再服下方：当归、茯苓（各一钱五分），参三七、破故纸、桔梗、乌药、独活、赤芍（各一钱），朱砂、甘草（各八分），红枣（五枚）。酒炖服。

气囊受伤：小腹左边。三棱、莪术、羌活、防风、枳壳、厚朴、茯苓、苏子、苏梗、乳香、郁金、桃仁、甘草（各八分），参三七、沉香、红花（各五分）。藕节童便引。

血囊受伤：小腹右边。归尾、橘红、茯神、广陈皮、枳壳、血竭、参三七（各一钱），桃仁、红花、苏木、三棱、莪术、乳香、没药（各八分），沉香、甘草（各五分），丁香（三分）。童便引，酒煎服。

气关穴伤：即气门。桔梗、枳壳、白芷、乳香、没药、红曲、砂仁、血竭、参三七、自然铜。酒煎，空腹服。

血关穴伤：即血瘘。归尾、生地、桃仁、红花、青皮、桔梗、乳香、没药、甘草。酒煎，空腹服。

挂膀穴伤：气门、血瘘之下，左右二穴。大黄、红花、苏木、泽兰、桃仁、陈皮、归尾、地鳖虫。醋引，服后通身麻闭，或寒或四肢无力，照前方加桑寄生、寻骨风、木通、薏苡仁、甘草（各一钱），木香（六分），生姜引，好酒炖服。

凤翅盆弦：腹下两旁受伤，饮食不进，气往上逼，力软心烦。服后药：羌活、乌药、半夏、石钟乳、红花、血竭、槟榔、木香、破故纸、小茴香、丹皮、红曲（各一钱），木通（八分），桃仁（七粒），胡椒（三分），生姜、童便引，酒炖服，再服后方。肉桂（八分），杏仁（一钱二分），参三七、红花、青皮、枳壳、陈皮、厚朴、五加皮、牛蒡子、使君子（各一钱）。红枣引，酒炖服。

肚角穴伤：小腹盆弦之外。白芍、破故纸、车前子、红花、菟丝子、乳香、没药（各一钱），小茴香、地肤子、良姜、青皮、西砂、枳壳（各八分），紫草、杏仁（各六分），肉桂、木香、甘草（各五分）。童便引，生酒服。

净瓶穴伤：脐左肚角，血腕之下，乍寒乍热，咳嗽吐血，服下方。参三七、血竭、苍术、脚樟、紫草茸 [3]、甘草（各一钱），红花、生地、薏苡仁、乳香、没药（各一钱五分），木香、升麻（各八分），桃仁（七个）。藕节引，酒炖服。

命宫穴伤：血瘘之下，丹田之右。沙参、当归、红花、菟丝子、枳壳、厚朴、血竭、细辛、五灵脂（各一钱），自然铜、七厘散（各八分）。童便、生姜一片引，酒下。

丹田穴伤：车前子（五钱），肉桂、桂皮、归尾、丹皮、参三七、木通、山药（各二钱），麝香（一钱），丁香（六分）。共为末，酒下四分。肚角受伤，吐血不止，用水银、栀子、红花、五加皮共为末，带毛小鸡一只。同捣烂敷上。阴头生疮，用鳖甲一片，烧存性、研末，鸡子清调涂，痊愈。

一人骑马颠扑，所佩钥匙，伤破阴囊，肾子脱出，筋膜悬系未断，苦痛难忍，诸医束手，以线缝其囊，外用敷药，生肌定痛，不出三日，线脱烂矣。余思治刀伤但贴壁钱而效，令其多取壁钱贴敷，数日渐安，其囊如故。

【注释】

[1] 质汗：味甘性温，无毒。主金疮伤折，瘀血内损，补筋肉，消恶血，下血气，女人产后诸血，结腹痛，内冷不下食。

[2] 银朱：具有攻毒杀虫、燥湿祛痰的功效。主要成分是硫化汞，常用于痈疽、肿毒、湿疮、芥癣等疾病。

[3] 紫草茸：主要具有清热解毒的功效，并且还具有凉血的作用，可以治疗麻疹和斑疹的症状，也可以缓解女性月经过多和崩漏的症状，对于湿疹和疮疡不敛的症状也有着缓解效果。

（四）脊背门第四

【原文】

背有十六节，五脏六腑系焉，人老而腰俯，精华竭矣。善于调摄者，尚宜竖起脊梁。（辑脊背门）

脊背打断：用门一扇，令病人睡定，服接骨丹。地鳖虫、当归、破故纸（各二钱），杜仲、远志（各三钱），地龙（一钱）。共为末，酒调服。

脊梁穴伤：头晕软弱，疼痛难当，咳嗽吐血，服此。红花、骨碎补、乳香、没药、猴骨、虎骨、刘寄奴、粟壳、龙骨、地榆、甘草（各一钱），梁隔（一钱五分，即胡桃壳），木香（五分），砂仁（七粒），地鳖虫（十个），红枣（五枚）。童便引，酒煎服。外用敷药：狗脊、地榆、山韭根、乳香、没药、红花，同捣烂敷上。再服后药：熟地、茯苓（各一钱五分），白芷、龙骨（各一钱二分），秦艽、桔梗、羌活、杜仲、续断、甘草（各一钱），梁隔（二钱）。鲫鱼骨引，好酒炖服。

背漏穴伤：久咳黄肿，四肢无力，下午潮热，服此。当归、狗脊、泽兰、乳香、没药（各一钱五分），桑寄生、骨碎补、川芎、地榆、槟榔、续断、紫苏、秦艽、黑枣引，酒煎；再服平胃散，苍术、厚朴、黄芪、砂仁、杞子、香附、菟丝子（各一钱），陈皮（八分），黄芩（六分）。共为末，蜜丸，酒送下三钱。忌葱。

背心穴伤：背中间也。生地、五味、防风、独活、木香（各一钱），乳香、没药（各一钱二分）。共为末，葱引，酒下三分。

三年穴伤：背左右也。乌药、川乌、草乌、威灵仙、大茴、参三七、广陈皮、地鳖虫（各一钱），肉桂、甘草（各四分）。童便引，酒下（乌药，疑即乌药，产台州）。

腰眼受伤：肉桂八分，龙骨、郁金、枣仁、五加皮、红花、虎骨、香附、甘草（各一钱），纯麻、地鳖虫（各二钱），梁隔（一钱五分），木香（七分），藕节、旱草节各四个，酒炖服。外用敷药（肉桂、白芥子、乳香、没药，共为末，鸡子清调敷）。

腰上损方：杜仲（二钱），牛膝（一钱五分），破故纸、骨碎补、生地、质汗、青木香、乌药、乳香、没药、当归、威灵仙（各一钱二分），小茴香、蛇床子（各八分），羌活、独活（各六分），肉桂（五分），地鳖虫（五个）。腰虚自痛，除地鳖虫、独活，加熟地一钱。

草乌散：治跌损腰痛。川乌、草乌生用、骨碎补、陈皮、乳香、没药（各等分），杉木节（七个，酒炙）。共为末，调服一二钱，手上加穿山甲、细辛、桂枝、威灵仙。左手加柴胡、木香，用酒服。

腰痛肚胀方：羌活、青皮、乌药、五灵脂、大茴、杜仲、槟榔、红花、桃仁、庄黄、甘草。大便不通加大黄、朴硝、荔枝核；小便不通加车前、木通、川楝子、铁马鞭。

骑当穴伤：当归、白芍、乳香、没药、延胡索、黄芪、升麻、熟附、小茴香、茯苓、茯神、血竭、沉香、甘草。红枣三枚引。

拦马穴伤：归尾、丹皮（各五钱），五加皮、薏苡仁、川牛膝、淮牛膝（各七钱），参三七、棱麻（各二钱），肉桂（一钱）。共为末，酒下。

凤尾穴伤：腰眼痛极，大便不通。必定打断凤翅，积血有余，服后方。桑寄生、鹤膝风、半夏、破故纸、五加皮、红花、穿山甲、乳香、没药、甘草（各一钱），葛根、木通（各八分），肉桂、地鳖虫六个，虎骨一钱二分，升麻四分，五龙草一把，藕节引，酒炖服。外用敷药方（乳香、没药、红曲、地鳖虫、麻根、五龙草、加葱姜共捣烂，用糯米饭敷上）。

肾俞穴伤：脊背第十五椎命门之下。生地（一钱），破故纸、天仙子、乌药（各一钱二分），黄柏、牡蛎、延胡索、小茴香、泽兰、红花、紫草、苏木、乳香、木香、杜仲（各八分）。不加引，水煎服。

气海穴伤：在关元上。赤芍、归尾、红花、破故纸、牛膝、红硝、红曲、紫草、刘寄奴、肉桂、甘草、杉木皮引，酒煎服。

关元穴伤：小肠穴。归尾、赤苓、参三七、泽泻、广木香、栀仁、自然铜、肉桂、车前、桃仁、三棱、莪术、甘草。灯心引，酒煎服。

命关穴伤：麝香、肉桂、参三七、牡蛎、青皮、木香、白术（各三钱），细辛（二钱），甘草（五分）。

膀胱穴伤：肚膨不消，小便不通。服此：车前（一钱五分），猪苓、泽泻、槟榔、小茴香、桔梗、陈皮、青皮、杜仲、桑寄生、半夏、良姜、甘草（各一钱），庄黄（八分）。灯心草、生姜引，水炖服。

天枢穴伤：大肠穴。庄黄、桃仁、生地、刘寄奴、羌活、棱麻、防风、巴戟、乳香、没药、甘草、生姜引，酒煎服。又方：桃仁、千金子、大黄、蜣螂。共为末，酒煎服。

粪门穴伤：归尾、庄黄、五味、独活、参三七、肉桂、五灵脂、生地、甘草、共为末，酒下。

封门穴伤：此下窍也。伤重昏倒，要拿活，服七叶一枝花，后用药：破故纸、桔梗、丹皮、红花、木通、木瓜、参三七、大茴、独活、乳香、没药、甘草（各一钱），肉桂（八分），茯苓（一钱五分），灶心土引，酒炖服。再用后药：活石、朱砂、人中白（各八分），龙骨、乌药、枣皮、茯神、莲须、秦芁、茯苓、甘草（各一钱），续断、紫荆皮（各一钱二分），厚朴（六分）。建莲七枚引，水炖服。

颈项打断，用高椅坐定，双手揉上，先服全身丹，后服红药，蒸鸡肝，童便、酒调吞服。颈项骨跌断，用双手端定耳门，抬住上掇，先服人参汤，后服红药。腰骨腰眼棍打伤者，不治，拳伤可治。粪骨打伤，用全身丹，藕节煎汤送下。如不止，再用红药一分，鸡汤送下，即愈。

（五）腿足门第五

【原文】

安步以当车，乐哉。子皮有足疾，限于天也。下堂而伤，咎在人事矣。跛而登者，岂独贻妇人之笑。（辑腿足门）

膝弯受伤：生地、苏梗、桂枝、小茴香、细辛、沉香、茜草、草乌、甘草。共为末，葱引，酒下。

膝盖受伤：先移掇，后用药。五加皮、五爪龙[1]、栀子仁（三十五个），共为末，酒调敷，后服药。独脚莲（即鬼臼）、过江龙、五加皮、地鳖虫、牛膝、木通、红花、苍术、砂仁、棱麻、升麻、甘草。茄根引，酒炖服。

膝眼受伤：地鳖虫、栀子、红曲、乳香、没药（各一钱），胡椒（六分）。葱姜共捣烂敷上，杉皮夹定后服药（当归、生地、没药、虎骨、脚樟、南蛇、五加皮、牛膝、独活、木瓜，一方无独活）。

吊筋受伤：当归（一钱五分），生地、脚樟、牛膝、木瓜、檀香、骨碎补、刘寄奴、南蛇、红花、木通、降香、乳香、鹤膝风、甘草（各一钱）。茄根引，酒炖服。

内廉二穴：牛膝、木瓜、薏苡仁、五加皮、广陈皮、羌活、青皮、丹皮、桂枝、红花、白芍（各五钱）。马鞭草引，酒下。

太冲鞋带二穴：槟榔、赤芍、脚樟、牛膝、乳香、泽兰、棱麻、桂枝、铁砂、甘草。酒煎，空腹服。

螺丝骨伤：薏苡仁、南星、枳壳、牛膝、木瓜、五加皮、骨碎补、半夏、香附、陈皮、青皮、延胡索、归尾、赤芍、桃仁、羊花（即羊踯躅）、棕树招、甘草（各一钱），乌药（五分），肉桂（三分）。酒炖服。

脚跟受伤：肿者不宜动针，只用敷药。红花、川乌、乳香、没药、葱姜肥皂同捣烂敷，又服后方：升麻、延胡索、当归、苏木、红花、脚樟、威灵仙、没药、五加皮、乌药、血竭、牛蒡子、牛膝、木通。藕节引，酒炖服。又方：血竭、虎骨、参三七、牛膝、黄柏、麝香、羌活、木香、丁香、地鳖虫、归尾、纯麻、活血丹、碎骨丹（二丹另用水煎，同药对服）。共为末，酒对服。如人虚加鹿筋；寒气在身加肉桂，另放酒内；肿加大黄、芒硝；气不和加寄生、广陈皮；骨断加猴骨；血紫加桃仁、红花；痛加乳香、没药、杜仲、故纸；若不烦躁，须减黄柏。

冲阳穴伤：脚背也。白芨根、川芎、木瓜、槟榔、乳香、甘草、归尾、泽兰、青木香、铁砂。不加引。

侧足穴伤：淮牛膝、归尾、庄黄、木通、五味子、参三七、细辛、车前子、白芷、红花、甘草。马鞭草引，酒下。

涌泉穴伤：脚底心。牛膝、木瓜、薏苡仁、五加皮、丹皮、青皮、庄黄、归尾、硼砂、车前子、细辛、独活、羌活。共为末，酒下八分。大腿打落，两人扶定，将手扣定，抱膝一揉，然后掇上。先服全身丹，后用药。

【注释】

[1] 五爪龙：中药名。为桑科榕属植物粗叶榕的根或枝条。植物粗叶榕，分布于我国，产于云南、贵州、广西、广东、海南、湖南、福建、江西等地。具有祛风除湿、祛瘀消肿之功效。主治风湿痿痹，腰腿痛，痢疾，水肿，带下，瘰疬，跌打损伤，经闭，乳少。

（六）金创门第六（杖伤附）

【原文】

函人唯伤人，乃仁术也，军中固多备用。北俗人皆佩刀，睚眦之怨，抽刃而起，其赖有此与。（辑金创门）

金创降真散：降真香（用节）、松香、文蛤（各等分）。为末，掺伤处，夹缚定，神效。

金创灰蛋散：石灰（细研）、鸡蛋清（和灰成饼）。煅过候冷，研细，遇伤掺之。

神效佛手散：治金枪重伤，筋骨断折将死者。鹿茸、当归、苁蓉、禹余粮、菟丝饼、桑螵蛸、紫石英、熟地、白芍、川芎、干姜、覆盆子、酸枣仁、五味子、琥珀、茯苓（各等分）。共为末，姜三片，枣一枚引。

军中第一仙方：生狗头一个（将肉刮尽，文火煅存性，为末），指甲灰、血余灰（各一钱），陈松香（五钱）。共为末，掺伤处，断骨即续，刀伤即愈。以四味等分，用酒调服亦可。

金创迎刃散：治伤重出血不止。白芷、甘草、水龙骨（各一两），共为末，文武火炒赤色为度，用嫩苎叶、韭菜取自然汁，前末阴干；入参三七、血竭、南星、牛胆（各一两），片脑（三钱），野苎（五钱）。伤处擦上即愈。

住痛生肌止血方：韭菜根（二两），未毛鼠（二个），嫩石灰（二两）。同放石臼内，捣烂作饼，阴干为度，用时以刀刮末敷伤处。布裹即愈。

治刀斧伤：止血，定痛，生肌。降真香（挫碎炒存性）、五倍子（微炒）、血余炭（各等分）。为末掺之；将干箬叶护住，用软棉扎定。两日一换，愈。又方：赤石脂、象皮、棕衣、血余、旧毡帽、松香（各五钱），儿茶、龙骨、乳香、没药、白矾、丁香（各三钱），朱砂、琥珀、参三七、七厘散、炉甘石、黄丹、半夏、冰片各一钱，地鳖虫八钱。共研极细末。

刀口见血方：生半夏、南星、白芷。研末用。

生肌散：治刀斧伤成疮，脓水难干，肌肉不生，此方神效。五倍子、炉甘石、儿茶、龙胬皮（各等分）。为末，瓷器贮用。洗方：防风、荆芥、甘草。共煎汤。无风处洗。

英雄丸：乳香、没药、自然铜、地龙、地鳖虫、密陀僧、花椒（各八分）。研末蜜丸，酒服。临打时不觉疼，血不侵心，甚妙。

棍伤髀骨：茯神、花粉（各一钱二分），灵砂、龙骨、丹皮、红花、自然铜、川乌、脚樟、独活、牛蒡子、乳香、没药、甘草（各一钱），木香（六分），桃仁（七粒）。酒煎服。再用敷药。花椒（一钱），栀仁（十个），地鳖虫（五个），酒药（七个），麝香（一分），葱地蚯蚓（五分）。共捣烂，麻油调敷。再服后药：当归、生地、乳香、没药、石耳、柏叶（各一钱五分），血竭、人中白、参三七、朱砂、木香、茯苓皮、紫草茸、自然铜（各一钱），猴骨（五分），七厘散。共为末，肉汤化服之，即愈。

金创伤掺法：松香、白矾（为末掺）、半夏（六钱），白矾（四钱，为末掺），细石灰。韭汁作饼，贴壁上阴干，为末掺；石灰同生大黄片炒桃红色，去大黄名桃花散。掺之俱效。

（七）通用门第七

【原文】

疗折伤方药，习拳技家多有之，武夫当场，往往制以待用。而秘不示人，何其私也，济世婆心，老而未艾。（辑通用门）

八宝丹：珍珠（豆腐煮）、滑石（各一钱），炉甘石（二钱，薄荷水煮、火煅），硼砂（八分），乳香、蒙荠粉（各一钱，疑是荸荠粉）。

七厘散：归尾、红花、桃仁、大黄（酒浸）、自然铜（醋煅七次，各一钱），地鳖虫（去头足炙焦五钱），黄麻根（烧存性）、乳香、没药、儿茶、朱砂、雄黄、骨碎补、古铜钱（醋煅七次，各三钱），麝香（五分）。共为末，每服大人一钱二分，小儿七厘，陈酒送下，汗出为度。

观音针方：麝香（一钱），冰片（五分），硫黄（二钱）。先将硫黄煅化，再将冰、麝入内，取起存冷为度。但有久损并核子，用此针即愈。

莲叶散：治瘀血腹胀，用莲叶不拘多少，炒存性、研末，童便调一二服，大便下瘀血愈。若身弱气虚，用八珍汤加骨碎补、续断服。

仙传火龙行气散：生姜、食盐、麻油（各四两），大黄、牙硝（各二两），头油渣（疑是豆油渣），荆芥、泽兰、瑞香草叶（各三两）。共捣烂，以麻油炒热，频频熨上，自愈。

万金不换乳香寻痛散：治远年诸般伤损，遍身疼痛，神效。乳香、没药、血竭、甘草、羌活、独活、茴香、木香、沉香、草乌、当归、川芎、白芷（各一两），花粉、木瓜、肉桂（各七钱）。共为末，每服二钱，热酒送下。

刀斧损伤破伤风方：白芷、独活、荆芥、防风、当归、乳香、没药、苍耳子、甘草。桃仁一个为引，水煎，酒对服。

打死无气方：白芍、桑皮、葶苈子、桔梗（各一钱），泽兰、橙叶（各二钱），枳壳（八分），连翘、菖蒲、辰砂（各五分），牙皂（四分），麝香（三分），细辛（二分）。用酒炒过三次，胎发一撮，烧存性，和药研末，开水调服。以手扪其口，药下一时可愈。

万应膏：羌活、独活、荆芥、防风、黄柏、白芷、赤芍、栀子、川芎、当归、细辛、连翘、木鳖子、甘草、苏木、红花、玄参、升麻、松节、地榆、白芨、白芡实、半夏、木瓜、薄荷、生地、白菊、降香、知母、贝母、僵蚕、骨皮、苦参、麻黄、蝉蜕、牙皂、枳壳、白术、茯苓皮、黄芪、猪苓、泽泻、牛膝、木通、良姜、秦艽、淮药、艾叶、故纸、炮姜、牵牛、灵仙、杏仁、木贼、车前、刘寄奴、续断、乌药、陈皮、槐花、香附、砂仁、牛蒡、远志、三棱、木香、天冬、麦冬、沙姜、芫花、大戟、骨碎补、山豆根、菖蒲、桂枝、苍术、萆薢、花粉、海桐皮、青皮、阿胶、桔梗、黄芩、大黄、姜黄、全蝎、白矾（各一两），血余、苏叶、黄丹、水粉（各二两）。

生肌散：乳香、没药、血竭、雄黄、蒲黄、梧子、赤石脂、白芷、朴硝、寒水石、陀僧、龙骨、轻粉、花蕊石、山甲、螃蟹粉、硼砂、蟾酥各五钱，朱砂、乌药各三钱。共为末，每膏一张，各下数分贴伤处。若臁疮厉症，再入麝香二三分。贴背心即安。

三、跌损妙方书后

彦之先生癸巳夏折左肱，南行求治，得《跌损妙方》一编，由是小愈，今秋重加校订，欲付梓而难其资，就商于余。余读之，用药平稳，立法精详，洵医林中仅见之作。可补《灵》《素》以来所未备，程子云：一介之士，苟存心于利物，于人必有所济，先生之谓与？爰助其刊资，并缀数言于后。

道光丙申九月同学愚弟胡泉。

四、谨跋

彦之先生刻《跌损妙方》成，漫题长句一首，即寿其六十生辰。

身是精金百炼余，年华六十再生初，筹添甲子周回日，着到轩岐未有书。世上风波经解脱（日讽金刚经），胸中块垒酒消除，寿人自寿真无量，珍重青囊万宝储。

岁在柔兆滩涂月佛日姻愚弟刘宝楠拜撰。

（齐凤军）

第十章　武当伤科正骨诊治精要

【传承概要】

湖北武当山是荆楚文化、房陵文化、荆襄文化的发源地，也是我国道教发源地之一。据传元末明初，该山有道者张三丰，论道授武，伤者间或有之，武当拳形气同练，以静制动，在技击和强身方面都有独到之处。三丰收徒授艺，传授武当拳法，武当拳一时大兴，数百年间在山道士寒暑不辍，晨夕苦练，拳械伤者时或有之。故而他们师徒数人集民间伤科验方、单方为一炉，将自己的武当功法施治于伤病，记载后传抄成册，世代相传，逐成独特的伤科派别，名曰武当派。

武当正宗伤科正骨是传统中医伤科支脉之一，与中医其他学科相比，它历史悠久、疗效独特。武当伤科正骨是研究跌打损伤或竞技武术打伤导致骨骼骨折、骨关节错位、脱臼、内脏损失及其周围组织损伤，经过手法、中药及其他外治疗法达到治疗效果的一门学科。伤科学历史悠久，但著作甚少，大多散在民间，口传心授。自古以来，武术、伤科常常是一家，伤科医师历来有"打师傅"之称，也就是说伤科医师要"打得人死，救得人活"。伤科亦同武术一样，分为少林派和武当派。少林派弟子多捍，主刚；武当派道友多文静，主柔。武当伤科以外治为主，配合按摩、针灸、中药等综合疗法，与少林派伤科有很多不同之处。少林伤科少治杂症，多治跌打损伤，特别对"红伤"的治疗有独到之处，治疗手法多刚。武当伤科重视三关六节损伤的治疗，能治远年陈伤和疑杂病，治疗手法多柔。

近几十年，由于种种原因，民间、道家传统伤科正骨发展缓慢，有些技术濒临失传，尤其是武当伤科医术后继乏人，全面介绍武当伤科正骨著作更少。为了挖掘古老的伤科传统医术，传承民间、道家伤科正骨精髓，继承发扬道医绝技，现根据喻德元编著《武当伤科》，尚儒彪编著《伤科方术秘笈》，丁继华、单文钵主编《中医骨伤历代医粹》，金一明编著《武当点穴技击法》，李天翼主编《武当绝技》，方运珍等编著《神农武当医药歌诀》中关于武当伤科正骨精髓的记载，完善武当伤科正骨流派传承体系。

【学术价值】

武当伤科一向是师承单授，少露于外，教学方法极为严格，道徒在学医前要先外练一双手、内练一炉丹。要练好武当功夫，需先背会武当炼丹秘诀、武当拳秘诀、武当剑秘诀，待背熟秘诀后，老师即可传授功法，经过练习，待手上有一定功夫后，开始在棉袋、沙袋上做各种点穴按摩手法练习，这时在老师指导下专修道教规定的"道济类"医书。武当道友们为了疗伤治病，精读《黄帝内经》《难经》《肘后方》《千金方》《本草图经衍义》等医学专著，集民间秘方、验方为一炉，总结出武当伤科"四个一"的治疗方法。这"四个一"即是"一炉丹""一把草""一双手""一根针"四种治疗伤科病痛的有效方法。背诵武当伤科用药秘诀、按摩点穴秘诀、针灸秘诀等。

武当伤科治疗特别讲究三关六节。三关，分上三关与下三关。上三关，指的是腕关节、肘关节与肩关节。下三关，指的是踝关节、膝关节与髋关节。拿擦，即拿捏、摩擦腕、肘、肩、踝、膝、髋这六个关节，每个关节拿捏、摩擦九次，左右交替操作。拿擦这六个关节，可以松弛关节粘连，改善关节的活动功能，改善手三阳（阴）经的气血循环，起到阴阳平衡、五行调和的作用。

武当伤科药物治疗上，采用外擦、外敷与内服药相结合，以解痉挛止痛、消肿强筋为主。药方多以该门派历代祖传方为主，有时也选用民间土方土法及武当山中的草药方。

第一节 武当伤科概说

一、武当伤科"一炉丹"

所谓"一炉丹"，来源于《伤科方术秘笈》记载，即道家修练丹田之气，它是将人身当成炼丹的丹炉，以本身的精、气、神作为炼丹的材料，在自己身中烧炼，使精、气、神聚而不散而成圣胎。所谓圣胎，道家称为"内丹"。所谓"一炉丹"，既可疗伤治病，又能强身健体、益寿延年。

武当伤科"一炉丹"秘诀：

先天气，后天气，得之者，常如醉。日有合，月有合，穷戊己，定庚甲。
上鹊桥，下鹊桥，天应星，地应潮。起巽风，运坤火，入黄房，成至宝。
水怕干，火怕寒，差毫发，不成丹。铅龙升，汞虎降，驱二物，勿纵放。
产在坤，种在乾，但至诚，法自然。盗天地，夺造化，懂五行，会八卦。
水真水，火真火，水火交，永不老。水能流，火能焰，在身中，自可验。
是性命，非神气，水乡汞，只一味。归根窍，复命关，贯尾闾，通泥丸。
真橐籥，真鼎炉，无中有，有中无。托黄婆，媒姹女，轻轻地，默默举。
一日内，十二时。意所到，皆可为。饮刀圭，窥天巧，辨朔望，识昏晓。
识浮沉，明主客，要聚会，莫间隔。采药时，调火功，受气吉，防成凶。
火候足，莫伤丹，天地灵，造化坚。初结胎。看本命，终脱胎，看四正。
蜜蜜行，句句应，虽有诀，靠悟性。关键是，修性命，单修一，不可行。
得道者，内丹成。

二、武当伤科"一把草"

所谓"一把草",即武当中草药,来源于《伤科方术秘笈》记载。武当伤科的用药特点:以外敷为主,配合内服丸、散、丹、汤。配方用药少而精,强调理、法、药、方合度,不乱投烈性药,特别注意保护人的正气。

武当伤科"一把草"秘诀:

　　　　丹参刘寄奴,血藤赤芍药。内外诸伤损,加减需斟酌。

　　　　破瘀用桃仁,止痛乳没药。血竭延胡索,瘀痛效最高。

　　　　硬肿加三棱,软坚加朱砂。骨折用然铜,土鳖不可少。

　　　　碎补与续断,螃蟹接骨妙。出血加三七,丹皮大小蓟。

　　　　尿血白茅根,便血用地榆。槐花仙鹤草,血症不能少。

　　　　小便不通利,车前泽泻宜。大便若秘结,大黄草决明。

　　　　用药要慎重,引经药莫离。头上加川芎,白芷羌活宜。

　　　　胸中加枳实,枳壳茯苓皮。胁痛用柴胡,川楝郁金宜。

　　　　手臂用桂枝,桑枝威灵仙。小茴与木香,肚痛效果良。

　　　　腰痛用杜仲,菟丝五加皮。膝伤加牛膝,独活寄生宜。

　　　　木瓜与薏苡仁,脚伤且莫离。祖师传秘诀,莫向庸人提。

武当伤科临床常用药秘诀:

　　发散风寒用麻黄,桂枝细辛荆芥羌(羌活)。防风藁本葱白芷,辛夷香薷与生姜。

　　　发散风热用菊花,柴胡豆豉与升麻。葛根牛蒡蔓荆子,桑叶薄荷浮萍加。

清热降火龙胆草,夏枯栀子连(黄连)石膏。知母芦根芩(黄芩)黄柏,胡连竹叶大功劳。

　　清热凉血用犀角,紫草茅根薇(白薇)青蒿。银柴头翁地骨皮,生地丹皮效更高。

　　清热解毒开喉箭,连翘地丁黛(青黛)麝干。公英马勃鱼腥草,土苓豆根半边莲。

　　祛寒茱萸艾干姜,川椒茴香高此姜。草果丁香灶心土,附子肉桂效果良。

　　芳香化湿用佩兰,藿香木瓜与白扁(豆)。健胃化湿用此好,苍术化湿兼发汗。

　　止咳平喘用紫苑,杏仁冬花枇(枇杷叶)白前。百部苏子旋复花,前胡兜铃桑皮穿(穿破石)。

　　　风湿独活尤灵仙,加皮苍耳蛇马前。虎骨寄生白鲜皮,豨莶松节千年见。

　　　平肝熄风用蜈蚣,羚角全蝎与地龙。钩藤蝉衣天麻等,僵蚕蝙蝠有奇功。

　　　开窍药物用适当,麝香梅片苏合香。安息香与石菖蒲,惊风痫症用之良。

　　　安神定志酸枣仁,磁石琥珀石决明。珠母龙齿龙眼肉,远志朱砂珠茯神。

　　　清化热痰天竺黄,竹茹蒙石贝牛黄。常山昆布与海藻,浮石葶苈海蛤壳。

温化寒痰用半夏,南星白芥与皂荚。渗湿利尿性多缓,(茯)苓泽(泻)(防)己(木)通(扁)蓄车前。

薏苡仁小豆瞿金砂，茵陈灯心萆薢滑。寒下药物兼泻火，大黄芦荟与芒硝。

泻热通便番泻叶，通因通用效果卓。热下药物用巴豆，味辛性热有大毒。

硫黄亦常入方内，助阳通便兼杀虫。润下滑肠和粪便，郁李麻仁有效验。

蜂蜜润肺滑大便，专治大便燥而难。消化食物用山楂，神曲麦芽与谷芽。

莱菔内金五谷虫，消食导滞效果佳。却虫榧子与苦楝，槟榔鹤虱与雷丸。

无荑贯众使君子，石榴根皮与大蒜。理气健脾用陈皮，佛手木香有效力。

砂蔻厚朴与枳壳，柿蒂降胃治呃逆。舒肝理气用青皮，香附舒肝兼解郁。

枳实川楝与乌药，沉香降气兼纳气。活血调经用乌参，益母泽兰与桃仁。

牛膝鸡冠月季花，马鞭红花效颇灵。活血祛瘀荆三棱，莪术水蛭虻虫行。

寄奴䗪虫急性子，虚实癥瘕要分明。活血止痛延胡索，灵脂蒲黄乳没药。

川芎郁金苏木姜，行气活血效非常。活血通络鸡血藤，王不留行毛冬青。

枫实山甲下乳用，痹痛下乳选逍停。止血三七血余炭，侧柏地榆及旱莲。

槐花藕节仙鹤草，大蓟乌贼陈棕炭。阳虚气短多自汗，浮麦五味汗能敛。

麻黄根和芪牡蛎，龙骨白术效灵验。固精缩尿用金樱，桑螵蛸与益智仁。

枣皮连须覆盆子，鹿茸菟丝与人参。止泻芡实余禹粮，连肉五倍乌梅香。

石榴皮与赤石脂，坷子米壳用相当。补中益气炙甘草，参芪白术与大枣。

山药胎盘宏眼肉，气虚体弱效果卓。壮阳鹿茸巴戟天，沙苑蒺藜与续断。

杜仲狗脊骨碎朴，苁蓉蛤蚧故纸仙。补血当归熟地黄，首乌阿胶血藤帮。

桑椹楮实牛筋草，益气之药且莫少。养阴二冬北沙参，玉竹百合芍黄精。

石斛女贞枸杞子，龟板鳖甲胡麻仁。会背此诀再临症，投药如同鬼见神。

三、武当伤科"一双手"

所谓"一双手"，来源于《伤科方术秘笈》记载，即医生用一双手为病人做点穴、按摩等治疗病伤的手法。武当伤科手法治疗特点：轻灵柔和，力到病所即止，要求手法做到治皮不伤肉，治肉不伤皮，治骨不伤肉亦不伤皮，力量柔和、持久，稳、准、匀，手不离皮肤，力量走肉间，粘连不断，一套手法一气完成。

武当伤科一双手秘诀：

推拿按摩理接抖，提托端点拍与揉。武当伤科松法多，莫离皮肤肉里走。

点拍推拿能镇痛，摇转抖拉经络舒。骨折采用开提斗，软伤按摩捻搓揉。

内伤外感当辨症，补泻迎随不疏忽。临床全凭一双手，起死回生不用愁。

四、武当伤科"一根针"

所谓"一根针"，即针灸疗法，来源于《伤科方术秘笈》记载。武当伤科针灸的特点可分为两个方面，一是针具的种类多，它的针具分类如下：木制针，又分为点穴拨筋的牛角针，沾药水叩打穴位的三星针、七星针、九星针，根据叩打部位的大小，可将针加到二十四星。钢制针，除临床常见的针具外，还有一种三星至七星的带火轻刺皮肤的明火针。黄金制成的针，也是武当伤科一绝。瓷制针，即用细瓷陶器制成的针具，它随手可得，操作简便，在武当山下民间流传最广。二是取穴方法不同。除采用子午流注取穴法、灵龟八法、飞腾八法等取穴法外，还有些经验穴位取穴法。取穴少而精，讲究时穴配五部，五部即皮、肉、筋、脉、骨五个不同层次，根据病伤的不同层次配上适当穴位，要求手法熟练、取穴准确、补泻分明。

武当伤科一根针秘诀：

武当针法最为奇，肥瘦长短均适宜。但将他手横纹处，分寸寻求审用之。

身体心胸或是短，身体心胸或是长。求穴看纹还有理，医工此理要推详。

定穴行针须细认，瘦肥短长岂同群。肥人若针三分半，瘦人须当用两分。

不肥不瘦不相同，如此之人但着中。只在二三分内取，用之无失且收功。

大饥大饱宜避忌，大雨大风亦不容。饥伤荣气饱伤腑，更着人神不敢触。

妙针之法世间稀，多少医工不得知。人身寸寸皆是穴，但开筋骨莫狐疑。

有筋有骨傍针去，无骨无筋须透之。见病行针须仔细，必明升降开合宣。

邪入五脏须早遏，崇侵六脉浪翻飞。乌乌稷稷空中堕，静意冥冥起发机。

先补真阳元气足，次泻余邪九度嘘。同身逐穴歌中他，捷法昭然径不迷。

行针补泻分寒热，泻寒补热须分别。拈指向外泻之方，拈指向内补之诀。

泻左当须大指前，泻右大指当后拽。补左次指向前搓，补右大指往上拽。

如何补泻有两般，盖是经从两边穿。补泻又要识迎随，随则为补泻为迎。

古人补泻左右分，今人乃为男女别。男女经脉一般生，昼夜循环无暂歇。

两手阳经手上头，阴经胸中走在手。两足阳经头走足，阴经从足走向腹。

随则针尖随经去，迎则针尖迎经夺。更为补泻定呼吸，吸泻呼补真奇绝。

补则呼出却入针，要知针用三飞法。气至出针吸气入，疾而一退急扪穴。

泻则吸气方入针，要知阻气通身达。气至出针呼气出，徐而三退穴禁开。

此诀出自真武祖，我今授汝心已雪。正是补泻玄中玄，且莫轻说在人前。

张三丰用针秘诀：

人人欲为地陆仙，苦难悟出颠倒颠。财色酒气难回避，名利荣华拼命钻。

不觉耗得精神尽，病邪侵体命难痊。命若难痊莫等闲，我授秘诀任君玩。

玩此秘诀莫认真，头面疾病针至阴。腿脚有病风府寻，心胸有病少府泻。

脐腹有病曲泉针，肩背诸疾中渚下。腰膝强痛交信凭，胁肋腿叉后肋妙。

股膝肿起泻太冲，阴核发来如升大。百会妙穴效真灵，顶心头痛眼不开。

涌泉下针定安泰，鹤膝肿痛移步难。尺泽舒筋骨痛痊，更有一穴曲池妙。

根寻源流可调停，其息若要便安愈。加以风府可用针，更有手臂拘挛急。

尺泽深刺去不仁，腰背若患挛急风。曲池一寸五分攻，五痔原因热血作。

承山下针病即瘥，哮喘发来不得寝。丰隆刺入三寸深，中满如何去得根。

阴包如针效如神，不论老幼依法用。须臾病人便抬身，打扑损伤破伤风。

先于痛处下针攻，腰背承山立作效。甄权留下意无穷，腰腿疼痛十年春。

应针不了便惺惺，大都引气探根本。服药寻方枉费金，脚膝经年痛不休。

内外踝边用意求，穴号昆仑并吕细。应时消散即时瘳。

风痹痿厥如何治，大杼曲泉效真灵。此诀用心牢牢记，行医四海能留名。

第二节 伤病的病因病机和分类

武当伤病的病因病机和分类，来源于《武当伤科》，全面精准，简明扼要，对伤科临床有一定的指导意义。

一、伤病的起因

跌打损伤，是人体各种受伤的总称。由于人们所处的环境不同，生理特点各异，因而产生了人体对外界因素的各种特殊反应。不管人体产生什么样的损伤，也不管人体产生什么样的反应，其致病因素不外乎外因和内因两类。

（一）外因

由于压连、撞击、跌仆、闪错、扭捩、堕坠等各种外来暴力因素作用于人体，超过了机体可以承受的能力，便形成了伤病。这些外来的暴力因素就是伤病的外因。根据外来暴力的方向、性质可以将其分为直接暴力和间接暴力两种情况。直接暴力引起的损伤，多发生在暴力的接触面，如创伤、挫伤和擦伤等；间接暴力引起的损伤则多发生在暴力接受的传递部位。如堕坠伤的病者，足跟着地引起颅底骨折。

外来暴力引起损伤的严重程度与下列因素有关：

1. **外来暴力的强度**

外来暴力的强度大，引起损伤的严重程度也大，反之伤病的病势就轻。如一般情况下，汽车撞伤的伤势重，自行车撞伤的伤势轻。

2. **外来暴力作用于人体的部位**

外来暴力作用于人体的部位如是主要脏器，伤势就重，不是主要脏器，伤势就轻。如自行车撞伤人体的头部伤势比较重，撞伤四肢伤势比较轻。

3. 外来暴力的加速度

外来暴力的加速度大，引起人体伤病的严重程度也大，反之伤势就轻。如同一个人三楼堕坠伤比二楼堕坠伤伤势严重。

（二）内因

引起人体伤病的伤因还有内因。内因包括生理因素和病理因素。

1. 生理因素

（1）年龄：老年人骨骼胶质含量比较低，损伤后容易引起骨折，骨折后不容易长骨痂；青少年骨骼胶质含量比较多，受伤后不容易引起骨折，骨折后骨痂生长快。X线拍片检查：老年人胫骨骨折需要两个月才有骨痂生长，青少年往往一个月就能看到骨折端有明显骨痂生长。

（2）体质：体质好的伤者抵抗力强，受伤后不容易引起伤病，如体质好的运动员跌倒很少引起伤病；体质差的伤者抵抗力弱，受伤后引起的伤病常常比较重，且体质差的人甚至跌倒，经常引起伤病。

（3）体位：伤病的严重程度与受伤者受伤时候的体位有关。一般有缓冲作用的体位产生的伤势轻，无缓冲作用的体位产生的伤势比较重。如二楼堕坠伤、屈膝，足先着地的伤者伤势轻；直膝或头先着地的伤者伤势严重。

（4）生活习惯：贪酒、嗜烟和房事过频的受伤者引起的伤病比较重；经常锻炼、没有恶性嗜好的受伤者往往不引起伤病。如一般乘汽车挤压伤，贪酒、嗜烟和房事过频的受伤者伤痛明显，没有上述恶性嗜好的受伤者根本不引起伤病。

2. 病理因素

（1）因病致伤：某些疾病常常成为引起伤病的条件。如骨肿瘤的病人轻度扭伤就有可能发生骨折。

（2）因伤致伤：某些伤病可能引起另一种伤病。如肱骨髁骨折可引起正中神经损伤。

二、伤病的分类

（一）外伤

外伤包括皮肉伤、筋脉伤、关节脱位和骨折。

1. 皮肉伤

致伤因素作用于人体，皮肉首当其冲，破皮出血称为创伤；皮红肉肿、皮下青紫称为挫伤。

2. 筋脉伤

筋脉伤包括筋伤和脉伤。

1）筋伤：筋伤包括筋强、筋歪、筋粗、筋断、筋翻、筋纵、筋挛、筋离槽。

（1）筋强：寒气克于筋腱，使之缩短，弹性增强，称筋强。

（2）筋歪：致伤因素作用于筋腱，使之部分偏离固有轨道，称筋歪。

（3）筋粗：炎症、瘀血或其他原因使筋腱硬化、变粗，称筋粗。

（4）筋断：筋腱牵拉过度或经受的锐力过大，使筋腱部分断裂或全部断裂，称筋断。

（5）筋翻：致伤因素使筋腱两侧位置和腹背位置倒置，称筋翻。

（6）筋纵：致伤因素闭塞、阻滞经络，使筋腱弛长、无力，称筋纵。

（7）筋挛：致伤因素作用于筋腱，使之挛缩的病态，称筋挛。

（8）筋离槽：致伤因素使筋腱脱离了原来固有的位置，称筋离槽。

2）脉伤：脉伤包括脉塞、脉破和脉断。

（1）脉塞：致伤因素作用于脉道，使脉道闭塞、气血无法畅通，称脉塞。

（2）脉破：致伤因素作用于脉道，使之破裂、出血，称脉破。

（3）脉断：致伤因素作用于脉道，使之完全或不完全断裂、出血，称脉断。

3. 关节脱位

又称脱臼、脱骱。关节头在致伤因素作用下脱离了在关节腔的固有位置称脱位。脱位包括全脱位和半脱位。

4. 骨折

骨骼的完整性或骨皮质的连续性受到破坏称骨折。其中包括浅型骨折、撕裂骨折、螺旋骨折、斜形骨折、横断骨折、嵌插骨折、青枝骨折、粉碎性骨折和骨骺分离。

（二）内伤

致伤因素作用于人体，导致气血失调、经络不通，脏腑变性，称内伤。内伤包括伤气、伤血、气血两伤、伤经穴、伤脏腑。

1. 伤气

气是人体生长、发育的动力，有温养机体、维持生命的作用。致伤因素使气机不利、气运失常，甚至气道不通，这些病态都称伤气。临床上比较多见的有气滞、气闭和气绝。

（1）气滞：伤后气机不利、运行滞涩称为气滞，临床表现为伤处游走性疼痛。

（2）气闭：伤后气机失灵、气道阻塞称为气闭。临床表现为晕厥、昏迷。

（3）气绝：伤后气机丧失、气道断绝称为气绝。临床表现为死亡。

2. 伤血

血乃先天之本，后天水谷精微之化生，它能濡养四肢百骸。伤血包括血热、血瘀和亡血。古代有"损伤之症，专从血论"的记载。

（1）血热：损伤使血势鼓荡，动而生热，称血热。临床表现有体温升高、脉搏加快。

（2）血瘀：损伤使血溢脉外，郁积于肌肤、腠理，没有完全吸收，称血瘀。临床有青紫瘀血。

（3）亡血：损伤使血流脉外，直至脏器、机体之外，称亡血。临床表现有内出血和体表出血。

3. 气血两伤

"气为血帅"，气滞可以引起血瘀，称伤气殃及伤血；"血为气府"，亡血过多引起气随血脱，称为伤血祸及伤气。

4. 伤经穴

经穴是运行气血、联络脏腑、沟通表里上下、调节各部分功能的网络，致伤因素破坏了这种结构，影响了它的功能，称伤经穴。

5. 伤脏腑

脏腑包括五脏六腑。五脏有生化、贮藏精微的功能；六腑有接纳、消化食物，排泄糟粕的作用。致伤因素使脏腑的功能和完整性受到破坏，称为伤脏腑。

（三）时间、程度分类法

1. 时间分类法

伤病按受伤的时间分新伤、老伤（老伤又称陈伤、宿伤），即三个月以内的伤称新伤，超过三个月的伤称老伤。

（1）新伤：发病时间短，局部症状、体征明显。治疗以局部外治为主，这类伤者要特别注意重要脏器的体表位置，预防内部器官的破裂伤被误诊。

（2）老伤：发病时间长，局部症状、体征不明显，诊断复杂。治疗宜采用综合疗法。这类伤者若年龄超过 50 岁则不容易根治。

2. 程度分类法

（1）轻伤：轻伤者无全身症状，局部症状亦不严重，重要脏器无明显破坏。这类伤病预后比较好，一般无后遗症。

（2）重伤：重伤者无论局部症状、体征，还是全身症状、体征都比较严重，重要脏器破坏程度比较大，脏器的功能不全或完全丧失，甚至威胁伤者的生命。

第三节　跌打损伤疾病的诊断

武当伤科关于跌打损伤疾病的诊断，建立在中医学基本理论指导下，强调望创伤、瘀血、伤口、骨折，闻气味、听声，问跌打损伤原因和过程，切摸伤科部位肿胀、疼痛、骨折及脉象等内容。

一、望诊

1. 望神色、观体态

伤科医者重视察颜观色，也就是看气色。通过对病人所呈现的精神、仪表的观察，了解外伤疾病的轻、重、安、危，以及局部损伤、骨折对整个人体生命的影响。

2. 望舌象、辨瘀血

观察舌的舌苔、舌色泽、舌形态、舌津液的分布变化，观察脏腑虚实、气血的盛衰、津液的亏盈、气滞血瘀等病象。

3. 望局部、知伤势

跌打损伤疾病特别重视损伤局部的望诊，损伤者，局部肿胀青紫者为新伤，肿胀变黄为陈伤。就跌打损伤疾病来说，跌打损伤是局部病变的根源、关键及全身性病变的基础。如脊椎骨折引起休克，脊椎骨折是休克的根源、基础，治疗脊椎骨折是抢救休克的关键。跌打损伤疾病主要望损伤部位的形态、姿势，皮肤的颜色、完整性，肢体的长短、粗细和功能，必要时可以与健侧对比。除此之外，特别注意望两眼、两手指甲、睾丸和两足掌的有关变化。

二、闻诊

闻诊分听声音、闻气味两种。

1. 听声音

声音高亢有力者为实，低微无力为虚，谵语狂言为神昏，少气语断、声音低微者为病危。呼吸气粗短促为疼痛剧烈或热毒内攻。临床上气急、呼吸不畅、呛咳不已多见于胸胁内伤病人，多为气胸或血胸。叩诊伤者胸部，闻及明显鼓音者多见于气胸病者，闻及浊音或实音者多见于血胸病者。昏迷伴有鼾音、痰鸣音明显的病象多见于脑外伤病人。肢体疼痛，拨动肌腱有弹响，挤压有摩擦音，多见于肌腱炎病人。完全性骨折，在检查时可听到骨折断端有粗糙的骨擦音。某些关节伤筋可听到关节内的弹响声，如膝关节的半月板破裂和弹响指，复位时闻及入臼音说明复位成功。

2. 嗅气味

嗅觉诊断主要嗅伤者局部组织坏死散发的气味或排泄物的气味。如颅底骨折的病人脑脊液外溢，可闻及散发物有腥臭味；呼吸系统损伤的病人咯血，可闻及血腥味；神经系统损伤的病人，如大小便失禁，衣服可闻及尿味。

三、问诊

1. 问病因、心中明

了解受伤的原因，是跌伤、打伤、闪挫伤、扭转伤、冲撞伤、压榨伤还是堕坠伤等，对诊断有很大的帮助。受伤的部位，受伤的时间，暴力来源，暴力的大小，跌伤的高度及地面情况，这些都应逐一问清。

2. 问寒热、辨伤情

询问恶寒、发热的时间、程度和规律性，对判断病情发展有一定意义。恶寒与发热同时出现，多见于瘀血化脓伤；局部恶寒不热或发热不恶寒，多见于痹症或陈伤及疮疡；短期的低热，多见于瘀血吸收期；头部受伤发热多见于神经损伤。

3. 问出汗、查伤期

汗出如油说明病情危险；盗汗或自汗多见于陈伤劳损；半身出汗和半边身体出汗都见于痹证或陈伤；发热出汗多见于瘀血化脓伤。

4. 问二便、观内伤

问大小便的性状、颜色和次数，对脏腑是否损伤有重要意义。小便颜色显红色，显微镜下可见大量红细胞，称为肉眼血尿；小便外观正常，显微镜下有大量红细胞，称为镜检血尿；小便色红，显微镜下检查没有红细胞，称为血红蛋白尿。如损伤后大便下血、小便尿血，应考虑有内出血。受伤后若大小便正常，则是比较好的情况。

5. 既往史、多痼疾

既往有受伤病史可以考虑陈旧性损伤发作，如骨髓炎、骨结核、骨肿瘤，这些都可续发病理性骨折。关节痛的病人有关节受伤病史，应该想到有损伤性关节炎的可能。临床工作中，凡遇伤患，必问以往是否有陈旧疾患。

6. 问饮食、辨损伤

询问饮食爱恶、喜冷饮或热饮、思食或厌食等，以辨别胃气的虚实，掌握疾病的变化及预后。上腹部受伤的病人有饮食障碍应该考虑食道下段和胃有损伤；颈部受伤的病人饮食障碍应该考虑咽部和食道上段损伤；腹部受伤的病者饮食障碍，应该考虑肠道损伤的可能。

7. 问晕厥、脑损伤

头部外伤一定要问晕厥的时间长短，当时有无呕吐，以及清醒后，是否有再次晕厥、逆行性健忘的现象。若受伤者突然耳聋，说明听觉神经系统有病变。颅脑损伤者听觉中枢可能被损伤；耳部损伤者听神经可能受到损伤；震荡伤的病人，听力下降或耳鸣说明听觉神经的功能受到破坏。

8. 问饮水、知津伤

人体津液可与血液互化，受伤后出血多者，津液必伤，饮水要求迫切是血容量不足所致；受伤的病人出汗多、饮水多，是电解质不平衡的缘故；受伤的病人长时间发热、饮水多，是水代谢障碍的结果。现代医学认为，受伤者出血量多，体内的血容量下降、血液浓缩，都会导致饮水量增加。

9. 妇人伤、问经产

很多伤病与妇产科情况有关。女性病人月经来潮时受伤，少用破血药；妊娠期的妇女受伤，用药要注意妊娠禁忌；产妇受伤，破血药一般也不能随便使用；妊娠期妇女下腹部或腰部受伤，应注意早产。女性病人下腹部损伤或腰部疼痛应该注意与妇产科疾病相区别。

四、切诊

切诊包括触诊和切脉。触诊主要是通过医者手的触摸发现受伤局部的阳性体征；切脉一般以切腕脉为主。

（一）触诊

触诊包括深触诊和浅触诊。

1. 摸肤温

触摸病变部位，了解皮肤的感觉、温度，以及浅表组织的形态、特点，有无肿物，等等。如果局部感觉迟钝或者失去知觉，说明气滞、血瘀，经络不完全畅通；皮肤灼热发红者为阳证，一般多见于热毒炽盛的疮疡，或积瘀肿胀的新伤；皮肤发凉色白或紫暗者为阴证，一般多见于血栓闭塞性脉管炎或气血阻滞兼有寒湿的旧伤。触诊皮肤的温度，可以了解受伤者气血的盛衰、体质的强弱。

2. 摸包块

局部生有包块，应注意检查肿块的大小、形状、硬度、活动性、表面情况及其与周围组织的关系，以了解肿块的性质。

3. 摸压痛点

根据压痛性质、部位、范围、程度，一般触压痛、反跳痛，属于关节脱位、骨折。根据动脉搏动和受伤部位的阳性反应物，鉴别疾病的性质和轻重程度。有固定不移的压痛点，一般为病变的所在位置，特别是骨折部位均有敏锐的压痛点。

（二）切脉

医者食指、中指、无名指三个手指触摸寸口处，分别用轻度、中度和重度力量压摸脉动情况，称切脉。伤科脉象的特点：伤科之脉，洪大当喜，缓小可忧。亡血之脉，洪大危险，沉细勿忧。伤损之病，六脉模糊者应该提高警惕，脉搏有神者，病重无忧。危重病人出现结、代脉，不算危险病象。一般伤科常见脉象有浮、沉、迟、数、细、洪、弦、芤、结、代十大脉象。

五、伤科诊断

（一）度量诊断法

1. 长短诊断法

如果肢体缩短，应该考虑重叠畸形；如果肢体变长，应该考虑关节脱位。前者如股骨骨折重叠畸形；后者如肩关节下脱位。

2. 周径诊断法

受伤后肢体变粗考虑肿胀畸形；受伤后肢体变细考虑萎缩畸形。前者如膝关节血肿形成；后者如桡神经损伤引起前臂肌肉萎缩。

3. 运动范围诊断法

关节运动范围增大，说明有肌腱断裂；关节运动范围缩小，说明有肌腱粘连。前者如膝关节十字韧带断裂，膝关节伸直超过180°；后者如膝关节肌腱粘连，膝关节伸直不到180°。

（二）特殊体征诊断法

1. 搭肩试验

病人肘关节贴住胸壁，病侧手摸不到健侧肩峰，称搭肩试验阳性，多见于肩关节脱位。

2. 肘三角变形试验

伸直伤侧肘关节时，肱骨内、外髁和尺骨鹰嘴成一直线；屈曲肘关节时，这三点构成等腰三角形。如果这种关系破坏了，说明肘关节有脱位或骨折。

3. 屈颈试验

病人坐在床上，两腿伸直，头低位，颈部前屈时腿痛，称为屈颈试验阳性，提示伤者有椎间盘突出的可能。

4. 直尺试验

将直尺的一端放在患肢肩峰处，尺的另一端不能触及肱骨外上髁为正常。反之为阳性，有肩关节脱位的可能。

5. 髂坐连线试验

股骨大粗隆顶点不在髂前上棘至坐骨结节的连线上为阳性，说明髋关节有脱位或骨折。

6. 布瑞安三角试验

病人仰卧位，从髂前上棘到股骨粗隆顶点划一直线，再从髂前上棘划一直线与身体垂直，然后从股骨粗隆顶点划一直线与身体平行，并和前垂线相交成直角，这一直角底边和健侧相比小，则说明髋关节有脱位或骨折。

7. 全屈试验

病人仰卧位，髋关节、膝关节和踝关节都屈曲，医者按压膝关节、脊椎疼痛部位是受伤部位，提示有椎间盘突出症。

六、眼结膜诊断法

根据眼结膜血管瘀血和该血管末端瘀点的分布情况，诊断伤病部位、性质和时间的方法，叫眼结膜诊断法。

眼结膜血管青紫、突出，末端有瘀点（少数无瘀点者，血管粗细不一致，颜色比较深），瘀点的大小稍大于针尖，我们称这种体征为报伤点，又叫伤征表现。根据伤征表现的分布情况，一般眼结膜上半部分反映腰背部和上肢情况，眼结膜两侧反映季胁部情况，眼结膜下半部分反映胸部和下肢情况，左眼反映左半身情况，右眼反映右半身情况。瘀点色淡如云，散而不聚，伤在气分；色浓而沉，伤在血分。若报伤点周围有色淡如云彩的不规律物，为气血两伤。其具体情况分析如下：

1. 腰部损伤

腰部损伤的报伤点一般在眼结膜上半部分靠瞳孔的内侧。背部靠脊柱附近的损伤，报伤点在上半部分的正中位置。上肢损伤，报伤点多在结膜上半部分远离瞳孔的上外侧，且分支比较多而短。

2. 前胸损伤

前胸损伤，伤在胸骨附近，则眼结膜血管呈三叉型，位置偏结膜内侧；若伤的位置远离胸骨的外下方，报伤点在眼结膜瞳孔的外下方。

3. 腋部损伤

报伤点在瞳孔外侧的结膜上、中、下部分，提示腋部损伤的位置是腋后线、腋中线、腋前线。

七、指甲诊断法

指甲诊断法是根据指甲下微血管的颜色、形状，血液的流动速度，瘀点的出现及其变化规律，来诊断受伤的部位、时间、严重程度，以及损伤的性质的一种方法。

《素问·五脏生成篇》说："足受血而能步，掌受血而能握，指受血而能摄。"可见指甲血管的颜色可以反映人体血液循环的盛衰，所以指甲诊断法对伤病的诊断有一定的意义。指甲诊断法的具体操作是医者左手拇指在下，其余四指在上，握持伤者手指，让伤者指甲在上，医者另一手的拇指按压伤者手指甲，使其甲床血管排空，变成灰白色。然后医者快速放开病人被按压的手指，同时观察伤者手指甲血管内血液的充盈时间、速度和有无瘀斑、瘀点，以及其变化。这些情况我们称为报伤指征。其临床意义如下。

1. 报伤指征部位

报伤指征出现在拇指，说明受伤部位在头部和颈部；报伤指征出现在食指，说明受伤部位在颈部以下、横膈以上；报伤指征出现在中指，说明受伤部位在横膈以下、脐以上；报伤指征出现在无名指，说明受伤部位在脐以下、耻骨联合以上；报伤指征出现在小指，说明受伤部位在耻骨联合以下。

2. 报伤指征颜色

报伤指征呈暗红色，说明受伤时间在半年以内，一般多见于气分的轻伤，预后比较好；报伤指征呈青紫色，说明受伤时间在两年以内，一般多见于筋脉、腠理的中度伤，预后也比较好；报伤指征呈黑色，说明受伤时间在五年以内，多见于血分的重伤，预后不太理想；报伤指征呈黄色，说明受伤时间在五年以上，见于气血重伤，预后比较严重。

3. 报伤指征形状

报伤指征形状可以说明受伤的性质：块状报伤指征多为跌伤或扭伤；点状报伤指征说明为锐器伤；条索状报伤指征说明为进伤或条状物打伤；报伤指征为片状，说明为挤压伤。若报伤指征按之即散，则为假阳性，没有诊断价值。

八、危重症诊断法

伤科危症，来源于《伤科方术秘笈》，以前称为"不治之症"。"不治之症"古今有别，各家不同，武当伤科的"不治之症"和其他学派也有差别。

1. 古代伤科十不治症

（1）顶门和太阳部位受伤，长时间昏迷不醒者，不可治疗。

（2）心窝部受伤，伤后局部肿胀明显、疼痛、气闭无息者，不治。

（3）伤后口吐鲜血、汗出如油者，不治。

（4）腰部受伤，伤后狂笑不止者，不可治。

（5）小腹受伤，疼痛不止、呕吐粪便者，不治。

（6）脐旁三寸处受伤，疼痛不止者，不能进食，七天必死也。

（7）阴部受伤，阴囊、阴唇缩入者，不治之症也。

（8）受伤后，舌伸不收者，不治。

（9）妇人阴部受伤，血流不止，不治。

（10）伤后大小便不通者，不治。

2. 现代伤科十不治症

（1）头部受伤，脑髓外溢、昏迷不醒者不治。

（2）受伤后五官七窍出血、神志不清者不治。

（3）胸部受伤，咯血气喘、嘴唇发绀者不治。

（4）脊柱受伤，全身瘫痪、二便不通者不治。

（5）腹部受伤，腹部胀痛、呕吐不止者不治。

（6）腰部受伤，尿血不止者不治。

（7）肋骨骨折刺伤肺部，吐血不止者不治。

（8）内脏受伤，出血昏迷者不治。

（9）破皮出血，角弓反张者不治。

（10）伤后大出血，脉症相反者不治。

注：就现代医学来说，上述诸症只能说是伤科疑难病症，并不全是"不治之症"。

九、武当伤科看伤秘诀

武当伤科看伤秘诀，来源于尚儒彪编著的《伤科方术秘笈》。

> 看伤首需观神色，再看形表细搜寻。破皮肉裂与脱位，骨头断碎不需惊。
> 最忧颅脑骨伤震，七窍出血面无神。脉弱呼浅瞳仁散，昏厥性命归黄泉。
> 再看胸胁与胃脘，气堵血瘀骨否断。肺肝脾肾肠断裂，血症端详细心研。
> 胸伤痛难转与翻，呼吸困难平睡难。气管肺脏遭破裂，气促面紫冷汗淋。
> 心脏受伤多昏厥，脉搏沉微寻找难。左肩胀痛碍呼吸，出血过多立归阴。
> 肝裂右侧季胁痛，剧痛射向右肩行。轻微出血可自止，骨折重伤虚脱成。
> 肾脏跌打与挤撞，裂伤疼痛有血尿。大量出血且反复，纵有妙药难收功。
> 如有结石与水肿，此处最易受伤损。肾与尿管如堵塞，虽无血尿有瘀肿。
> 脾脏破裂面苍白，心慌自汗口渴频。脉弱腹胀四肢冷，疼病难熬烦闷增。
> 胃肠裂损命垂危，频吐鲜血和恶心。二便见血腹痛胀，痛区渐大要认清。
> 伤气疼痛无定处，散聚无常一片云。伤重气逼时晕厥，伤轻刺伤无外形。
> 胸腹胀闷并窜痛，低语最怕呼吸频。体倦神怠似索捆，不思饮食难起身。
> 瘀堵不散多肿痛，祛瘀生新肿自平。失治硬肿如卵石，发热蒸蕴化为脓。
> 如是瘀结无短缩，虽非骨折有畸形。气滞血瘀互为因，受伤最怕血攻心。
> 粗纹瘀点甲华涩，新伤宿伤两难平。切莫单凭汤药好，里应外合尚推针。
> 四肢骨折长短异，骨折活动有杂音。斜断粉碎声零碎，横断裂纹折线凭。
> 三关脱位查空陷，脱位何处细追寻。畸形壅肿仔细摸，瘀肿折脱要分清。
> 颈根伤损上肢瘫，下肢瘫痪在腰干。骶间骨折有便血，二突裂折步蹒跚。
> 腰椎压扁二便结，腰腿痛重行动难。颅脑重伤四肢废，纵可回春根已残。
> 脉象沉弦紧尚可，洪大急疾脉症反。久困床榻疮血淋，骨瘦如柴徒自叹。

十、武当伤科诊脉要旨

武当伤科诊脉要旨，来源于《伤科方术秘笈》。伤科脉学比较神秘，一般师徒相传，口传心授。

1. 诊脉要旨

着手诊脉先轻后重，轻手得者为浮，重手得者为沉，先知浮沉，再辨迟数。正常脉，医者一呼吸四至五至，三至者为迟，六至者为数。迟者为寒，数者为热。浮者主表，沉者主里。按至骨仍见者为有力，按至骨不见者为无力。浮而有力者主风，浮而无力者主虚，沉而有力者主积，沉而无力者主虚，迟而有力者主痛，迟而无力者主冷，数而有力者主热，数而无力主疮。

男子之脉以阳为主，两寸之脉常望于尺；女子之脉以阴为主，两尺之脉常望于寸。男子寸脉弱尺脉盛，肾不足也；女子之脉若尺弱寸盛，上有余也，上有余则下不足也。老人脉宜缓弱，少壮人脉宜实强。此为习脉要旨，先明于此，方可入门也。

2. 脉状秘诀（浮、沉、迟、数四脉）

浮脉轻手触皮应，如水漂木似毛轻。有力为洪无力芤，浮而迟大虚脉形。

沉脉重手按至筋，女寸男尺号为平。有力为牢无力弱，沉极为伏病属阴。

迟脉一息至唯三，按至乃得举不见。有力为缓有止结，迟细多作涩脉看。

一息六至号为数，浮沉虚实细作摸。有力为弦无力紧，有止为促滑欲脱。

3. 四脉主病秘诀

浮脉为阳风居表，紧寒缓湿洪风火。浮涩伤营短伤气，浮芤失血细阳脱。

沉脉为阴在内寻，若无伏邪气滞因。牢为坚积弱虚气，数为内热滑痰饮。

数脉为阳火邪漫，浮表沉里弦肝经。阳君阴相均为火，左为阳亢右伤阴。

4. 六大六小脉诀

六大六小脉诀又称"点头脉诀"，即医家不用病人开口，根据左、右手的六个部位的脉象大小，说出病人的病痛所在，让病人听后频频点头称是，故谓"点头脉诀"。此口诀在学会脉状秘诀后再学。

心脉洪大心家热，头脑昏沉血气结。脚板手心似火烧，口苦心烦渴不歇。

鼻中出血乱狂说，心中有火小便赤。心脉细小主心虚，心中惊悸汗淋漓。

头脑昏沉多困倦，梦魂常在水边归。身体无力手脚软，寒经恍惚精神散。

肝脉洪大不调血，背痛腰痛及两胁。手脚酸软目赤红，行路昏昏常怕跌。

妇人脉大有身孕，小者无孕血衰败。肝脉微小四肢疾，胆冷肝苦血气寒。

头眩眼花双足软，夜间盗汗出无停。肾脉洪大主腰痛，背疼头眩小腹膨。

膀胱暑热小便赤，咽干舌苦热无涎。妇人肾大有良缘，气望无孕血衰败。

肾脉微小主伤精，耳内嘈嘈风雨声。头昏腰痛脚膝软，眼上瞳晴不光明。

女人前后经不对，下部虚散加气痛。肺脉洪大心胸紧，咳嗽风痰代壅盛。

口渴气急脉不均，若见相克成痨病。肺经有火便不通，肺脉微小肺家虚。

闷闷忧忧口又干，手冷腹内多虚弱。咳嗽时常皆上寒，肺小白痰生玉雄。

脾脉洪大心膨胀，饮食不思常喜困。头痛腰痛胃作呕，食后伤风精气损。

脾脉微小两眉愁，闷闷忧忧有微嘈。手足酸软加气急，无情无意通良宵。

见此脾脉方是奇，脾小胃成沙沉沉。命脉洪大心实热，口渴三焦血气结。

四肢困倦少精神，食后伤风精气别。女人命大有良妊，两脉双洪皆知定。

命脉微细好平和，命虚应窍呕吐多。手足常冷脾胃弱，命小微沉却无妊。

气逢小者血衰败。

5. 定人品脉歌

大人四至五为良，小儿六七是平常。矮人密指长人疏，此是医家下指方。

少壮洪实大无害，老人微涩莫荒张。肥人沉细短无事，忽然浮实风火旺。

瘦人浮长须附骨，有时短缩定身亡。性急脉急如符应，性缓脉缓亦相当。

气血盛衰脉大小，迟寒数热乃为常。贵脉澄清富缓滑，不重急燥有灾殃。

室女尼姑多濡涩，邪祟之脉壮无常。下贱之人脉粗燥，酒色之人肾脉长。

少壮偶然无脉者，服药不下定非祥。老人浮散无根脉，须知不日返泉乡。

老人脉若旺不燥，此人必定是寿长。少壮脉细三部同，清逸之士秀才郎。

第四节　武打伤科武当外治法

武打伤科武当外治法，来源于《武当伤科》《伤科方术秘笈》。武当外治法是通过在病人体表，采用手法、针灸、器械和药物，针对伤病进行治疗的方法。其方法简便易行，经济安全，疗效显著，而且副作用少。一般包括手法、导引、针灸、拔罐、熨贴、薰洗、外擦、外敷和丹药外用。常用的有推拿、针灸、拔罐、膏药、紫金丹酒外擦。

一、手法治疗

古语曰："跌打，跌打，重在推拿。"过去伤科医师被称为跌打医师，可见手法治疗的重要性。手法治疗应该因人而异，因病而异；要求手法轻柔，内力充沛，动作准确，重点突出，远近兼治，由轻到重，由表及里。

（一）手法治疗的基本功口诀

推拿摸字在晨昏，抓捻拧撑要认真。抓和拿捏功相似，撑似按来按似撑。

四肢推与平推异，揉字应分三步行。平推滚法运掌中，捶在膝头排掌声。

练"摸"字手法要在早晨和黄昏；练抓法、捻法、拧法、撑法要同样认真练；抓法和拿法、捏法的练功方式相似；撑法和按法的练功方式是一样的；四肢的推法和平推的手法不一样；揉法应分单指揉、多指揉和掌根揉三个步骤去练习；推法、搓法是通过掌来练习的；捶法和排掌法可以在膝盖上练习。具体常用练功方法如下。

（1）虎跳式：保持俯卧撑姿态手足同时弹出，整个身体离开地面，然后自然落地，如此反复数十遍。

（2）单推掌：前臂与肩平，前弓后箭势，左腿在前则，左臂向前平伸（右腿在前则右臂平伸）推出，身子向后坐时手臂屈肘回收，变成下肢前虚后实势。身子再向前，下肢成弓箭步，手臂向前推出。如此反复，直至500次左右。

（3）抓沙袋：两手轮换将沙袋抛起，接着用手去抓，再抛再抓，反复数百次。砂袋由轻到重，从十斤换到数十斤。

（二）推拿口诀及操作

摸托端提理接斗，推拿按摩气血和。母法八字传千古，手法二七变化多。

揉捏捻搓能镇痛，危垂扣掐立时苏。捶拍滚抇精神爽，摇转抖拉经络舒。

补虚泻实切需记，内伤外感也能医。手法技巧随心转，起死回生妙无比。

1. 八种母法

1）摸法：新伤之肿一摸即得，痛点何在不摸不成。如瘀肿皮粗肉厚，筋腱、经穴或骨关节损伤细微触摸各不相同，骨折、脱臼形态各不一样，都需要使用摸法。

2）托法：托法是伤科武当学派的特色，多用于骨折、脱臼治疗。即一手托住病人肢体陷下部分，另一手复位。

3）端法：用于筋离槽、骨错缝，也可以用于某些骨折、关节脱位，操作的力度、方向如同端脸盆一样，分为直端、斜端、上端、远端、近端、单手端、双手端。

4）提法：此法多用于骨折、关节脱位，是使陷者复起的手法。具体操作是助手固定，医者单手或双手提起之，使之复位。

5）推法：用于理筋顺络，分为四肢推和躯干部平推。前者多五指分开，由远心端向四肢近心端推；后者平掌平推。

6）拿法：用于通关开窍、散窍结。操作是拇指和食指、中指相对运动，拿捏筋腱。此法用于四肢屈处和筋腱突出部位。

7）按法：用于疏通经络、止痛，也可以用于某些骨折的复位。具体操作是用手向一定方向按压，分为指压法、掌压法、肘压法。常用于大腿部位、臀部等肌肉丰厚处。

8）摩法：用于调和气血、振奋精神。其操作是手掌在治疗部位循病人身体纵轴或横轴浅表性地擦动，其要领是微屈肘、腕放松、掌自然贴在治疗部位，协调性地均匀用力，速度适中（一般两秒钟一个动作）。

2. 十四种子法

1）揉法：用于活血行滞、通经止痛。动作要领是腕放松，以臂带腕，分为单指揉、多指揉、鱼际揉和掌根揉四种。

（1）单指揉是用中指压在痛点上，食指压在中指背面协同用力，做旋转运动。

（2）多指揉是用食指、中指、无名指、小指一起压在痛点上做旋转运动。

（3）掌根揉是用手掌根在治疗部位做旋转运动。

（4）鱼际揉是用大鱼际在治疗部位做旋转运动。

2）捏法：①通气散结，恢复治疗部位的感应性；②检查治疗部位筋肉的紧张度，有无阳性反应物；③能使局部筋肉放松，为其他治疗手法做准备。

其操作是拇指和其他手指在治疗部位，按经络走向做相对运动，一收一张将治疗部位筋肉撮拢、放松，交替进行。

3）捻法：用于补气养血、疏通经络。其操作是手指抓住治疗部位左右旋转捻动。

4）搓法：用于调和气血、疏通经络。其操作是两手合掌挟持病肢，左右反方向搓动，边搓边向肢体远端滑动。动作要领是松肩沉肘，对称用力，动作快而有节奏，但滑动要慢。多用于治疗结束。

5）叩法：用于通关开窍、舒筋活络。其操作是指尖有节律地突然接触治疗部位，如同鸡啄米一样运动，用腕力而不能用臂力。

6）掐法：用于祛风散血、通经止痛。其操作是用拇指尖沿经络走向按压治疗部位。

7）捶法：用于疏通气血、醒脑提神。其操作是两手握空拳，沿经络走向敲击，快慢相间，节奏分明，轻重有别。

8）拍法：用于强力醒脑、强心复苏。其操作是五指并拢虚掌在某些特殊部位，中等强度地拍击。

9）擦法：用于疏肝益肾、散风祛瘀、强筋健骨。动作要领是松肩、沉肘，擦动部位要紧贴皮肤，用力均匀，动作协调，轻重得当。其操作是小鱼际吸定治疗部位，前臂屈伸运动，带动腕关节做屈伸运动，前臂外旋、外展、伸肘，如此反复进行。

10）揃法：用于疏风散血、提神醒脑。动作要领是快慢得当，节律性强，力度适中，往返进行。其操作是小鱼际如切菜一样快慢相间切击治疗部位。

11）摇法：用于骨错缝、筋出槽，生精补髓，疏风解表。其操作是医者或助手固定病人一端，拉住另一端做左右、上下、旋转摇动。

12）转法：用于祛风除湿、舒筋活络。其操作是医者拿住病人伤肢远端做围绕支点的旋转运动。

13）抖法：用于舒经活络、振奋精神。动作要领是振幅要小，频率要快，牵拉力适度。其操作是拉住肢体远端做快速波浪式的抖动。

14）拉法：用于补肝益肾、通利关节。其操作是医者拉住肢体远端做拔伸运动。

（三）手法的要领和治疗原则

1. 手法的要领

（1）轻手法和重手法（即补法和泻法）相结合。轻手法用力小，动作轻，病人感到舒适，愿意接受治疗，但是奏效慢，只能作辅助手法。重手法奏效快，用力大，但不容易被病人接受，所以要做到出其不意，等病人叫痛时，手法已经基本结束，如颈椎病的手法牵引术。

（2）刚柔相济手法的使用。肌肉紧张、痉挛时手法要柔和绵软，使筋肉松弛。无痉挛状态时可以用刚劲有力的手法以取速效。也就是说"以柔克刚刚能软，以刚克刚刚难克"。

（3）具体操作，全面观察。无论是推拿或正骨都必须全面观察病人的表情动态，只有这样才能充分发挥手法治疗的效果，防止意外事故的发生。

2. 手法治疗的原则

（1）因人施治，辨证施治。体质差的病人应该以轻手法为主，不能随便使用重手法；体质好的人则必须以重手法为主，否则因为病人肌肉发达不容易达到预期的治疗效果。对肿胀明显、瘀血多的病人多用疏导手法；对风寒湿痹病人则要以通经活络手法治疗为主。

（2）重点突出，远近分明。重点手法要放在重点部位，手法应该循经络而不能把现代医学的肌腱走向理论用于伤科的手法治疗。如前胸损伤的手法重点应该是手太阴经和受伤局部，而不是胸大肌或胸部其他肌肉；有肋骨损伤者，远距离点穴推拿是重点；无肋骨损伤者，手法治疗的重点则在损伤局部。

（3）由表及里，力度适当。手法忌漂表无里，浅而不透，而应该有一定功底，做到法施于外、力注于内；发力要快，收力要速，时机必须把握好，做到出其不意、恰到好处。如落枕治疗的抖颈手法。

二、手法急救

"手法急救少人知、起死回生有奇功"。喻氏家传手法急救分为点穴、弹拿、河路推拿三个部分。

（一）点穴

点穴疗法，是用点、打、压手法相结合的一种指针疗法。它是在保持一定强度和位置的前提下，经过一定的时间，对人体产生治病作用的手法。

（二）弹拿

弹拿，又叫拔筋法。其操作是医者用食指、中指同拇指相对拿捏病人某些部位的筋腱（也就是血管、神经、肌腱束），使之提起，然后医者手指突然放松，让筋腱回复原来的位置，这是一种强刺激疗法。其主要机制是经络有内连脏腑、外络肢节的作用，受刺激后有自我调节作用。

（三）河路推拿

河路推拿详见第十二章第四节。

三、药酒火疗法

《黄帝内经·举痛论》曰："寒气客于脉外，则脉寒，脉寒则缩踡，缩踡则脉绌急，绌急则外引小络，故卒然而痛，得炅则痛立止……"

《医宗金鉴·正骨心法要旨》说："……或因跌扑闪失，以致骨缝开错，气血郁滞，为肿为痛宜用按摩法，按其经络以通郁闭之气，摩其壅聚以散瘀结之肿，其患可愈。"

药酒火疗法是根据以上原理，把热效应、中药效应和生理效应结合在一起，应用于临床医疗的古朴而简便有效的疗法。

（一）药酒火推拿疗法的操作

病人一般取卧位（其他体位也可以，但必须是医者操作方便、病人便于暴露治疗部位的体位）。医者先做好准备工作，用止血钳挟持一团95%以上酒精浸透的药棉团，酒精棉团约一般酒瓶盖大小，外包一团乒乓球大小的药酒棉团。另外准备引火器（火柴或打火机），再协助病人暴露治疗部位。治疗时医者左手拿止血钳，用引火器点燃止血钳上的药酒棉团。然后点扑治疗部位，让药酒火在治疗部位上燃烧，再立即用医者的右掌扑灭治疗部位上的药酒火，同时做几个推拿动作。接着医者又用左手上的药酒棉团去点扑治疗部位，如此反复进行5分钟，结束该次治疗。

（二）药酒火湿扑疗法的操作

病人取卧位，医者取一条湿毛巾，叠成稍大于手掌的块状，中央放一块浸透95%酒精的小敷料，再在小敷料上放一块浸透药酒稍大一点的敷料，然后将贴敷料放在医者右掌上（毛巾紧贴掌心）。医者左手握持挟有95%酒精棉团的持针器，先引燃医者左手上的酒精棉团，再用左手上的酒精棉团点燃自己右手上的药酒敷料，而后医者将右手上的毛巾、敷料全部扑在治疗部位上，此时燃烧着的敷料被湿毛巾盖灭，一股温热感觉直透病所。医者反掌撤回，让右掌上的湿毛巾、酒精敷料、药酒敷料恢复原来的位置，然后医者再一次用左手上的酒精棉团去点燃右掌上的药酒敷料，如此反复进行5分钟，结束1次治疗。

（三）药酒火疗法的适应证

（1）各种虚寒性慢性运动系统疾病，如腰肌劳损、各部位原因不明的肌肉疼痛、风湿性关节痛、脊椎肥大性改变等。

（2）各部位肌肉的失用性萎缩、失用性强直，关节的失用性功能不全。

（3）各种新、老损伤性软组织疾病。

（四）药酒的配制

本药酒的配方按部位用药的原则，分上、中、下三焦配制。

（1）上焦处方：羌活、独活、防风、归尾、赤芍、田七、桔梗、白芷、半夏、花椒、透骨草、香附、枳壳、槟榔。

（2）中焦处方：杜仲、肉桂、乌药、川乌、草乌、青皮、广木香、花椒、骨碎补、小茴香、防己、乳香、没药。

（3）下焦处方：牛膝、木瓜、海桐皮、五加皮、千年健、伸筋藤、泽兰、赤芍、田七、薏苡仁、地南蛇、附子。

上药配齐后，晒干，研成粗末，装入瓷罐，加入五倍重量的白酒（高度），浸泡1周，滤出药酒，药酒中加入等量的纯酒精，密封备用。

四、外用药治疗

（一）外擦药酒和外敷软膏

武当伤科无论外擦药酒或外敷软膏都是以紫金丹为基础的。紫金丹有草药紫金丹和中药紫金丹两种。

1. 中药紫金丹口诀

跌打妙药紫金丹，三皮四生一枝花。血竭红花和乳没，归赤玄胡茜草根。

附子肉桂合韭子，碎补土鳖自然铜。三黄芦荟山慈菇，泽兰萆薢配樟脑。

独活白芷与丁香，沙姜甘松与蚤休。新老伤损与脱臼，消肿镇痛效甚夸。

三黄哪有四黄好，马钱子比韭子强。当门开窍能散结，龙脑散郁理疮疡。

（1）三皮：指紫荆皮、海桐皮、五加皮。四生：指生川乌、生草乌、生南星、生半夏。一枝花：指芙蓉花（没有芙蓉花可以用野菊花代替）。四黄：指黄柏、黄芩、黄栀子、藤黄。

（2）自然铜不能过早使用，否则会影响骨折的愈合。

（3）缺山慈菇可以用八棱麻或地南蛇代替；缺蚤休可以用茜草根皮或五味子根皮代替。

（4）冬天樟脑和肉桂的用量可以适当加大。

2. 草药紫金丹的配方

野菊花3克、野荞麦4克、喇叭花3克、山栀子3克、黄柏3克、青木香5克、当归3克、赤芍3克、大黄3克、马钱子2克、闹羊花子2克、马蓼草3克、八棱麻3克、生川乌3克、生草乌3克、生半夏3克、生南星3克、当归5克、独活5克、白芷5克、红花3克、冰片2克、松树心3克，各等分研末待用。

（二）膏药

贴背药是中医伤科的特点之一。武当伤科常用五枝追风跌打膏。其熬炼口诀：

一斤油用半斤丹，药重三五可加减。湘樟广丹都需晒，五三七十莫等闲。

药黑枯浮需过滤，重熬复沸方下丹。防溢可加盐少许，搅丹切忌停手看。

滴水成珠不沾手，加料收藏雪水坛。摊贴只须三五可，软夹一两最相宜。

万应狗皮与跌打，骨折脱臼与伤损。风湿痹痛与积聚，癥瘕肿硬效如神。

注：一斤油是指香油（湖北称小磨麻油），半斤丹是指下文中的湘丹、广丹或樟丹。药

重三五可加减，是说料药的重量每斤香油三两到五两不等。下一句是说无论用湘丹、广丹或橄丹都应先筛除杂质，而后晒至能粘在墙壁上为标准。五三七十莫等闲，是讲料药在熬炼前应该放入香油中浸泡，夏天浸三天，秋天浸七天，冬天浸十天，春天浸五天。熬炼时要将中药燃枯，浮上油面，再过滤，滤出的药油重复再熬，熬至药油沸腾后把晒好的丹放入其中，继续再熬，边熬边用桑枝搅拌。如果药油外溢，可用嘴喷点冷水，若还是药油外溢可以加入少量食盐，直到将药油熬至能滴入冷水中成珠状，浮起水面，捏之不沾手为止，然后将药油移开火，投入后下的香料药，搅匀稍凉即可以摊膏药。每张膏药的药油重量三钱至五钱，接骨用的膏药油可以重到一两。

五枝追风跌打膏的药物处方：桃树枝、柳树枝、桑树枝、侧柏树枝、松树枝（此五枝宜先熬）、归尾、赤芍、生地、川芎、乳香、没药、桃仁、红花、生川乌、生草乌、附子、肉桂、高良姜、乌药、香附、陈皮、广木香、小茴香、沙姜、甘松、枳壳、刘寄奴、三棱、莪术、续断、大黄、海风藤、五加皮、樟脑、麝香、冰片。后三种药和乳香、没药研粉后加入。

（三）熏洗药

此类药常用于损伤后期、湿重、余瘀未消、肿不退、功能欠佳的病友，也可以用于陈伤疼痛，常用的配方如下。

（1）海桐皮汤：海桐皮、没药、透骨草、威灵仙、防风、甘草、归尾、丹参、赤芍、川芎、红花、白芷、花椒。

（2）散瘀舒筋汤：伸筋草、透骨草、荆芥、防风、秦艽、威灵仙、当归、川芎、红花、桂枝、花椒、乳香，熬汤熏洗病所。

五、针灸疗法

（一）针刺疗法

《素问·缪刺论》曰："人有所堕坠，恶血留内，腹中满胀，不得前后，先饮利药，此上伤厥阴之脉，下伤少阴之络，刺足内踝之下，然谷之前，血脉出血。刺足跗上动脉，不已，刺三毛上，各一痏，见血立已，左刺右，右刺左……"

不同时期采用不同的方法：受伤初期，局部肿胀较重，这时多采用瓷针点刺放血，以消肿。中期以复位固定，多以临近取穴或者循经取穴。后期可采用温针或者火针，并讲究按子午流注取穴法取穴。

由此可见，针刺疗伤的历史是悠久的，其原理是通畅气血、调和营卫，其法则大致可分温、通、补、泻、和、汗、散、清。通常把针刺与推拿结合起来治疗疾病，效果尤其显著，值得推广。

在学习针刺疗法时，要先诵口诀，依诀对症，依诀配穴，而后再研究经络穴位和手法。

常用的口诀如下。

（1）千金口诀：

三里内庭穴，肚腹真妙诀；曲池并合谷，头面病可撤；

头项如有痛，后溪与列缺；腰背痛相连，委中昆仑穴；

环跳与阳陵，两腿并两胁；胸胁如有痛，莫好二关捷；

三百六十穴，不外千金穴；当补即久留，当泻立时泄；

识得轻和重，挥如汤拔雪。

（2）伤痧口诀：

针治伤与痧，效验妙谌夸；门板抬得来，自己扛回家；

昏迷刺百会，人中立时下；昏迷如不醒，十宣把血泻；

晕厥牙关闭，沟府对刺妙；大汗如不止，合谷复溜好；

昏迷苏醒后，清热曲谷好；热甚刺大椎，暑热立时清；

胸闷与呕吐，速把内关求；天突直下刺，气顺呕自罢；

泄泻刺天枢，三里妙更胜；若是绞肠痧，三里妙谌夸；

头痛刺太阳，头晕风即加；四肢如抽搐，曲池承山好；

再刺太冲穴，针下疾如拿。

（3）玉龙歌诀：

扁鹊授我玉龙歌，玉龙一试绝沉疴，玉龙之歌真罕得，流传千载无差讹。

我今歌此玉龙诀，玉龙一百二十穴，医者行针殊妙绝，但恐时人自差别。

补泻分明指下施，金针一刺显明医，伛者立伸偻者起，从此名扬天下知。

中风不语最难医，发际顶门穴要知，更向百会明补泻，即时苏醒免灾危。

鼻流清涕名鼻渊，先泻后补疾可痊，若是头风并眼痛，上星穴内刺无偏。

头风呕吐眼昏花，穴取神庭始不差，孩子慢惊何可治，印堂刺入艾还加。

头项强痛难回顾，牙疼并作一般看，先向承浆明补泻，后针风府即时安。

偏正头风痛难医，丝竹金针亦可施，沿皮向后透率谷，一针两穴世间稀。

偏正头风有两般，有无痰饮细推观，若然痰饮风池刺，倘无痰饮合谷安。

口眼㖞斜最可嗟，地仓妙穴连颊车，㖞左泻右依师正，㖞右泻左莫令斜。

不闻香臭从何治？迎香两穴可堪攻，先补后泻分明效，一针未出气先通。

耳聋气闭痛难言，须刺翳风穴始痊，亦治项上生瘰疬，下针泻动即安然。

耳聋之症不闻声，痛痒蝉鸣不快情，如今瘾疹疾多般，好手医人治亦难，

红肿生疮须用泻，宜从听会用针行。天井二穴多着艾，纵生瘰疬灸皆安。

寒痰咳嗽更兼风，列缺二穴最可攻，先把太渊一穴泻，多加艾火即收功。

痴呆之症不堪亲，不识尊卑枉骂人，神门独治痴呆病，转手骨开得穴真。

连日虚烦面赤妆，心中惊悸亦难当，若须通里穴寻得，一用金针体自康。

风眩目烂最堪怜，泪出汪汪不可言，大小骨空皆妙穴，多加艾火疾应痊。

妇人吹乳痛难消，吐血风痰稠似胶，少泽穴内明补泻，应时神效气能调。

满身发热痛为虚，盗汗淋淋渐损躯，须得百劳椎骨穴，金针一刺疾俱除。

忽然咳嗽腰背疼，身柱由来灸便轻，至阳亦治黄疸病，先补后泻效分明。

肾败腰虚小便频，夜间起止苦劳神，命门若得金针助，肾俞艾灸起遭迍。

九般痔瘘最伤人，必刺承山效若神，更有长强一穴是，呻吟大痛穴为真。

伤风不解嗽频频，久不医时劳便成，咳嗽须针肺俞穴，痰多宜向丰隆寻。

膏肓二穴治病强，此穴原来难度量，斯穴禁针多着艾，二十一壮亦无妨。

腠理不密咳嗽频，鼻流清涕气昏沉，须知喷嚏风门穴，咳嗽宜加艾火深。

胆寒由是怕惊心，遗精白浊实难禁，夜梦鬼交心俞治，白环俞治一般针。

肝家血少目昏花，宜补肝俞力便加，更把三里频泻动，还光益血自无差。

脾家之症有多般，致成翻胃吐食难，黄疸亦须寻腕骨，金针必定夺中脘。

无汗伤寒泻复溜，汗多宜将合谷收，若然六脉皆微细，金针一补脉还浮。

偶尔失音言语难，哑门一穴两筋间，若知浅针莫深刺，言语音和照旧安。

眉间疼痛苦难当，攒竹沿皮刺不妨，若是眼昏皆可治，更针头维即安康。

两眼红肿痛难熬，怕日羞明心自焦，只刺睛明鱼尾穴，太阳出血自然消。

眼痛忽然血贯睛，羞明更涩目难睁，须得太阳针出血，不用金刀疾自平。

心火炎上两眼红，迎香穴内刺为通，若将毒血搐出后，目内清凉始见功。

强痛脊背泻人中，挫闪腰酸亦可攻，更有委中之一穴，腰间诸疾任君攻。

肾弱腰疼不可当，施为行止甚非常，若知肾俞二穴处，艾火频加体自康。

环跳能治腿股风，居髎二穴认真攻，委中毒血更出尽，愈见医科神圣功。

膝腿无力身立难，原因风湿致伤残，倘知二市穴能灸，步履悠然渐自安。

髋骨能医两腿疼，膝头红肿不能行，必针膝眼膝关穴，功效须臾病不生。

寒湿脚气不可熬，先针三里及阴交，再将绝骨穴兼刺，肿痛登时立见消。

肿红腿足草鞋风，须把昆仑二穴攻，申脉太溪如再刺，神医妙绝起疲癃。

脚背肿起丘墟穴，斜针出血即时轻，解溪再与商丘识，补泻行针要辨明。

行步艰难疾转加，太冲二穴效堪夸，更针三里中封穴，去病如同用手抓。

膝盖红肿鹤膝风，阳陵二穴亦堪攻，阴陵针透尤收效，红肿全消见异功。

腕中无力痛艰难，握物难移体不安，腕骨一针虽见效，莫将补泻等闲看。

急疼两臂气攻胸，肩井分明穴可攻，此穴元来真气聚，补多泻少应其中。

肩背风气连臂疼，背缝二穴用针明，五枢亦治腰间痛，得穴方知疾顿轻。

两肘拘挛筋骨连，艰难动作欠安然，只将曲池针泻动，尺泽兼行见圣传。

肩端红肿痛难当，寒湿相争气血狂，若向肩髃明补泻，管君多灸自安康。

筋急不开手难伸，尺泽从来要认真，头面纵有诸样症，一针合谷效通神。

腹中气块痛难当，穴法宜向内关防，八法有名阴维穴，腹中之疾永安康。

腹中疼痛亦难当，大陵外关可消详，若是胁疼并闭结，支沟奇妙效非常。

脾家之症最可怜，有寒有热两相煎，间使二穴针泻动，热泻寒补病俱痊。

九种心痛及脾疼，上脘穴内用神针，若还脾败中脘补，两针神效免灾侵。

痔瘘之疾亦可憎，表里急重最难禁，或痛或痒或下血，二白穴在掌后寻。

三焦热气壅上焦，口苦舌干岂易调，针刺关冲出毒血，口生津液病俱消。

手臂红肿连腕疼，液门穴内用针明，更将一穴名中渚，多泻中间疾自轻。

中风之症症非轻，中冲二穴可安宁，先补后泻如无应，再刺人中立便轻。

胆寒心虚病如何？少冲二穴最功多，刺入三分不着艾，金针用后自平和。

时行疟疾最难禁，穴法由来未审明，若把后溪穴寻得，多加艾火即时轻。

牙疼阵阵苦相煎，穴在二间要得传，若患翻胃并吐食，中魁奇穴莫教偏。

乳蛾之症少人医，必用金针疾始除，如若少商出血后，即时安稳免灾危。

大便闭结不能通，照海分明在足中，更把支沟来泻动，方知妙穴有神功。

小腹胀满气攻心，内庭二穴要先针，两足有水临泣泻，无水方能病不侵。

七般疝气取大敦，穴法由来指侧间，诸经俱载三毛处，不遇师传隔万山。

传尸劳病最难医，涌泉出血免灾危，痰多须向丰隆泻，气喘丹田亦可施。

浑身疼痛疾非常，不定穴中细审详，有筋有骨须浅刺，着艾临时要度量。

劳宫穴在掌中寻，满手生疮痛不禁，心胸之病大陵泻，气攻胸腹一般针。

哮喘之症最难当，夜间不睡气遑遑，天突妙穴宜寻得，膻中着艾便安康。

鸠尾独治五般痫，此穴须当仔细观，若然着艾宜七壮，多则伤人针亦难。

气喘急急不可眠，何当日夜苦忧煎，若得璇玑针泻动，更取气海自安然。

肾强疝气发甚频，气上攻心似死人，关元兼刺大敦穴，此法亲传始得真。

水病之病最难熬，腹满虚胀不肯消，先灸水分并水道，后针三里及阴交。

肾气冲心得几时，须用金针疾自除，若得关元并带脉，四海谁不仰明医。

赤白妇人带下难，只因虚败不能安，中极补多宜泻少，灼艾还须着意看。

吼喘之症嗽痰多，若用金针疾自和，俞府乳根一样刺，气喘风痰渐渐磨。

伤寒过经犹未解，须向期门穴上针，忽然气喘攻胸膈，三里泻多须用心。

脾泻之症别无他，天枢二穴刺休差，此是五脏脾虚疾，艾火多添病不加。

口臭之疾最可憎，劳心只为苦多情，大陵穴内人中泻，心得清凉气自平。

穴法深浅在指中，治病须臾显妙功，劝君要治诸般疾，何不当初记玉龙。

当然针刺手法也不能忽视。常用的手法有掐、搦、下、推、行、留、起、阖。"掐"与

"捌"两种手法是密切配合的，是下针前的预备动作，做得好进针时可以减轻病人的痛苦。其操作是在准备进针的穴位上掐紧皮肤或捌紧皮肤，便于快速进针。"下"是快速进针的过程。"推"是紧接着"下"法的进针阶段。"行"是进针到一定阶段后的捻、转、提、拔手法。这些手法是针刺发挥疗效的关键。"留"是针刺发挥疗效后将针保留在穴位上一段时间（这一手法多用于慢性顽固性疾病）。"起"是出针手法，实证要"起"针快，虚证要"起"针慢。"阖"是用酒精棉球帮助闭合针孔的手法。

针刺的禁忌证：

（1）饥饿、饱食、酒醉、房事和过劳后，不宜用针刺疗法。

（2）妊娠五个月之内的女性病人的腰骶部、下腹部和某些特定位（如曲池、合谷、三阴交、太冲、昆仑，至阴等）不能针刺。

（3）久病体虚，大汗，大出血后禁针。

（4）某些重要脉器的部位针刺要特别慎重，不宜留针。

（二）灸法

灸法在伤科领域里有壮元阳、通经络、行气血的作用，武当伤科常用的灸法如下。

1. 太乙灸

太乙灸的操作是拿棉纸将中药裹成药条，点燃后隔生姜薄片或蒜头薄片在穴位上灸熨10分钟左右。中药的主要成分有生川乌、生草乌、生苍术、闹羊花、牙皂、麝香、硫黄、细辛、艾绒等。

2. "阳燧锭"灸

"阳燧锭"灸法对顽固性的风湿痛和陈年老伤均有神奇的疗效。其操作是取一小粒"阳燧锭"一头用火烤软，粘于薄生姜片、薄蒜头片或小纸块上，然后生姜片的另一面涂点凡士林，粘在治疗穴位上，即用火点燃"阳燧锭"，待"阳燧锭"快燃尽时上面盖贴一张五枝追风跌打膏。此时病人自感穴位上有一股热流透达病所一寸左右，三天后撕取膏药和姜片，治疗部位有一小溃疡脓性病灶，医者在病灶部位涂以龙胆紫，几天后创口便痊愈。颜面部、心尖部、会阴部禁止使用此灸法。

"阳燧锭"的配制分配料和加工两个部分。

（1）"阳燧锭"的配料：生硫黄20克、蟾酥3克、朱砂6克、冰片3克、麝香3克、白砒霜20克。

（2）"阳燧锭"的加工：将上药分别研成细末，取铜勺一个置于木炭火上，先用武火将硫黄熔化，然后把火调节成文火，依次加入蟾酥、朱砂、冰片、麝香，逐一用竹筷或玻璃棒搅匀，最后加入白砒霜。加入后便会冒起一股青烟，有火毒，人和其他生物均应避之，青烟将尽时速将铜勺移开木炭火，稍加搅拌后趁热把铜勺内的药物倒入平底瓷盘内，盘内即"阳燧锭"，在其未全凉之前划成半寸见方的小块，凉后贮入瓷瓶，用黄蜡封固待用。

六、火罐疗法

火罐古代是用牛角做的，所以火罐疗法古称角法，后来火罐可以为竹罐、玻璃罐、瓷器罐，因此取名火罐疗法。现代打火罐不用火，而是采用抽气的办法，把按放在治疗部位火罐内的气体抽去，使之近似真空。通过这种治疗可以净化治疗部位的血液，所以又称真空净血疗法。

（一）火罐疗法的原理

火罐疗法的原理说法不一，有的认为是现代医学的血管神经理论，有的则认为是经络气血理论。所以前者用痛点定罐，罐布病区；后者循经下罐，罐定输穴。前者认为火罐疗法通过负压影响治疗局部的微循环，达到促进血循环的目的；后者则认为通过负压和药物（指药罐）的协同作用，刺激局部，疏通气血，调整经络气血的平衡。所以真空净血疗法能否取代火罐疗法值得研究。

（二）火罐疗法的使用

先在病人的发病部位按经络循行方向找好拔火罐的位置，请病人暴露治疗部位，取卧位或坐位，等待医者进行治疗。医者左手用持针器挟持一团药棉（约半个乒乓球大小），浸透高浓度酒精，而后用火种引燃，医者右手持火罐底部，然后左手将药棉酒精火伸入火罐内燃烧片刻，再立即取出，医者的右手迅速将火罐盖到治疗部位，使火罐的口所有边缘紧贴病人治疗部位的皮肤，这样医者移开右手火罐仍然固着在治疗部位上，10分钟左右取罐。取罐时，医者右手持火罐底部，左手按压火罐边缘的皮肤，使之部分与火罐口分离，空气进入火罐内，火罐便可以轻而易举地拿下来了。

（三）火罐疗法的禁忌证

（1）生命体征不稳定的病人。

（2）饱食、酒醉或极度疲劳的病人。

（3）不合作的儿童或妊娠期的妇女及精神病患者。

（4）五官七窍或皮肤有疾病破损的部位。

（5）骨瘦如柴或皮肤失去正常弹性的病人。

（四）火罐疗法的适应证

（1）风寒感冒、头痛眩晕者。

（2）陈年气管炎、咳嗽痰喘者。

（3）肠鸣、腹痛、腹泻者。

（4）陈年老伤、风湿痹痛者。

（5）荨麻疹久治不愈者等。

（五）药罐的制作与配方

配方：独活、羌活、紫苏、艾叶、石菖蒲、防风、荆芥、白芷、红花、麻黄、附子、大活血、透骨草、威灵仙、苏木、桂枝、花椒、穿山甲。

上方根据地理环境和疾病的特点配好剂量，用武火煎熬后，加入竹制火罐再煎，用时将火罐取出，用后将火罐又放入药水，等待下次再用。

七、血针疗法

血针疗法顾名思义，就是用某种针使病人出血，以达到治疗目的。它主要包括注射器抽血和三棱针放血两种疗法。

（一）注射器抽血疗法

注射器抽血疗法多用于明显的血肿或空腔脏器的大量蓄血，如股四头肌筋膜间血肿形成、胸腔积血等。该疗法的用具（包括注射器、针头等）必须高温高压消毒。选择病人应该首先考虑病人的体质是否可以承受该种治疗，排除有凝血机制障碍、生命体征不稳定的病人（如血友病、血小板减少性紫癜病病人，严重的心脏病、肝脏病、肾脏病、癌症病人，急性传染病或高热病人，年老多病者，身体素质太差者）。

注射器抽血疗法必须在出血停止后48小时才能进行。其具体操作是先在治疗部位用碘酒、酒精消毒，找到蓄血的最低部位，在不影响重要脏器的前提下进针抽血，抽血速度要适当慢一点，1次抽血量不能超过500毫升，如进针后抽不到血时应该寻找原因并解除之，每次抽血后应该在抽血部位进行加压包扎3～4天，加压包扎解除后才能进行其他治疗。

（二）三棱针放血疗法

《素问·缪刺论》曰："人有所堕坠，恶血留内，腹中满胀，不得前后，先饮利药……刺足内踝之下，然谷之前，血脉出血。刺足跗上动脉，不已，刺三毛上，各一痏，见血立已，左刺右，右刺左。"从这段论述我们可以发现三棱针放血疗法的意义，它不仅可以单独使用，也可以配合药物治疗。从现有的资料我们知道三棱针放血，可以用于急救中暑、急性持续不退的高热、急性损伤，还可以用于体表血肿放血。还有没有其他治疗意义，尚待进一步研究。

三棱针放血疗法的具体操作：医者在治疗部位用碘酒消毒，接着酒精消毒，然后左手固定治疗部位，右手握笔势握持三棱针，点刺治疗部位半分到一分深，以达到小出血或出黏液的程度，这种方法称点刺法。如果在同一治疗部位点刺很多位置，那就称散刺法。散刺法刺的深度要浅一些，多用于瘀斑或皮肤病。

第五节 武打伤科武当内治法

武打伤科武当内治法，来源于《武当伤科》，强调跌打损伤的辨证施治、分期治疗，以及武当伤科用药特色。

一、辨证施治

（一）发热

张仲景说"病者如热状……脉反无热"，这是伤科热病的特点。伤科热病有离经之血，瘀滞于肌肤腠理，瘀而生热（这种热包括吸收热和毒邪热）；有亡血过多，血虚生热（这种热多为消耗热）；也有神经受损，产生神经热（这种热多见于脑损伤）症等。

1. 吸收热

损伤所致脉络破裂，血瘀气滞，经络闭塞，瘀血渐消，气障自决，故而生热。此种热型特点：

（1）热势不退，热型不高，一般不超过 38℃。

（2）发热多见于晚上，第二天晨时便自然恢复正常。发热的程度与伤势成正比。

（3）一般情况发热期为 1 周，最长不超过 1 个月。

（4）这种发热对脉搏影响不大。

其治疗措施：

（1）逐瘀清热法。新伤瘀血明显，瘀血分解吸收，产生低热，瘀血治愈后低热便会自愈。常言道："瘀尽热自灭。"代表方剂有桃红四物汤、复元活血汤、血府逐瘀汤等。

（2）清热凉血法。瘀积发热，热邪鼓动，迫血妄行，出现呕血、咯血、便血。代表方剂有犀角地黄汤、小蓟饮子、侧柏叶汤等。

（3）攻下泻热法。受伤后病者内出血，瘀血积蓄于阳明经，消化道上下不通。舌质燥裂，舌苔黄厚，胸闷腹痛。治疗宜通利阳明经。代表方剂有参黄散、桃红承气汤、脾约丸等。

（4）疏肝除热法。胸部和两胁受伤后局部皮肤青紫，疼痛不安，烦躁失眠。舌苔黄，脉弦紧。治疗宜疏肝除热。代表方剂有丹栀逍遥汤、二加龙骨汤、酸枣仁汤等。

2. 毒邪热

创伤污染外邪入侵，瘀毒积聚，交炽生热。热型特点：

1）受伤局部特点。

（1）局部有红、肿、痛、热等炎症反应。

（2）如果病情恶化，皮肤颜色由紫变黄，触摸有波动感，破溃后可以流出黄色脓液。

2）受伤后全身毒邪特点。

（1）病者恶寒发热，头部疼痛，尿黄，脉数。

（2）毒邪内攻脏腑，神昏谵语，烦躁抽搐。

（3）若毒邪侵害脏腑，脏腑会出现相应病象。

（4）严重病者高热，血压下降，甚至休克。

毒邪热的治疗措施：

（1）毒邪初起，病者症状、体征不严重，可以用除邪解热法。代表方剂有仙方活命饮、银翘解毒散。

（2）热毒入营血则高热不退，神经症状明显，治疗宜用清营解热法。代表方剂有犀角地黄汤、清营汤。

3. 血虚发热

亡血过多引起阴液耗亏、阴不制阳导致虚阳上越，招致发热，其特征：

（1）出血量超过1000毫升者，多头晕目眩，视物模糊，眼冒金花，头闷发痛，肢体麻木，喜热畏寒，发低热。

（2）反复出血者面色㿠白、喜静恶动、舌质淡白，有的病人皮肤瘙痒。

血虚发热的治疗法则：

（1）养血清热法用于血虚发热。代表方剂有芩知四物汤。

（2）益气生血法用于出血后气血全虚者。代表方剂有补中益气汤。

（3）养血散风法用于血虚瘙痒者。代表方剂有加味四物汤。

（4）针刺疗法用于清热补气。常用穴位有大椎、曲池、合谷、足三里等。

（二）肿胀

受伤后病者皮肤局限性高出皮肤一般平面称为肿胀。肿胀分为瘀肿、气肿和水肿。

1. 瘀肿

（1）损伤之血离经出脉，聚于组织之间，皮肤红肿隆起，甚至青紫斑斑，发热刺痛，以及有波动感。

（2）治疗法则有逐瘀消肿法。代表方剂有身痛逐瘀汤、海桐皮汤等。

2. 气肿

（1）受伤岔气，气溢皮下，肿势弥漫，边界不清，触之有捻发感，按之明显陷下。

（2）治疗法则有行气消肿法。代表方剂有四妙汤、茯苓汤。

3. 水肿

水肿皮色发亮、按之下陷，治用五苓散。

（三）疼痛

疼痛是受伤后伤者的感觉。疼痛分气滞痛、瘀血痛、寒湿痛。疼痛感觉的机制是受伤后伤者的气血不和，经络瘀滞不通，不通则痛。

1. 气滞痛

努力负重、迸气运动、用力不当或力所不及的劳作导致挫伤、岔气伤、迸伤的疼痛均称气滞作痛。痛的性质为胀痛，痛势走窜，弥散不定，严重者改变体位时疼痛加剧，有的呼吸、咳嗽甚至大小便也会加剧疼痛。治疗宜理气止痛。方剂有开胸顺气丸、木香顺气丸、复元通气汤等。

2. 瘀血痛

损伤后瘀血停积，阻滞经络，经络闭阻不通，不通则痛。痛的特点是痛点固定，痛的性质为刺痛，痛而拒按，痛处硬实。治疗宜先针刺除瘀血，以通壅塞，再用四物汤调治，也可以用桃红四物汤、复元活血汤调治。

3. 寒湿痛

损伤后正气不足，气滞血瘀，如果衣被单薄、久居潮湿处或当风受寒、寒湿侵袭，经络闭阻致成疼痛，随着痛势的加重，肢体冷重，恶寒喜热，时好时发，与气候有明显的关系。治疗宜温经散寒、除湿定痛。方剂有独活寄生汤、麻桂温经汤。针法以痛为腧，也可以头痛刺太阳穴、合谷穴，胸痛刺内关穴，腰痛刺委中穴、昆仑穴，腹痛刺足三里穴、内庭穴。

（四）蓄血

离经之血蓄积体内引起各种病症。离经之血少，凝结成块，称为瘀血；离经之血多，称为蓄血，根据蓄血部位不同分为颅脑蓄血、胸胁蓄血、腹腔蓄血、四肢蓄血等。

1. 颅脑蓄血

损伤后离经之血蓄积颅内称为颅脑蓄血。临床表现有头痛欲裂，眼睛发胀，睡眠不佳；稍严重者恶心、呕吐、神志不清；严重伤者昏迷，瞳孔对光反射迟钝，脑血流图有明显异常，X线片可以发现颅内有骨折。治疗宜启闭开窍、祛瘀生新、升清降浊。方剂有通窍活血汤、苏合香丸、夺命丹、紫雪丹等。

2. 胸胁蓄血

暴力撞击，挤压或负重损伤胸胁，妄行之血停积胸胁，称为胸胁蓄血。临床表现可见胸闷气逼，口唇发绀，胸痛明显（多为刺痛或胀痛）；严重者可见咳嗽、深呼吸时胸痛加剧，甚至出现呼吸困难，端坐呼吸。检查：受伤局部肿胀，压痛明显，坐位叩诊下胸部浊音界上升。X线片可见伤侧肋膈角消失，有时有液平面。治疗宜疏肝理气、活血化瘀。方剂有血府逐瘀汤、复元活血汤、开胸顺气丸。蓄血严重、液平面明显者可以采用注射器抽血疗法。

3. 腹腔蓄血

腹部、盆腔或腰骶部损伤产生离经之血，蓄积于腹腔或腹部软组织内，称为腹腔或腹部蓄血。临床表现有腹痛（脾胃出血表现上腹部痛；肠道出血表现为阵发性腹痛；降结肠或直肠出血腹痛可以放射到会阴部），腹胀，恶心，呕吐，头晕眼花，脸灰唇白。检查：出血部位压痛明显，腹肌紧张，有反跳痛，大便潜血试验阳性，严重者血压下降。X线片或超声诊断均可见液平面。治疗宜破气逐瘀或理气逐瘀。方剂有膈下逐瘀汤、少腹逐瘀汤，严重者应该手术治疗。

4. 四肢蓄血

四肢离经之血瘀积成块或成血肿，称为四肢蓄血。其临床表现有局部疼痛，青紫，肿胀，压痛明显，局部蓄血多可以触及波动感。治疗宜破血攻坚、活血利气。方剂有跌打桂枝汤、海桐皮汤。受伤局部波动感明显者可以用注射器抽血，然后加压包扎。蓄血位置浅者也可以用三棱针刺血治疗。

（五）昏聩

受伤以后伤者意识障碍，严重者神志不清、迷闷或者昏死。临床上以昏睡不知人事为特点，这类病人病情危重。检查：皮肤感觉消失，浅反射也消失，血压下降，瞳孔对光反射迟纯。根据病因分析有以下几种情况。

1. 瘀血攻心

损伤后瘀血，血不归经，上攻清窍，神明受扰。临床表现为烦躁扰动，心神不宁；严重者神昏，谵语，哭闹呼叫或惊厥。检查：舌质绛有瘀点，舌苔黄腻，脉弦。治疗宜清心散瘀、安神定志。方剂有安宫牛黄丸、牛黄清心丸等。

2. 血虚昏厥

亡血伤阴，气随血脱，阴阳离厥。临床表现为神志呆滞，昏迷不醒，面色㿠白，四肢厥冷，大小便失禁。治疗宜回阳救阴。方剂有参附汤、生脉散等。

3. 阴阳失调

伤病使气、血、精、津运行混乱，清浊不分，升降失职，肢体乏力，昏迷嗜睡。治疗宜调和阴阳。方剂有人参生脉饮等。

4. 痰阻清窍

伤病使肺气失调，痰涎壅盛，痰鸣喘急，呼吸困难，昏聩迷蒙。检查：伤者痰声如锯拽，神志不清，脉沉滑。治疗宜开窍涤痰。方剂有安宫牛黄丸、至宝丹等。

（六）心神不寐

受伤者心神不宁、气机不利、躁动不安、心烦意乱、夜卧不静。这类病人有以下三种情况。

1. 心神失养

受伤失血导致亡血过多，心失血养引起心神不安，神不守舍，以致夜难成眠，神志散乱而夜梦颠倒，所以心火上炎。临床表现除上述症状外尚有舌苔黑色，脉细弱。治疗宜补血安神。方剂有归脾汤、十全大补汤、天王补心丸等。

2. 心肝气虚

受伤后出血导致血少气虚，心经、肝经气不足，心悸怔忡，气短气急，惊愕易醒，惶恐不安，心慌意乱，心烦不眠或眠而多梦，白天头目昏胀，烦躁易怒，脉弦、数。治疗宜补肝益气。方剂有酸枣仁汤、柏子养心汤等。

3. 肝经火旺

受伤者失血过多引起阴虚阳浮，瘀血变热化火，肝火妄动。临床表现为眼睛赤红，两颧发红，易怒烦躁，精神狂躁，脉弦、实。治疗宜清肝除烦。方剂有加味逍遥汤、复元活血汤。欲用针法，可取神门、内关、三阴交、心俞、肝俞、足三里、百会等穴。

（七）口渴

受伤后口干舌燥、想喝水者称为口渴。发病原因主要是失血过多，血虚津少，瘀血化火。可以分为三类。

1. 血虚

血为阴，气为阳，受伤出血，血少气多，阴虚阳亢，血枯肺燥。临床表现为皮肤粗糙，想喝水，舌质淡，舌面津液少，脉浮芤。治疗宜调和阴阳、补血生津。方剂有当归补血汤等。

2. 津少

受伤后烦躁口渴，出汗多，精神紧张，津液减少，则肺、胃、肾三种脏腑都出现衰弱现象。临床表现为咽喉干燥不舒服，晚上睡眠不安宁，喝水多反而尿少、大便干燥。舌质红，苔少或无苔，脉细数。治疗宜润肺止咳、生津止渴、养阴止渴或滋水止渴。方剂有六味地黄汤、增液汤、五汁饮、生脉饮等。

3. 瘀血

受伤者下焦瘀血，清气不能上升，水津不能上布。同时瘀血停积，聚而化热，热而生渴。临床上可以发现伤者胸腹胀满，饮水不多或饮水后即呕吐。舌苔黄而且干燥，舌质紫黑色暗，脉涩滞。治疗宜逐瘀止渴。方剂有膈下逐瘀汤、抵挡汤等。欲用针刺者可以取肺俞、太渊、廉泉、胃俞、然谷等穴。

（八）便秘

大便硬结、排便时间过长称为便秘。便秘多见于血虚或气虚的病人，这类病者大肠经功能不全，大便水分减少或瘀血为患，大致有下列几种情况。

1.瘀血便秘

腰腹部受伤者瘀血蓄积，血瘀气滞，肠道运化失职致成便秘。临床表现有腹胀腹硬，疼痛拒按，舌苔厚腻，舌质紫暗，脉涩滞。治疗宜攻下逐瘀。方剂有当归导滞汤、桃仁承气汤等。

2.血虚便秘

受伤者失血过多引起血虚阴亏，无法滋润肠道，致使肠内容物水分减少，出现大便秘结。临床表现有头晕目眩，气短心悸，面色㿠白，唇淡，舌苔薄，脉沉细。治疗宜养血润燥。方剂有麻仁丸、当归润肠丸。

3.高热便秘

受伤者体温升高、阴液大亏或者大汗伤津液、肠道津液亏损，出现大便秘结。临床表现有口渴，口唇干燥，舌苔黄而干裂，脉滑数。治疗宜清热润肠。方剂有增液承气汤等。

4.气虚便秘

久伤损气，气虚，脾运不化，运化失职，大便秘结。临床表现有食欲差，食量小，精神倦怠，少活动，喜欢卧床，大便时需要很大的力量，大便后又感到乏力，舌苔薄，舌质淡，脉细弱。治疗宜益气润肠。方剂有补中益气汤、独参汤等。欲用针刺者可以取支沟、足三里、天枢、胃俞、脾俞等穴。

（九）麻木

受伤后感觉麻木是气滞血瘀的结果，这类病是以伤气为主要病理改变。临床表现有麻木不仁，肌肤有虫行感觉，不知痛痒。分为瘀阻麻木、气虚麻木和血虚麻木。

1.瘀阻麻木

受伤后没有及时治疗或者治疗不恰当，瘀阻未除加上风、寒、湿侵袭，气血不能宣通，因此产生麻木感觉。治疗宜逐瘀通络、祛邪通络、行气导滞。方剂有桃红四物汤、加味续断丸、止麻消痰汤等。

2.气虚麻木

受伤者气损血耗，气损导致气虚不足，布敷无力，熏肤充身作用减弱，出现麻木感觉；重伤者长期卧床，久卧伤气，伤气则无力，布敷失职，影响气充肌肤，出现麻木感觉；受伤者脾胃虚弱，宗气不足，气虚不仁，不仁不用，出现麻木；颈、腰肌劳损波及督脉，经气不旺出现麻木。治疗宜补肺益气、补中益气、补肾益气。方剂有阿胶补肺饮、补中益气汤、阳和汤等。另外还可以加用人参、黄芪、升麻、僵蚕。

3.血虚麻木

血液可以濡润宣通，营养全身，亡血过多滋养功能难以完成；有部分病人攻伐过度，脾胃亏损致使水谷不化、血气不生无以濡润肌肉皮肤，出现感觉麻木。治疗宜补血润燥。方剂有八珍汤、六味地黄汤等。欲用针刺治疗者可取肩髃、曲池、风池、足三里、风市等穴。

（十）萎缩

肢体受伤或督任受伤，经脉弛缓，软弱无力，久而久之筋肉萎细，肢体缩短终成不治，其病理改变有几种情况：

1. 肝肾亏虚

骨折或脱位后气滞血瘀、肝肾亏虚，肢体无以濡养，筋骨因此废用，筋肉乃至萎缩。治疗宜接骨复位、拨筋活血、通经活络、补肝益肾。如受伤时间不太长，一般可以治愈。方剂有金匮肾气汤、参茸卫生丸等。

2. 经穴损伤

经络气血郁滞或闭塞，致使经气不通，筋肉瘦弱，弛缓无力直至瘫痪萎缩。轻者行气活血、强筋壮骨，重者难治或不治。常见有脊椎横断伤引起的下部萎缩，正中神经、尺神经和腓总神经损伤引起的萎缩。

经穴损伤引起的萎缩治疗宜通窍开闭、调和气血，必须内服地鳖紫金丹、红宝丹，加上点穴、弹拿手法治疗，针刺合谷、曲池、然谷、足三里、委中、环跳等穴。

二、分期治疗

（一）早期治疗

早期一般是指损伤半月之内。此期以祛瘀为主，具体治法应该区别伤者是以伤气为主，还是以伤血为主。

1. 攻下逐瘀法

多用于青壮年体质壮实者。伤血为主者，此期瘀血内留，腹胸胀满、疼痛，大便不通，苔黄，舌紫绛，脉实数。常用方剂：

（1）上焦瘀血用内伤丸。

（2）中焦瘀血用鸡鸣散。

（3）下焦瘀血用桃仁承气汤。

2. 行气消瘀法

老、弱、孕妇慎用。伤气为主者气滞血瘀，气结不散，走窜作痛，痛势广泛且无定处。其方剂：

（1）胸胁气滞用开胸顺气丸。

（2）肚腹气滞用腹伤汤。

（3）腰伤气滞用地龙汤。

（4）肢节气滞用跌打桂枝汤和海桐皮汤。

（二）中期治疗

损伤半个月至一个月为中期，此期筋骨酸软，时有作痛，瘀血尚未化尽，经脉尚未全通，具体治法：

1. 活血通络法

此期不宜继续用大破气血之药，瘀未全消，气未全通，故用此法合理。

（1）上部用活血止痛汤。

（2）中部用活血行气汤。

（3）下部用壮筋养血汤。

2. 接骨续筋法

骨已正，筋已复位，祛瘀消肿应配合补益肝肾的药物。这类药物有正骨紫金丹、接骨丹。

（三）后期治疗

损伤后期筋骨尚未坚强，气血比较虚，筋肉萎缩，肢体乏力，关节僵凝，治疗宜补益肝肾、疏通经络、强筋健骨、通利关节。

1. 固本培元法

补益肝肾、强壮脾胃、温煦气血的方剂有健步虎潜丸、左归丸、右归丸、补中益气丸等。

2. 温通经络法

损伤后期经络瘀血残留，风、寒、湿侵袭，气血流势不畅，遗留酸、麻、胀、痛，功能障碍。方剂有小续命汤等。

1）除上述方剂外尚应随症做下列增补：

（1）肿甚加穿山甲、蒲黄、泽兰、赤芍、五灵脂、三棱、莪术、海桐皮、刘寄奴。

（2）痛甚加延胡索、川楝子、广木香、乌药、砂仁、小茴香、香附、青皮、枳壳。

（3）伤后发热，便闭加枳实、大黄、芒硝、桃仁、瓜蒌仁、番泻叶。

（4）失眠加夜交藤、合欢皮、枣仁、柏子仁、朱砂、石决明。

（5）外感风寒加桂枝、荆芥、羌活、防风、白芷、苍耳子。

（6）外感风热加桑叶、菊花、金银花、连翘壳、薄荷、大力子、淡豆豉。

（7）外感夹湿加苍术、厚朴、藿香、佩兰、薏苡仁、滑石、草豆蔻。

2）根据受伤部位不同，有引经药供临床使用：

（1）上肢加桂枝、五加皮、桑枝、苍术、海桐皮、威灵仙。

（2）下肢加牛膝、木瓜、独活、地南蛇、薏苡仁。

（3）头部加天麻、蔓荆子、细辛、白芷、藁本、川芎、白蒺藜、柴胡。

（4）腰部加续断、杜仲、破故纸、狗脊、小茴香、防己。

三、武当方剂歌诀

（一）神效跌打汤

神效跌打汤，归芎芍地黄。内外诸伤损，调经功效强。破瘀用桃仁，通经乳没香。

活血先行气，陈皮香附好。血竭与玄胡，瘀痛功最高。潮红与实肿，银花并泽兰。

硬肿加棱术，软坚甲珠妙。一般伤损症，归芍二味加。骨折用然铜，土鳖不可少。

碎补兼续断，重用熟地黄。出血与生地，甚者犀角宜。血热用丹皮，骨蒸地骨皮。

止血侧柏七，山栀与茅根。宿伤苏苧炭，甘松效为奇。一根葱作引，童便用一杯。

煮药用生酒，急服莫迟延。头痛加羌活，防风白芷随。胸伤枳壳实，桔梗木香齐。

若是伤中脘，石菖蒲不离。两胁进柴胡，胆草与青皮。腰伤杜仲入，故纸大小茴。

肛角如有伤，白芍与陈皮。小便不通者，车前木通随。粪门若受伤，木香不能离。

伤手用桂枝，又用五加皮。如若伤了腿，牛膝五加皮。行气加台（乌）附，破瘀朴硝军。

气血根相互，用药不偏倚。妊娠知禁忌，体弱需扶正。

神效跌打汤是武当伤科秘传验方，至今已有几百年的历史，经武当历代先师增减损益，趋于完备。其组方灵活，变化玄妙，用药朴实无华，无难得之货，整方适应证广，疗效显著，真正做到了简、便、廉、效，治疗骨伤疾病，无论是软组织损伤、筋伤或骨折、骨碎，无论早期肿胀、青紫或后期气滞血瘀、寒湿作痛等，均可随症加减，投以此方，皆获捷效。

具体方药组成：当归、川芎、赤芍、熟地、桃仁、玄胡、陈皮、香附、血竭、乳香、没药。

整方以桃红四物汤为底方加减而成，其中四物补血行血，乳香、没药、血竭调血通经，玄胡、桃仁活血祛瘀，陈皮、香附行气定痛，全方共奏补气养血、消肿止痛之功。

主治：跌打损伤。

煎服法：（米或黄）酒、水各半煎服，大葱一根、童便一杯为引。

1）其加减如下：

（1）早期皮肤肿胀、潮红，加入金银花、蒲公英、泽兰。

（2）肿胀日久、血瘀难消，加入三棱、莪术、山甲。

（3）骨折、骨碎、生长迟缓，加入然铜、土鳖、碎补、续断，并加大熟地用量。

（4）若有内伤出血，症见咳血、吐血、五官出血等者，改熟地为生地，凉血止血，甚者加入犀角。

（5）血热妄行、出血不止者，加入丹皮以清血热，并加入侧柏叶、三七、山栀子及白茅根，凉血止血。

（6）瘀热严重、骨蒸潮热者，加入地骨皮。

（7）气滞作痛、胃脘胀满者，加入乌药、香附以行气。

（8）内有瘀滞、腑实不通者，加入厚朴、芒硝、大黄。

2）部位用药加减如下：

（1）头部伤，加入羌活、防风、白芷。

（2）胸部伤，加入枳壳、枳实、桔梗，木香。

（3）两胁伤，加入柴胡、龙胆草、青皮。

（4）胃脘伤，加入石菖蒲。

（5）少腹伤，加入白芍、陈皮。

（6）膀胱伤，小便不通，加入车前草、木通。

（7）腰部伤，加入杜仲、补骨脂、小茴香。

（8）肛门伤，加入木香。

（9）上肢伤，加入桂枝、五加皮。

（10）下肢伤，加入牛膝、五加皮。

（二）痹痛药造歌

疼痛游走风痹痛，羌活独活荆芥同。秦艽防风寻骨风，加皮木瓜威灵仙。

疼痛刀割定不移，麻附苏肉二乌细。桂姜石南千年健，松节蚕砂海风藤。

热痹疼痛肿节状，治用风湿四妙汤。黄柏苍术好三妙，苡仁牛膝四妙齐。

再加白术与云泽，海燕用之效如神。红热肿痛热痹症，豨莶防己忍冬藤。

桑枝木通冬葵子，海金车前络石藤。石膏知母金钱草，滑石海桐天仙藤。

（三）十宝丹

跌打神效十宝丹，伤重昏迷用麝香。开窍散瘀添龙脑，定神定智有朱砂。

血竭红花能散瘀，破结巴霜伴儿茶。麻痹拘挛马钱子，通经活络乳没香。

舒筋活血加土鳖，骨折然铜不可少。化瘀止血需苏七，气滞陈台青附良。

（四）夺命丹

起死回生丹，功能夺命还。清心牛黄入，安神铂神砂。通关当门子，开窍用牙皂。

清热需梅片，青黛不可少。麻黄散表热，里热煅人白。牛黄能解毒，明矾升降妙。

珍珠能益损，硼砂清热痰。蟾酥可镇痛，霍乱要银硝。汗脱是亡阳，急救黑锡丹。

（五）长春丹

长春丹药是仙丹，却病延年不虚传。诸虚百损能修补，返老还童世人欢。

红宝十宝是长春，伤后调理无忧虑。参茸龙马白朱砂，灵兰虎蛤紫河车。

白山参是药中宝，益气生津回生草。关茸补肾生精血，阳痿遗精腰背痛。

安神明目白朱砂，轻身驻颜人遗老。灵兰自古称仙草，死去还阳品价高。

海中龙马壮筋骨，肝肾不足不可少。虎胫骨治筋骨病，腰腿无力四肢冷。

再加蛤蚧阴阳济，虚劳喘咳肝肾益。紫河东是浑沌伴，年老华衰要相依。

红宝长春各一半，服后百日分房居。寡欲自然精神爽，无忧无虑长生诀。

朔望清晨服一次，四季如春何裘恤。五拾间二最相宜，花甲间一应母辍。

寒冬季节宜连服，跌打收功随时节。内功神效要持恒，鹤发童颜游仙阁。

（六）腰龙散

腰龙散治腰脊伤，龙马续断破故纸。杜仲茴香防陈皮，归苏桃仁国老帮。

还有肉桂和地龙，麻黄黄柏效非常。

（七）跌打药酒

当归川芎熟地黄，白芍羌活杜仲上。独活川断红花补，陈皮羊藿木瓜偿。

虎骨加皮破故纸，枸杞落得田七帮。海风大枣菟丝并，桃仁陈酒十五斛。

（八）喻氏接骨丹 1 号方

接骨然铜自古强，当归猴骨小茴香。白芷麝香与羌活，白芍厚朴世无双。

血竭怀乌与粉草，乳香肉桂最为良。土鳖地龙加续断，接骨续筋自然强。

四、升降丹药

古代外科医生为疡医，升丹、降丹是疡医良方。近代伤科的吊伤法多以升丹、降丹为主要制剂。伤科内服升丹乃武当伤科的绝招之一，一般认为升丹、降丹有摧腐拉朽的作用。正如《周礼·天官篇》载："凡疗以五毒攻之……"

当然，汞、砒是剧毒药品，令人闻而生畏，以毒攻毒是使用升、降丹的理论基础。寒、痰用砒治，瘀、积有汞疗。这就是我们使用升丹、降丹的依据。

（一）红宝丹

白信活宝与二黄，硼砂金铂五拾张。共研不见星儿面，盐泥封固湿砂堆。

火候先武而后文，一枝香尽丹药成。离炉退火将丹刮，封装可用万千载。

十宝一两丹取半，藤黄精炼十成一。红宝丹药治跌打，新老伤重妙无比。

每晚睡前服 0.9～1.5 克，极量 1 次 3 克，3 天为 1 个疗程。超量的毒性反应有头痛、头昏、眼花、呕吐、抽搐等，一般毒性反应停药即愈，较严重者饮冷水一杯便可治愈。解毒剂：大黄 15～30 克、凤尾草 15～30 克、生甘草 15～30 克、绿豆 60～90 克，煎服。

（二）白降丹

牙硝活宝与白信，三矾二盐硼砂并。共研不见星儿面，文火结胎喷如莲。

微火逼干防汞走，胎心需剩三成一。起炉待冷密封口，沙糟露罐底朝天。

一支香尽丹如雪，陈伤隐痛二三厘。外症初起能消散，脓成绸涂即自溃。

去腐如神胜万切，阴症扫顶转阳症。

一般伤重者内服红宝丹，外用膏药贴白降丹。

五、内伤丹药

（一）地鳖紫金丹

玄胡、地鳖、桃仁、灵仙、松节、泽泻、苏木、蒲黄、麝香、香附、韭菜子、陈皮、青皮、三棱、莪术、丹皮、破故纸、自然铜、血竭、硼砂、肉桂、红花、归尾、木通、桂枝、羌活、青木香、枳壳、朱砂、虎骨、杜仲、续断、牛膝、栀子、远志、川贝、葛根、灵仙、茯苓、赤芍、黄芩、秦艽、生姜（亦有将破故纸、赤茯苓、秦艽、生姜换骨碎补、乌药、补骨脂、茄子皮、土狗、虎骨）。

此丹用于内伤险症，有活血行气续断作用。

（二）飞龙夺命丹

硼砂、地鳖、自然铜、血竭、广木香、当归、桃仁、莪术、五加皮、猴骨、玄胡、三棱、苏木、赤芍、韭菜子、蒲黄、破故纸、五灵脂、陈皮、川贝、枳壳、朱砂、葛根、寄生、肉桂、乌药、羌活、麝香、杜仲、秦艽、前胡、土狗、青皮。

此丹用于重伤初期，可以活血祛瘀、行气止痛。

六、内服方药治疗

武当伤科内服方药治疗，来源于《伤科方术秘笈》记载的流传于武当山各位道长传承的精华。

（一）武当伤筋药酒（朱诚德大师授）

方药：生川乌、生草乌、生半夏、生栀子、川羌活、川独活、生大黄、生木瓜、辽细辛、路路通、生蒲黄、全当归、川花椒、红苏木、赤芍药、西红花、生南星各 120 克，高度白酒 10 千克，老陈醋 2.5 千克。

制法：将药装入罐中，加入酒、醋密封罐口，春天泡半月，冬天泡 21 天，滤去药渣，留酒备用。

用法：将患处热敷后，沾药酒外擦患处，每次可擦 6～8 遍，每日可用三五次。本酒有毒，用时勿入口眼。

功效：治脱位伤筋、跌打损伤、闪腰岔气、风湿麻木。

（二）武当伤科万应膏（朱诚德大师授）

方药：生山栀、生大黄各150克，木瓜、蒲公英各60克，地鳖虫、制乳香、制没药各30克，天花粉、全当归各20克。

制法：上药分别研为细面，合匀备用。

用法：每次用药面30克、鲜山药250克，共捣成膏，外敷受伤处，若无鲜山药，用药面30克，蜂蜜调为膏亦可。

功效：治跌打损伤、脱位、骨折初期，局部红肿疼痛、疮疡初起、尚未化脓者。

（三）武当伤科迷昏散（朱诚德大师授）

方药：麻黄、细辛、姜黄、川乌、草乌各10克，洋金花、闹羊花各20克。

制法：上药全部生用，共研细面备用。

用法：每次取药面1.5克，开水冲服。欲解时用生甘草30克煎服。剧毒药慎用。

功效：脱位、骨折复位前服用，复位时不痛，亦治跌打损伤剧痛难忍者。

（四）正骨紫金丹（古方）

方药：地龙、川乌各32克，龙骨、地鳖虫、赤石脂、鹿角霜各64克，滑石120克，乳香、没药各45克，麝香2克，自然铜120克。

制法：上药均按古法泡制后，共研为细面，鹿角胶烊化捣和为丸，每丸6克，朱砂为衣，蜡封备用。

用法：陈酒冲服，每次一丸，每日2次。

功效：治一切骨碎损断。

（五）太极回生散（武当山文献方）

方药：土元（地鳖）（瓦上焙黄）9克，自然铜（醋淬九次）4克，真血竭8克，乳香、没药（同灯心炒去油）各3克，朱砂（水飞）3克，麝香0.5克，巴豆霜3克。

制法：共研细面。

用法：每次内服5克，白水冲服。

功效：治跌打损伤，脱位骨折。

（六）武当秘制跌打丸（此方为武当草药）

方药：大救驾（结页草）15克，江边一碗水10克，土三七12克，卷柏10克，扣子七10克，螃蟹七12克。

制法：按时令采药、洗净、晒干，共研细面，炼蜜为丸，每丸重6克，水飞朱砂为衣。

用法：每次用温酒冲服一丸，服药期间勿食鱼腥、生凉。

功效：治跌打损伤、全身关节疼痛，服药1～3次即止痛。

（七）神效桂枝止痛汤（文献方）

方药：桂枝、桑枝、当归、白芍各 10 克，羌活、葛根、姜黄、川芎各 7 克，乳香、没药各 3 克，泽泻 15 克，连翘、生草各 5 克。

用法：水煎服，每日一副。

功效：上肢跌打损伤，局部红肿疼痛。

（八）上肢损伤洗方（尚儒彪验方）

方药：桂枝、桑枝各 15 克，透骨草、伸筋草各 30 克，苏木、当归、羌活、灵仙、红花、川芎各 10 克。

用法：水煎外用熏洗，每副用 5 次。

功效：治上肢骨折、脱位、跌打劳损所致的筋骨疼痛，能活血舒筋止痛。

（九）下肢损伤洗方（尚儒彪验方）

方药：牛膝、木瓜、苍术、黄柏各 15 克，透骨草、伸筋草各 30 克，苏木、当归、灵仙、红花、川芎各 10 克，独活 10 克。

用法：水煎外用熏洗，每副用 5 次。

功效：治下肢骨折、脱位、跌打劳损所致的筋骨疼痛，能活血舒筋止痛。

（十）安神止痛汤（林如高方）

方药：山药、白芍、党参各 15 克，乳香、没药、三七各 3 克，远志、莲子、枣仁各 6 克，茯神、延胡索、生地、黄芪各 10 克，钩藤、琥珀、甘草各 6 克。

用法：水煎服，每日一副。

功效：治跌打损伤，疼痛不得眠者。

（十一）健步虎潜丸（古方）

方药：龟胶、鹿胶、虎胫骨、何首乌、川牛膝、杜仲、锁阳、当归各 64 克，灵仙、黄柏、人参、羌活、干姜、白芍、白术各 3 克，熟地 96 克，大川附子 48 克。

制法：共研为细面，炼蜜为丸，每丸重 10 克，空腹淡盐水送下。

功效：治跌打损伤，腰腿疼痛，步履艰难。

（十二）武当伤科热敷药方（尚儒彪验方）

方药：羌活、独活、白芷、川芎、红花、细辛、灵仙、透骨草各 15 克，生铁砂 500 克。

用法：上药与生铁砂装入盆内拌匀，加少许陈醋将药拌湿润（不能太湿），装入布袋内，盖以棉衣让其自行发热。热敷患处，每副药可用 5 次。

功效：治跌打损伤、风湿麻木、妇女痛经、胃脘冷痛。

七、经穴用药

（一）发散、季节用药

1. 发散药

（1）上焦发散药：防风、羌活、归尾、白芷、赤芍、法半夏、川芎、甘草、陈皮、碎补、独活、生姜。

（2）中焦发散药：杜仲、广木香、陈皮、续断、归尾、羌活、川贝、桃仁、黄荆子、细辛、茜草、刘寄奴、赤芍、肉桂、自然铜、生姜。

（3）下焦发散药：牛膝、木瓜、羌活、独活、银花、赤芍、续断、厚朴、归尾、川芎、威灵仙、甘草。

2. 季节用药

（1）春打肝，三年忙：陈皮、桔梗、前胡、法半夏、茯苓、枳壳、广木香、葛根、甘草、生姜。

（2）夏打心，三年紧：苍术、广陈皮、砂仁、甘草、煨姜、茯神。

（3）秋伤肺，二年回：当归、川芎、白芍、生地、紫草、槟榔、甘草、生姜。

（4）冬伤肾，二年危：川芎、陈皮、桔梗、白芍、茯苓、法半夏、厚朴、枳壳、葛根、肉桂、白芷、当归、麻黄、苍术、甘草、生姜。

（二）引经药

头项羌活与防风，藁本川芎白芷通。额门羌活与防风，南星荆芥在其中。

脑后南星不可少，防风白芷有神功。两目防风荆芥先，菊花虫退共相连。

鼻子防风加白芷，辛荑黄芩风水煎。两耳菖蒲香附子，两肩山甲威灵仙。

咽喉薄荷加桔梗，射干僵蚕山豆根。两手桂枝五加皮，松节灵仙正投怀。

背上灵仙台乌药，山甲攻伤田七添。心坎菖蒲郁金使，麦冬熊胆并回生。

两乳通草蒲公英，肚腹川朴青皮等。芍药甘草共分明，腰间杜仲破故纸。

续断秦艽正中下，左边枳壳香附子。三棱莪术与共煎，右边归尾赤芍药。

桃仁红花共除伤，左胁柴胡青皮入。右胁芥子车前飞，阴囊桔核地肤子。

谷道木香不可离，两足牛膝与木瓜。虎骨威灵不可差，止血血竭南三七。

生肌龙骨象皮入，止痛乳香合没药。虎骨然铜土鳖虫，消肿木香与商陆。

泽兰香附四般全，少壮男女容易治。老人孕妇费心机，此是经穴引经药。

不是至人莫乱传，有引有药穴位清，病者何愁药不灵。

第六节 跌打损伤救治

根据贾宝和高飞编著《秘传点穴神功》记载，字门拳余克让先生救治在授拳过程中跌打损伤者，积累了一些武术伤科救治方法，对武术散打和演练过程中出现的一般性扭伤、挫伤、摔伤、刀刃红伤等均有一套行之有效的治疗手法和验方，现介绍如下。

一、跌打损伤论

大凡跌打损伤，四字俱有分别。久伤、新伤，不可执一而用药。且药性有相反者，不可用也，不可忘也，妊娠忌服者所宜识也。如人之受伤，假如气血凝滞，则四肢作冷、牙关紧闭。如人之被打闭死在地，即用冲关散吹入鼻内，使之稍醒。如四肢仍冷，用柴一捆烧在地下，及热将童便倾于其上，用席一床在热地将受伤人仰卧席上，以被盖之。热气上冲方能回阳，渐之身上气血流通，然后服药。药须依法制造才灵。而炆药必须要缓，不可伤火，伤火则无力矣。用药之法，有先有后，男女老幼量体施行，各得其宜，无有不效。但用药总以五道为主，除老损之外，一切川乌、草乌、闹羊花、醉仙桃之类不宜乱用，恐有失误，切切。虽不能起死回生，亦可扶气济急之一助也。

二、跌打用药歌诀

（一）用药歌诀

归尾兼生地，槟榔赤芍宜，四味堪为主，加减任选移。

头上芎羌活，防风白芷随。胸前枳壳梗，秦艽六许宜。

中脘石菖蒲，碎补良姜是。两胁柴胡进，单草续青皮。

腰闷加杜仲，破故纸并大茴。指上用石斛，乌药灵仙奇。

双手桂枝桔，两脚五加皮。腹肚若有患，青皮白芷医。

肚腹尚有伤，更加小茴香。若是伤了腿，牛膝木瓜随。

大便若不通，大黄正及时。小便如闭塞，车前不用疑。

粪门若受伤，木香不可离。假使潮热中，泽泻效果奇。

止痛要儿茶，没药便相随。消气用棱莪，散血红花羹。

打伤若是久，桃仁七粒宜。苎麻一钱足，烧灰存性是。

童便引酒葱，热服不须迟。医方要明辨，妙用君自知。

（二）反药性类

本草明言十八反，逐一从头说与君，人参芍药与沙参，细辛玄参及柴参。

苦参丹参并前药，一见黎芦便杀人。白芨白前并半夏，瓜蒌贝母五般真。

莫见乌头与乌琢，逢之一反疾如神。大戟芫花并海藻，甘遂以上反甘草。

若还吐虫用翻肠，桑带犯之都不好。蜜葛莫与葱根见，石决明休见云母。

黎芦莫使酒来浸，人若犯之都不好。

（三）十九畏

硫磺原是火之精，朴硝一见便生嗔。水银莫与砒霜见，狼毒最怕蜜陀僧。

巴豆性烈最为上，便与牵牛不顺情。丁香莫与白金见，牙硝难合京三棱。

川乌草乌马不犀，人参又忌五灵脂。官桂善能调冷气，石脂桐会便跷蹊。

大凡各合看顺逆，烟烘灵砖要精微。

（四）妊娠禁服歌

蚯斑水蛭及虻虫，乌头附子配天雄。野葛水银并巴豆，牛膝薏米与蜈蚣。

三棱代赭芫花麝，大戟蛇蜕黄雌雄。牙硝芒硝牡丹桂，槐花牵牛皂角同。

半夏南星与通草，瞿麦干姜桃仁通。硇砂干漆蟹爪甲，地胆茅根都失中。

三、跌打损伤难症集方

（一）伤科救治法

1）目伤救治法：面有七孔，眼珠其一受伤，最为难治。若眼睛破遂出，不可复入者，用神原散贴敷，听其自然。若黑睛破，胆水出，其目必坏。倘在包内，轻轻拨转归原，亦用神原散敷贴，然后用住痛散清茶调服。

2）头后伤救治法：先剪去伤边头发，然后用药。刀口大者多用药塞满，恐有脓血、溃烂，用辛香散煎汤洗。切忌当风，恐使头面浮肿，若犯风肿，用消风散救之，又用白金散，用清油调涂。又以安髓散，清茶调，日服数次。

3）落下颏者（下颏关节脱臼）救治法：气血之故不能收束，关窍病人，平身正坐，用两手托住下颏，左右大拇指入口纳槽牙上端，正紧，用力往肩下拨开关窍，自后脑送上，即投关窍，随用绢布兜住下颏，扎顶上半时，即愈。

4）耳鼻舌若擦破或刀割破救治法：俱用妇人发烧灰为末，放上即合。

5）舌若断者救治法：令口含住，勿令舌冷，急用鸡蛋敲破，取壳内白衣套上，用红宝丹敷掺。若断久，舌冷者，用敷药，自然长出。

6）头颅跌缩救治法：令病人仰卧于凳上，布袋扎于病人胁下，缚于凳上，解开头发，一手揪住头发，一手揣定归正，以自己两脚抵着病人两肩微用手拔之归原，恰好即止。用酒和姜汁调神圣散贴之。常服乳香寻痛散。

7）井栏骨断（肋骨骨折）救治法：用夹板以手端正归原，用一竹片量长短、宽窄适宜，以绢袋兜在胁下。外用神圣散敷，内服乳香寻痛散。

8）手臂骨断（前臂骨骨折）救治法：用手端正归原，以神圣散敷贴。外用杉木薄板三块，用一片长者夹在外，二片短者夹在内，四道绳线缚之。令臂可屈近半节，渐渐放宽，血气一贯通，其骨自接。日服活血止痛散，即愈。

9）肩膀骨脱出（肩关节脱臼）救治法：用手按之归原，后以神圣散敷之。将杉木板二尺余长，安二片于脱骨处，横放于胸前，其板两头将绳带紧缚，令病人两手不可垂直，只宜曲缩于胁下。宜服止痛散。

10）腕骨跌出（脱臼）救治法：将手扯伸拔归原，用神圣散敷贴，又用杉木薄板一片，中留一孔，夹裹患处，对缚四道，令腕骨可使舒转，又用绢带兜挂于头上，宜服寻痛散。

11）手掌腕骨断（腕掌骨骨折）救治法：亦用治腕骨脱臼法一样治之。手掌腕骨屈断须揣正归原，用神圣散敷之。又用杉木薄板二片，量手掌一样宽，用一片托在内，一片托在外，四道麻绳缚之，宜服寻痛散。

12）手指骨断（折）或刀割断救治法：用苏木末敷上，又用蚕壳包定缚扎，宜服寻痛乳香散。

13）腕断（腕关节脱臼）救治法：须令受伤人行至无风处，脱衣细看伤于何处，然后用麻药服之，使病人不知痛，可动手掇归原。外用一人拽住病人，用手摸其出骨节关外，用力按归内，则归位矣。若不用此法，则误人也。

14）肩膊骨出凹（肩关节脱臼）救治法：或出左或出右，须用杆一根，小凳一条，令病人坐凳上，用杆顶在腋下脱臼之处，杆头上安一絮球。杆之长短，要与凳相等。令一人助病人放身，坐落，骨节必归窠矣。若不用凳即用小梯，相对大杆从梯中心穿过，用手把木杆正架在脱臼腋下，术者牵拉病人手臂要病人放松身体从上向下自然下沿，骨节自然归位。

15）脚膝出凹（脚踝关节脱臼）救治法：此患多为关节错位，伸屈不便，活动受限，行走艰难，施术须用坐位，一人拦腰将病人抱住，另一人拽住脚，医士用手按，缓扯归原。用神圣散敷之，又用布数层，如护膝样缚定。又将竹篾做圈，用绢在周围缠好，套在膝上，四周再用粗绢缚定，内服寻痛散。数十日，去篾圈方愈。一般扭伤，只用一边夹即可，此外，关节周围筋脉最多，况且仍要肘屈伸，故不可固定，又恐内出，务须细心看顾。

16）大腿骨出凹（髋关节脱臼）救治法：或出前或出后，须用一人抱住病人，另用一人拽住脚，医士用手尽力拉按托送，力求一次复位，若是闪开，又可用软轻绵绳，从脚腕捆缚倒吊起，用手整骨，即一人抱起病人一放，从上至下，自然归凹（复位）矣。

17）背脊折伤救治法：治法不能用手整顿，须用麻绳系足倒吊起，手垂下，身直其骨自然归窠矣。然后用桑皮一块，放在肩上，又用杉木皮两片安在桑皮上，以轻绵绳缠扎，不得屈伸，宜服接骨药，三次后，服补气药为妙。

18）胁肋骨断救治法：用棉被铺在阔凳上，令病人侧卧其上，用手揣定归原，则断处自然相接。用神圣散敷上，外用杉木一片，绢缠缚定。宜服乳香寻痛散。若是见有呃寒及积物从口中而出者，乃是断刺伤肠胃，不治之症也。

19）背脊骨断救治法：令病人俯睡于凳上，以绢带缚两手于凳上，两足垂于凳下。医者用手压伤骨归原。以神圣散敷之，内服寻痛散。

20）胫骨跌出者救治法：令病人卧于凳上，用手揣正归原。若骨歪落，伤处紫血，手压不能归原者，即以扁担压之（慎施为妙），又敷神圣散，以杉木两片夹缚定。内服住痛散酒下，即愈。

21）手足直骨断者救治法：伤处多有碎骨，先用麻药服之，每服一钱。然后用银刀刺开，用银针剔去碎骨，即用神圣散敷之。外用杉木皮夹定，粗绳紧扎。内服止痛散，十日内愈。受伤服麻药后，可用淡盐汤灌之即解。

22）两肾子突出，串筋不断者救治法：可治。以手将肾子纳正归原，搽上桃花散，又以线缝之，切不可缝着膜子。又用桃花散封固，恐伤口干燥，用乳汁润之。

23）破肚肠出或是牛触伤肠出救治法：以清油润手。将肠子送入腹内，外用丝缝之，用桃花散敷之，生肌散搽之。不必包裹，恐作脓血，切勿当风，不宜饮水。

24）肚腹刺破者救治法：须看伤口大小，若口大，以丝线缝之，四周用桃花散搽之，勿令见风。血腥者，伤于肝也，用洗肝散、木瓜汤调酒服。咳嗽者，伤于肺也，宜用主肺经之药加减治，加减宜活用，若内脏受伤，须看伤于何脏，方好用药。

25）腹破肠出者救治法：用绢带缚其两手，悬于梁上，用砖二三块垫其两足，令手伸直。去足下砖，则肠直怜于内，轻轻用手送入，绢线如头发丝大，缝合伤口，用桃花散，封固其口。若伤口干燥，用乳汁润之，日服住痛散。若伤口不合者，用清油调白金散搽之，又要随时用药，天热用香茹散，寒天用正气散。若肠破出臭秽者，急用香油润之，用手送入，即用人参、枸杞二味煎汤淋之，其皮自合。日服鹿茸汤，酒下25克。可食姜粥十日，即愈。若狂言乱语者，乃伤其心也，若神思恍惚，又兼呕吐秽物者，乃伤其脾胃也。两脸红色者，是伤其肝肺也，皆不治之症矣。

26）瘀血在内救治法：宜用复元活血汤攻之，弱者，以四物汤加红花、桃仁、山甲补而行之。若失血过多而烦躁，此血虚也，宜补其血。若不应，即用独参汤补之。不可概行攻下，致成败症。凡损伤，不问老弱及瘀血有痛，俱有韭菜汁热童便冲酒服。韭菜汁、童便之功，推陈致新。若胁复作痛，饮童便一碗，胜服他药。不动脏腑，不伤气血，万无一失，此方屡验，故记之。若虚寒呕泻者，不可服之。

又方：瘀血积滞不出者，即服花蕊石散，用童便调服，但不宜多服。多则瘀血内化为水。既不亏损元气，又不动于脏腑，瘀血攻心，腰脊胀满肚腹刺痛，即服破血归尾汤，以利为度。若大小便闭者，即用通关散同葱头捣如泥，炒热罨于小腹脐上，立效。

27）受伤不省人事或血出过多，内伤脏腑，血气耗绝将死者救治法：用佛手散服之或鸡鸣散服之或用活血住痛散服之。皮肤青肿,用早糯稻草烧灰,热童便调成饼敷之。

又方:用生姜、葱头捣烂和面炒热,罨之。发热者,用栀子研碎加面炒热罨之。久痛发热,用乌姜散敷之。

注:以上方法因受年代局限,许多方法已不适用,即便采用也应在医生指导下施行,这里仅供参考。

(二)跌打损伤难症集方(验方)

1)消风散:白芷5克,川芎4克,紫苏3.5克,柴胡4克,防己5克,桔梗7.5克,全蝎3只(酒洗),南星4克,防风10克,独活10克,当归10克,细辛4克,人参1.5克,白僵蚕10克,甘草2克,生姜3片为引,水煎服。

2)复元活血汤:柴胡、花粉、山甲、当归、红花、大黄、桃仁、甘草各25克,水煎服。

3)香茹散:厚朴、扁豆、黄连、香茹各15克,水煎服。

4)破血归尾汤:归尾、赤芍、桃仁、红花、乌药、厚朴、香附、枳壳、川芎、没药、乳香、莪术各15克,水煎服,酒引。

5)正气散:藿香、紫苏、大腹皮、陈皮、桔梗、茯苓、半夏、神曲、厚朴、白芷、甘草各15克,水煎服,姜枣引。

6)辛香散:白芷、羌活、独活、苍术、当归、白矾、藿香、赤芍、苦参、甘草各25克,荆芥、防风、泽兰、儿茶、五倍子、刘寄奴、侧柏叶、金银花、苍耳子各25克,用布包紧投入水中煎浓,候温洗伤处,即消肿化瘀。

7)神圣散:乌药、白芷、赤芍、白芨、枇杷叶、芙蓉叶,各等分为末,用姜汁和匀,陈酒调膏,敷贴患处,其肿即消。

8)气痛十香散:木香、沉香、小茴各10克,槟榔15克,五灵脂25克,乌药15克,松香25克,丁香25克,肉桂5克,乌梅200克,枣肉20克,配烧酒为丸,朱砂为衣。

9)熨气痛方:麻油、盐、酒糟各20克,瑞香叶、泽兰各15克,共为末。炒热布包熨患处,药冷再炒再熨。

10)安髓散:川芎、白芷、白附(童便浸制)、香附、甘草各100克,共为末,清油调服。

11)神圣散跌打敷药:乌药100克,白芨片125克,白芷125克,枇杷叶125克,赤芍100克,芙蓉叶125克,共研细末。

12)玉真散跌打破风收口敷住痛:白附子600克,白芷100克,制南星100克,羌活100克,明天麻100克,防风100克,共研细末,醋、酒调敷。

13)跌打敷药:生黄柏15克,自然铜100克,制川乌100克,白芨片150克,制草乌100克,泽兰200克,早休100克,姜黄150克,制香附100克,乳香25克,莪术100克,没药25克,栀子15克,共研细末,外加麝香1.5克,三七1.5克。

14）夺命散：明雄 20 克，牙皂 25 克，黎芦 5 克，枯矾 2.5 克，黄丹 1.5 克，共为末，搽口吹鼻。

15）吹喉散神方：青黛 6 克，人熊胆 5 克，麝香 1 克，青鱼胆 5 克，硼砂 10 克，川牛膝 5 克，洋茶 5 克，山豆根 5 克，冰片 5 克，共研细末，吹喉咙患处三五次。即愈。

16）跌打消肿止痛敷药：豆豉、生姜、酒糟、葱头，醋炒后，用醋淬敷患处。

17）硫黄方：主治筋骨疼痛，一切损伤咳嗽，吐痰和气痛。

硫黄 5 克，艾叶 100 克，南星 10 克，明雄 15 克，公丁香 40 克，麝香 5 克，好酒 500 克，生川乌、生草乌共 100 克，小蛤蟆 5 只（在五月取者，要头上有点红，用水酒浸 1 小时，晒干用瓦片焙为末），螃蟹 5 只（在六月取者，用水酒漂 1 小时，用瓦片焙为末），黄鳝 4 条（要四两重，越重越好，取血晒干，用嫩磁盘，文武火焙干），落地珍珠 15 个（六月在山里取者，离土一寸深），韭菜菀下地龙 20 条（在九月取，晒干为末），闹羊花壳 100 克，小牙皂 25 克，韭菜菀 100 克，泽兰 100 克，自然铜 100 克，鲜红花 100 克，土鳖 25 克，广木香 25 克，麝香 1.5 克，共研细末，每服 5 克，用甜酒对童便服，一日服二次，甚效。

18）治跌打断骨、接骨药方：龙骨 4 克，防风 25 克，土鳖 4 克，槟榔 30 克，地黄 30 克，虎骨 50 克，桂枝 5 克，血竭 50 克，肉桂 5 克，茯苓 4 克，猴骨 25 克，三七 25 克，山甲 25 克，海马（酒制七次）25 克，石燕 1 个，豹骨 4 克，乌药 25 克，猴骨 4 克，自然铜 50 克，当归 25 克，骨碎补 25 克，甘草 5 克，丁公藤 25 克，猫骨 4 克，地龙 15 克，细辛 15 克，乳香 50 克，共为细末，酒浸为丸，吃时童便酒引。热天加茶引。

19）熊道人十八罗汉散：主治五劳七伤、骨断、筋折、周身疼痛。共十八味，取名为罗汉散，有起死回生之效。孕妇忌用此药。

上麝香 2 克，当归尾 35 克，土鳖 35 克，金毛狗 100 克，沉香 3.5 克，制没药 30 克，川田七 20 克，真乳香 30 克，孩儿茶 35 克，飞朱砂 2 克，自然铜 10 克，鲜红花 20 克，真血竭 10 克，光杏仁 20 克，金海马 1 对，肉桂 15 克，川牛膝 30 克，炙甘草 10 克，共计十八味，共研细末。

20）慈救散：治跌扑骨折至死，但胸前有暖气者，亦效。

山楂 4 克，通草 15 克，降香末 10 克，川山甲 10 克，丹皮 10 克，赤芍 10 克，香附（酒炒）10 克，红曲 10 克，陈皮 10 克，麦芽 10 克，当归 4 克，青皮 3.5 克，红花 3.5 克，桔梗 2.5 克，琥珀 10 克，痛加乳香 10 克，没药 5 克，用水三碗煎至一碗，每日用水酒兑服二次，伤轻者服两日即愈。

21）外科皮烂流水敷药：川花椒、雄黄、黄柏、枯矾、槟榔、炉甘石、苍术、黄连各五钱，轻粉 10 克，冰片 15 克，菟丝子 15 克，共研细末。

22）住痛散：当归、川芎、厚朴、桔梗、羌活、独活、穿山甲、木瓜、甘草、赤芍各 25 克，白芷 50 克，麝香 25 克。共为末，每服 10 克（用酒送下），伤在上者去厚朴。

23）收功合口玉红生肌散：黄丹（飞过）、龙骨（火煅）、熟石膏各 15 克，共为极细末，掺入伤口，即愈。

24）打伤出眼珠方：金头蜈蚣，焙为末。左眼出者，吹右鼻，右眼出者，吹左鼻，即愈。

25）七厘散：伤肺肝经，乍寒乍热，看伤几年几月。瀑汗相连，乃是一身之病症，宜用七厘散。血竭、人中白、三七、藿香、朱砂、石耳、柏叶、木香、茯苓皮、核桃、矮脚樟、紫草茸、丹皮、甘草各等分，共研为末，肉汤冲服。

26）夹棍打伤方：旧蒲扇烧灰、沙糖调酒送下。若打死者，则用蚯蚓（去土，酒洗，火煅为末）酒送下立活。

27）破烂生蛆方：寒水石为末敷，内服蝉蜕、青黛各 25 克，蛇蜕烧灰存性，细辛 25 克，用酒冲服。

又方：桃仁、香橙叶各 25 克，共研细末，麻油调涂四周，其蛆自出。

又方：旧蒲扇（烧灰），麻油调敷，其蛆自死。或皂矾焙成末，掺亦可。

又杀虫毒蛆方：桃枝、柳枝、樟枝、柑枝、桑皮，共煎水洗，加海风藤，更妙。

28）铁子入肉未出或竹木在肉内不出：雄蜣螂 1 个（头上有角者），捣烂敷四周，后用土鳖 1 个，捣烂冲酒服，皆然自出。

29）红宝丹：苏木末、头发灰，共为末。凡刀口伤，此药掺之，止血，收功，生肌。

30）铁器伤反方：灶鸡子、萝卜叶，共捣烂敷伤处，即愈。

31）全身跌打呕血闭气用方：朱青皮 7.5 克，泡南星 10 克，柏紫霜 7.5 克，金佛草 5 克，金橘子 5 克，马兜铃 7.5 克，生半夏 7.5 克，尖贝母 5 克，杏仁霜 7.5 克，款冬花 5 克，龙胆草 5 克，母丁香 15 克，水煎服。

32）春用开络先服此方：川芎 7.5 克，乌药（炒）10 克，前胡 5 克，香白芷 10 克，木香 10 克，生半夏 10 克，桔梗 10 克，羌活 7.5 克，广陈皮 10 克，独活 10 克，香附 10 克，白芥子（炒）7.5 克。水煎服。

33）夏用开络先服此方：枳壳 10 克，川朴 10 克，苍术 10 克，砂仁 7.5 克，白芥子（炒）7.5 克，葛根 15 克，槟榔 10 克，大腹皮 7.5 克，前胡 10 克，香附（炒）15 克，乌药 10 克，母丁香 10 克。

34）秋用开络先服此方：苍术 15 克，茯神 10 克，白芥子 7.5 克，广陈皮 10 克，母丁香 10 克，没药 10 克，白芍 10 克，香附 10 克，乌药 10 克，法半夏 7.5 克，砂仁 7.5 克，桔梗 10 克。水煎服，云耳引。

35）冬用开络先用此方：北风草 7.5 克，麻黄 10 克，苍术 10 克，肉桂（去粗皮）10 克，白芷 15 克，母丁香 10 克，桂枝 10 克，木子 10 克，白芍 10 克，附片 5 克，没药 10 克，石菖蒲 5 克。水煎服，白糖，云耳引。

36）通身接骨用方：生地 10 克，白芍 15 克，冰片 1 克，土鳖（去羽）5 克，苏木 10

克，母丁香 10 克，归尾 15 克，没药（去油）15 克，肉桂（去粗皮）10 克，洋参 7.5 克，紫草 10 克，石菖蒲 10 克，两手加桂枝、羌活，两足加地榆、千年健，白糖童便引。断碎直骨，加锁阳、木瓜、自然铜，用烧酒炒过草药敷用，若用童便炒则更妙。

又敷药方：红花 10 克，红硝 15 克，甘松 15 克，自然铜 15 克，木瓜 15 克，白芷 15 克，沙姜 15 克，黄柏 10 克，五倍子 10 克，青皮 15 克，白芨 15 克，石菖蒲 15 克。共研细末，调敷之。

又方：用草药，滕黄、水陀、枯桐根（去粗皮）、柏子仁碎烂，童便煎炒敷之，共研细末。

37）刀伤用方：轻粉 10 克，龙骨 10 克，黄连 10 克，象皮 10 克，田七 10 克，白芷 10 克，炉甘石 10 克，西洋参 1 克，土鳖 10 克，羌活 10 克。共研细末。

38）刀伤先服：桂枝 10 克，金银花 10 克，羌活 7.5 克，荆芥 15 克，管仲 15 克，北风 10 克，沙姜 10 克，连翘 10 克，白芷 10 克，石膏灯芯引。

39）刀伤筋后用方：黄芪 25 克，山药 25 克，没药 25 克，车前子 15 克，归尾 15 克，鹿筋 25 克，党参 25 克，土鳖 15 克，千年健 25 克，白芷 25 克，茯神 15 克，伸筋草 25 克。红枣引，兑水酒服。

40）十香丹：如受伤之人起发热恶寒，吃十香丹受不住者，加肉桂 10 克，其伤即愈。如人有老伤，发热恶寒，则去麝香，多用沉香，其伤可愈矣。

广木香 25 克，藿香 25 克，小茴 25 克，母丁香 25 克，没药（去油）25 克，制香附 25 克，沉香 15 克，灵芝 25 克，乌药 5 克，檀香 25 克，大茴 25 克，槟榔 5 克，降香 15 克，麝香 0.5 克，桃仁 5 克，红花 7.5 克，（头龙）田七 7.5 克，共研细末。如体虚者，外加附片、蔻仁二味，共研细末和服之。如其伤血出不止，用黄连水和十香丹敷之即愈。如气触手肿、足肿，用烧酒调之，擦肿处即愈。

41）七宝丹：一可治新伤，一可治老伤，一可止血，一可为金伤药丸。制此丹，先将硫黄花蕊石于童便中，进七次，研为末。将硫黄和之，于铜勺内炒匀，如欲为盐，则用有眼之物倒之，如欲为末，则炒干之，与人止血。痛则加母丁香、乳香研为末，和此丹压于患处，即愈。此丹用法有很多变化矣。硫黄（童便七次制），花蕊石 350 克、硫黄 150 克合制。

42）香附流气丹：专治旧伤、新伤等。香附（制）1 000 克，广陈皮 10 克，桂枝 15 克，桔梗 10 克，石菖蒲 15 克，母丁香 25 克，乳香 25 克，没药 25 克，羌活 10 克，川芎 15 克，甘草 25 克，法半夏 10 克，乳香 10 克。共研细末，兑酒服。

43）接骨敷方：芙蓉花根（去粗皮用二层皮）捣烂、月月红根（去粗皮用二层皮）捣烂、山茶桂根（去粗皮用二层皮）捣烂、生地黄（水酒煮烂）、加茯苓、香附、乳香、母丁香、重楼各 1 克，用水酒煮生地黄，酒敷。

44）专治新伤妙方：闹羊花，此方非壮丁不可吃也。取此花，必须清明前后三天取之。

此时取之，最是有效。取时应取其未开花之花蕊也，晒干研为粉末。一人可食七蕊之多，用酒兑之，其伤即愈矣。

45）秘传全身单跌打药方：虎骨（猪油炒）100克，猴骨（麻油炒）100克，龙骨（醋炒）25克，丁香（不见火）100克，红娘子（用火汤炒）10克，广木香25克，赤芍100克，归尾100克，桃仁100克，红花100克，川独活100克，川羌活100克，细辛15克，生地100克，骨碎补100克，秦艽100克，续断100克，青皮100克，肉桂100克，川芎100克，桂枝100克，杜仲100克，破故纸100克，川牛膝100克，木瓜50克，白芷100克，桔梗100克，莪术100克，青木香100克，沉香（不见火）100克，乌药100克，枳实100克，槟榔100克，牛蒡子（用豆腐煮）15克，乳香（去油）15克，洋末（去油）15克，紫草15克，自然铜（醋炒七次）100克，土鳖（用火酒炒）100克，大茴25克，小茴4克，五灵脂100克，五加皮100克，广红100克，薏苡仁100克，苍术100克，桑寄生100克，前胡100克，防风100克，山楂100克，威灵仙100克，甲珠100克，荆皮100克，柴胡100克，木鳖子（去壳）4个（用麻油炒）、香附100克，甘草20克，麝香5克，三七25克，地龙末（麻油炒）100克，枳壳100克。此药自己制。外入炙马钱子末100克在内，无论伤轻重，只要服三次，即痊愈。老酒化服。忌鱼、豆腐、萝卜菜，切不可吃，痊愈方可吃。共药六十一味，不可加减，川乌、草乌、半夏、丹参、灵芝乱用一味相反，只可熬水吃，炙马钱子末不可乱用也。

46）春天全身单跌打药方：麻黄（炒）5克，秦艽25克，杜仲50克，川牛膝10克，木瓜10克，白芷10克，苍术15克，红花10克，沉香（生）5克，广木香4克，广红10克，西香（生）4克，没药（去油）2.5克，乳香2.5克，肉桂5克，川乌（反赤芍）5克泡、草乌（反赤芍）5克泡、土鳖（酒炒）15克，生地（焙干）10克，川羌15克，独活25克，细辛25克，归身50克，南星5克，香附（便炒）15克，乌药10克，猴骨15克，龙骨5克，青木香（生）5克，川芎25克，柴胡15克，郁金5克，橘红10克，茯苓5克，破故纸1.5克，虎骨10克，自然铜（炼）4克，五加皮10克，青皮5克，桔梗10克，灰柏（炒）5克，莪术5克，桂枝4克，肉桂5克，泽兰5克，大茴5克，小茴5克，威灵仙4克，金泊5片、银泊5片、骨碎补100克，麝香1克。男女老幼可服，如春天更妙。夏天麻黄、羌活、独活、川乌、草乌、苍术，禁之不用，均是发汗之物也。此方药俱为细末，每服15克，水酒冲服痊愈。此方不可加药，反药甚多，乱用一味效果则相反，孕妇有胎在身大忌，不可服此药，切切留意也。

47）秘传全身单末药方：续断、骨碎补、杜仲、红花、归尾、桂枝、威灵仙、秦艽、苍术、桔梗、莪术、川牛膝、木瓜、五加皮、枳壳、独活、山楂、五灵脂、荆芥、防风、青木香、沉香、西香、广木香、举香、丁香、广红、赤芍、火白、小茴香、大茴香、乌药、才阳、川羌、龙骨、自然铜、乳香、没药、川七、田七、生地、桃仁、土鳖、桔红、青皮、破故纸各

50 克，肉桂、猴骨各 25 克，条草 5 克，共 50 味药，俱用法制为细末。如入麝香 2 克，又加炙马钱子末一两足在内，看伤上中下加引药，煎酒化服，每服 10 克，连服三次，伤便痊愈。

制枳壳末用陈皮 500 克，如枳壳片亦用十八味药煎水浸，晒干备用。陈皮、生地、柴胡、前胡、胆草、归尾、肉桂、甲珠、五倍子、木通、槟榔、茯苓、大腹皮、五加皮、青皮、沉香、青木香、赤芍各 25 克，煎水浸枳壳片，晒干又浸，又晒干，研末备用。每服 10 克，全身单，加枳壳末 100 克，马钱子末 100 克足，不可多加。

制马钱子末：用马钱子 1 000 克，用黄土炒成黄色晒干，后用童便浸四十九日去毛。后用十八味药煎水浸，晒干研末备用：桔梗、苍术、薄荷、丹皮、木香、川牛膝、麦芽、红花、莪术、山楂、六神曲、防风、荆芥、杜仲、破故纸、小茴香、威灵仙、续断各 25 克，煎水浸马钱子（马钱子水漂三日，然后切成片），晒干研末，入全身单内备用。

48）活血汤：此方专治从高处跌下，全身跌打损伤亦可用。

防风 7.5 克，赤芍 15 克，归尾 15 克，柴胡 7.5 克，胆草 5 克，陈皮 5 克，甲珠 7.5 克，桃仁 20 粒（去油尖）、红花 15 克，花粉 5 克，大黄 10 克，甘草 4 克。佛手为引，水煎服，看病上下服药。伤在上部吃饭后服，伤在下部要空腹服药。切莫乱行，如有血，且左右两胁疼痛，即服活血散。

如伤重，且血入五脏，需疏通阴阳，可用鸡鸣散，其效如神也。

赤芍 10 克，归尾 15 克，桃仁 5 克，红花 15 克，苏木 15 克，川活 9 克，独活 7.5 克，细辛 1.5 克，生地 20 克，骨碎补 15 克，秦艽 10 克，续断 9 克，青皮 10 克。若肿加丹参，若红加土硝，头伤加川芎、藁本，手伤加桂枝、威灵仙，腰伤加小茴香、桔梗、杜仲、破故纸，腿伤加川牛膝、木瓜、五加皮，若肿重加桔梗、莪术、丹参、肉桂。各参照以上引药，切莫乱行。用水煎服，如不应再服后方。

又方：疏通血气散。归尾 15 克，枳壳 15 克，红花 25 克，桃仁 30 粒，莪术 15 克，川厚朴 5 克，沉香 4 克，大黄 5 克为末另包，朴硝 5 克为末另包，如大便不通，将此末入碗内，用疏通血气散，水酒冲服。此方药服后有神效也，如收功，服三四剂即可痊愈。此单方应用广泛，人身上中下三部、左右两胁、骨盆、骶尾骨等受伤，用此单方可效。若肿加丹参 15 克，如红加红肉桂 15 克。

49）提火散（即莪术散）：专治上中下部，破血消肿有神效。三棱 5 克，莪术 5 克，赤芍 15 克，生地 15 克，炒山楂 7.5 克，沉香 5 克，玄胡 7.5 克，广红 10 克，甘草 2 克，土鳖 5 克，乌药 5 克，陈皮 7.5 克，青皮 7.5 克，柴胡 4 克，荆芥 5 克，枳壳 10 克，水煎服。童便一盏、葱白根、老姜三片为引。如汗多加桂枝 10 克，去生姜、葱根不用，服如不应，即服下方。

50）千金不夺散：独活 7.5 克，寄生 7.5 克，川羌 6 克，细辛 7.5 克，杜仲 9 克，破故纸 10 克，赤芍 10 克，槟榔 9 克，苍术 5 克，归身 10 克，红花 10 克，乳香（制）4 克，没药（制）4克，沉香4克，炙甘草4克，生姜为引。前单方莪术散不效，皆表症未尽，若是用千金不夺散，其效如神也。

注：以上方药，因年代久远，读者使用时应请医生对症斟酌，这里仅供参考。

第七节　创伤及手足指趾感染的治疗

一、创伤的治疗

创伤，是指由于外来的直接暴力，使皮肤、筋肉、经脉及脏腑受伤，而有伤口出血者。古代称为"金刃伤""金创"等，伤口的部位、大小、深浅、清洁与否，对愈合的快慢有着密切的关系。对创伤的治疗，武当伤科是止血为先，及时清洗伤口并敷药，特别强调不能让伤口化脓。

（一）临床病因及症状

1）刺伤：由于针、钉、刺刀等尖锐器的刺入所致。特点是伤口小，伤道深，可能伤及重要脏器，若治疗不当危及生命。

2）切伤：由于刀、玻璃、碎片等锐器的切割所致。特点是伤口边缘整齐而平行，出血较多，引流通畅，容易愈合。

3）挫伤：由于棍棒等坚硬物打击所致。特点是伤口不整齐，伤口周围肿胀面大，多数有皮下瘀血，故伤处呈青紫色。

4）擦伤：由于摩擦在硬而不光滑的物件或地面，伤口有少量血液渗出。

5）撕裂伤：由于较钝的暴力，猛将皮肤、筋络撕裂所致，伤口边缘多不整齐。

（二）治疗方法

止血：出血的多少，决定于受伤血脉的大小，若大血脉受伤，出血量在500～1 000毫升者，若能及时合理地治疗，一般不致发生危险。若失血量达到1 500毫升左右，如不及时抢救，常有生命危险。故武当伤科把止血作为治疗创伤的当务之急。常用的止血法如下：

1. 压迫包扎法

适用于中、小伤口的出血。此法只需将伤口清洗干净，用武当如圣金刀散撒于伤口，外用洁布包扎即可。

附方：如圣金刀散。

方药：松香、白矾、枯矾、陈石灰。制法：上药共研细面装瓶备用。功用：用于各种创伤、出血疼痛。

2. 填塞法

适用于出血量多或找不到出血点的伤口。常用武当伤科的真武神效止血膏纳入伤口，外用洁净布包扎即可。

附方：真武神效止血膏。

方药：阿胶、白芨、象牙屑、珍珠粉、象皮灰。制法：上药除阿胶，共为细面，阿胶烊化后，将药面合入，制成大小不等的薄片，备用。用法：凡遇创伤流血不止，或伤及内脏出血，可将此膏纳入伤口，外用洁净布包扎。

3. 捆扎止血法

此法适用于四肢的大出血，常用细而软的橡皮带或医用止血带，扎在出血伤口的上端，不宜直接扎于皮肤，须扎在伤员的衬衣外或垫以纱布再扎，松紧度以达到止血为宜，不可过紧。从扎带时算起 40 分钟松带一次，以免肢体坏死。捆扎时间以不超过 2 小时为宜。

4. 内服药止血法

适用出血过多，难以止血者。

（1）独参汤：大人参半两一次服。

（2）跌打便血汤：白芨、茅根、大黄，水煎服，服用时加童尿少许更妙。

（3）跌打尿血汤：茅根、白芨、车前、丹皮，水煎服，汤中兑童便少许更妙。

（三）创伤晕厥的防治法

创伤晕厥多由出血过多、疼痛剧烈或精神过度紧张所致。如不及时抢救，将会造成危险后果。临床上常采取以下措施来防止晕厥的发生。

（1）减轻疼痛，可用止痛药和针刺等止痛，重症骨折要注意立刻上夹板固定。还可采用止痛的西药针剂。

（2）注意保暖，寒冷容易促使昏厥，可给病人热饮，或以棉被、热水袋等法保暖。

（3）保持安静，伤员必须保持安静休息。

（4）采用头低仰卧位，必要时请现代医学会诊，给予输血、输液。

（5）受伤 24 小时内要密切观察，预防内出血的发生。

（6）一般创伤后，应给予玉真散内服，以预防破伤风。也可采用肌注破伤风抗毒素，伤口过氧化氢冲洗。

附方：玉真散。

方药：生南星、防风、白芷、天麻、羌活、白附子。制法：共为细面备用。用法：每服 10 克，热酒一盅调服。

（四）武当伤科各种创伤清洗药方

方药：千里光、金银花、红花椒、蒲公英、川黄连、山栀子、川黄柏、苦参根、白芨根、土三七、苍耳子、香白芷、乳香、没药。

用法：上药各等量，煎水外洗。

功用：解毒、止痛、止痒、生肌。

二、手、足指（趾）感染的治疗

手、足指（趾）感染又称甲沟炎、化脓性指（趾）头炎。本病多由外伤（如针尖、竹、木、鱼骨刺伤）或昆虫咬伤，使毒邪乘虚而入，留于经络之中，阻塞络脉，气滞血瘀而发病。中医称为"疔疮"。如生在指（趾）甲旁的称为"蛇眼疔"，生在指（趾）甲顶端的称为"蛇头疔"，生在指趾间的称为"蛀节疔"。用中药膏外敷，必要时切开排脓。

（一）临床症状与诊断

（1）有外伤史，指（趾）端有伤口。

（2）有嵌甲病史和修剪甲后接触污水史。

（3）局部疼痛、红肿、夜间跳疼。

（4）全身发热，局部化脓。

（5）日久可伤及指（趾）骨，形成骨髓炎，造成终身残疾。

（二）治疗方法

初起以甲疗膏（附方1）外敷。成脓后切开排脓，外敷改良金黄膏（附方2）。日久溃破形成骨髓炎者，以红升丹捻插入换药，有死骨者，在麻醉下取出死骨，以九一丹药捻换药。若有全身发烧者，内服清热止痛饮（附方3）。

附方1：甲疗膏。

方药：无名异若干。制法：将上药置于铁勺内，置火炉上煅红，立即倒入盛有陈醋的容器内，反复7次，研为细面备用。用法：用药面少许，香油调为膏，外敷患处。主治：指趾旁的蛇眼疔。

附方2：改良金黄膏。

方药：天花粉、香白芷、生大黄、川黄芩、川黄连、生南星、姜黄、苍术、陈皮、甘草、黄柏、厚朴、鲜山药。制法：上药研细面，合鲜山药捣成膏。用法：外敷患处。主治：蛇头疔、蛀节疔、其他部位疔疮。

附方3：清热止痛饮。

方药：地丁、蒲公英、连翘、早休、赤芍、白芷、金银花、茜草、乳香、没药、黄连。用法：水煎服，每日一副。主治：痈、疽、疔初起未化脓者。

第八节 武当急救法

武当急救法来源于《伤科方术秘笈》，属于道家急救之术。

一、吹鼻催嚏开窍复苏法

此法是将药末吹入病人鼻腔，刺激鼻腔黏膜引起喷嚏反射，从而通关开窍、复苏醒脑的方法。早在东汉张仲景所的《金匮要略》中就已记载"以薤捣汁灌鼻中"，或用"皂荚"研末吹鼻中以抢救猝死者。晋代葛洪则在《肘后方·救卒中恶死方》中记载了更多的催嚏开窍法，如"以葱黄刺其鼻"，或以棉渍好酒、塞鼻，手按令汁入鼻中，或以单味（如皂荚、半夏、菖蒲）为细末吹入鼻中等法。元代朱丹溪用通关散吹鼻取嚏，治疗"卒中风邪昏闷不醒、牙关紧闭、汤水不下"，药简效捷，通关散成为催嚏开窍之代表方。清代龚自璋的《医方易简新编》在通关散处方中加入麝香、薄荷，效果更佳，并将此方发展到治疗痉闭、失语、癫狂等病症。武当山急救法中的通关散处方如下。

方药：细辛 10 克，皂刺 10 克，生半夏 10 克。制法：上药研为极细药面。用法：用纸筒或竹筒将药粉少许吹入病人鼻中取嚏。主治：气厥、痰厥、中恶、闭症中的寒闭、跌打损伤中的痛厥。

使用注意：①本法为治标之法，只供急救用，不可多用。②对高血压、脑血管意外、脑外伤致昏厥者不宜使用。平时素有鼻衄史病人，在使用时要特别慎重。

二、擦牙开噤法

此法是将药末擦在病人牙上，使昏迷病人口噤自开的一种急救方法。清代何梦瑶《医碥》卷一载有"口噤即牙关不开也，由气血凝结于牙关筋脉，不能活动。以苏合香丸或生南星为末擦牙"，认为"乃为救暴中之急，预备当之"。本法借助药物辛香走窜之性及摩擦牙齿之刺激，促使昏迷者牙关开启，神志苏醒。武当开关散处方及使用方法如下。

方药：天南星 1 克，冰片 1 克。制法：共研极细面，密封备用。用法：用手指沾药面少许抹擦病人白齿龈至牙关开启。主治：中风、痉挛、惊厥等病人见牙关紧闭、口不能开者。

三、点穴急救法

凡遇中风昏迷、热闭、气厥、寒厥、痰厥、中恶、客忤等神昏窍闭者，急用拇指点掐病人人中穴。若牙关紧闭者，点掐颊车穴。

第十一章　武当伤科筋伤、脱位、骨折的治疗

【传承概要】

武当道医在道教手印启示下，创建了一套手指养生功。通过对手指、手掌、手臂进行点、揉、捏、拿、活、抻、掐、擦等手法按摩，以平衡阴阳，调节五行，舒筋活络，消疲止痛。武当道教手指养生功口诀：

双手插磨头脑清，十指对顶能强心。旋动乾坤通经脉，双手托天松骨筋。

点掐指甲精神爽，揉捏十指治头痛。拿擦三关行气血，轻活天柱颈背灵。

劝君日日多修炼，百年枯木能逢春，此诀本为祖师留，方法虽简理意深。

【学术价值】

武当伤科认为：构成关节两端的关节面失去了原来的正常位置，称为"错位"与"错缝"。错位是指关节中有一端骨头离开了关节囊，两端关节面完全失去了连接。错缝是关节中的两端，骨头仍都在关节囊内，只是关节面间隙的解剖位置发生了改变。错位常见肩、肘、髋、膝关节，错缝常见腕、踝及躯干骨关节。

伤科损伤可分为脱位、骨折、体虚劳损、皮肉创伤。

脱位，即构成关节的各骨端的关节面，因外伤或其他原因失去了正常的连接关系，彼此不能自行恢复其原来位置，或者称为脱臼。

手法治疗上要求"从哪儿脱出来，必须从哪儿送回去"，认为不论何处、何形的错位与错缝，有其出路，必有其回路。医生必须先查清出路，心中明白其回路，熟练掌握手法，有深厚的功夫，在病人骤然不知的情况下达到复位的目的。

药物治疗上采用外擦、外敷与内服药相结合，以解痉止痛、消肿强筋为主。药方多以该门派历代祖传方为主，有时也选用民间土方、土法及武当山中的草药方。武当"三关六节"损伤的治疗主要以尚儒彪编著《伤科方术秘笈》、喻德元编著《武当伤科》记载内容为主整理而成。

第一节　筋、骨、皮伤的治疗

筋、骨、皮伤的治疗来源于喻德元编著的《武当伤科》和尚儒彪编著的《伤科方术秘笈》，简明扼要，对临床仍然具有指导意义。

一、皮、筋损伤

（一）破皮出血伤

破皮出血伤是损伤引起皮肤、血管、肌肉破裂出血的伤科疾病，现代医学已经列入外伤科范畴。在此只作简单介绍。

1. 破皮出血伤

破皮出血伤包括表皮擦伤，皮、筋撕裂伤，切割伤，贯穿伤，压砸伤和火器伤。

（1）表皮擦伤：外力沿皮肤平行的方向造成浅而宽、表面不整齐、有渗液的创面称之为表皮擦伤。

（2）皮、筋撕裂伤：牵拉、扭转作用力引起皮肤、筋肉撕裂成边缘不整齐的创面称皮、筋撕裂伤。

（3）皮、筋切割伤：利器作用于皮肉、筋腱产生边缘整齐深浅不一的裂口的损伤称皮筋切割伤。

（4）贯穿伤：产生锐力的物体作用于皮肉、筋腱使之洞穿的伤称贯穿伤。

（5）压砸伤：重物压砸致使皮肉、筋腱青紫、崩裂，这种损伤称压砸伤。

（6）火器伤：子弹、火药等爆炸性物品作用于皮肉、筋腱，导致破皮出血的损伤称火器伤。

2. 破皮出血伤的诊断与治疗

诊断：可根据有损伤病史，皮、肉、血管破裂出血、疼痛、功能不全，做出相应诊断。

治疗：

（1）擦伤。如果创面清洁，外擦红汞、龙胆紫便可以治愈。创面不清洁，应该先用生理盐水、硼酸水或其他消毒药水清洗，洗后撒点消炎粉，创面便可以治愈。

（2）撕裂伤。伤口如果清洁，应该尽早缝合，有污染的伤口应该放置引流条。当然也可以使用化腐生肌散外敷。

（3）有渗血创面。用云南白药外擦，出血速度较快的用乳鼠止血消炎粉，化脓创面用化腐生肌散，有瘘道的部位应该放九一丹引流条，为预防破伤风可以内服玉真散，肌内注射破伤风抗毒素，除此之外还可以根据各人情况配用中药扶正治疗。

（二）手法止血和失血性休克

1. 手法止血

手法止血又称压迫止血。就是在创口近心端的有关血管搏动处，施以压力阻断动脉血流向远端出血部位，以达到止血作用。

1）头面部止血：

（1）前额和颞部出血。可在耳前一指处压迫颞浅动脉。

（2）颜面部下端出血。在下颌骨咀嚼肌前方压迫搏动处血管止血。

（3）头部出血。压迫同侧胸锁乳突肌内侧搏动处（此处是颈总动脉，压迫时间不能太长，否则会出现大脑缺血）止血。

2）肩臂部止血：

（1）肩部和腋窝出血。可以在锁骨上窝内侧压迫血管搏动处止血。

（2）上肢出血。在肘上内侧压迫血管搏动处止血。

3）下肢部位止血：可以压迫大腿上 1/3 内侧股动脉搏动处止血，这种手法使用时间不宜太长，以免留下后遗症。

2. 加压包扎止血

用无菌干燥敷料填塞出血伤口，外加纱垫，再用绷带加压包扎，近关节处可使关节屈曲包扎，包扎纱布要超过伤口上下 2～3 横指，这种方法称加压包扎止血法。

3. 失血性休克

1）休克在中医属于脱症范围，有气脱和血脱之分。

（1）气脱：表现为神色突变，脸色苍白，口唇发绀，全身出汗，肢体厥冷，呼吸微弱，舌淡，脉细、数、濡。

（2）血脱：表现为头晕，眼花，脸色晄白，四肢厥冷，心悸，唇淡白而又干燥，脉细数或扎。

2）休克的治疗。

（1）有效止血：有效止血是抢救休克的关键，常言道"止得一分血，保得一分命"。一般急诊宜用手法止血；有条件的可以加压包扎止血。大血管出血可以手术结扎止血，当然也可以用中药止血粉止血，如灰鼠散（未开眼小老鼠每只加熟石灰五克，捶成粉，瓷瓶密封收藏待用）、参七散（红参和田七之比为 3：1）。

（2）补充血容量：补充血容量可以选用人的全血、血浆，出血量不多可以用代用品右旋糖酐和葡萄糖等。

（3）针灸治疗：针刺穴位有百会、水沟、十宣、风府、合谷；灸穴有足三里、神阙、关元等。

（三）瘀血化脓伤

1. 瘀血成脓

损伤后瘀血不散，久则生热，热则邪变，乃至成脓，或者损伤后外邪侵袭，变症生热成脓，损伤使皮肉破损，筋肉外露，络伤气散，正气散失，外邪乘虚而入，致使染毒焮发，局部红、肿、热、痛，全身恶寒发热，唇干口渴，心烦纳差，尿赤便燥，苔黄脉数，若未控制，则热毒炽盛，终成脓肿。未成脓之前可以内服金黄败毒散、仙方活命饮，已经成脓的外用九一丹引流。严重者深窜入里，蚀骨陷髓，热入心包，意识昏沉，肌肉抽搐，四肢痉挛，导致现代医学所谓严重的败血症。如果风毒相扇犯及神明，则出现角弓反张，撮口舌短，口吐涎沫，身凉自汗，伤口面部毒气内收，平陷如故，则近死期唉！除服中药玉真散外，应该注射破伤风抗毒素，用复方冬眠灵进行人工冬眠治疗。

2. 新肉不生

伤损之症损及脾胃，脾胃气虚则伤处灰白，治用归芎六君子汤；脾胃血虚则伤处绯红，治用参术四物汤；若微恶寒发热、气血均虚，治用十全大补丸；损及肺气则脓水稀白、新肉不生，治用补中益气汤；心脾血虚，脓稀赤而新肉不生，治用东垣圣愈汤；只有寒热，乃新肉不生、肝火内动也，投以加味逍遥散；下午低热，患处新肉不生，肝血虚也，治用丹皮八珍汤；饮食减少，身体疲倦，新肉不生，治用六君子汤；四肢无力，精神差，不愿活动，新肉不生，说明元气内亏，治用补中益气汤。

二、伤筋动骨

伤筋动骨，无论是筋腱本身的损伤，还是骨折、关节脱位引起的损伤，都应该进行手法治疗。新鲜伤筋，手法宜轻柔；陈旧性伤筋，手法可以重着；骨折、脱位引起的伤筋，手法则要求由轻到重。具体操作有戳拔、捻散、捋顺、归合，正所谓"按摩舒筋，复其旧位"。

（一）筋腱牵拉伤

筋腱牵拉伤的解剖特点，最突出的就是筋腱部分或者全部断裂。筋腱断裂的解剖结构是筋束的完整性被破坏，出现功能障碍，原筋肉所处的位置空虚，筋腱缩短，肿胀隆起，原筋腱所管束的部位功能部分或者全部丧失。

1. 症状

筋腱断裂的症状有疼痛、筋腱功能不全或功能丧失。体征是局部明显肿胀（肿胀有两种情况：一种是筋腱断裂时附着的小血管破裂，瘀血肿胀；另一种是断裂的筋腱缩短变粗肿胀）。

2. 治疗

一旦确诊为肌腱断裂，首先必须考虑外科开刀治疗，开刀做肌腱修补术，如果部分断裂而又没有条件开刀，可以外敷紫金丹软膏或生肌膏。陈旧性肌腱断裂，产生了肌腱萎缩，无法做修补术的病人，有必要的可以做肌腱移植手术。

（二）筋腱扭捩伤

筋是人体肌肉、肌腱、筋膜、韧带、腱鞘、滑囊、血管、神经的总称，现代医学称为软组织。扭伤多数是间接暴力致伤，直接或间接暴力作用于筋腱，使筋腱移位，超出了正常范围，称为筋离槽。骨移位很小但是骨骼的位置超出了正常范围，称为骨错缝。

筋离槽是中医伤科惯用名词，多半指损伤造成肌腱滑脱移位。有槽的肌腱段滑脱称筋离槽，无槽的肌腱移位包括筋扭曲、筋翻转。

骨错缝本身就是骨关节脱位，这种脱位与正常位置比较一般不超过 2 毫米，所以 X 线片发现不了；如果这种脱位与正常位置比较超过 2 毫米，在 X 线片上有表现，我们称之为半脱位。

1. 症状

筋离槽的症状首先是疼痛，局部肿胀，严重的有轻度畸形，筋腱运动障碍。体征有筋腱紧张，局部压痛明显，有的有局部发热，皮下瘀血，甚至出现紫斑。原筋腱位置出现肌沟空虚，筋腱移动的位置出现肿胀。筋腱原有功能完全或部分丧失。

骨错缝的症状有局部疼痛，被动体位，功能不全。检查可以发现关节部位肿胀，有的有畸形，局部压痛明显，关节功能完全或不完全丧失，有的特殊体征明显，但是 X 线片无特殊发现。

2. 治疗

1）手法治疗：无论是筋离槽或者是骨错缝，治疗第一法就是手法治疗，具体手法如下。

（1）按摩。其目的是使局部发热，解除局部筋腱痉挛，疏通郁闭之气。具体办法是将离槽筋腱或错缝的骨关节按回原来的位置，摩平郁闭之气血。

（2）捏拔。按摩达不到预期效果，就用捏拔法。捏拔法对筋离槽效果好，但是对骨错缝效果不理想。因此，骨错缝必须采用扳、摇、抖、拉等手法，灵活运用上述手法可以闻及复位“咯嗒”声，表示骨错缝已经复位。一般伤筋手法宜轻巧、柔韧、缓和。特别是新伤忌重、疾手法，以防止加重损伤。避免形成大血肿，骨错缝手法治疗就需要稳、准、快、巧。只有这样才能复位完全，不留后遗症，同时病人无痛苦。

2）药物治疗：

（1）药物外治。筋喜温恶寒，所以用石膏是有一定缺点的，我们常常在手法治疗之后，在局部外敷紫金膏或贴狗皮膏，起到活血化瘀的作用。

（2）药物内治。内服药一般为成药，如跌打丸、七厘散、大活络丸，或者神效跌打汤加减煎服，起到通气散瘀的作用。

（三）肱二头肌出槽

肱二头肌长腱和肌鞘都在肱骨结节间沟内通过，沟前有横韧带保护，可以防止肌腱滑脱。肱二头肌长腱起于肩胛盂上粗隆，短头起于肩胛骨喙突，止于桡骨粗隆。肱二头肌的肌腹均为移行肌腹，主管屈肘运动和旋前运动。40岁以上的病人如果有肱骨大小结节增生性骨赘，则有磨损肱二头肌长腱，造成病理性肱二头肌断裂的可能。

当运动投掷时，上臂过度外展、外旋，使横韧带撕脱，致使肱二头肌产生滑脱，离开肱骨结节间沟，这就是肱二头肌出槽。

1. 症状

横韧带撕脱产生肩关节前面疼痛，局部肌肉肿胀，有的有少量皮下出血，肘关节屈曲，旋前运动障碍，肩关节外展、外旋和前曲外展时疼痛加剧，可触及肱二头肌在肱骨小结节上的滑动弹响声。由于肱二头肌出槽，肱骨结节间沟触诊有空虚感。

2. 治疗

有粘连的肱二头肌出槽首先应该手法治疗。

第一种手法是病人伸臂外旋，医者在患肩前缘、外缘和后缘，由远心端向近心端，沿肌肉纤维纵轴方向用㨰法治疗。

第二种手法是病人患肩内收位，医者操作同第一种。

第三种手法是病人患肩后伸位，医者操作部位是病人后缘。手法同第一种。

第四种手法是拨顺拿按法，具体操作分四步：

（1）病人坐位，医者在病人肩前、肩外、肩后各痛点施拨筋手法，即与筋腱走向垂直方向拨动。

（2）病人体位不变，医者在患处顺筋方向理顺5～10遍。

（3）病人体位不变，医者点按患肩肩贞穴、肩髃穴、肩髎穴、曲池穴、合谷穴和阿是穴。

（4）病人体位同前，医者拿捏患肩周围筋腱，有筋结的部位多施拨顺手法。

第五种手法是运摇法：

（1）病人坐位，医者立于身后，一手扶持固定患肩，另一手握持患肘，以肩为中心做立圆旋转运动。

（2）病人体位不变，医者将病肘置于水平位，做内收、外展运动，使病手搭到健肩。

（3）病人体位不变，医者由握病肘之手改为握持前臂，将病手快速向上提抖，形成病手向上做冲拳运动。

（4）病人体位不变，医者将病人冲拳之手由下向后，反向背部，逐步将病手反背至背心部。

（5）病人体位不变，医者立于对面，拉住病手做立圆运动，然后拉直病人患臂做上下抖拉运动。

药物治疗主要是在肱骨结节间沟位置外贴狗皮膏，内服大活络丸、小活络丸、舒筋活络丸和肩痹灵。水剂：桂枝、桔梗、川芎、秦艽、五加皮、当归尾、生地、赤芍、杜仲、威灵仙、独活、制乳香、甘草，水酒各半煎服。

（四）骶髂关节错缝

骶髂关节由骶骨和髂骨组成。各种不正常的体位运动（如单臂持重物、跌仆、扭捩、闪挫等），使骶骨和髂骨的位置轻微相对改变，原有的骨缝相应变异、离错（当然这种情况与病人的年老、体弱、筋腱松弛有关系）。有的病人甚至咳嗽、喷涕也会导致骶髂关节错缝。

1. 症状

骶髂关节错缝的症状有下腰部疼痛，不能塌腰，站立时骶髂关节不能伸直，坐位时疼痛加剧，患侧不能卧位，翻身转侧疼痛加剧。患侧下肢不能做抬腿运动，行走不便。检查：局部压痛明显，严重者骶髂关节高低不平，脊柱可以逐渐形成抗痛性侧弯，"4"字试验阳性，骨盆挤压试验阳性，骨盆分离试验阳性。X线检查骨盆诸骨、关节可以正常。

2. 治疗

1）手法治疗：

（1）腰腿反向扳运法。病人健侧卧位，下肢伸直，在上面的患肢后伸位，医者一手抵在患处，另一手握持患肢踝关节上2寸处，向医者后面牵拉，医者两手反方向交错运力，闻及"咯嗒"声说明骶髂关节已经复位。

（2）旋转抖拉法。病人仰卧，助手拉住两侧髂前上棘固定骨盆，医者立于病人一侧，一手握持患肢踝关节上2寸，另一手按住膝关节，使病人屈髋、屈膝，做"？"形运动，然后将患肢抖拉快速运动。

2）药物治疗：

（1）外用药。局部贴狗皮膏、五枝追风膏，搽正红花油、麝香风湿油。

（2）内服药。可以用海桐皮汤、独活寄生汤，也可以用健步丸、虎骨丸、虎骨木瓜酒以壮筋骨。

（五）筋肉挫迸伤

钝力直接作用于人体产生的损伤称挫瘀伤。轻者瘀血脚痛，重者气血、脏腑失调。

筋肉挫伤后气滞，血瘀，经络不通，由此产生筋肉组织充血、肿胀、畸形。新伤疼痛明显且持续。陈伤疼痛酸楚、缠绵，与气候有关，筋腱功能障碍。严重者筋肉破碎，流血如注，有的筋肉痉挛，出现条索状、结节状硬块。

1. 症状

筋肉组织气滞则感觉不灵活、麻木，有虫行感觉；血瘀则筋肉充血、肿胀，有明显压痛；经络不通则疼痛，感觉丧失，筋肉功能障碍；筋肉充血则皮肤发红，触之有发热感；陈伤长期筋肉功能障碍则出现肢体萎缩或强直；筋肉破碎则产生外观畸形，严重者筋肉化脓坏死；血流如注可以导致失血性休克的系列症状。

2. 治疗

有休克者先抢救休克，无休克者以手法治疗为主，手法有八种母法、十四种子法，根据部位、伤情选用其中几种手法，也可以采用药酒火推拿疗法，或点穴、弹拿、河路推拿法。

药物治疗，推拿前外搽药酒，推拿后外贴狗皮膏、万应宝珍膏，内服药辨证施治，采用神效跌打汤、中成药等，严重挫伤可以选用丹药，定位用药治疗。

（六）背部筋腱挫伤

背部筋肉较厚实，层次较多，可以保护脊柱骨、肩胛骨和肋骨，协助它们完成支架和运动功能。其分布特点：①两肩胛骨内侧都有一条纵行排列的肌腱。②两肩翼内下方各有一条斜行排列的肌腱。③两腋后线各有一条纵行排列的肌腱。④两肩胛冈到颈椎各有一条斜行排列的肌腱。上述肌腱固定相应部位的骨、关节，对局部经络循环起调节作用。

1. 症状

背部筋腱挫伤，轻则局部充血潮红，进一步则高出皮肤表面，肿胀，疼痛，筋肉僵硬，痉挛，仍致肩背运动障碍，严重者胸背部牵拉痛明显，甚至影响到肩部、颈部，有部分病人咳嗽时疼痛加剧。

检查：局部压痛明显，有时可触及条索状、块状瘀肿，伤臂前伸、反背、左右平展受限，伤臂皮肤发凉，压迫指甲毛细血管回血缓慢。严重晚期病人面黄肌瘦，肩臂无力，困倦疲乏，两眼无神，甚至咳痰，痰中有血。

实验室检查可以没有阳性发现，X线片也无阳性体征。

2. 治疗

1）手法治疗：先点穴（取风池穴、大椎穴、肩井穴、天髎穴）。后弹拿肩部、肩胛间部位、肩胛骨下部筋腱，以求开窍通闭、活血通络。然后按祖传河路推拿法推拿胸背部，使筋舒络坦、气血调和，也可以使用药酒火推拿疗法，温经通络，活血散寒止痛。

2）药物治疗：手法治疗以后局部外贴狗皮膏，冬天狗皮膏内加 1 克左右肉桂细辛粉（肉桂与细辛之比是 3：1），夏天或新伤病人则在膏药内加 1 克左右冰片粉；陈伤病人局部贴五枝追风跌打膏，膏药内加 1 克左右掺头散。

内服药：一般病情以神效跌打汤化裁而用，比较严重的病人用乌药汤加减，重伤病人用红宝丹加引经药。也可以用经验方：乌药、狗脊、广木香、土鳖、骨碎补、厚朴、青皮、威灵仙、乳香、山甲、生地、赤芍、甘草，水煎服。

3）针灸治疗：针刺穴位取阿是穴、风门穴、督俞穴、厥阴俞穴、肝俞穴等。

灸法可以沿足太阳膀胱经的背段用太乙灸，陈伤痛点突出的病人，可以在痛点用隔姜降丹灸或"阳燧锭"灸。

4）火罐治疗：拔火罐的位置一般选择痛点。如果痛的面积广泛，可以选择经络的近心端、远心端和疼痛部位的中心区域。

（七）胸肋挫伤

肋骨左右各十二根，前面有上六对和肋软骨相连，肋软骨再和胁胸骨构成胸肋关节，下面四对肋骨通过软骨构成人字骨，再和胸骨连接。第十一对肋和第十二对肋游离。跌打闪挫每致胸肋关节错缝，软肋和硬肋轻度分离，影响气血循环。

1. 症状

病人伤处微肿，可见不同程度的青紫斑块，疼痛难忍，影响呼吸，深呼吸或咳嗽时疼痛加剧。伤处压痛明显，有移位的胸肋骨错位，可以触及局部肿块；有骨膜分离者，可触及捻发音；有胸肋关节错缝者，有左右胸挤压痛和前后胸挤压痛（又叫胸壁挤压试验阳性）。

2. 治疗

1）手法治疗：伤气为主的病人用点穴法、弹拿手法，方法是一手按压伤侧手臂内关穴，请病人深呼吸，另一手弹拿受伤局部周围的筋腱，伤势有碍呼吸者，胸部疼痛会感到明显好转；伤血为主的病人，用局部推拿，首先按河路推拿法推拿，将台穴通经络即疏通气机。然后局部用掌根揉法揉数十次，再沿肋间隙由前向后推数次，最后推拉病人伤侧上肢。

2）药物治疗：伤气为主的病人，一天之内搽擦数次紫金丹药酒，经常做胸部运动；伤血为主的病人，新伤贴狗皮膏加冰片药粉约 1 克，陈伤贴五枝追风跌打膏加药掺头散。

内服药：伤气为主者，伤轻用开胸顺气丸，伤重用苏合香丸或用神效跌打汤加减；伤血为主的病人，用神效跌打汤加减，如果伤重，可以用夺命丹。经验方有川芎、枳壳、杜仲、破故纸、山药、归尾、丹皮、青皮、赤芍、槟榔、秦艽、制乳香、生地、续断、甘草，酒水各半煎服。

3）针灸火罐治疗：胸肋挫伤局部不宜针灸，因为胸膜穿破后常常导致气胸，危及病人生命。火罐在心前区也不能使用，以防诱发心脏病。在其他部位如果胸壁厚实可以短时间拔火罐。胸肋挫伤的病人针刺穴位可以用循经取穴的远距离取穴，如针刺内关、外关等。

三、筋骨劳损

（一）颈筋骨劳损

颈部有大筋左右各二条，前筋从耳后至胸骨，后筋从枕部至肩部。如劳伤、风寒、湿气侵袭、颈筋硬化引起疼痛，45 岁以后肝肾不足、气血虚弱、精失髓空，导致颈椎肥大增生、压迫颈丛神经，引起一系列症状。

1. 症状

颈筋劳损引起颈部筋肉紧张、僵硬，按压疼痛明显，颈部左右、前后活动时疼痛加重，功能障碍，颈椎有增生或者骨刺形成者有的有压迫症状、手臂麻木。X线片可以发现颈椎增生，骨刺形成。检查：医者一手扶病人患侧头部，另一手握病人患侧手腕外展90度，两手做反方向牵拉，会发生放射性痛或麻木感（这叫臂丛牵拉试验阳性）。病人头后仰偏向病侧，医者一手抬起病人下颌，另一手下压病人头部，出现颈痛或放射痛，称之颈挤压试验阳性。

如果颈椎增生向椎管发展，压迫脊髓，就会出现压迫脊髓的病象，严重者可引起小便潴留，四肢瘫痪或腱反射亢进，踝阵挛或髌阵挛。如果颈椎增生压迫了椎动脉，有的头晕眼花，有的恶心、耳鸣甚至视物不清。

2. 治疗

1）手法治疗：病人坐位，医者立于病人身后。第一步点按风池、肩井、合谷、曲池等穴。第二步捏颈部两侧筋肉、两肩部筋肉和肩胛间筋肉。第三步医者两拇指扶按乳突后方，余指托住下颌部，两腕压在病人肩上，利用杠杆作用提起头颈，再做左右旋转、前俯后仰运动。第四步病人坐位，医者立于病人对面，一手拉住病人前臂，另一手在极泉穴弹拨筋腱，此时有的病人会感到手臂发麻。第五步病人坐位，医者立于病侧对面，拉住病人同侧手做立圆旋转运动，然后突然抖拉病手。

2）药物治疗：外用药包括紫金丹药酒、麝香风湿油、红花油，颈部有功能障碍且久治效果不理想者可以局部贴五枝追风膏外加桂附细辛散。

艾条外灸颈部和药酒火湿扑疗法在颈项部使用效果也很好。

内服药汤剂有身痛逐瘀汤、独活寄生汤，中成药有大活络丸、小活络丸、麝香虎骨丸、五加皮药酒、肩痹灵散和长春丹。

（二）腰筋（肌）劳损

两侧腰部各有大筋一道，两肩胛间、脊柱两边各有大筋一道延伸到腰骶部，腰腿部各有大筋二道延伸到足跟腱。腰筋劳损者，局部筋腱僵硬、变粗，经络阻滞，气血失调，变生其他病症，腰筋劳损的最大特点是不明原因的长期反复腰痛。

1. 症状

腰肌劳损多见于中、老年病人，症状有腰酸，腰痛，不能较长时间弯腰工作，腰部活动不方便或者活动时腰痛加剧，腰肌僵硬，腰部有沉重感觉，步履艰难，所有以上症状休息或睡眠后都有明显减轻。检查无明显病理改变，X线片显示腰椎可有增生或肥大性改变。

2. 治疗

1）手法治疗：第一种手法是病人俯卧位，医者立于病人左侧，双手掌从病人背部、腰部至骶部沿脊柱两侧推运数遍。第二种手法是医者双手掌沿脊柱垂直方向揉摩数遍。第三种手法是医者双手掌沿脊柱垂直方向从背部至骶部搓动数遍。第四种手法是病人仰卧位，医者右手握病人踝关节上方，左手扶持病人膝关节，让病人腿做"？"旋转后抖动，两条腿依次进行抖动，然后双腿同时进行抖动 1 次。第五种手法是拿捏病人足跟腱，点按环跳穴、委中穴、阳陵泉穴、昆仑穴。做完上述手法治疗后再请病人坐位，做药酒火推拿治疗。

2）药物治疗：手法治疗前可以外搽药酒（如紫金丹药酒、铁塔外搽药酒）。手法治疗后可以外贴五枝追风膏、麝香回阳膏、狗皮膏、紫金膏等。内服药有安肾汤、杜仲汤（杜仲、破故纸、小茴香、当归、碎补、菟丝子、独活、生地、槟榔、赤芍）、祖传方腰龙散和金匮肾气丸、蛤蚧大补丸等。

3）针灸、拔罐治疗：针灸取人中、肾俞、居髎、环跳、委中、阳陵泉、昆仑、足三里等穴。火罐轻拔肾俞，也可以以痛为腧，循经取穴。

（三）踝筋劳损

踝关节由距骨、跟骨和胫腓二骨下端组成，内前方为距骨头有筋腱一道，外前方为距骨外头有筋腱一道。内侧踝关节有三角韧带，外侧踝关节有距腓前韧带、跟腓韧带和距腓韧带，踝关节以屈伸活动为主，前有筋腱两道，后有总筋腱一道，内翻比外翻活动范围大。

1. 症状

距骨和跟骨错缝，伤筋，经络不通，局部出现肿胀，略有畸形，出现的青紫瘀斑在踝关节劳损阶段可以消失，也可以转化成机化性肿块，损伤的局部疼痛时好时发，稍严重则影响走路，造成跛行。检查踝关节屈伸不利，关节位置歪斜，损伤局部压痛明显，有的病人走路时伤处隐痛，下蹲时有异物卡住感觉。如果内、外踝一侧韧带断裂，则踝关节明显向一侧倾斜。

2. 治疗

1）手法治疗：第一种手法是病人坐位，病足放在足架上（也可以放在方凳上），医者轻揉陈伤部位，点按丘墟穴、商丘穴、解溪穴、照海穴、太冲穴，扣拿跟腱。第二种手法是由近端到远端拿捏肿胀部位的四周数遍，然后按上述线路重揉之。第三种手法是医者左掌托握病足跟部，右掌把持病足掌部，做旋转运摇数遍，然后尽力拔伸（拔伸时请助手帮助病人拉住膝关节作对抗拔伸），再将病足的踝关节做数遍屈伸运动。第四种手法是将病人踝关节的内、外踝挟持在医者两掌之间，医者的两膝关节内侧紧贴自己两手背助掌合力，使劲挤压并抖动病人的踝关节，力求矫正踝关节的微小错缝。

2）药物治疗：陈伤劳损外贴狗皮膏，严重劳损可以外加冰麝散，消肿止痛。痹痛为主者用海桐皮汤熏洗，手法治疗时可以用紫金丹药酒、正红花油、麝香风湿油外搽。

内服药常为海桐皮汤和侧足损汤，或者健步虎潜丸、金鸡虎丸、虎骨木瓜酒等。

第二节　脱位的治疗

复位不与接骨同，全凭手法及身功。有轻有重为高手，连吓带骗是上工。

法使骤然人不知，患若知时位已复。此是复位真妙诀，一法通时万法通。

一、肩关节脱位

肩关节脱位很常见，约占全身关节脱位的 50%，这与肩关节的解剖和生理特点有关，如肱骨头大、关节盂浅而小、关节囊松弛，其前下方组织薄弱，关节活动范围大，遭受外力的机会多等。肩关节脱位多好发于青壮年男性，可分为前脱位、后脱位、上脱位及下脱位四型。

1. 症状

肩关节脱位的症状有肩部疼痛、肿胀、肩关节活动障碍，病人有以健手托住病侧前臂、头向病侧倾斜的特殊姿势。肩关节脱位可以出现肱骨骨折、关节僵硬、腋神经或臂丛神经损伤等并发症。

1）疼痛肿胀：伤肩肿胀、疼痛，主动和被动活动受限。

2）体位异常：病人有以健手托住病侧前臂、头向病侧倾斜的特殊姿势。

3）肩三角肌塌陷：呈方肩畸形，在腋窝、喙突下或锁骨下可触及移位的肱骨头，关节盂空虚。即将病侧肘部紧贴胸壁时，手掌搭不到健侧肩部，或手掌搭在健侧肩部时，肘部无法贴近胸壁。

4）严重创伤时，肩关节脱位可合并神经、血管损伤，应注意检查病侧上肢的感觉及运动功能。

5）并发症：

（1）肱骨大结节骨折。肩关节受到外力撞伤导致脱位，严重者会并发肱骨大结节骨折。

（2）神经损伤。严重病人会造成神经损伤，一般是臂丛神经损伤。

（3）肩关节僵硬。由于复位时手法比较暴力或者长时间没有活动导致肩关节僵硬。

（4）复发性肩关节脱位。由于未接受正规治疗而再次引起的肩关节脱位。

（5）肩袖损伤。由肩关节活动受限引起。

2. 治疗

1）手法治疗：

（1）牵引托入法。病人坐位，助手抱住病人躯干和健侧上臂，固定做对抗牵引。另一助手拉住病肘部做拔伸牵引，牵引的力度由轻到重持续进行，牵引的方向为外展 30 度左右。

医者立于病肩外侧，两拇指压下肩峰，其余四指伸入病人腋窝内，将肱骨头向外上托向肩关节盂的位置，此时肱骨头便会进入肩关节盂，出现"咯嗒"性入臼声，说明复位成功。

（2）足蹬托复位法。病人仰卧位，医者立于病人病侧，用病人同侧足心蹬在病人病侧腋窝内，医者的手同时握持患肢前臂，使之略外展，医者手拉和足蹬同时进行，待病人的肱骨头拉开后，医者放在腋窝内的足，根据肱骨头的脱离位置，将病人的肱骨头托挤到肩关节盂的位置便可以闻及入臼声，说明复位成功。如果无入臼声，说明肩关节盂和肱骨头之间有障碍，转动伤肢便可以克服障碍，使复位成功。足蹬托复位法只用医者一人操作，协调性强，省力，省事，组织损伤小，值得推广。

（3）梯上牵引法（《伤科方术秘笈》）。用上肢损伤洗药方热敷患处半小时，术者以手握其臂做旋转内收、外展、前展、后伸运动，活动范围由小到大，勿使病人感到疼痛，并嘱病人精神不要紧张，直达到肱骨头微有活动的感觉为度。

将木梯斜靠于墙上，在较病人微高之梯蹬上置棉垫以绷带包扎好，病人立凳上，将病人脱位上肢跨于包好棉垫的梯蹬上，使患肢下垂，令一助手双手压病人肩并扶其躯干，另一助手自梯下牵引患肢向下，听术者指挥用力。术者握住病人的患肢，与第二助手将患肢向下牵引，并做旋转及内收动作，逐渐用力（且不可用力过猛，否则易发生骨折）持续牵引10分钟，肱骨头可达关节盂。经检查确认复位后，可扶住患肢使病人离开木梯。

复位后固定：将患肢肘关节屈曲70度，掌心向上，患处外敷武当伤科万应膏，绷带包扎固定，三角巾悬吊患肢于胸前。

注意：坐位复位法适合新伤脱位且身体壮实者。卧位复位法适合新伤脱位且身体虚弱者。梯上牵引法适合陈旧伤脱位病人。

2）药物治疗：新鲜肩关节脱位无需药物治疗。陈旧性肩关节脱位可以先用紫荆皮汤熏洗，待韧带松弛后再手法复位。复位后肩关节前、后、外侧均应贴五枝追风跌打膏，然后进行适当的包扎固定，将伤肢悬吊于胸前，屈曲90度，手心朝上或朝内，数天后医者再给病人推拿治疗，以恢复功能。

内服药有跌打桂枝汤、肩痹灵散，或者麝香虎骨丸、人参紫金丹、活络丸等。

3）练功疗法：功能锻炼就是使伤肢做几个方位的运动。①前平抬手。②外平展臂。③伤肢手掌搭健肩。④反手掌背贴背心。以上动作要求基本和健肩达到一样的程度，病人自主运动无法完成的可以求助于他人或器械。

二、肘关节脱位

肘关节是由肱尺关节、肱桡关节和桡尺关节这三个关节组成的，它们共同包在一个关节囊内。肘关节的前面和后面的关节囊壁薄弱而松弛，又没有韧带加固，尺骨半月切迹前端冠状突又较短小，所以最容易发生肘关节后脱位。

肘关节脱位的主要病因就是外伤，常好发于青少年、老年人及运动员等人群。此外，年龄大、合并其他疾病、长期服用药物等都能诱发肘关节脱位。

1. 症状

肘关节脱位的典型症状包括局部肿胀、疼痛、畸形和功能受限，呈半屈状畸形，肘后方凸起，前臂缩短，摸诊时发现鹰嘴后突，肘部后空虚、凹陷。部分病人合并韧带撕裂、血管神经损伤，出现手部感觉、活动障碍等，情况严重者可并发骨折、血管损伤、神经损伤。

2. 治疗

1）手法治疗：

（1）牵拉屈肘法。病人取坐位，先将肘关节逐步屈曲，术者站在病人对面，用武当伤筋药酒加热外擦患处，使局部肌肉松弛。助手握持肱骨近端做对抗牵引，医者左手握捏伤肢肘关节，拇指在肘窝桡侧，其余四指在尺侧，医者右手握持前臂腕脉部位做拔伸牵引，然后医者左拇指扣住肱骨远端，其余四指挤拔尺骨鹰嘴，同时医者的右手使病肘屈曲、旋转、搭着伤侧肩部，即可闻及肘关节入臼声。

（2）膝肘复位法。

手法：以伤左肢为例，术者左脚蹬在病人所坐的椅子上，屈膝，以膝顶在肘窝内。术者一手握住并固定伤肢上臂，一手握住患肢腕部向前方用力牵引，听到复位声时复位成功。

复位后固定：将肘关节屈曲90度，外敷武当伤科万应膏，以直角夹板绷带固定，并以三角巾将伤肢悬于胸前。

（3）软筋松骨法。适用于陈旧性肘关节脱位，一般应该先用软筋松骨汤洗肘关节，待20分钟后，助手固定肱骨远端，医者握持伤肢前臂做左右旋转、屈曲肘关节运动，待感到伤肢肘关节松动后再按上述手法复位。

2）药物治疗：

肘关节早期复位无需药物治疗。24小时以后的肘关节脱位复位后应该外敷紫金膏或者外贴狗皮膏，包扎后悬吊于胸前；掌心朝上或朝内，数天后开始功能锻炼。

内服药：初期可以用神效桂枝止痛汤、太极回生散、武当秘制跌打丸，后期可以用正骨紫金丹、上肢损伤洗方。

3）练功疗法：

（1）板指功。病人坐位或站位均可练习，掌心向上，屈曲患肘，全身放松，思想集中。患手由拇指开始向掌心慢慢屈曲，依次屈曲食指、中指、无名指、小指，最后形成半握拳。再由小指、无名指、中指、食指、拇指依次放松。每天做300遍（每伸屈一次为一遍），可分3次完成。

（2）白蛇探路功。病人取坐位，将患臂放于桌上，垫以软垫。慢慢伸直患肢，将小臂做内旋、外旋。再慢慢曲肘关节，屈曲时仍不断做内旋外旋动作。每伸屈一次为一遍，每天做 300 遍,可分 3 次完成。

三、腕关节脱位

手腕在背屈时腕部受重压、从高处跌落或摔倒时手掌支撑着地,暴力集中于头月关节,致使头月骨周围的掌背侧韧带发生断裂,使之产生脱位。其中月骨脱位比较多见,严重的月骨脱位可以发生月骨缺血性坏死。腕关节比较复杂,包括桡腕关节、腕中关节、腕骨间关节、腕掌关节,共 15 块骨头,可以说是人体最复杂的关节。

1. 临床症状

脱位局部肿胀,正中神经分布区有麻木感,手指呈半屈位,腕关节活动功能丧失。腕间关节脱位多伴有严重的软组织撕裂伤,皮下青紫瘀血,局部疼痛,关节活动时疼痛加剧,关节脱位明显者可以出现关节畸形和功能障碍。

2. 治疗

1)手法治疗:

(1)腕臂关节和腕掌关节脱位。①病人取坐位,平伸伤臂,掌心向下,先用武当伤筋药酒加热外擦伤处。②助手握持病人伤臂近端近肘关节处,固定做对抗牵引。③医者拇指在病手背,其余手指在病手掌,握住病人手做牵引,待病腕拉开后,医者轻轻摇晃,旋转病腕,然后医者一手维持牵引,另一手将脱位的骨骼移掇复位,完全复位后将病手腕关节掌屈 30 度左右,最后放松,理顺掌、腕、臂各条筋腱,手法完毕后敷好药,固定悬吊于病人胸前,掌心朝上或朝内。一周后拆除固定进行功能锻炼。④复位后固定:患处敷武当伤科万应膏,在手心及腕部掌侧衬垫棉垫,用 40 度弧形托板放在腕部掌侧,然后用绷带包扎。将腕关节在掌屈位固定两周。

(2)桡尺关节脱位。病人取坐位,医者对侧手掌同一方向握持病臂远端的桡尺关节,将上浮的尺骨压回原有的位置,在尺骨远端背侧放以方垫,然后扎紧悬吊于胸前,掌心朝上或朝内,半个月后拆除固定进行功能锻炼。

2)药物治疗:一般复位后敷紫金膏包扎或者外贴狗皮膏包扎固定。内服药以太极回生散、武当秘制跌打丸为主。成药有活络丸、云南白药、补筋丸等。

3)针灸治疗:针刺穴位常用合谷穴、腕骨穴、阳池穴、大陵穴等。

4)练功疗法:

(1)青龙摆尾功。两臂向前平举,掌心向下,两手由外向内徐徐摆动,做 50 ~ 100 次,再由内向外徐徐摆动 50 ~ 100 次。

(2)仙人立掌功。两臂向前平举,掌心向下,手掌尽量向背侧翘起,静心平息,默数 100 ~ 200,尽力保持平举、翘掌的姿势,但以不劳累为度。

四、髋关节脱位

髋关节脱位是指由于外力因素导致的股骨头从髋臼部位脱出的骨关节疾病。髋关节脱位是一种常见病，主要病因为暴力撞击。目前主要通过手法复位和手术治疗，预后尚可。

1. 症状

髋关节脱位的典型症状为疼痛、肿胀、畸形、活动障碍，根据疾病分型不同、畸形表现不同，部分合并其他外伤的病人可能出现皮肤破损、出血、皮下瘀血的症状。本病常见的并发症包括坐骨神经损伤、股骨头坏死、骨化性肌炎等。

（1）髋关节后脱位：髋关节疼痛明显，不能走路或站立，髋关节活动丧失，患侧下肢呈内收、内旋、屈曲和缩短畸形。后脱位合并坐骨神经损伤的发生率为 10%～13%，可能出现下肢肢体感觉异常。合并同侧膝关节、股骨头和股骨干骨折或韧带损伤很常见，也可出现腿部畸形、异常活动、骨擦音。

（2）髋关节前脱位：闭孔型髋关节前脱位，患侧髋关节呈外展、外旋、屈曲位。髂骨型或耻骨型脱位时，髋关节处于伸展位，髋前方可看到局部隆起，可触之，为脱位的股骨头。髋关节功能丧失，被动活动时引起疼痛和肌肉痉挛。

（3）髋关节中央性脱位：主要特征为骨盆骨折，视骨盆本身及盆腔脏器受累范围及程度不同差别较大，轻者仅有疼痛及活动受限等一般症状，重者则可出现创伤性休克，应注意观察、及早发现并排除盆腔血管及内脏损伤。

（4）其他症状：髋关节脱位病人多合并其他外伤，有皮肤破损、出血、皮下瘀血等。

（5）最后确诊必须依靠 X 线检查。

2. 治疗

1）手法治疗：

（1）拔伸足蹬复位法。

髋关节前脱位的病人，可采用拔伸足蹬法，只是在手拉足蹬时，两手使伤肢内收，同时脚向外支顶股骨头，即可复位。复前可先服武当伤科迷昏散（或在西药麻醉下复位）。令病人仰卧。

以伤右肢为例，术者面向病人，左脚立于伤肢侧床边，右臀坐于床上，右腿伸直，脚掌蹬于病人坐骨结节及腹股沟内侧，两手握伤肢踝部，手拉脚蹬，并将患肢略微旋转，促使股骨头滑入髋臼，感到有入臼声即复位。

复位后嘱病人全身放松休息片刻，将患肢轻放至屈膝位，健肢自动屈膝与患肢相比，观察双膝是否同高。随后托住其膝腘将患肢慢慢伸直，观察两腿是否同长。若两腿相比无差别，证明复位成功，可在患处敷武当伤科万应膏，绷带固定。

（2）回旋复位法。

髋关节后脱位的病人可采用回旋复位法，整复前可先服武当伤科迷昏散（或在西药麻

醉下复位)。令病人仰卧。

以伤右肢为例，请助手按压两侧髂嵴并固定之，医者一手扶病膝，一手握持病人足踝，右臂以肘窝提托腘窝部，在牵引下缓慢屈髋、屈膝到 90 度，内收、内旋髋关节，使髋关节屈曲，让膝部接近右髋上方和腹部，然后再使膝外展、外旋、伸直，髋关节即可复位。此法在操作过程中，病人伤肢在空间像是画了一个大问号，使膝关节呈 "？" 型运动，复位成功可以闻及入臼声。

复位后检查法可参考 "拔伸足蹬复位法"。证明复位成功后，可在患处敷武当伤科万应膏，固定后以沙袋制动。

2）药物治疗：外敷药以紫金膏为主，可以贴狗皮膏、万应膏，也可以贴五枝追风跌打膏于髋关节部位。

内服药一般为海桐皮汤、神效跌打汤、跌打丸等，一个月后用麝香虎骨丸、健步虎潜丸、金鸡虎补丸，肾虚者给服金匮肾气丸或六味地黄丸，有骨折的病人用家传接骨丹或接骨紫金丹内服。

3）并发症的治疗：

（1）神经损伤。髋关节后脱位容易损伤坐骨神经，前脱位容易损伤闭孔神经。脱位恢复后神经损伤大多数可以自愈。如果没有自愈可以推拿治疗，也可以针刺环跳、委中、昆仑、阳陵泉等穴，再配合上述中药治疗。

（2）股骨头无菌性坏死。这种并发症是股骨头圆韧带断裂，内、外骨骺动脉缺血，致使股骨头缺血坏死，所以股骨头缺血坏死应早期发现、早期治疗。具体治疗措施有针刺环跳穴、阳陵泉穴、委中穴、昆仑穴等，中药治疗以海桐皮汤、健步虎潜丸为主，也可以内服虎骨木瓜酒、金鸡虎补丸。

（3）髋关节痹痛。为了避免髋关节痹症发生，应在治疗髋关节脱位期间杜绝房事，注意内服中药的应用、髋关节保温和不要过早负重。

4）练功疗法：

（1）罗汉伏虎功。

两脚开立与肩同宽，两手叉腰，四指在前，拇指在后，两肘撑开。腰部向右下沉，右腿屈膝下弯。左腿伸直，左脚向前。身体向右转，双目平视，上身伸直。右脚伸直，恢复预备式。左腿屈膝下弯，右腿伸直，右脚向前，身体向左转，双目平视，上身伸直，膝部下屈时，不必太低。速度要慢，脚要站稳。

（2）老君下蹲势。

两脚开立与肩同宽，双手抱肘。脚跟轻提，脚尖用力，两腿慢慢下蹲，尽可能使臀部触及脚跟。坚持下蹲姿势，时间越长越好。两手放开变成掌，掌心向下，平伸双臂，两腿立起，恢复预备势。下蹲时吸气，起立时呼气，下蹲时不能勉强，可根据自己身体情况，以上身能挺直，不前俯后仰，以不觉劳累为度。

五、膝关节脱位

膝关节是人体最大且较为复杂的关节，其周围有许多韧带及肌肉组织附着，以保持其稳定性。当胫骨上端受到强大的直接暴力或间接暴力使膝旋转、过伸时导致脱位，即膝关节脱位。

1. 症状

膝关节脱位跟其他关节脱位一样，都具有关节脱位的典型症状和体征，包括疼痛、肿胀、关节畸形、关节功能障碍等。在患侧膝关节前、后方或侧方，可扪及脱出的胫骨上端或股骨下端。一定要做 X 线拍片，以免误诊。

2. 治疗

1）手法复位：推挤提托法。

令病人仰卧，伤处擦武当伤筋药酒，请一助手两手握住伤肢大腿，另一助手握住伤肢踝部和小腿，使膝关节保持半屈位，然后做对抗牵引，术者用双手按脱位的相反方向推挤或提托股骨下端和胫骨上端，医者根据伤肢股骨、髌骨（髌骨移至大腿上则腰跨痛，髌骨移至内侧膝关节弯曲困难，髌骨移至膝外则筋肿大）、胫骨移位情况采用拉挤、扳托、按压、摇晃、屈曲手法，灵活复位。如有入臼声即复位成功。

复位后使膝关节保持屈曲 15 度至 30 度位置，外敷武当伤科万应膏，用夹板固定。3 周后，拆除夹板，做功能锻炼。

2）药物治疗：局部外敷紫金膏或者贴狗皮膏，内服神效跌打汤、海桐皮汤，也可以服跌打丸、活络丸、全鹿丸、健步丸等。

3）针灸治疗：肿胀未全消退，尚有疼痛或轻度功能障碍者，可以针刺风市、膝眼、足三里、阴陵泉、梁丘、委中、阳陵泉等穴位，也可以用药酒火湿扑疗法治疗局部。

4）练功疗法：

（1）白鹤转膝功。

全身放松，两脚并立，脚跟并拢。身向前屈，两手按双膝，双目注视前下方，双膝自左向后、右、前三个方向做回旋动作。做 8 次后再改为自后、左、前三个方向做回旋动作，做 8 次再改方向。两脚要站稳不动，两腿微屈，每吸气和呼气一次，做膝部回旋一周，量力而行，以不累为度。

（2）金鸡独立功。

松静站立，一手扶椅背。提起左腿、屈膝，使膝触及小腹。右腿直立站稳。放下左腿，提起右腿，动作与左腿同。两腿交替各 50 次，但以不累为度。

六、踝关节脱位

踝关节脱位指踝关节受到直接或间接暴力冲击，发生脱位，合并有较轻微骨折的踝部损伤。踝关节脱位常见由高处跌下，足部内侧或外侧着地，或行走不平道路，平地滑跌，使足旋转，内翻或外翻过度，往往形成脱位，且常合并骨折，若没有及时复位可导致畸形愈合。

1. 症状

踝关节脱位在临床上表现为受伤后踝部随即出现疼痛、肿胀、畸形等。后脱位者胫腓骨下端在皮下突出明显，并可触及，胫骨前缘至足跟的距离增大，前足变短。前脱位者距骨体位于前踝皮下，踝关节背屈受限。向上脱位者外观可见伤肢局部短缩，肿胀剧烈。踝关节脱位可分为内脱位、外脱位、前脱位、后脱位、开放性脱位。一定要做 X 线拍片，以免误诊。

2. 治疗

1）手法治疗：

令病人仰卧位或坐位，患部伸出床外，擦武当伤筋药酒。助手立于病人同侧，双手握住患肢小腿，术者站在伤足侧，一手握住蹠部用力伸拔，另一手掌心托住足跟部，拇、食指分捏住内踝或外踝，若内踝脱位者，从内踝向外踝进行推挤，同时背屈摇转，以达复位。待病踝形态基本恢复正常，再根据脱位情况采取下列手法。

（1）外翻脱位：将病足向内翻方稍加牵引，再将病足从内翻内旋位移至外翻外旋位，然后两掌根相对挤压内、外踝，并前后抖动之。

（2）内翻脱位：手法与（1）相反。

（3）距骨前移：医者使病足背伸、跖屈，同时医者的手四指向上提，闻及入臼声说明复位成功。

（4）距骨后移：医者的手法与（3）相反。复位后如果踝关节血肿比较大，必须将瘀血抽尽，遗留轻度血肿可以使用药酒火湿扑疗法。

复位后外敷武当伤科万应膏，用短直角托板一条，绷带固定。患肢两侧放置沙袋，以维持体位。3周后拆除固定。

2）针刺疗法或者点穴推拿：常选用的穴位有昆仑、悬钟、丘墟、照海、太冲、解溪、丰隆等。

3）药物治疗：肿胀明显者敷芙蓉消肿膏、紫金膏；肿胀不明显者贴狗皮膏、万应宝珍膏。内服药有海桐皮汤、侧足损汤，丸剂有健步丸、金鸡虎丸。

4）练功疗法：

（1）脚趾扳动功。

仰卧在床，脚跟下垫一软枕，脚趾放松，脚大趾与腿内侧对准。先由脚大趾放松向脚心弯下，其他脚趾放松伸直，脚趾弯时宜慢，弯下后略停片刻再伸直，伸直时亦慢。恢复预备势略停，再扳脚二趾，每扳一趾都要进行这一来回过程，顺序扳完五趾为一遍，每次扳5遍。

（2）平卧空蹬功。

仰卧硬板床上，全身放松。由踝、膝、髋关节先屈曲到极度，再伸直，伸直时如用脚跟发力，仿佛蹬大木球，每次做10～20次。

七、颈椎脱位

颈椎双侧关节突关节脱位是典型的屈曲性损伤，可以发生在第2颈椎至第1颈椎之间的任何节段，但以第4颈椎以下节段最多见。通常由于头颈部在意外事故中遭到外力重击或受力，导致颈椎发生异位。第1颈椎又叫寰椎，两侧上面的上关节凹接枕骨髁，上关节凹的后方有椎动脉通过，前弓后面的齿凹与第2颈椎的齿突相关，头部的左右旋转寰椎是以齿突为轴的，故第2颈椎又叫枢椎。此外颈椎过度屈曲可导致第5、6颈椎脱位；头部过度后伸可以引起第3～7颈椎脱位，严重者压迫脊髓，危及生命。

1. 症状

头颈部剧痛，活动受限，颈椎痛，神经根损伤瘫痪。颈部呈强迫体位，由于小关节交锁，头颈被迫前屈位，并弹性固定。头颈部剧痛，主要由于脱位状态时，关节周围软组织所受的拉应力和张应力大增，使疼痛加剧，由于疼痛及受伤节段的力学异常，颈部肌肉明显痉挛，头部不能被动活动，颈部压痛广泛。表现为相应节段的症状，如四肢瘫、下肢瘫或不完全性瘫痪，有神经根损伤者，表现为该神经根分布区域皮肤过敏，疼痛或感觉减退。检查颈椎棘突有凸出部分，胸锁乳突肌和颈颊肌均表现紧张感，X线片对确诊有一定帮助。

2. 治疗

1）手法治疗：

（1）俯卧拔伸法。病人俯卧，头放床沿外，助手固定病人双肩，医者双手环扣病人头两侧耳下部，向前提拔使之筋骨拉直，闻及滑动声说明复位成功，然后推摩颈部肌肉。

（2）踏拔法。病人颈缩入胸腔，取坐位，用布巾下兜病人颈部，上挂医者颈部，医者两足分别踏在病人肩上，两手扶住病人头部，病人双手扶住医者两足，医者足向下踏，缓缓伸腰和腿，将病人的颈部慢慢拔出来，然后按摩颈部肌腱，点按风池、风府和肩井穴收功。

2）药物治疗：

（1）外用药治疗。点穴、按摩时局部可以外擦推伤药酒，复位、推拿后局部可以外敷紫金膏，也可以在后颈部和颈部两侧贴狗皮膏。

（2）内服药治疗。可以用正骨紫金丹或大活络丸，以及海桐皮汤、地龙散治疗。如果把握性不大，可以请神经外科医师会诊。经验方有土鳖虫、红曲、栀子、花椒、白芍、五加皮、广木香、龙骨、虎骨、制没药、鹿筋、金银花、韭根、生姜、红枣，酒炖服。

八、胸、腰椎脱位

胸椎和腰椎前有椎体，椎体后有椎弓围成的椎孔。椎弓向后发出棘突，向两侧发出横突，向上、向下发出上、下关节突。胸、腰椎脱位后棘突位置明显改变，脊筋隆起。

1. 症状

病人有明显的外伤史，胸、腰椎脱位处肿胀、疼痛，甚至出现畸形，行动佝偻，严重者出现截瘫。截瘫后胃纳不佳，小便失禁，大便秘结。检查脱位处肿胀，压痛明显，有脊柱畸形，棘突隆起或凹陷，病人坐位时叩击病人头部，脊柱脱位处有明显疼痛，有截瘫者出现痛温觉丧失、肌肉萎缩，最后依靠 X 线片协助诊断。

2. 治疗

1）手法治疗：病人俯卧硬板床上，两手把住床的一头床沿，两助手站在病人足下方，各人双手把握病人的一只足踝，准备牵引；第三位助手站在病人头部上方，固定病人的双肩做对抗牵引，医者立于病人右侧，左手压在受伤的椎体棘突上，右手加在左手背上助力；此时病人全身放松，做好准备工作后，医者指挥三位助手向相反方向同时牵引，接着医者两手齐用力向下压，左右摆动，待闻及"咯嗒"声则说明胸、腰椎复位成功。

2）药物治疗：复位后，胸、腰椎脱位处外贴狗皮膏加膏药。内服药以地龙汤为主。如果新鲜脱位复位后可以加用杜仲汤，1 周后用壮腰健肾丸、长寿丹强壮治疗。

3）练功疗法：胸、腰椎脱位复位后，经过 1 周用药就可以开始功能锻炼，自主功能锻炼的动作主要如下。

（1）仰卧床上，两腿轮流向上踢，踢的目标是自己的前额，勾足直膝，背腰部紧贴床面。

（2）俯卧床上，两腿不动，紧贴床面，头和上半身翘起。

（3）两脚分开同肩宽，身体左右、前后旋转。

九、骶髂关节脱位

骶髂关节由骶骨与髂骨的耳状面组合而成，其关节面凹凸不平，二者之间的结合十分紧密。骶髂关节面上覆有关节软骨，两侧参差不齐的关节面相互交错，借以稳定关节。骶髂关节的前后侧有长短不等的韧带保护，在髂骨粗隆与骶骨粗隆之间有骶骨间韧带加强。因而，骶髂关节只有少量有限的活动，超过生理功能外的扭转活动，则可引起关节扭伤和半脱位。

1. 症状

在下腰部一侧可出现疼痛，大多较为严重，放射至臀部或腹股沟区；病人常取侧卧位或俯卧位，翻身时疼痛加剧，拒绝站立或下肢屈曲姿势；步行时，患侧常呈臀沟下垂状跛行步态。体格检查时，骶髂关节处可有局限性压痛，直腿抬高患侧受限，并有骶部疼痛。

严重骶髂关节脱位，可触及患侧骶髂关节处高低不平，行走时身体侧弯，骨盆挤压试验和骨盆分离试验及"4"字试验均为阳性，X线片可以没有阳性体征。

2. 治疗

1）手法治疗：

（1）拉弓法。病人健侧卧位，屈病腿，伸健腿。医者立于病人臀后，一手抓握病腿的足踝，另一手托住脱位的骶髂关节，医者握足踝的手向后拉和托住骶髂关节的手掌向前推按同时反方向用劲，如此反复5次左右便可以使骶髂关节复位。

（2）抖拉法。病人仰卧位，医者立于病人右侧，右手抓握病腿足踝，左手按扶病腿膝关节，使病腿屈髋屈膝至最大限度，膝关节沿"?"方向运动，最后抖拉病腿，反复3次。

2）药物治疗：如复位早无需其他治疗，如果是陈旧性脱位则需要配合药物治疗。外用药物有药酒，贴狗皮膏或五枝追风跌打膏；内服药以地龙汤、杜仲汤、健步丸为主。

十、其他关节脱位的治疗

（一）下颌关节脱位

颞下颌关节脱位是指大张口时，髁突与关节窝、关节结节或关节盘之间完全分离，不能自行回复到正常的位置。根据脱位的方向可分为前方脱位、后方脱位、上方脱位、内侧脱位与外侧脱位。下颌关节是头部唯一的活动关节，也是临床上常见比较容易脱位的关节。在正常情况下，下颌关节因有肌肉和支持固定，不易脱位。假若外来的撞击力超过了这些肌肉、韧带的支持固定能力，该关节则易发生脱位。

1. 症状

1）急性前脱位：好发于女性。病人表现为不能闭口，前牙开牙合，下颌中线偏向健侧，后牙早接触。双侧脱位病人语言不清，唾液外流，面下1/3变长。检查可见双侧髁突突出于关节结节前下方，喙突突出于颧骨之下。关节区与咀嚼肌疼痛，特别在复位时明显。

2）复发性脱位：反复出现急性前脱位的症状，病人不敢张大口。复位较容易，病人可自行手法复位。

3）陈旧性脱位：临床表现与急性前脱位相似，但颞下颌关节和咀嚼肌无明显疼痛，下颌有一定的活动度，可进行开闭口运动。

4）单侧脱位：下颌向健侧歪斜下垂，能言语，但讲话不清，牙排列不齐，不能咀嚼。

5）双侧脱位：下颌骨明显向前突出，口半张开，不能闭合，涎水自流，语言障碍。

2. 治疗

1）手法复位：

（1）单侧脱位复位法。

准备：病人取坐位，患处外擦武当伤筋药酒，做局部轻度按摩。

手法：术者站病人对面，一手扶住头后部，使头部固定，另一手拇指包裹纱布插入口内，按住最后一个臼齿，并用力向下按压，余指提托下颌部，向后推挤，听到入臼声即可。

复位后在患处擦武当伤筋药酒，做理筋按摩 10 分钟，嘱 3 天内不吃硬食物。

（2）双侧脱位复位法。

准备：病人取坐位，助手立于病人身后，病人背靠于助手胸前，助手双手扶病人头后，固定头部，患处外擦武当伤筋药酒，可用热毛巾热敷患处片刻。

手法：术者立于病人面前，双手拇指包裹纱布插入口内，按住双侧最后一个臼齿，并用力向下按压，余指提托下颌部，向后推挤即可复位。

复位后在患处擦武当伤筋药酒，做双侧理筋按摩 10 分钟，嘱 3 天不吃硬食物。

若下颌关节脱位后未能及时复位，可成为陈旧性脱位，或者习惯性脱位。复位方法可参考上述方法，但复位后要配合针灸、按摩及药物疗法。

2）针灸治疗：习惯性下颌脱位，常用的方法是温针取翳风、听宫、下关、颊车等穴，留针 1 小时。针毕用隔姜灸上述穴位，每穴灸三炷，隔日针灸一次。

3）按摩治疗习惯性下脱位：病人取坐位，术者立于病人面前，施术时令病人牙关咬紧，病人保持精神安静、全身放松。术者以食指、中指自翳风穴、风池穴、下关穴、颊车穴做点压、揉摩手法，用力以病人能忍受为度。每次按摩 20 分钟，隔日一次。

4）药物疗法：下颌关节习惯性脱位，可服用活络丸，外擦武当伤筋药酒，并可用伤科热敷药方外敷患处。

（二）桡骨头半脱位

常由于大人领着患儿走路、上台阶时，在跌倒瞬间猛然拉住患儿手致伤；或从床上拉起患儿，拉胳膊伸袖穿衣；或抓住患儿双手转圈玩耍等原因，患儿肘关节处于伸直，前臂旋前位突然受到牵拉而发病致伤。本病发生后无关节囊撕裂和桡骨头的移位，故受伤后肘关节无肿胀、畸形。

1. 症状

有被牵拉损伤史；肘部疼痛不肯活动伤肢微屈于胸前，不能拿东西，肘部不红肿，但患处压痛明显。

2. 治疗

手法复位：家长抱患儿面向术者，术者一手握住腕部使前臂伸直，另一手握住肱骨髁上，拇指压于桡骨头，使肘关节稍屈曲，做前臂旋前及旋后动作，可感到桡骨头滑入声，示已复位。一般复位当时患儿可拿东西，亦可高举，嘱家长避免再做牵拉伤臂动作。

（三）掌指关节脱位

掌指关节是由近节指骨基底、掌骨头、掌骨、侧副韧带、副侧副韧带及关节囊所组成的双轴关节，具有屈－伸、内收－外展和一定量的环绕回旋运动。通常是手指于过度伸展位，受到纵向而来的暴力，致使掌指关节的掌侧关节囊破裂，掌侧纤维板从膜部撕裂。掌骨头通过破裂的关节囊，并从屈指肌腱的一侧，脱至手部掌侧皮下，近节指骨基底部则移向掌骨头背侧。

1. 症状

本病较多发生在拇指、食指，脱位后指骨向背侧移位，掌骨头突向掌侧，形成关节过伸位畸形。食指尚有尺偏及指间关节半屈曲畸形。表现为局部肿胀、疼痛、功能障碍。

2. 治疗

手法复位：病人取坐位，做局部麻醉。术者用拇指与食指捏住病人伤指，呈过伸位，做持续牵引，另一手拇指压于病人伤指的基底部并推向远端，使与掌骨头相对，然后屈曲患指复位即告成功。

复位后用弯竹小夹板将患指固定于轻度屈曲位，3～4周拆除。

（四）跖趾关节脱位

跖趾关节脱位多由踢触硬物或重力直接击打所致，以拇趾伤为多见。

1. 症状

伤趾的近侧趾骨向上向背侧移位，多成竖直位，跖骨头突出，远侧趾骨屈曲。

2. 治疗

手法复位：病人取坐位，将伤肢抬起。术者用绷带将伤趾绕住，术者一手拉绷带将伤趾向上向背侧牵引，使伤趾呈过伸位，从而使跖骨头脱离屈趾肌腱，然后向上向前牵引，另一手拇指将趾骨近端向远端及向下推压，即可复位。复位后小夹板固定1～2周。

（五）尾椎脱位

尾椎脱位多由于滑跤跌倒时尾骶部着地所引起。

1. 症状

有外伤史、局部疼痛，当欲坐下或欲起立时加重。X线拍片排除尾椎骨骨折。

2. 治疗

手法复位：病人取侧卧位，患处擦武当伤筋药酒，将臀放于床边。术者左手带医用手套，以食指沾少许香油轻轻插入肛内，钩住尾椎拉向背侧，使其恢复原位。

复位后肛内放双管气囊，充气150毫升，固定8～12小时即可。

第三节 骨折的治疗

骨折是指骨的断折，一旦骨皮质的完整性和连续性受到破坏，便出现骨折的病态表现。伤科治疗骨折的优势是骨折断端骨痂形成快，功能恢复好，后遗症少，固定灵活，取材方便。

常见的原因为外伤（亦有病理性骨折）。外伤性骨折的原因，可依据其受伤的形式，分为下列两种：①直接暴力伤，如打伤、压伤、撞伤等；②间接暴力伤，如跌伤、负重、扭转等。

一、骨折总论

（一）骨折分类

1）根据骨折与外界环境是否相通分为闭合性骨折和开放性骨折。

2）根据骨折的程度和形态分类。

（1）完全性骨折：骨的完整性或连续性全部中断，管状骨骨折后形成远、近两个或两个以上的骨折段。横形、斜形、螺旋形及粉碎性骨折均属于完全性骨折。

（2）不完全性骨折：骨的完整性或连续性仅有部分中断，如颅骨、肩胛骨及长骨的裂缝骨折，儿童的青枝骨折等，均属于不完全性骨折。

3）根据病机分为压缩性骨折、屈曲性骨折、撕裂性骨折、剪切性骨折、揿转骨折。

4）根据病因分为外伤骨折、病理骨折。

5）根据稳定状态分为稳定性骨折、不稳定性骨折。

（二）骨折的临床表现

1. 全身表现

（1）休克：骨折所致的出血是主要原因，特别是骨盆骨折、股骨骨折和多发性骨折，其出血量大者可达 2 000 毫升以上。严重的开放性骨折或并发重要内脏器官损伤时亦可导致休克甚至死亡。

（2）发热：骨折后一般体温正常，出血量较大的骨折，如股骨骨折、骨盆骨折，血肿吸收时可出现低热，但一般不超过 38 摄氏度。开放性骨折出现高热时，应考虑感染的可能。

2. 局部表现

（1）疼痛：骨折局部出现剧烈疼痛，特别是移动病肢时加剧，伴明显压痛。局部肿胀或疼痛使病肢活动受限，若为完全性骨折，可使受伤肢体活动功能完全丧失。

（2）肿胀及局部瘀斑：骨折时，骨髓、骨膜及周围组织血管破裂出血，在骨折处形成血肿，以及软组织损伤所致水肿，致病肢严重肿胀。甚至出现张力性水泡和皮下瘀斑，由于血红蛋白的分解，可呈紫色、青色或黄色。

3. 骨折的特有体征

（1）畸形：骨折端移位可使病肢外形发生改变，主要表现为缩短、成角或旋转畸形。

（2）异常活动：正常情况下肢体不能活动的部位，骨折后出现异常活动。

（3）骨擦音或骨擦感：骨折后，两骨折端相互摩擦时，可产生骨擦音或骨擦感。

（三）骨折辅助检查

骨折的辅助检查主要依靠拍 X 线片，影像学检查如 CT、MRI，不仅可以证实骨折的存在，还可以了解骨折的类型、移位的情况和复位情况。

（四）诊断

1）病史：应详细了解受伤的原因、时间、性质、体位、部位、暴力的大小、治疗经过等。

2）局部肿胀、疼痛：常因骨折后瘀血、气滞所引起。

3）畸形：骨折移位而引起。

4）功能障碍：骨折后，内部支架作用损害，导致正常功能障碍。

5）压痛与纵击痛：局部有明显压痛。如下肢骨折，叩击足底，即觉骨折处疼痛，为纵击痛。

6）异常活动和骨擦音：完全性骨折，带发生假关节活动，同时还有两侧骨折端相互摩擦的声音。根据情况配合 X 线确诊。

（五）武当伤科对骨折的治疗原则

1. 纵观整体，缓急有先

以中医理论为依据，本着"急则治其标，缓则治其本"的原则，从全身着手，先救生命、后治骨折，如受伤骨折的病人处于休克状态，当先抢救休克；有大出血者，当先止血；有内脏伤者，当先治内脏伤。

2. 骨折对口，筋顺肢端

骨折断后，身体近端叫母骨，身体远端叫子骨。接骨时是子骨去找母骨对口。手法本着先分后合，对齐断端的原则，运用牵、卡、挤、靠等手法将骨折对好口，然后将经络理顺，使气血通畅，将肌肉拨正，以方便固定，将伤肢放于最佳治疗位，可有利于断骨的愈合，减少后遗症。人是一个有机的整体，一脉不和则周身不遂，故整复骨折时要特别注意调整好骨折断端周围的关系。

3. 正确固定，练功自然

骨折整复完毕，经检查达到满意程度后，正确的夹缚固定可谓是手法的继续。夹缚固定方法正确，既可保持复位成果，又可矫正残余移位，弥补手法之不足，而错误的固定会导致前功尽弃。固定后应经常检查伤肢的情况，如果发现伤肢远端发凉、发绀、发麻、剧痛、脉微等情况，要及时调整固定，以免发生不良后果。

武当伤科认为"气血不亏筋骨健，内丹不足身体垮"，所以特别注意练功疗法。它本着"天人合一，顺其自然"的原则，采用动静结合、先静后动的功法康复。先静能养其精，后动能通其经、行其气、活其血，久练可愈其伤、强其体、延其命。骨折病人练功要根据自己的情况，在医生的指导下量力而行，一切顺其自然，不可勉强，以免造成欲速不达、反出偏差的后果。

4. 对症用药，内外相兼

骨折用药施方，强调对症，用药不对症，用得再多也没有用。故武当伤科用药，既注意局部，也强调整体。有其外必有其内，人体的皮、肉、筋、脉、骨皆由五脏所主，骨为肾所主，只要肾气足，则骨就健，骨健一般不易骨折，即使发生骨折也容易愈合。所以在用药时，除以消肿止痛、活血化瘀为主外，也非常强调开胃健脾、补肾壮骨。

用药途径内外相兼，外敷药可弥补内服药的不足，它有发挥作用快，副作用小，对局部症状效果好的优点。

（六）骨折的治疗方法

骨折的治疗主要包括 4 个部分。

1. 骨折的整复

武当伤科骨折治疗是指在整体观念和辨证论治思想指导下手法整复，要求动作娴熟，得法对症，准确灵活，手到骨合。如正骨八法：手摸心会，离拽分骨，旋转捺正，交错捏合，推拉提按，屈伸折顶，抖颤和挤，理肢顺筋。

2. 固定

骨折复位、固定、愈合是骨折治疗的三部曲，而固定则是复位与愈合的承上启下环节。良好的固定不仅巩固复位效果，还会促进愈合速度和质量。包扎固定可以保持复位后的位置，使之不再移位或造成成角畸形，为骨折的愈合创造优越的条件。中医固定肢体是不能超过关节的（与现代医学石膏固定正好相反）。这样有利于关节的活动、功能的恢复和骨痂的生长。固定的时间一般都在一个半月左右，大腿肌肉发达，固定两个月比较安全，脊椎单个骨折只要卧床一个月，无需特殊固定。至于功能锻炼的时间，一般待骨将愈合再延长半个月就可以逐渐进行，不能操之过急。

夹板固定，夹板的松紧会影响伤处的气血流通。一般来说新骨折一定会出现肿胀，应该缚得稍松一点，到 3 天以后则以扎缚的绷带能上下移动 1 寸（约 3 厘米）为标准，夹板上应该有上、中、下三根绷带条扎缚，先扎中间一道，后扎上下两道，然后再调整中间一道的松紧度。一般横断骨折中间扎条要稍紧，斜形骨折中间扎条要稍松一点，扎条的松紧度还可以察看指（趾）甲的颜色，压迫指（趾）甲，颜色变白，放松压迫后指（趾）甲的颜色不能恢复原来的红色，表示扎条太紧，应该放松，反之则说明扎条的松紧度合适。当然也不要太松，以免影响固定。

3. 药物治疗

外敷药：一般情况采用五枝追风跌打膏，根据季节的不同和人体阴阳、寒热的体质特点加用掺头药粉，外贴固定。

内服药：第1周多用破血破气的中药煎服，第2、3、4周多用武当接骨丹，待有少量骨痂生长时，则用补益肝肾的中成药。新骨折一个半月左右都有明显骨痂生长，即使是陈旧性骨折，只要复位好，一个半月左右也有明显骨痂形成。

喻氏接骨丹口诀：接骨元铜乳没虫，松节水蛭乌狗龙。降香苏木龙虎在，血竭木香芍药同。其配方包括麝香、自然铜、乳香、没药、土鳖、松节、水蛭、乌药、土狗、海龙、降香、苏木、龙骨、虎骨、血竭、广木香、白芍。

4. 导引练功

1）上肢导引疗法：

（1）前后击掌式。两足平行分开，与肩等宽，两臂平举，掌心相对击响；两臂向下、向后，反臂掌心相对击响。其作用是调和肩部气血，舒筋活络。

（2）大鹏飞翔式。两足平行分开，两臂下垂交叉于小腹前，右手在上，两臂从前高举过头，左右分开放下，交叉于小腹前，左手在上，反方向重复1次为一个动作。适用于肩关节功能障碍者。

（3）手转乾坤式。右足向前大半步，成右弓步，左手叉腰，右臂伸直，行立圆式打圈运动。反之，左足向前大半步成左弓步，左手打圈运动。此运动可以增进臂力，加强肩关节运动。

（4）左右拉车式。一根绳子穿过高悬的滑轮，绳子的两头两手握持，一手使劲将放松的另一手拉向运动障碍的方向，重复多次。此运动可以改善肢体功能，调和气血。

（5）摇扇纳凉式。病人一手伸臂持小棍一根，约一尺长，手握棍中间做摇扇式，左右手交替进行。以活动腕关节，松解旋前、旋后肌群的功能不全。

2）下肢导引疗法：

（1）地上搓瓶式。将一根竹棍放地上，竹棍长度两肩宽，病人两足踏上，来回搓动。此功可以通利膝关节和踝关节。

（2）蹲立式。病人两手握住椅背或其他固定东西，两足提起，足跟悬空，然后两膝屈曲下蹲、起立。此功适用于改善胯、膝、踝的功能。

（3）踢毽式。健手握住椅背，健腿直立，屈膝提起病腿向内摆动，小腿做踢毽球姿势，然后向外摆动小腿，也可以两腿交替进行。此功可以活动膝关节和踝关节。

（4）剪刀跳跃式。立位，两手叉腰，拇指向前，余四指向后，两足前后交叉跳，然后两足左右分开跳。此功适用于下肢功能不全的病人。

3）注意事项：

（1）上述动作可以反复多次，反复的次数逐渐增加。

（2）上述动作最少一天两遍，不能间断。

（3）练功后正常情况会出现酸胀、疼痛现象，但是肢体的功能会逐渐好转。

（4）练功要心平、气静、思想集中，不能操之过急。

（七）治疗方药

1. 白凤接骨膏（武当山方）

方药：白公鸡1只（1千克以上、1.5千克以下者最好），白胡椒20克，乳香、没药各20克，血竭5克，骨碎补20克。

制法：上药分别研面合匀，将公鸡拧死，用铁锤将公鸡砸碎，放入药面共捣成膏，药膏捣得越匀越好。

用法：骨折复位后，直接将此膏敷于骨折周围，外用绷带包扎，小夹板固定，24小时后拆除固定，洗净药膏，5～7天重敷药一次。

功效：不论骨折、骨髓炎皆有神效。

2. 接骨膏（尚儒彪验方）

方药：自然铜、土元、乳香、没药、川芎、续断、骨碎补各等分。

制法：自然铜（火锻醋碎七次）、乳香、没药同灯心草（炒，去油），以上诸药分别研为细面，合匀备用。

用法：以鸡蛋清将药面调成膏，外敷伤处，以绷带包扎、小夹板固定，3天换药一次。

功效：一切骨折，不论受伤时间长短，只要整复正确，皆有神效。

3. 外用接骨散（上海川沙县方）

方药：骨碎补、血竭、硼砂、当归、乳香、没药、川断、大黄、自然铜、土元各等分。

制法：上药分别研为细面备用。

用法：用饴糖或凡士林调敷患处。

4. 接骨续筋膏（上海川沙县方）

方药：自然铜、荆芥、防风、五加皮、皂角、茜草、川断、羌活、独活、乳香、没药、桂枝、白芨、血竭、硼砂、螃蟹未、骨碎补、红花、土元、赤芍各等分。

制法：共为细面。

用法：饴糖或蜂蜜调膏外敷患处。

功效：接骨续筋。

5. 活血止痛汤（伤科大成方）

方药：当归、川芎、苏木、红花、土元、乳香、没药、赤芍、陈皮、落得打、三七。

用法：水煎服，每日一副。

功效：活血定痛，用于受伤初期。

6. 急救通关散（尚儒彪验方）

方药：鹅不食草、皂角、细辛各 10 克。

制法：上药共研细末备用。

用法：取药面少许用竹管吹入鼻腔取嚏。

功效：治跌打损伤气厥、休克。

7. 清脑镇眩汤（尚儒彪验方）

方药：陈皮、半夏、茯苓、菊花、天麻、菖蒲、磁石、竹茹、甘草。

用法：水煎服，每日一副。

功效；治头部受伤后遗留头晕、头痛。

8. 八珍汤（正体类要方）

方药：人参、白术、茯苓、甘草、熟地、川芎、白芍、当归。

用法：水煎服，每日一副。

功效：为气血兼补之剂，用于伤后补养气血。

9. 枳马二仙丹（朱诚德大师方）

方药：枳壳、马钱子各 500 克。

制法：马钱子用童便浸泡 49 天（夏天 3 天换一次童便，冬天 7 天换一次童便），泡足天数以长流水冲洗 3 天，刮去毛，香油炸黄，研为细面，枳壳研面后和前药拌匀。

用法：每次 3 克用白开水冲服，每日 3 次。服药后需避风 6 小时。

功效：治跌打损伤、骨折及筋骨疼痛。

（八）伤科骨折固定器具

1）通木板：用杉木制成，要求宽 16.5 厘米、厚 6.5 厘米，其长度自腰起，上过肩 53 厘米，外面平而光滑，内面刻凹形，务必与脊骨膂肉吻合，凹深 1.66 厘米，于顶部向下 10 厘米处左侧面及右侧面各斜钻一小孔，于小孔向下每隔 10 厘米左右侧各钻斜孔一个，下面留 10 厘米不钻孔。孔内根据病人所用通木板的长短穿线带数条。

用法：凡胸椎骨折、脱位者皆以此板固定。复位后垫好棉垫（内可敷接骨膏），将通木板内面向脊背，用左侧线带上越右肩至胸前到左腋下至背、用右侧线带上越左肩至胸前到右腋下至背，在背将线带扎紧。其线带要绕至身前到身后，在背部将线带扎紧。

2）腰柱：腰柱以杉木四根制成扇担形，宽 3.33 厘米，厚 1.66 厘米，长短根据病人身高而定。均侧面钻孔，以绳联贯备用。

用法：凡腰椎骨折及脱位者，皆以此柱固定。复位后垫好棉垫（内可敷接骨膏），将腰柱四根排列于腰椎两旁，将联贯木柱之绳绕至腹前扎紧。

3）抱膝圈（分大、中、小三种）：用麻绳制成，以麻绳绕成比膝盖稍大的圆圈，以四条线带分四处扎于圈上。

用法：凡膝盖骨折，用抱膝圈固定。复位后以圆圈固定膝部，用四条线带扎紧。

4）夹板：四肢各部骨折的小夹板根据不同身高，用杉木制成不同规格。①扶手托板，用干杉木制成，适用于前臂骨折固定。②长直角托板，用干杉木制成，适用于大腿骨折固定。③短直角托板，用干杉木制成，适用于小腿骨折固定。

5）压板与棉垫。压板：用木板或纸板制成，常用于骨折移位的突起处，须与棉垫重叠使用。棉垫：用棉花制成 2～5 厘米的方形或长方形垫，厚度随伤部肌肉厚薄和骨折移位程度而定，用于骨折移位较轻者，或与压板合用。

6）四肢骨折脱位的固定要点：固定所用夹板及压板、棉垫必须根据中医辨证施治的原则，不应追求形式，在不影响固定效果的前提下，能简则简，为练功创造条件，以利早日康复。

二、上肢相关骨折

（一）锁骨骨折

锁骨呈"S"形架于胸骨柄与肩峰之间，是连接上肢与躯干之间的唯一骨性支架。锁骨位于皮下，表浅，受外力作用时易发生骨折，发生率占全身骨折的 5%～10%，多发生于儿童及青壮年。直接暴力伤：局部被击伤，常见于格斗所伤。间接暴力伤：常见跌倒时，掌心触地或肩部着地而引起骨折。

1. 症状

局部肿胀、皮下瘀血、压痛或有畸形，畸形处可触到移位的骨折断端，如骨折移位并有重叠，肩峰与胸骨柄间距离变短。伤侧肢体功能受限，肩部下垂，上臂贴胸不敢活动，并用健手托扶患肘，以缓解因胸锁乳突肌牵拉引起的疼痛。触诊时骨折部位压痛，可触及骨擦音及锁骨的异常活动。

2. 治疗

1）手法复位。

（1）准备：病人取坐位，医者站于患肢外侧，嘱病人全身放松。

（2）手法：术者一手拇指按压在肩峰，余指插在腋下向后上提托，使病人向前挺胸。另一手拇指按压在骨折端前方，余指在背后推挤，使凸出部复平，矫正重叠的畸形；然后换一手提托腋下，另一手拇指、食指对捏骨折近段端，以矫正侧移位。

（3）固定：在锁骨上、下窝分别放一大小相宜的裹缩棉条，上盖纸壳压板，以胶布将其固于皮肤上，两腋窝各放一棉纱卷（患侧稍大），然后用绷带从患肩向健侧腋下施行单肩"8"字形包扎固定，屈肘70度用三角巾将患肢悬吊于胸前。每隔2～3天复查一次，令病人挺胸位拆开锁骨上、下的棉条，触摸骨折是否再移位，如发现移位，重新复位固定。连续3次未发现再移位者，就不必再拆开棉条，直到折除固定为止。儿童2周、成人3周即可拆除固定。

2）药物疗法。

初期：固定时外敷武当伤科万应膏，内服活血定痛汤、枳马二仙丹。

中期：外敷接骨膏，内服枳马二仙丹。

后期：外擦武当伤筋药酒，内服八珍汤加减。

3）练功疗法"参照肩关节脱位练功"。

（二）肱骨外髁颈骨折

肱骨外髁颈位于解剖颈下方2～3厘米，是肱骨头松质骨和肱骨干皮质骨交界的部位，容易发生骨折。各种年龄均可发生，老年人较多。临床上分为外展型、内收型两种，前者较多见。肱骨干外展，骨折端外侧嵌入，内侧部分离。肱骨干内收，骨折断端外侧分离，内侧嵌入。直接暴力伤：由于跌倒时，肩部着地或肩部被撞击所致。间接暴力伤：跌倒时肘部成掌部着地所引起。伤肢在外展姿势跌倒为外展型，伤肢在内收姿势跌倒为内收型。

1. 症状

患肩肿胀，前、内侧常出现瘀血瘀斑。骨折有错位时，上臂较健侧略短，可有外展或内收畸形。大结节下部骨折处有明显压痛，肩关节活动受限。若骨折端有嵌插，在保护下可活动肩关节。两臂相比，伤肢明显缩短。骨折移位可见畸形，可听到骨擦音。

2. 治疗

1）手法复位。

（1）准备：病人取坐位，助手一人站在病人背后侧，一手握拳穿过患肢腋下，用手腕部向上提托患肩，另一手按压健侧肩上，避免躯干向患侧倾斜。

（2）手法：术者站于病人前外侧，双手握住上臂中部，并向下施行相对拔伸，将骨折重叠完全拉开，断端口对齐。术者一手持续牵引，逐渐内收肘部，另一手用虎口按住肱骨中上部，拇指向内推挤骨折近段端，余指将骨折远端向外推挤，以整复外展型骨折。术者一手持续牵引，并逐渐外展肘部，另一手用虎口按住肱骨中上部，拇指向内推挤骨折近段端，余指将远段端外展，即可整复内收型骨折。

（3）固定：在维持牵引下，上臂裹一二层绷带，在原移位或成角的骨凸处放置棉垫并用胶布固定，用四块上臂骨折的小夹板束扎固定，束扎的松紧程度以不影响血液循环为宜。屈肘90度，前臂旋后，外展型骨折，伤肢后侧放一直角铁丝托板，并用三角巾兜吊于胸前。内收型骨折用外展平手架将伤肢托固在外展位，若肱骨头外旋，则将伤肢托固在外展举手架上。纵插型骨折只用铁丝托板托护伤肢即可。固定后要观察伤肢的情况，一旦发现伤肢有异常情况，及时调整固定。4～5周拆除固定。

2）药物治疗。

外敷药有狗皮膏、万应膏。解除固定后，受伤部位可以外搽外用药酒，进行各种手法治疗，使之功能尽快恢复。内服药第 1 周以破血、破气的中药为主（如神效跌打汤、参黄汤、伤科桂枝汤等），也可以选用中成药跌打丸、七厘散等；第 2 周开始给病人内服接骨药（如接骨丹、人参接骨丹等）和壮腰健肾的中药（如杜仲汤、金匮肾气汤等），也可以用壮腰健肾丸、补肾强身片、全鹿丸等。

（三）肱骨干骨折

肱骨干骨折指肱骨外科颈以下 1～2 厘米至肱骨髁上 2 厘米之间的骨折。多发于骨干的中部，其次为下部，上部最少。中下 1/3 骨折易合并桡神经损伤，下 1/3 骨折易发生骨不连。直接暴力伤：跌倒时，上臂外侧着地或直接打砸击伤所致。间接暴力伤：跌倒时，肘部着地或扭转所引起。

1. 症状

局部疼痛及传导叩痛等，一般均较明显。完全骨折，尤其粉碎型者局部出血可多达 200毫升以上，加之创伤性反应，因此局部肿胀明显。在创伤后，多先发现病人上臂出现成角及短缩畸形、异常活动，临床检查及诊断时务必对肢体远端的感觉、运动及桡动脉搏动等加以检查，并与健侧对比观察。

2. 治疗

1）手法复位。

（1）准备：病人取坐位，助手一人站在病人身后，双手拇指压按在伤肢的三角肌处，余指分别插入腋下，紧抱上臂肩部。

（2）医者站在前外侧，双手握住肘部，将患肢外展 60 度，与助手做相对拔伸，矫正重迭畸形。上段骨折医者另一手拇指向内推挤远端，余指向外推挤近端，使骨折两端对口，以达复位。中段骨折医者另一手拇指向内按压近端，余指向外提托远端，以达两端对口。

（3）固定：在维持牵引下，上臂包扎 2～3 层绷带，在原移位的骨凸处放棉垫，用胶布将棉垫固定，用上臂骨折小夹板束扎固定，肘部屈曲 90 度，前臂旋后，伤肢固定在直角托板上，用三角巾悬吊于胸前。术后 10 天内，每隔 2～3 天检查、换药并调整 1 次夹板，平时发现问题应及时调整。

2）药物治疗。

外用药：多用接骨软膏或贴狗皮膏，拆除固定外搽外伤药酒，用相应手法进行推拿治疗。

内服药：一般骨折 1～2 周用破血破气的中药治疗，第 3 周开始内服接骨丹。体质差的人加补气、养血的中药。

（四）肱骨髁上骨折

肱骨髁上骨折系指肱骨远端内外髁上方的骨折。其中伸直型占 90% 左右。以小儿最多见，多发年龄为 5～12 岁。直接暴力伤：局部直接受打击。间接暴力伤：跌倒时，肘关节位于半屈状或过伸位掌心着地，由于受到地面向上的冲击力，发生伸直型骨折较为多见。

1. 症状

肘部肿胀、疼痛，皮下有青紫斑。鹰嘴部突出，肘呈半伸位，关节活动功能障碍。骨折移位，可见患肢畸形、前臂变短，局部有异常活动及骨擦音。如果断端损伤血管神经，造成前臂缺血性肌挛缩，神经麻痹（手指不能伸直、手腕下垂），前臂肿胀、发绀、发冷、麻木等症应引起重视。

2. 治疗

1）手法复位。

（1）准备：病人取坐位，助手站于病人背后，双手握住上臂中部，医者站在病人前外侧，一手握住前臂中部，另一手握住肘关节。

（2）手法：医者将伤肢前臂置中和位，握肘关节处的手，拇指压按骨折近端外侧，余指压按骨折远端内髁处，相对推挤、矫正侧移位。侧移位矫正后，在与助手相对牵引下，医者双手拇指移向骨折远端后方，向前推挤，余指提托骨折近端前方，屈曲肘关节 70 度，以达复位。

（3）固定：在维持牵引情况下，局部包裹 2 层纱布，在骨折移位处的骨凸处放棉垫，用胶布将棉垫固定，以上臂骨折小夹板四条束扎固定。伸直型骨折，肘后侧放直角托板（上自腋部、下至腕部），肘关节屈曲 90 度，前臂旋后并外展，以绷带包扎固定。屈曲型骨折，肘关节固定在伸直位。术后 1 周内隔日透视一次或解开包扎，检查骨位有无错动，棉垫是否移动，皮肤有无压伤和水泡，以及伤肢是否发凉、发绀、麻木，桡动脉跳动是否减弱，若有上述情况要及时调整处理。

2）药物疗法。

外敷药：一般用接骨软膏，也可以贴狗皮膏、万应宝珍膏等，拆除夹板后应该外搽外伤药酒，进行被动功能锻炼。

初期：外敷武当伤科万应膏，内服枳马二仙丹、武当秘制跌打丸。中期：外敷接骨膏、内服正骨紫金丹。

3）练功疗法。参考肩关节脱位练功法。

（五）尺骨鹰嘴骨折

尺骨近端后方位于皮下的突起为鹰嘴，与前方的尺骨冠状突构成半月切迹，此切迹恰与肱骨滑车形成关节。尺肱关节只有屈伸活动，尺骨鹰嘴骨折是波及半月切迹的关节内骨折。因此解剖复位是防止关节不稳及预防骨性关节炎和其他合并症发生的有效措施。尺骨鹰嘴骨折较常见，多发生在成年人。发病原因有直接暴力伤，多由撞击伤、打击伤引起；间接暴力伤，因投掷动作用力过猛所致。

1. 症状

局部肿胀、疼痛，明显压痛，关节功能障碍。细摸可发现有骨折裂隙，完全性骨折有骨擦音。检查局部压痛明显，可触及骨擦音，肘三角关系改变，被动活动肘关节，肘尖部闻及"咯吱"作响，确诊有赖于 X 线片检查的帮助。

2. 治疗

1）手法复位。

（1）准备：病人取坐位，助手站在病人背侧，双手握住病人上臂中部。

（2）手法：术者站病人前方，一手握住患侧前臂中部与助手做轻度用力相对拔伸，另一手拇指用力按压鹰嘴骨折远端背侧，余指提托近侧前方，从半曲的肘关节逐渐伸直150 度～160 度。

（3）固定：鹰嘴处置一坡形垫一个，近侧断端掌侧置棉垫一个，用胶布将这两个垫固定后，用四条小夹板固定。固定在尺侧的夹板要弯成弧形，并要超过肘关节。如无移位，一般不必整复，纱布固定悬吊于胸前即可。有明显移位者，整复固定后于伸直位150 度～160度为宜。固定后时常注意夹板的松紧度和骨折是否有移位的情况，初期每2～3天调整一次夹板，中期每周调整一次夹板。成年人一般6 周可拆除固定。

2）药物疗法。

骨折复位后先敷接骨软膏，或者贴狗皮膏、万应宝珍膏。初期：外敷武当伤科万应膏，内服武当秘制跌打丸、枳马二仙丹。中期：外敷接骨膏，内敷正骨紫金丹。后期：外擦武当伤筋药酒，上肢损伤洗药方煎水外洗。

3）后遗症的治疗。

尺骨鹰嘴骨折治疗不当常引起肘关节功能不全，严重者有关节僵化、缩短的可能。所以3 周以后就应该注意肘关节活动情况，若有功能障碍的可能，就必须手法治疗。

（1）分筋术：医者与病人相对而坐，医者在病肘尺侧（多半是病灶位置，有压痛，有硬结的部位）用拇指尖自近到远摩动，自内至外分拨，反复多次。

（2）旋转摇摆术：医者左虎口握持病肘肱骨内、外髁，右手拿住病腕，以病者肘关节为中心，自内向外旋转多次。

（3）屈伸活动术：让病人伤肘做屈伸运动，病肘伸直时医者左手托顶伤肘背侧，右手压在伤肢腕关节掌侧；病肘屈曲时医者右手握持伤肢腕关节背侧，强力帮助病肘屈曲，反复多次。

4）练功疗法。

初期：练伸掌握拳动作。中期：练白蛇探路功。后期：练运动量稍大的功法。

（六）桡、尺骨骨折

尺桡骨双骨折为临床最常见，因桡骨能围绕尺骨做 150 度左右的旋转活动，同时骨折的移位与肌肉的附着点有关。此伤以儿童、青壮年为多见。发病原因有直接暴力伤，如打击伤；间接暴力伤，即跌倒时肘部伸直、腕部背曲手掌着地，由于体重向下的力量与地面向上的反作用力交集在尺桡骨引起。

1. 症状

双骨折局部肿胀、疼痛，断端成角畸形，患肢明显缩短，患肢功能活动障碍，尤其做旋转动作时疼痛加剧，局部有骨擦音（完全性骨折）。检查局部压痛明显，骨的两端反方向运动时能感觉出有骨擦音，确诊应该有 X 线片帮助。

2. 治疗

1）手法复位。

（1）手法：病人取仰卧位，上臂外展，一名助手双手握上臂下段，另一名助手双手握腕部。两人做对抗牵拉，纠正重叠。术者以双手拇指和其余各指分别置于断端背、掌侧的两骨之间，进行分骨手法，恢复骨间隙的原宽度，并将骨两端对齐。

（2）固定：在骨折处的两骨间放棉垫并用胶布固定，取四条小夹板，夹缚固定，用布带分上、中、下三部捆扎夹板，并将患肢固定在一扶手托板上，用三角巾悬吊于胸前。术后卧床时应抬高患肢，并注意手温、颜色，根据夹板的松紧情况及时调整固定及分骨棉垫，如发现移位及时矫正，重新固定，成年人 6～8 周拆除固定。

2）药物治疗。

复位后局部外敷接骨软膏，或贴狗皮膏，然后包扎固定。内服药：先用破血、破气的中药（如神效跌打汤、伤科桂枝汤等）或跌打丸、七厘散、云南白药等，十天后开始服接骨丹或人参接骨丹，年老体弱者可以加服滋补药如人参养营汤、金匮肾气丸、参茸卫生丸等。

（七）尺骨上段骨折合并桡骨头脱位

骨折脱位的方向，同伤肢受伤姿势和直接暴力方向有密切关系，此伤多见于儿童。伸展型骨折脱位，尺骨近折端和桡骨头多向前移位，骨折线多由后向上斜向前下；内收型骨折则多向外、向后脱位。发病原因有直接暴力伤，如格斗时折伤、打伤；间接暴力伤，即跌倒时，肘在伸直或屈曲位以手着地，暴力向上传递，先致尺骨骨折，再致桡骨头脱位。

1. 症状

前臂中、上段及肘部肿胀、疼痛，尺骨折端有移位，可摸到或凸或凹的折端，有压痛或响音。肘部屈伸和前臂旋转功能均丧失，X 线片可助诊断。

2. 治疗

1）手法复位。

（1）准备：病人取坐位，一名助手双手握住伤肢肘部上方，另一名助手双手握住伤肢手腕部。

（2）手法：两位助手做对抗牵引，矫正重叠。根据移位方向，术者以拇指按桡骨头复位，由第一名助手握住复位的桡骨头，术者再用夹挤推按手法，纠正尺骨骨折的错位和成角。同时，后一名助手将前臂远端朝向骨折远端错位的方向适当拉动，利用杠杆的作用，促使整复成功。

（3）固定：前臂及肘部在维持牵引下束裹绷带，在骨折脱位的原骨凸处放置棉垫，用四条小夹板固定，将患肢固定在托板上，伸展型和内收型骨折，应将伤肢肘关节屈曲 90 度，前臂充分旋后并略外展，以三角巾悬吊于胸前。对屈曲型骨折，肘关节应固定在伸直位或近乎伸直位。术后要随时观察伤肢情况，2～3 天调整 1 次夹板，5～6 周拆除固定。

2）药物疗法。

骨折复位后先敷接骨软膏，或者贴狗皮膏、万应宝珍膏。初期：外敷武当伤科万应膏，内服活血止痛汤、枳马二仙丹。中期：外敷接骨膏，内服神效桂枝止痛汤、武当秘制跌打丸。后期：外擦伤筋药酒，上肢损伤洗药方外洗。

（八）桡骨远端骨折

桡骨远端骨折非常常见，多见于老年妇女，青壮年发生均为外伤暴力较大者。骨折发生在桡骨远端 2～3 厘米，常伴桡腕关节及下尺桡关节的损坏。由于暴力方向不同，而引起的骨折分为伸直型和屈曲型。发病原因有直接暴力伤，即局部被打击和压轧所致；间接暴力伤，即病人向前跌倒时，腕关节处于过伸位，手掌撑地，使桡骨远端发生伸直型骨折，如果跌倒时腕关节掌屈，手背着地，引起屈曲型骨折。

1. 症状

桡骨远端局部肿胀、疼痛，骨折处压痛明显，功能障碍。伸直型骨折远端多向背、桡侧移位，而呈现典型的餐叉样畸形。屈曲型骨折远断端连带腕骨向桡侧、掌侧移位，常伴有桡骨侧方移位和尺骨小头脱位，有时可闻骨擦音。确诊应该有 X 线片帮助，同时注意骨折线是否影响关节面。

2. 治疗

1）手法复位（以伸直型为例）。

（1）准备：病人取坐位，助手双手握伤肢前臂中部。

（2）术者一手握住病人腕部与助手做对抗拔伸，以矫正畸形。另一手拇指将骨远端从背侧推向掌侧，余指持续牵引，再将近端从掌侧推向背侧，余四指托住尺骨茎突处，以达整复。

（3）固定：在骨折远侧端背侧、桡侧和近端掌侧各放一棉垫，并用胶布固定。取小夹板四块捆扎固定，屈肘90度，将患肢固定在扶手托板上，三角巾悬吊胸前。注意护理，4～5周可拆除固定。

2）药物疗法。参考尺桡骨中段骨折。

3）练功疗法。参考腕关节脱位。

（九）舟骨骨折

腕舟骨是近桡侧的一块，由于其独特的解剖形态和生物力学特点，使其成为各腕骨中骨折发病率最高的一个。跌仆损伤手掌着地，腕关节强力背伸，造成桡骨和大多角骨的相对挤压，锐利的桡骨关节面背侧缘或桡骨茎突缘将舟骨切断。舟骨骨折分为腰部骨折、近端骨折、远端（结节部）骨折。腰部骨折容易发生缺血坏死。

1. 症状

腕舟骨骨折后，可表现为腕关节局部的肿胀，以鼻烟窝部位的肿胀更为明显，正常情况下，鼻烟窝表现为一个软组织凹陷，在外伤后，该软组织凹陷消失即提示其肿胀。另外，腕关节的疼痛（尤其是桡侧疼痛）也是一个重要的临床表现，部分病人会出现腕关节活动受限。

2. 治疗

1）手法治疗。

无移位的舟骨骨折无需复位。近端骨折血液供应常常中断，容易导致缺血性坏死，应该引起注意。复位时，助手两手握持伤肢前臂近端，做对抗牵引，医者拇指、食指握住第一掌骨近端拔伸牵引，另一手移、拔、按、压，使断段复位。复位后敷好接骨膏或狗皮膏，用夹板固定，悬吊胸前，肘关节屈曲90度，掌心朝上或朝内，1个月后拆除固定，进行功能治疗。

2）药物治疗。

骨折复位后，舟骨的背侧和掌侧各贴一张狗皮膏或用接骨软膏外敷包扎。内服中药，先用伤科桂枝汤或神效跌打汤，第2周开始内服接骨丹，年老体弱者可以加用补气血的中药，如养营汤、十全大补汤、麝香虎骨丸等。

（十）掌骨骨折

多由直接暴力如打击或挤压伤所造成，可以为单一或多个掌骨骨折。骨折类型以横断和粉碎者多见，因扭转和间接暴力亦可发生斜形或螺旋形骨折。治疗上既要充分固定又要适当早期活动，有利于手功能的恢复。

1. 症状

骨折部位明显疼痛、肿胀，可见皮下青紫斑块。检查局部压痛明显，有掌骨纵向叩击痛，可见骨折处有畸形，反方向活动骨折两断端，可以触及骨摩擦音，加上拍 X 线片检查确诊不难。

2. 治疗

1）手法治疗。

病人坐位，医者立于对面，助手立于病手同侧，双手握持腕关节做对抗牵引，医者一手拉住伤掌指骨做拔伸牵引，另一手拇、食、中指在骨折部位按、捏、提、拿、托使移位的两骨折端复位，复位后掌骨两侧放置硬纸条分骨垫，然后敷好药，或者贴狗皮膏，请病人伤手握持绷带卷，将伤手掌固定在功能位置，悬吊前臂于胸前，2 个月后，拆除固定，进行功能治疗。

2）药物治疗。

复位后骨折端两侧先放分骨垫，再外敷接骨软膏，或者贴狗皮膏。固定后内服伤科桂枝汤、神效跌打汤，第 2 周开始内服接骨丹，中、老年的病人加服补肾药，如壮腰健肾丸、参桂鹿茸丸。复查 X 线片，有骨痂生长时再停用接骨丹，改服健胃药，如归脾丸、健脾丸等。

（十一）指骨骨折

指骨骨折在手部最为常见，多为开放性骨折。且多为直接暴力所致，间接暴力一般产生斜形或横形骨折，临床上以近端骨折多见，因蚓状肌和伸肌腱的牵拉，使骨折断端常向近端移位，末端骨折多粉碎性，移位不大，中节指骨骨折，断端可以向背侧移位。

1. 症状

指骨骨折局部肿胀明显，有青紫瘀血块，疼痛剧烈，指关节屈伸功能障碍。检查骨折局部压痛明显，摇动伤指远端可以触及骨擦音和异常活动，并且会使疼痛加剧，严重骨折有凹凸畸形。要了解骨折形态，必须借助于 X 线片，线形骨折 X 线片诊断更清楚。

2. 治疗

1）手法治疗。

病人坐位，医者立于伤侧，用两手拇、食指捏住骨折指的两断端做拔伸牵引，矫正重叠畸形，纠正后再上下左右移缀，使其进一步达到对位对线，然后用硬纸板固定 3 周，待肿痛基本消失，便可以拆除固定，锻炼功能。

2）药物治疗。

骨折断端局部敷点少量接骨软膏，再固定包扎。内服药，第 1 周用破气血药，如神效跌打汤、伤科桂枝汤加味、跌打丸之类；第 2 周开始服伤科桂枝汤加接骨丹，有骨痂生长则开始服补养气血的药，如十味大补丸、人参养荣丸等。四肢末端骨折在冬季要特别注意保温，因四肢末端容易缺血少气，骨折难以治愈。

三、下肢骨骨折

（一）股骨颈骨折

股骨颈骨折常发生于老年人，股骨颈前面全部在关节囊内，后面只有内侧三分之二在关节囊内，股骨头和股骨颈血液供应来自关节囊内小动脉、股骨骨干滋养动脉和圆韧带小动脉，若损伤了这三种动脉则影响骨折的愈合，甚至造成股骨头或股骨颈坏死，这样损伤性关节炎的发病率就比较高，这种情况多见于囊内骨折。股骨颈和股骨干之间有一个倾斜角，叫颈干角。颈干角一般在 125 度～132 度，此角随年龄增长而减小，小孩可以大到 151 度。股骨颈骨折的骨折线与水平线所交的角小于 30 度，称外展型骨折。如果这个角大于 50 度，骨折的剪力就大，愈合率也低，又叫不稳定型骨折。

1. 症状

老年人跌倒后出现髋部肿胀疼痛，不能站立和走路，局部压痛明显，功能障碍（个别嵌插性骨折，可勉强站立或忍痛走几步后跌倒）。内收型骨折有特殊畸形，伤肢外旋，脚尖外偏，膝关节轻度屈曲，伤肢有不同程度的缩短。X 线拍片可确诊。

2. 治疗

1）手法治疗。

（1）准备：只有内收型骨折需要整复，故以内收型骨折为例。病人取仰卧位，一名助手双手握拉腋部，另一名助手握拉踝部。

（2）手法：两位助手逐渐用力做对抗牵引，后一名助手握拉踝部逐渐将伤肢拉向外展位，矫正重叠，术者以手掌由外向内推挤大转子，同时后一名助手将伤腿略向内旋，即可复位。

（3）固定：在大转子处放一较大较厚的棉垫和压板，外侧放一木板（上自腰侧，下至膝外侧），后侧放一托板，膝关节微曲，将伤肢固定在外展位。

注：外展型骨折不需整复，用托板固定伤腿在中间位即可。

由于病人年龄较大，心、肺或肾脏功能较低又多有宿疾，加之骨折后长期卧床，体质更虚，很可能发生继发症，故要特别注意，早作防治。

2）药物疗法。

肿胀明显者外敷芙蓉消肿膏。初期：外敷白凤接骨膏，内服秘制跌打丸、枳马二仙丹。中期：外敷接骨膏，内服正骨紫金丹。

3）练功疗法。参考髋关节脱位。

（二）股骨干骨折

股骨是人体中最长的管状骨。股骨干为三组肌肉所包围。由于大腿的肌肉发达，骨折后多有错位及重叠。骨折远端常有向内收移位的倾向，已对位的骨折，常有向外凸倾向，这种移位和成角倾向，在骨折治疗中应注意纠正和防止。股骨干骨折多见于儿童和青年，成年人若受直接暴力伤所致骨折，骨折多为粉碎性骨折。按其受伤部位有上、中、下三种类型，但以中段骨折最为多见。

1. 症状

有严重的外伤史，局部肿胀疼痛，甚至发生休克。患肢不能活动，有明显缩短，成角畸形。移动股骨上、下段可触及骨擦音和有异常活动感。X 线片可以确定骨折的位置。严重者有大出血和出血性休克的可能。

2. 治疗

1）手法复位。

（1）准备：病人取仰卧位，一位助手双手环抱大腿上部，另一位助手双手握住膝部。

（2）手法一：两位助手用大力对抗拔伸，术者以双手推挤断端，使两骨断端对口，此法要求内功深厚，手法熟练方可得心应手。

（3）手法二：病人取仰卧位，前一位助手用宽布带置于伤肢腹股沟处，拉住布的两个头。后一位助手双手握住膝上部，两位助手用大力做对抗拔伸，术者一手掌心压住骨折近端前外侧，另一手掌心托住远端后内侧，双手掌心相对用力推挤，然后双拇指按压骨折近端，余指提托远端，接正为止。有条件的可用 X 线拍片复查复位情况。

（4）固定：在维持牵引的情况下，大腿包扎两层绷带，在原错位或成角的骨凸处放棉垫和压板，以股骨小夹板束扎固定，伤腿后面置"～"形托板，膝后垫枕，将伤肢固定在屈膝和外展位。对不稳定骨折或手法难以整复的病例，成人用骨牵引、儿童用皮牵引，效果更佳。这类伤病一定要收入住院，要抬高伤腿，早期每两天检查一次固定，调整包扎的松紧度，注意足部有无发绀、发凉等症状，足背动脉搏动是否正常，一旦发现问题，应当及时处理。

2）药物疗法。

初期：外敷白凤接骨膏，内服秘制跌打丸、枳马二仙丹。

中期：外敷接骨丹，内服正骨紫金丹。

后期：下肢损伤洗药方外洗，内服健步虎潜丸等。

3）练功疗法。参考髋关节脱位。

（三）髌骨骨折

髌骨骨折是较常见的损伤，以髌骨局部肿胀、疼痛，膝关节不能自主伸直，常有皮下瘀斑及膝部皮肤擦伤为主要表现。髌骨在股骨下端和胫腓骨上端之间，它连接股四头肌和髌韧带。髌骨后面的软骨面与股骨髁关节面构成髌股关节，这个关节可以减少膝关节运动时股四头肌对股骨髁间的摩擦，在股四头肌强力收缩时很容易引起髌骨横断骨折，直接暴力作用于髌骨则常产生髌骨裂纹骨折或粉碎性骨折。

1. 症状

髌骨骨折后关节内大量积血，髌前皮下瘀血、肿胀，严重者皮肤可发生水泡。活动时膝关节剧痛，有时可感觉到骨擦感。有移位的骨折，可触及骨折线间隙。膝关节无法伸直，直腿抬高困难，进一步确诊，应该拍 X 线片协助诊断。

2. 治疗

1）手法复位。

（1）准备：病人取仰卧位，患肢伸直。

（2）手法：术者一手拇指、食指夹持固定下折块，另一手拇指、食指夹持上折块向远端推去，使之与远折块对口合拢，再以按法矫正向前移位的骨折块。

（3）固定：整复后，选择与髌骨大小相宜的抱膝圈，先在伤处敷换骨膏，垫好棉垫，将抱膝圈固定在膝后托板上，膝关节放置在伸直位，早期抬高伤肢，禁止做屈膝动作。每天检查一次固定情况。

2）药物治疗。

初期：外敷武当伤科万应膏，内服活血止痛汤、枳马二仙丹。

中期：外敷接骨续筋膏，内服正骨紫金丹、枳马二仙丹。

后期：下肢损伤洗药方，内服独活寄生汤。

3）其他治疗。

关节囊积血严重而髌骨骨折又愈合良好者，可以用注射器抽去部分瘀血，再继续敷狗皮膏或紫金膏。若为陈旧性髌骨骨折，骨折片分离，可开刀用克氏针，钢丝固定。

（四）胫腓骨干骨折

胫腓骨是长管状骨中最常发生骨折的部位，约占全身骨折的 13.7%。10 岁以下儿童尤为多见，其中以胫腓骨双骨折最多，胫骨骨折次之，单纯腓骨骨折最少。胫腓骨由于部位的关系，遭受直接暴力打击、压轧的机会较多。又因胫骨前内侧紧贴皮肤，所以开放性骨折较多见。严重外伤、创口面积大、骨折粉碎、污染严重、组织遭受挫伤为本症的特点。

1. 症状

胫腓骨局部肿胀疼痛、活动功能障碍。局部压痛及骨擦音，骨折有明显移位者患肢缩短。X 线片可以洞察骨折的具体情况，有利于诊断和整复。

2. 治疗

1）手法复位。

（1）准备：病人取仰卧位，一位助手双手握伤肢膝部，另一位助手双手握伤肢踝部。

（2）手法：两位助手做对抗牵引，术者一手拇指按压在前外侧骨间隙，余指捏住内后侧进行分骨，推挤骨间膜，另一手掌部提托小腿后侧。术者分骨之手拇指改为按压骨折远端前侧，余指继续分骨，矫正侧移位。将患肢伸直放在床上，两助手在维持牵引下，术者双手四指维持在分骨位上，双拇指用力按压突出部，使凸突者复平，矫正成角畸形，以达复位。

（3）固定：在维持牵引下，小腿包两层绷带，在原移位的骨凸处放棉垫，用五块小夹板捆扎固定，腿后放置一直角托板，将足固定在中立位，下段骨折托板不超过膝关节，上、中段骨折应超过膝关节固定。早期每两天检查一次固定，如有骨位错移、压垫、夹板滑动、包扎不适，应予有效处理。胫骨前面和跟骨后面的骨浅表，容易压伤，应早预防，以免发生溃疡。

2）药物疗法。

初期：外敷武当伤科万应膏，内服活血止痛汤、秘制跌打丸。

中期：外敷接骨膏，内服太极回生丹。

后期：下肢损伤洗药方外洗，内服健步虎潜丸、独活寄生汤。

3）其他治疗。

有骨痂生长者拆除外固定后，尚可用推拿手法继续纠正微小移位，以恢复伤腿形态和功能。

4）练功疗法。参考膝、踝关节脱位。

（五）踝关节骨折

踝关节由胫腓骨下端与距骨组成。其骨折、脱位是骨科常见的损伤，多由间接暴力引起踝部扭伤后发生。根据暴力方向、大小及受伤时足的位置的不同可分为不同类型的骨折。踝关节由胫骨、腓骨和距骨组成。外踝长，有腓骨头；内踝短，有胫骨头。内踝三角韧带坚强；外踝韧带稍弱故容易损伤，距骨前宽后窄，足掌骨跖屈时距骨容易前移，损伤韧带。过度内外翻容易导致踝关节骨折，同时合并踝关节脱位。

1. 症状

受伤踝关节明显肿胀、疼痛，出现皮下出血，踝关节活动受限制，内翻或外踝畸形，局部压痛明显，活动踝关节疼痛加剧，并可触及骨擦音。X线检查应拍摄踝关节正位、侧位和踝穴位片。

2. 治疗

1）手法治疗。

（1）准备：病人取仰卧位，将患肢小腿下部垫沙袋，助手双手握患肢小腿下部。

（2）手法：术者一手握住患肢足的蹠部，虎口顶住踝关节前方与助手相拔伸。同时将踝关节背屈，另一手拇、食指分别捏住双踝尖端（若骨折属外翻型和外旋型，将踝部由外翻、外旋位逐渐拉向轻度内翻、内旋位。内翻型骨折手法恰好与此相反），以矫正足部斜倒或转向畸形。也可纠正踝关节脱位的大部分。根据骨折脱位类型,首先矫正踝关节脱位。术者一手置于内(外)踝上方,另一手置于外(内)踝下方,相向推挤,纠正距骨侧方脱位。若距骨向前脱位,一手提小腿下段后面,一手握足,拇指置于距骨前上方向后按压,使之回位。若距骨向后脱位,一手按小腿下段前面,一手提足跟,使其归位。因胫腓下联合韧带撕断而致胫腓骨分离者,以两手分别置于内、外踝上方相向挤压,强迫分离骨合而复位。最后整复骨折,根据骨折移位方向,术者一手握住踝部,另一手的拇指和食指夹持错移的骨折片或推或按,使之归合对正。

上述整复方法,适用于双踝、三踝骨折合并踝关节脱位的病例。如系单踝骨折或无合并关节脱位者,只选用其中的骨折整复法。

(3)固定:维持牵引下,踝部包1～2卷绷带,内、外踝处各放一楔形棉垫,为了保持踝关节内(或外)翻姿势位,踝部外(或内)侧的棉垫略厚些,如胫腓下联合有分离,在踝上方外、内侧各放一棉垫,胫骨前或后唇骨折时,在胫骨下端正前方置棉垫,或在跟腱两侧放棉条。足部背屈90度,后侧置一直角托板固定,将足踝固定在外翻位(内翻型)或内翻位(外翻型),内翻、外翻均以不超过10度为宜。早期卧床,抬高伤腿,隔2～3天观察一次,如发现问题,及时处理。

2)药物疗法。

初期:外敷武当伤科万应膏、白凤接骨膏,内服活血止痛汤。

中期:外敷接骨膏,内服枳马二仙丹、秘制跌打丸、正骨紫金丹。

后期:下肢损伤洗药外洗,内服健步虎潜丸,根据情况服八珍汤加减。

3)功能治疗。

多用推拿治疗。先点按悬钟穴开窍通经,然后用拇指推和摩法松弛小腿紧张肌群,再单指揉筋和瘀血疙瘩,最后摇拉拔伸关节收功。

4)练功疗法。

①高抬腿踏步。②下蹲起立运动。③以足跟为轴心的左右碾转运动。④跑步锻炼。

(六)跟骨骨折

跟骨骨折以足跟部剧烈疼痛,肿胀和瘀斑明显,足跟不能着地行走,跟骨压痛为主要表现。本病较多发生于成年人,常由高处坠下或挤压致伤。经常伴有脊椎骨折,骨盆骨折,头、胸、腹伤。跟骨为松质骨,血液供应比较丰富,骨不连者少见。

1. 症状

病人足跟可极度肿胀,踝后沟变浅,整个后足部肿胀压痛,易被误诊为扭伤。X线检查,除拍摄侧位片外,应拍跟骨轴位像,以确定骨折类型及严重程度。此外,跟骨属海绵质骨,压缩后常无清晰的骨折线,有时不易分辨,常须依据骨的外形改变、结节－关节角的测量,来分析骨折的严重程度。仅个别病例需 CT 或 MRI 检查。

2. 治疗

1）手法治疗。

无移位的跟骨骨折无需手法治疗。有移位的跟骨骨折病人俯卧位，膝关节屈曲，足跖屈位，医者用两拇指在跟腱两旁用力向下推挤跟骨结节，使之复位。如果踝关节增宽，跟骨有内外侧方移位，医者则两手环抱跟部，用掌跟部内外挤压跟骨，使之复位。若向上移位的后半部分不能复位，可将患足跖屈，请助手一手把握足掌、一手把握胫骨下段做对抗牵引，医者两拇指和其余四指也相对捏握跟骨牵引，将后半部分不能复位的跟骨复位。复位时，无需特殊固定，但40天以内不能负重站立。

2）药物治疗。

外敷接骨膏，内服先用跌打汤或跌打丸，七厘散等药破血散瘀；第2周开始内服接骨丹；第4周开始根据病人的体质用补气养血药或壮腰健肾药，如十味补丸、八珍丸、鹿胶、参鹿大补丸等。

（七）跖骨骨折

跖骨骨折多因重物打击足背、辗压及足内翻扭伤引起。跖骨干骨折因相邻跖骨的支持，一般移位不大。第2、3跖骨颈部易发生应力骨折（疲劳骨折）。第5跖骨基部骨折是由于足突然内翻，腓骨短肌猛烈收缩撕脱造成，很少移位，需与该部未闭合的骨骺相鉴别。

1. 症状

外伤导致的跖骨骨折常表现为局部肿胀、瘀斑，骨折处压痛，行走受限。跖骨应力骨折的临床表现主要为局部痛、压痛、疲劳无力感、继续行走受限等症状。X线可显示骨折，但应力骨折在2周后方能显示骨折，且有骨膜增生反应。

2. 治疗

1）手法治疗。

无移位的骨折不需要复位治疗。有移位的骨折病人取坐位，将足置于床边，医者立于病人对面，一手固定骨折近端，另一手握持骨折远端，做拔伸牵引。在保持牵引的情况下，医者向患足背方向提远端，同时固定近端的手的拇、食、中指按压捏骨折断端使其复位，纠正上、下、左、右移位，再在局部敷接骨软膏或贴狗皮膏。然后用绷带包扎2～3层，在骨折处用一小块木板内衬药棉置于骨折处，继续用绷带包扎，每周换药1次，同时检查复位情况，及时矫正不理想的位置，如果是斜形而又有移位的骨折则必须在伤处的两侧放置两根包有药棉、直径2～3毫米的小木棍帮助固定，防止骨折断端向两侧移位。

2）药物治疗。

外用药在骨折整复后敷接骨软膏或狗皮膏（针对老年人可以在狗皮膏内加入少量接骨粉），固定解除后，局部推拿，可以用推伤药酒、正红花油、麝香风湿油。内服药第1周用海桐皮汤加减；第2周开始内服接骨丹；第4周后用金匮肾气丸、健步丸、壮腰健肾丸，老人可以使用参茸卫生丸、参桂鹿茸丸等大补之剂。

（八）趾骨骨折

足趾在行走中辅助足的推动力和弹跳力，也可稳定身体，特别在赤足行走时足趾对地面有抓握作用，防止摔跤。趾骨骨折在前足中很常见，而各足趾的近节趾骨骨折比远节趾骨骨折更多，第5趾近节趾骨骨折又是最易发生的部位，直接暴力常常导致横形或粉碎骨折。足趾承受轴向负荷的同时受到内外翻的应力作用，也可造成趾骨骨折，这在临床上更易见到畸形。

1. 症状

趾骨骨折的病人多会出现受累趾骨疼痛、局部肿胀、局部畸形，以及关节活动受限，部分病人会并发关节脱位。

2. 治疗

1）手法治疗。

无移位的骨折无需整复。有移位的趾骨骨折病者取卧位或坐位，足背朝上，医者一手固定骨折近端做对抗牵引，另一手的拇指和食指中节捏持骨折远端做拔伸牵引，待重叠整复后，再用固定近端的手矫正断端的左右、上下移位，完全整复后外敷接骨软膏，用小夹板固定一个月，没有骨痂生长之前不能负重行走。

2）药物治疗。

（1）肿胀明显的骨折外敷芙蓉消肿膏；肿胀不明显的骨折外敷接骨软膏，敷药后外固定。断端有骨痂生长再拆除外固定，用推伤药酒推拿，以恢复病趾的功能。

（2）内服药应该加用引经药，如矮脚茶、地南蛇、牛膝、木瓜、姜黄；还可以在第二阶段用健步虎潜丸、金鸡虎丸。家传方有泽兰、骨碎补、陈皮、牛膝、木瓜、五加皮、羌活、煅自然铜、土鳖虫、当归、狗脊、小茴香、田七。

四、头、面、躯干骨折

（一）脊椎骨折

脊椎骨折以胸腰段椎体骨折多见。脊椎骨折可合并脊髓或马尾神经的损伤，特别是颈椎骨折脱位可造成脊髓损伤，严重者可致截瘫，甚至死亡。暴力是引起骨折的主要原因，以车祸及高处坠落伤多见。由于脊椎颈段和腰段前屈，活动机会多，易于劳损、老化，所以每遇暴力，很容易造成各种骨折。

1. 症状

有这类骨折的病人主诉是骨折段脊椎疼痛，不能自主站立行走，严重者骨折段以下失去知觉，检查局部肿胀，骨折段棘突不平整，压痛明显。少数病人在局部可见皮下瘀血，骨折段脊椎畸形，叩击病人头顶时骨折段脊椎有明显疼痛感觉，严重病人可以出现截瘫，大小便功能障碍，骨折段脊椎下知觉丧失，X线检查可以明确骨折的位置和类型。腰椎骨折有一个特殊情况，第2腰椎下属中医命门所在，古人说"命门有两条血筋，通向左右两肾，血筋打断，病者定大笑而亡"，此乃一大穴所在，医者应慎之。

2. 治疗

1）手法治疗：颈椎骨折常用枕颌牵引，足踏法复位：具体操作是将枕颌布兜套在头部，让病人坐在地上，布带的另一端套在医者颈项上，医者坐在桌缘，两足踏在病人肩上做对抗牵引，复位时医者伸腰以带动套在病人头部的枕颌布兜做牵引动作，同时医者两足踏紧做对抗牵引，医者的两手扶住病人颈部进行各种方位的复位，骨折错位严重者也可以用石膏托固定两个月。

腰椎以压缩性骨折多见，可以选用双人拔伸按压复位法，具体操作是病人俯卧，两手向上拉住床沿，医者的两助手拉住病人两足踝做强力牵引，医者将隆凸的腰椎按压回原来的位置，无隆凸的腰椎无需按压，只需捏顺后敷上外用药，用腰柱固定2个月即可。

2）药物治疗：外敷药用接骨膏，也可以用狗皮膏外贴，用狗皮膏时可以加掺头药接骨粉；内服药先用地龙汤煎服，第2周开始内服煎剂杜仲汤，加接骨丹，直至骨折处有骨痂生长；最后用壮腰健肾丸或强筋健骨之剂如金匮肾气丸、六味地黄丸、参茸卫生丸等。

3）练功疗法：当骨折处有骨痂生长时就可以开始进行练功疗法，颈椎骨折以练习头部的左右摆动、抬头低头运动为主，腰椎骨折以练习上身的前俯后仰、左右侧弯、水平旋转、仰卧起坐、鲤鱼打挺势为主。

4）合并症截瘫的治疗：

（1）针刺治疗。高位截瘫针刺穴位有人中、风府、风池、百会、环跳、委中、合谷、曲池、养老、足三里、华佗夹脊、昆仑等。低位截瘫针刺穴位有肾俞、长强、环跳、风市、阴市、委中、承山、昆仑等。

（2）熏灸疗法。取一个有盖无底的长方形木盒，底部装150目的铜丝网，将地龙散和艾绒放入盒内点燃，然后上盖，底部贴近脊椎骨折处，上下移动，沿脊椎熏灸50分钟，一般每天1次，10天为1个疗程。

（3）河路推拿。第一种手法是从第1胸椎开始，沿着脊柱两侧太阳经脉的循行线路向骶部直推，然后"人"字推，最后沿脊椎向下螺旋推。第二种手法是在两颈部、两腋部、两腰部、两裆部，弹拨血管神经肌束。第三种手法是弹拨腘窝下部的血管神经肌束，扣拿跟腱。

（4）药物治疗。轻瘫者用地龙汤、健步虎潜丸。长寿丹疗效比较满意，但是价格昂贵。比较严重的截瘫多使用治瘫丸和地龙汤、长寿丹合用。

（二）肋骨骨折

肋骨共 12 对，平分在胸部两侧，前与胸骨、后与胸椎相连，构成一个完整的胸廓。胸部损伤时，无论是闭合性损伤或开放性损伤，肋骨骨折最为常见，约占胸廓骨折的 90%。在儿童，肋骨富有弹性，不易折断，而在成人，尤其是老年人，肋骨弹性减弱，容易骨折。

1. 症状

局部疼痛是肋骨骨折最明显的症状，且随咳嗽、深呼吸或身体转动等运动而加重，有时病人可自己听到骨摩擦音，或感觉到骨摩擦感。吸气时，胸腔负压增加，软化部分胸壁向内凹陷；呼气时，胸腔压力增高，损伤的胸壁浮动凸出，这与其他胸壁的运动相反，称为"反常呼吸运动"。反常呼吸运动可使两侧胸腔压力不平衡，纵隔随呼吸而向左右来回移动，称为"纵隔摆动"，影响血液回流，造成循环功能紊乱，是导致和加重休克的重要因素之一。如果有口唇青紫、鼻翼翕动、血压下降则应该考虑损伤心血管系统。具体骨折部位和骨折情况可以借助 X 线片协助诊断。

2. 治疗

1）手法治疗：无畸形的肋骨骨折不用复位，可以用胶布固定。骨折断端内凹，损伤内脏的病人必须请胸外科医师会诊，其他有移位的肋骨骨折应该采取手法复位。病人正坐，医者助手立于身后，双手穿过病人腋下环抱病人两肩向上端提，令病人深吸气。医者此时用手指整复断裂的骨折端，使凹者提起、凸者捺平，待骨折整复后用胶布固定一个月左右，有骨痂生长后解除固定。

2）药物治疗：肋骨骨折复位后最好贴狗皮膏，狗皮膏除药物作用还有辅助固定作用，贴好膏药再用胶布固定。内服药先用破血破气跌打汤之类制剂，第 2 周开始用接骨丹，如果体质差可用辅助药物参茸等；第 5 周开始用补气血，调脾胃的药如归脾汤、养营汤、十全大补汤之类。

方药 1：枳壳、苏木、红花、厚朴、归尾、川芎、沉香、秦艽各 7 克，桔梗、天麻、熟地各 10 克，细辛 3 克、川贝、虎骨、田七、肉桂、丁香各 3 克，陈皮 5 克，当归尾 1 克，水酒冲服，日服 2 次，1 次 3 克。

方药 2：枳壳、田七、桔梗、沉香、制草乌、归尾、生地、橘红、肉桂、土鳖各 7 克，海马 2 对，陈皮 5 克，续断、制半夏、白术、三棱各 5 克，细辛 3 克，白芨、红花各 10 克，当归尾 1 克，共研末，水酒冲服，日服 2 次，1 次 3 克。

除此之外，肋骨骨折有伤及左乳下者应该重视，左乳下肋骨内有心脏，伤及心脏每致不救。病人神昏目闭，不省人事，牙关紧闭，痰鸣鼻煽，久而难醒，醒后多数也神乱，应该请心血管科医师会诊急救。同时点内关穴、百会穴、水沟穴；三棱针十宣放血；外用活血住痛散（当归、白芷、木瓜、山甲、羌活、独活、生草乌、川芎、肉桂、小茴香、甘草、麝香）熨之；内服玄参散（麝香、高丽参、牛黄、山甲、山羊血）。肋骨移位者应该请胸外科医师会诊，以积极抢救病人。

（三）尾骨骨折

尾骨处于脊柱的最尾端，是进化退变的结构，骨折后一般没有明显的后遗症。但有些人移位明显可能刺激直肠，另外有很少部分人尾骨骨折后会出现局部顽固性的疼痛。

1. 症状

尾骨处疼痛不适，尤其是尾骨受力压迫时，坐得越久越会觉得痛，下蹲后起立困难，不能仰卧，有移位者大小便可以出现障碍，尾闾部压痛明显，局部可以有肿胀，确诊有待X线片协助。

2. 治疗

1）手法治疗：有移位的尾骨骨折病人取膝胸卧位，暴露尾闾部，医者右食指带指套，指套外涂石蜡油或肥皂，轻轻插入肛门，根据骨折移位的方向予以托顶，左大鱼际压住伤处，两手相应复位，待有复位声再撤出右食指。无移位者不需要复位。

2）药物治疗：骨折复位后局部外贴狗皮膏，膏药上加入接骨药粉，1周换药1次。内服药第1周用地龙汤加味，第2周开始服接骨丹。第5周开始功能锻炼。

第四节　各类伤科疾病的治疗

一、落枕

落枕亦称失枕，此病多在一觉醒来后，突然感觉颈部疼痛，头部转动不灵，也有外伤引起的急性发作。轻者几天自愈，重者可拖延很久，甚至逐渐加重。

1. 症状

（1）颈项部僵直痛，转动头部疼痛加重，多见一侧，两侧少见。

（2）疼痛局部不红不肿，头部屈、伸、旋转的功能受限。

（3）枕骨下方（相当于胸锁乳突肌、斜方肌部位）有明显压痛。

2. 治疗

1）手法治疗：

（1）病人取端坐位，术者站于其体侧后方。在患侧颈部外擦武当伤科伤筋药酒，做揉、摩手法3分钟，再以拇指平推两侧的肩及上背部，使病人感到舒适。

（2）继续用拇指指腹顺其肩部的斜方肌、冈上肌、胸锁乳突肌的肌肉走向，做左右弹拨手法3分钟。

（3）双手在双肩做拿、捏手法3分钟后，做局部摸、摩、揉手法3分钟。

（4）怀疑有骨质性疾病者，必须经 X 线片确诊，确诊后可再做上述手法，配合颈椎牵引法治疗。

注意事项：

（1）手法均宜先轻后重，以病人无痛苦为原则。

（2）切忌盲目地做旋转手法，免出意外。

（3）颈椎牵引必须先轻后重，时间先短后长，应有专人照看。

2）针刺治疗：

（1）体针。取穴：支沟。针法：左侧取右，右侧取左，做泻法。

（2）手针。取穴：颈。针法：取患侧穴位，做泻法。

（3）耳针。取穴：颈、肩。针法：可在针穴处做按压手法。

3）药物治疗：

（1）外用。武当伤科伤筋药酒。

（2）内服。桂枝、白芍、葛根、羌活、防风、大枣、生姜。每日 1 剂，水煎服。

若有骨椎骨质增生者，可选用下列方药。

方药 1：黄芪、杭芍、木瓜、生草、仙灵脾、威灵仙、川断、牛膝、苍术，水煎服，每日 1 剂。

方药 2：党参、黄芪、白术、当归、陈皮、柴胡、升麻、葛根、桔梗、地龙、鹿含草、炙甘草，水煎服，每日 1 剂。

方药 3：伸筋草、川牛膝、狗脊、秦艽、当归、桑寄生、木瓜、白芍、川断、杜仲、乳香、没药、生草，水煎服，每日 1 剂。

方药 4：地龙、蜈蚣、全虫、钩藤、伸筋草、葛根、丹参、牛膝、狗脊、草河车、白芥子、党参、鸡血藤、土鳖虫，研为细面，炼蜜为丸，每次 6 克，日服 3 次。

方药 5：丹参、归尾、赤芍、川断、桃仁、红花、葛根，水煎服。每日 1 剂，孕妇忌用。

4）练功治疗：

准备姿势为松静站立，双目平视，含胸拔背，头悬颈直，下颌微收，呼吸自然。

上身不动，双足开立与肩同宽，两臂侧举，手腕上翘，掌心向外，指尖弯向头部，成左右撑掌姿势。

头部缓慢地转向左侧，双眼尽量向左后方看，此时双手向外用暗劲，用意念将病痛从双手掌心排出体外。待两臂、两肩、颈部有酸胀得气感时，保持此姿势 1～2 分钟，将头缓慢地转向前，恢复端正位，双目平视。头部再缓慢地向右侧转，双眼尽量向右后方看，此时双手向外用暗劲，用意念将病痛从双手掌心排出体外，待两臂、两肩、颈部有酸胀得气感时，保持姿势 1～2 分钟，将头缓慢地转向前，恢复端正，双目平视，双手放下置于身体两侧，这叫一回。一般情况每次练功左右做 4～8 回，双足不动位接做下势。

双手放两腰间，拇指在后，余指在前，头部缓慢地仰起，双目看天，头向后仰至颈部有酸胀感时，保持此姿势 1～2 分钟，头部缓慢直起，恢复端正，双目平视。头部再向前低下，以下颌触及颈前气管下方，颈部有酸胀感时，保持此姿势 1～2 分钟。头部缓慢抬起，恢复端正，双目平视，双手放下置于身体两侧，这叫一回。一般情况每次练功前、后各做 4～8 回。

二、肩周炎

肩周炎又称肩关节周围炎，俗称凝肩、五十肩。以肩部逐渐产生疼痛，夜间为甚，逐渐加重，肩关节活动功能受限而且日益加重，达到某种程度后逐渐缓解，直至最后完全复原为主要表现的肩关节囊及其周围韧带、肌腱和滑囊的慢性特异性炎症。肩周炎是以肩关节疼痛和活动不便为主要症状的常见病症。本病的好发年龄在 50 岁左右，女性发病率略高于男性，多见于体力劳动者，严重者影响肩关节的功能活动。肩关节可有广泛压痛，并向颈部及肘部放射，还可出现不同程度的三角肌的萎缩。

1. 症状

肩部疼痛，肩关节活动受限，肩关节周围怕冷，在肩前、肩上、肩胛骨内侧的中下部及肩胛骨中心都有明显的压痛点，压痛肌肉痉挛与萎缩。

2. 治疗

1）手法治疗：

（1）准备姿势（以左侧为例），即令病人平仰卧在按摩床上，左肩略抬起，身体向右侧斜仰卧。

（2）自动摇肩。患臂伸直在功能位允许的情况下做顺时针方向、逆时针方向反复划圈，轮转患臂至少 5 分钟。

（3）被动摇肩。术者右手持病人左手腕进行被动摇肩，先顺时针方向，后向逆时针方向，摇动 1 分钟。

（4）牵引患肢。术者双手握住患肢腕部，做一松一拉式的牵引。

（5）点合谷穴。

（6）伸屈腕关节。术者以左手食、中二指夹持患侧拇指，同时术者拇指及食指持握患侧其他四指，向下牵引，以右手拇指置于病侧桡骨基突处，中指置于尺骨茎突处，在牵引状态下伸屈腕关节 2～3 次。

（7）伸屈肘关节。术者左手持握患肢手腕，四指在前，拇指在后，术者右手置于患肘之背侧，以拇指、中指分别点按患侧肱骨外、内上髁，此时术者两手在对抗牵引下伸屈肘关节 2～3 次。

（8）点手三里穴、曲池穴、肩髃穴、扶突穴。

（9）反复拿捏整个患肢，从上到下，从下到上，反复 2～3 次。

（10）病人改健侧卧位，术者点天宗穴。

（11）推肩拉肘。术者左手握持肘关节，右手推住肩关节，进行有节律的推肩拉肘动作。

（12）揉肩。术者用双手环抱肩关节，病人之前臂夹持在术者左腋下，用术者身体自然摇摆力牵拉揉动患肢肩部 3 分钟。

（13）被动前屈上举。术者右手握住病人患腕，左手扶持肘关节，在牵引伸直状态下向下按压肘关节。

（14）对肩内收。病人取端坐位，术者站在病人左侧，其右手从病人背后达对侧右肩拉住病人左手腕，做有推有拉之动作。

（15）搓揉患臂。术者两手掌交错扶持患臂从上到下、从下到上反复 3 次，手法完毕。

2）药物治疗：

（1）外用。武当伤科伤筋药酒外擦患处，每日 2～3 次。

（2）内服。姜黄、葛根、白芍、桂枝、桑枝、威灵仙，左肩加红花、桃仁、当归、丹参（孕妇及妇女经期忌用），右肩加党参、黄芪、香附。每日 1 剂，水煎服。

3）练功治疗：

（1）抬肩。弯腰、两上肢下垂，两手相握，两上肢向前摆动，幅度逐渐增大。

（2）肩外展。弯腰、两上肢下垂，向左右自然摆动，幅度逐渐增大。

（3）肩后伸。两足分开与肩同宽，两手在体后相握，掌心向外，用健手带动患手，尽力做后伸动作，身体不能前屈。

4）针刺治疗：

（1）体针。取穴：条口透承山、肩贞、肩髃、肩髎、曲池。

（2）针法。初期疼痛剧烈者用泻法，中、后期功能障碍者用补法。条口透承山时针尖只能在承山穴皮下，不穿透皮肤，留针时嘱病人尽力活动肩关节，留针 30 分钟。

（3）手针。取穴：肩、颈。针法：平补平泻法。

（4）耳针。取穴：肩、颈。针法：平补平泻法。

（5）武当木七星针疗法，以木星针蘸武当伤科伤筋药酒叩打肩周及患侧颈部及背部，以局部皮肤潮红、病人感觉患处有热感为度。隔日 1 次，直至痊愈。

三、腰痛

腰痛以腰部一侧或两侧疼痛为主，常可放射到腿部，常伴有外感或内伤症状。引起腰痛的原因很多，除运动系统疾病与外伤以外，其他器官的疾病也可引起腰痛，如泌尿系炎症或结石、肾小球肾炎、某些妇女疾病（盆腔炎、子宫后倾等）、妊娠、腰部神经根炎和某些腹部疾病。

1. 症状

腰痛一般分为急性和慢性两种，其共同特点：腰痛合并腿痛，板腰或腰部无力。腰痛使腰背肌肉痉挛而不能向下弯腰，使腰部如硬板，谓之板腰。腰部空虚感、肩不能负重、走路也感困难，谓之腰部无力。因痛身体畸形、功能障碍。腰痛病人每遇风寒、潮湿、天气变化时疼痛加重，常在阴雨天之前腰部酸痛明显。

2. 治疗

武当伤科根据中医学理论，对腰痛讲究辨证施治，在以"通"治痛、以"松"达不痛的观点下，施以补肾、活血、祛寒、除湿、清热、通经、活络等，对腰痛的治疗有独到之处。现仍按"四一疗法"分别介绍。

1）手法治疗：武当伤科治疗腰的手法很多，医者若功力深厚、手法熟练常可得到立竿见影之效果，笔者将临床常用手法介绍如下。

（1）松腰坐扳法。

准备姿势：病人反坐在靠背椅上，双手扶住椅靠背，松开腰带，将腰背部暴露，外擦水飞滑石粉或武当伤筋药酒。

手法1：按揉脊柱两旁。术者用一手的大小鱼际按揉脊柱两旁（足太阳膀胱经所循行的部位）4～5个上下来回，重点是腰大肌。

手法2：点按肾俞穴。术者用双手拇指按肾俞穴1分钟。

手法3：摇腰。嘱病人双手交叉环抱胸前。术者一手扶病人左肩，一手扶病人右肩，一手向前推肩，一手向后扒肩，如此连续动作即形成有节律的摇腰。

手法4：侧扳腰。在摇腰的基础上，术者双手下移，一手从病人腋下绕过前胸拉住对侧之手腕，另一手却按在病人腰部，趁病人不注意之际，突然用相反力量一推一拉，此时常可听到腰部一响声，此即为侧扳法，先扳患侧后扳健侧。

手法5：安慰揉摩。施完上述手法，即在腰部做揉摩手法3～5个上下来回。用上述手法，大多数急性腰痛可起立杆见影之效果。

（2）悬吊推捻法。

准备：病人双手抓一横木，两手相距60厘米左右，双脚不沾地，助手压住病人双手，勿使松脱。

手法：术者立其后，沿脊柱两侧由上而下推捻，遇有结节硬变处加重力量，从上而下3遍为1回，一般治疗2～3次可愈。

（3）阴谷穴指压法。术者双手拇指同时点按在双侧阴谷穴，每次在病人得气后点按10分钟，力量以病人能忍耐为度，急性腰痛每日1次，慢性腰痛2日1次。

（4）持续移位推法。沿与肌腱走行的垂直方向，把压痛点处的软组织推移开，维持此状态30秒钟，再理筋顺络3遍。重复3次为1遍，每日3遍。

（5）推小腿肚法。用掌根由下向上推 10～15 次，双侧均推，以患侧多推。所推部位是由足跟推至腘窝，遇有硬节处用力稍重，但以病人能忍耐为度。

（6）脊柱旋转复位法。此法在冯天有编著的《中西医结合治疗软组织损伤》一书中介绍得比较详细，在此从略。

2）针刺疗法：

（1）体针。取穴：承山、肾俞。手法：急性腰痛用泻法，慢性腰痛用补法。

（2）手针。腰、臀。

（3）耳针。腰、臀、耳中。

（4）操作。武当水牛角针，顺其肌肉纤维纵形左右弹拨，每次 3～5 分钟。

3）药物治疗：

（1）外用。武当伤科伤筋药酒外擦腰部，加热敷法。热敷取用细辛、花椒、青盐加麦麸拌醋，加热敷之。

（2）内服。独活寄生汤、三妙散、青娥丸、身痛逐瘀汤加减使用。

4）练功治疗：

（1）双手攀足固肾腰。

准备：松静站立，呼吸自然，两目平视，颈正头悬，含胸拔背，两足开立与肩同宽，双手自然下垂置于身体两侧。

动作 1：双手移向身前，在下腹前十指交叉并将掌翻转向下，双手慢慢举起超过头顶，双臂前伸，掌心朝天，双足站稳，双手尽力向上顶，双手伸直不动，腰慢慢地向前弯，双手最好触在两腿中间的地面上。坚持姿势 1～3 分钟（此姿势要量力而行、不可勉强、循序渐进。患有高血压、严重心脏病的病人，不宜练此功）。

动作 2：双手松开，按在两侧腰俞穴上，腰慢慢直起，挺直并略向后仰，此姿势坚持30～60 秒钟，腰慢慢直起，恢复准备姿势。此为 1 次，做 8 次左右。

（2）巧绘太极。

准备：松静站立，呼吸自然，两目平视，颈正头悬，含胸拔背，双手自然下垂。

动作：左足向左踏开一大步，成为左弓步，身体向左转，左掌置于背后腰部，掌心向外，右手弯曲成圆拱形，肘内侧置于额前，掌心向外，眼看右脚跟，脚跟不要离地，做左弓步时，由于身体向左扭转，腰部呈紧张状态，在呼吸时把重心下降到右脚跟，腰的扭转度要渐渐增加，呼吸最好采用腹式呼吸。右式做法同左式，只是方向相反。

（3）白马分鬃。

准备：两脚开立与肩同宽，两臂下垂，双手交叉在小腹前面，左手在上。

动作：体向前俯，目视双手，两手交叉举至头顶上端，身体挺直，两臂向两侧分开，恢复准备姿势。上举时吸气，放下时呼气，动作宜缓慢，两臂宜尽量伸直，上举时如向上攀物状，尽量使筋伸直展开，向两侧分开时，掌心向下成弧形线。如左肩有病，左手在前；右肩有病，右肩在前。

第五节　软组织及内脏损伤的治疗

内脏损伤俗称内伤（其实内伤还包括伤气血和伤经穴），是伤科四大病症（伤筋、动骨、脱骱、内伤）之一。

凡因外力伤及人体内部，使脏腑经络、气血损伤者为内伤。被人点中要穴，虽也属内伤范畴，但为便于叙述，容单独介绍。在此介绍最常见的头部内伤、胸胁内伤、腹部内伤。

一、颅脑震伤

颅脑震伤主要为跌仆及暴力直接打击所致。

1. 症状

主要症状是眩晕、头痛及呕吐，严重时可晕厥。轻伤时仅在短时间内出现头晕、眼花或眼前发黑、冒火星、耳鸣等症状，但很快就能消失。严重者则昏迷不省，可达数分钟到数小时不等。危重者可达几天以上，面色苍白、呼吸浅速、脉微弱而迟，并有轻度发热及四肢抽搐、痉挛。头部可能有挫伤、血肿等外伤和眼眶青紫。若颅骨底骨折时，可见鼻孔及耳道出血等危重症状。

2. 治疗

昏迷病人可以用通关散吹鼻，针刺百会、水沟、涌泉、风府；在十宣穴用三棱针放血。内服苏合香丸、夺命丹，手法急救可以用点穴、弹拿、河路推拿法。

恶心、呕吐针刺内关穴、中脘穴；头晕、头痛针刺风池穴、合谷穴、曲池穴、印堂穴；内服川芎汤、脑伤汤，推拿开天庭，弹拿两颈部筋腱。

请病人卧床休息 1 周左右，注意营养，恢复期用调和气血的中药善后治疗。

二、脑挫伤

脑挫伤除有脑震荡外，还有脑组织水肿、脑血管出血、颅内压力升高甚至有颅底骨折，更严重的有脑组织外溢。如果颅脑损伤后耳鼻流红色液体，说明有可能是鼻内出血。如果流黄色液体且有腥臭味，说明脑膜已经破裂，有脑脊液外流情况。如果流黄黑色液体有腥臭味，或者耳后有黑色瘀斑，说明有颅底骨折，必须高度重视。

1. 症状

（1）脑挫伤昏迷的时间比较长，一般连续昏迷 12 小时或者中间出现清醒期，多见于外伤硬膜外血肿形成。

（2）有神经系统的阳性体征，如颈项强直，肢体瘫痪，腱反射亢进，出现病理性反射，有血性脑脊髓。

（3）出现颅内压升高的病象，包括剧烈头痛，恶心，喷射状呕吐，意识障碍，眼底视神经盘水肿。

（4）脑干损伤有角弓反张病状出现。

（5）血肿挤压致使脑组织偏移中线，有的形成脑疝（其表现同侧瞳孔散大，同侧动眼神经受压症状出现，对侧肢体瘫痪，足底划痕试验阳性）。

（6）体温、脉搏、呼吸、血压均有较大的改变。

2. 治疗

1）现代医学抢救危象的会诊：

（1）有呼吸障碍者首先保证呼吸道通畅，给予气管插管，输氧，必要时使用呼吸机。

（2）有出血者止血（如注射垂体后叶素、仙鹤草素等）；给予输血，补液；破皮出血者应该在 24 小时内注射破伤风抗毒素。

（3）有脑水肿者静脉滴入脱水剂，如 20% 甘露醇、25% 山梨醇、50% 葡萄糖。

（4）血压下降者静脉滴入正肾上腺素等。

2）针刺治昏迷：昏迷病人适宜针刺人中穴、百会穴、风池穴，扣拿下会阴穴，弹拿两侧颈筋、两侧腋下筋，鼻孔内吹入通关散。

3）内服夺命丹、苏合香丸、紫雪丹、脑伤汤、神效跌打汤。根据部位不同，脑损伤总的来说有几种不同处理方法。

（1）颞叶损伤内服琥灵散：威灵仙、山药各 8 克，琥珀 7 克，归尾 2 克，川芎 12 克，白芷 12 克，羌活、木通、广木香各 10 克，甘草 6 克，升麻 3 克，当门子 0.5 克，细辛 3 克，人中白 5 克，共研末，童便为引，米酒送服，每次服 6 克。

（2）眼目周围伤，眼出血或脑髓外流者服血珀散：田七 6 克，猴骨 10 克，朱砂 10 克，血竭 6 克，山羊血 6 克，琥珀 10 克，藏红花 3 克，人中白 5 克，煅自然铜 8 克，山甲 8 克，共研末，酒服 2 克。点八宝眼药：珍珠、玛瑙、滑石、辰砂、荸荠粉各 3 克，炉甘石、乳香各 7 克，当门子 1 克。共研极细末。点眼再服水药：人参 5 克，田七 5 克，金银花 10 克，香附 10 克，藏红花 3 克，苍术 8 克，茯苓 8 克，鳖甲 12 克，丹皮 10 克，丹参 10 克，细辛 3 克，磁石 10 克。

（3）后脑损伤内服地龙汤：蚯蚓 20 条，葱 40 条。加龙齿 15 克、石决明 20 克、琥珀 6 克。

三、胸胁内伤

胸胁内伤常由撞击或负重而致，轻者可致胸胁部气滞血瘀，重者可致肋骨骨折而有时刺伤肺部，出现严重症状。若损伤部位在左胁下，应注意脾脏破裂，造成内脏出血。

1. 症状

胸胁部伤气后，经常出现的症状有胸闷、咳嗽、气急、呼吸不畅、疼痛胀满、面积较大，并无固定部位。轻伤病人往往经过1～2天之后，才觉得疼痛。

胸胁部伤血的症状是疼痛部位固定，面积较小，无气闷及呼吸不畅感觉，但严重者时有咳血，或痰中带血，血色多见黑紫，咳呛、转侧时疼痛显著，有时还有轻微热度。

2. 治疗

（1）瘀血停滞，胸胁作痛，按之尤甚者，可服用复元活血汤。痛甚者，可服用活血止痛汤。

（2）气滞而痛处不固定者，可服和营通气散、顺气活血汤，加活血祛瘀之药。

（3）胸胁痛而兼日晡发热、喘咳带痰者，可用丹栀逍遥散加减。

（4）胸胁外伤、痛久不愈者，可服蟠峒丸、正骨紫金丹、胸胁散。

四、肺脏损伤

肺位于胸腔内，左两叶，右三叶。肺泡破裂或胸膜破裂均可导致气肿，肺泡或气管上的血管破裂可以导致血胸。

1. 症状

气胸病象主要是胸闷气短，咳嗽频繁；严重者脸色苍白，嘴唇发绀，大汗淋漓，头晕，甚至晕倒。体征有伤侧胸部呼吸运动减弱，叩诊成鼓音，听诊呼吸音减弱，脉搏加快，呼吸次数增加，严重者血压下降。拍X线片可以发现伤侧肺部透亮度增加，肺组织萎缩，纵隔向健侧移位。

合并血胸的病人根据出血量的多少，还可以发现一些其他病象。少量出血可以仅有胸痛，大量出血则气促、紫绀明显。叩诊浊音界上升，听诊在液平面以下听不到呼吸音。X线检查肋膈角消失，肺部阴影密布，可见液平面，穿刺可见血性分泌物。

2. 治疗

1）气胸治疗：中药多用开胸顺气汤、复元通气汤，同时行第2肋间穿刺抽气或者进行水封瓶引流。

2）血胸治疗：血胸分静止性血胸和进行性血胸。进行性血胸的病情趋于恶化。当务之急是止血，止血中药有侧柏叶汤、神效跌打汤加味。其次进行性血胸尚应该对症治疗：胸痛发热用加味逍遥散；胁痛饮食后少量使用四君子汤加柴胡、丹皮、当归、川芎、栀子、厚朴等；咳嗽有痰者用二陈汤加当归、川芎、青皮、白术等；潮热、大便闭结者用清热润燥汤。静止性血胸如果是虚证可以用当归补血汤、八珍汤等。如果是实证则必须活血逐瘀、理气止痛，具体方剂有三棱和伤汤或者用血府逐瘀汤、复元活血汤、红宝丹。症状继续恶化者应该开刀手术止血。无继续出血的病人 24 小时以后，在腋后线第 6、7 肋间穿刺抽血，每次抽血最好不超过 100 毫升，抽血后注入一日量的长效青霉素，以预防感染。如果抽不到血而 X 线检查又发现有大量积血者，说明瘀血已经结成血块，应该采用手术疗法开刀取血块。

五、腹部内伤

腹及少腹内部为胃、肠、肝、脾、膀胱等脏器所在，多因受到剧烈的外力撞击而受伤，甚至破裂出血。

1. 症状

如因暴力打击致伤者，腹壁上多见有青紫肿痛，或皮肤破损的痕迹，若腹内脏腑膜络损伤，气血凝滞、破裂出血者，则疼痛剧烈引起晕厥。腹内出血，除留于腹内凝成瘀血外，有时外溢而成呕血、便血、尿血等症。出血多时，病人面色苍白、脉数细无力。

2. 治疗

腹部损伤出血太多，要预防血脱气亡，给予独参汤、当归补血汤。必要时给予输液、输血及外科剖腹止血。

一般腹部损伤，瘀血作痛，可选用舒肠活血汤加蒲黄、五灵脂等药。体实者可用大成汤，气滞作痛者，可用和营通气散、顺气活血汤加减。如气血两伤，常将以上方剂合并使用。脘腹击伤瘀血内结，胃气不降，大便不下而有较轻的呕吐症状者，可用膈下逐瘀汤加竹茹、半夏等，或佐以左金丸、润肠丸等。损伤腹痛尿血，且小溲涩痛者，可用小蓟饮子。

若孕妇腹部受伤，不可妄用祛瘀攻下之药，以防堕胎，只宜在安胎和气饮中稍加祛瘀生新之剂，使气血调和，其痛自止。

六、肝损伤

肝脏在右第 5 肋以下的腹腔内，下界在肋缘以上，左叶在剑突下 1 寸左右可以触及。所以右下胸部和剑突处损伤，有损伤肝脏的可能。肝损伤包括震伤、肝中央破裂、肝包膜下破裂和真性肝破裂。

1. 症状

（1）肝震伤中医视为右下胸部气伤，气滞作痛，痛成游走性，时好时差，位置不定，通过治疗可以痊愈。

（2）肝中央破裂时肝区立刻剧烈疼痛，甚至出现一时性面色苍白、低热、白细胞升高、肝功能改变，B 型超声检查可以发现肝中央有占位性病变。

（3）肝包膜下破裂除可以有上述症状外，尚发现叩诊肝浊音界扩大，有触及肝下界包块的可能。X 线检查膈肌位置升高，肝阴影增大。B 型超声波检查可以明确包膜下出血的血块位置。

（4）真性肝破裂有右肩牵拉痛，呃逆，剧烈的酸痛，面色发紫，高热，惊厥，肝区压痛明显，有反跳痛，血压下降，脉搏加快，血常规检查血色素下降，红细胞下降，严重者可以出现出血性休克，有的可出现意识障碍。

2. 治疗

有出血性休克的病人立即抢救（输血，补液，升血压），同时请外科会诊做肝修补术。其他几类肝损伤亦可以中医保守治疗，进行点穴、弹拿（绝对禁止局部推拿）。用中药止血，中成药有云南白药、紫雪丹，中药如生地、犀角、侧柏、田七、栀子、茅根等，1周后进行活血化瘀治疗，用神效跌打汤、膈下逐瘀汤、复元活血汤、琥珀丸、疏风理气汤等。如果病情稳定，可以对症治疗：

（1）腹崩，解大便则不痛，按之痛甚者，用承气汤加味；大便时腹痛不止，按之痛亦不止，瘀血未尽，用加味四物汤；腹痛、按之不痛，气血伤，用四物汤加参、芪和白术。

（2）大便时胸胁疼痛，用四君子汤加当归、川芎；大便时恶寒发热，用八珍汤补气血；大便后四肢发冷，昏晕出汗，用参附汤。

（3）口噤手撒，遗尿痰盛，唇青体冷，此为虚极，宜用大剂参附汤。

七、脾破裂

脾脏位于左季肋部的腹腔内，正常的脾脏肋下不可触及，如果脾脏肿大则可以触及。脾脏被膜薄弱，髓质较脆，容易引起损伤后破裂，破裂一般分中央破裂、被膜下破裂和真性破裂三种情况。

1. 症状

病人多数为青壮年，原有脾肿大历史。症状有面色苍白，口渴，气促，心慌，四肢发凉，病情稳定后体温升高，腹胀拒按，出现左上腹持续性剧烈疼痛，不能活动，不排便、排气，腹肌紧张，压痛明显，有反跳痛，脾脏叩诊浊音界扩大，叩击痛明显，严重者可以恶心、呕吐，左肩有牵拉痛，内出血严重，腹部有移动性浊音，甚至出现出血性休克（血压下降，血色素下降，红细胞减少）。X线检查示左膈肌上升，活动受限制，脾脏阴影扩大，密度增高，左下腹穿刺有血性分泌物。

2. 治疗

有休克者应当先抢救休克（止血、输血、补液、升血压），内出血严重者可以行急诊手术。症状不典型、病情不严重的病人可以在严密观察下中医药治疗，外贴狗皮膏，内服止血药如云南白药、田七、侧柏叶、生地、犀角、栀子、茅根。第2周开始用神效跌打汤、复元活血汤。中医药治疗的指标：

（1）一般情况尚好，提示出血量少。

（2）伤后就诊超过24小时，心率正常，血压稳定。

（3）伤后 6 小时内无出血性休克。

（4）24 小时内血色素不继续下降，说明内出血已经自行停止。

（5）无其他心血管疾病。

八、胃损伤

胃位于剑突下，排空后大部分被肋骨保护，充盈期大部分在上腹部，由于胃内容多，张力大，壁薄，容易造成破裂。胃壁血管丰富，所以胃破裂常常导致大量的内出血（外壁血管破裂形成腹腔大出血；内壁血管破裂则形成胃内大出血）。

1. 症状

胃破裂的基本症状是上腹部剧烈疼痛，疼痛可以向肩部放射，呃逆，恶心、呕吐，检查发现上腹部板样硬，压痛和反跳痛明显。叩诊肝浊音界缩小或消失，听诊肠鸣音消失，X 线检查可见膈下游离气体。胃内血管破裂有呕吐、便血，化验大便则潜血试验阳性；胃外壁血管破裂可以在下腹部穿刺到血液，出血严重者可以有中毒性休克和出血性休克的各种症状和体征（如血压下降，意识障碍，体温升高，脉搏加快，呼吸急促，化验血色素显著下降，红细胞减少等）。

2. 治疗

有休克的病人应该立即抢救（输血、补液、升血压），同时请外科急诊开刀治疗。有腹膜炎的病人必须放置引流条，做胃修补术，术后抗菌治疗，待体质好转后再做胃切除手术，没有胃破裂者先用点穴、弹拿、河路推拿治疗，局部贴狗皮膏，内服中药跌打汤、云南白药、血府逐瘀汤。

若翻肠吐饭，不纳气也可以用平胃饮：朱砂 6 克，乳香、枳壳、砂仁各 10 克，白芷 12 克，破故纸、甘草各 6 克，茯苓 10 克，陈皮 12 克，黄芪 10 克，厚朴 15 克，龙眼肉 6 克。

酒煎服若吐不止者再服：黄芪 10 克，桔梗 10 克，附子 6 克，黄芩 10 克，龙骨 15 克，枳实 12 克，甘草 6 克，粟壳 6 克，广木香 6 克，丁香 3 克。

若呕吐止后再服：香附 5 克，广木香、连翘、五加皮、红花、制乳香、制没药、陈皮、破故纸各 10 克，甘草 6 克。

九、膀胱损伤

膀胱顶部和后壁覆盖右腹膜，这两个部位膀胱破裂常常导致严重的化学性腹膜炎。膀胱的其他部位破裂，如果导致盆腔蜂窝组织炎也是很严重的。另外膀胱破裂一阵剧痛后有一个缓解期，这个缓解期往往被人们忽视，容易造成误诊，值得注意。

1. 症状

下腹部剧烈疼痛，排尿障碍或者血尿。严重者意识障碍，大汗淋漓，颜面苍白，四肢冷厥，血压下降，下腹部压痛明显，腹肌紧张，直肠指诊触痛明显。有腹膜炎的病人体温升高，叩诊有移动性浊音，化验白细胞明显升高，听诊肠鸣音消失，膀胱镜检查有利于进一步确诊。

2. 治疗

确诊有膀胱破裂的病人都应该转现代医学开刀手术治疗，同时抗感染预防中毒性休克的发生，注意补液，调整水电解质平衡。

无膀胱破裂的病人可以采用中医药治疗，主要是对症治疗：

（1）血尿者用四物汤加地榆、侧柏、田七、栀子、莱菔子、木通、车前子等。

（2）腹痛者用四物汤加杏仁、桃仁、甘草、归尾、白芍、青皮等，也可以针刺足三里、内庭、三阴交、水分等穴。

（3）有排尿障碍者用四物汤加车前子、木通、天葵子、小茴香、陈皮、香附等，针刺穴位有临泣、水分、水道、足三里、三阴交等。还可以服：茯苓10克，泽兰1克，车前子8克，木通10克，槟榔10克，桔梗10克，杜仲10克，姜黄10克，桑寄生10克，法半夏6克，高良姜6克，小茴6克，甘草6克。

（4）高热者针曲池、合谷、大椎，扣拿颈项筋和腋下筋。

十、肾损伤

肾脏位于腰部，前有肠道、腹壁，后有软肋、腰大肌。损伤分挫伤、部分裂伤、全层裂伤和肾蒂裂伤。

1. 症状

肾损伤的主要病象是腰部持续性疼痛，两耳突发性耳聋，前额皮肤发黑，面浮白光，常带哭状，腰背部肿胀，多有肉眼血尿，甚至混有血块。严重者恶心、呕吐，合并有感染者发热，脉搏加快，甚至狂笑而死。检查：腰部肌肉和腹肌紧张，有局部压痛，肠鸣音减弱，严重者腹部有反跳痛，体温升高。化验有肉眼血尿，甚至可见小块瘀血，有感染者白细胞升高，超声诊断肾体积增大，出血期不宜做X线造影。

2. 治疗

1）抢救休克：肾损伤的休克原因主要是出血性休克。抢救方法首先是止血、止痛、升高血压。第一考虑有无手术适应证：①持续性休克。②腰腹部肿块迅速增大。③血尿不止。④腹膜刺激症状明显。⑤感染情况严重。⑥开放性肾损伤。无手术适应证则保守治疗止血、止痛，恢复血压。

2）止血：止血除手术止血外尚有输血止血、西药止血（如注射垂体后叶素、仙鹤草素、肾上腺色腙片等）、中药止血（如处方中生地、侧柏、三七、栀子、犀角、藕节、童便的使用）和手法止血（扣拿跟腱，点按人中穴、昆仑穴）。

3）恢复血压：升血压除输血外尚有西药升压（如正肾上腺素静脉点滴）、中药升压（如人参、附子、麝香配用）和补充血容量，纠正电解质平衡。

4）常规中药治疗：常规中药外敷芙蓉膏或贴狗皮膏，使局部肿胀消退，瘀血消散。如果疗效还不满意，可以在外敷药之前给予针刺，远距离点穴推拿治疗或者止血48小时后采用药酒火湿扑疗法。

内服中药用地龙汤加味或神效跌打汤加减，体质较差的病人用杜仲汤或安肾汤加减。如果受伤病人腰伸不直，又没有诊断肾破裂的充分证据，宜内服肉桂、龙骨、鹿筋、枣仁、五加皮、红花、土鳖、香附、广木香、郁金、金荞麦。童便为引酒炖服，将茜草、桂枝、茯苓、骨碎补、刘寄奴、丹皮、杜仲、白芷等药用鸭蛋清敷。

十一、武当内伤救治方（尚儒彪编著《伤科方术秘笈》）

1. 天麻钩藤饮

方药：天麻、钩藤、石决明、益母草、桑寄生、夜交藤、朱茯神、山栀、黄芩、牛膝、杜仲。

用法：水煎服。

功用：治脑震伤引起的眩晕、抽搐。

2. 防风归芎汤

方药：当归、防风、川芎、荆芥、羌活、白芷、细辛、蔓荆子、丹参、乳香、没药、桃仁、泽兰叶、苏木。

用法：水煎服。

功用：化瘀定痛，治头部外伤、青紫肿痛。

3. 温胆汤

方药：陈皮、半夏、茯苓、甘草、枳实、竹茹。

用法：水煎服。

功用：治脑震伤后遗头晕、失眠、心烦、吐痰。

4. 补中益气汤

方药：党参、黄芪、升麻、柴胡、当归、白术、陈皮、甘草。

用法：水煎服。

功用：治脑震伤后，头晕体倦、纳差气短。

5. 复元活血汤

方药：柴胡、花粉、归尾、山甲、桃仁、红花、大黄、甘草。

用法：水煎服。

功用：治损伤积血胁下作痛，以及大便不通。

6. 活血止痛汤

方药：当归、川芎、乳香、苏木、红花、没药、土鳖虫、紫荆藤、田三七、赤芍、陈皮、积雪草。

用法：水、酒各半煎服。

功用：活血定痛，治跌打损伤、瘀积肿痛。

7. 丹栀逍遥散

方药：当归、白芍、柴胡、黄芩、白术、薄荷、丹皮、山栀、生姜。

用法：水煎服。

功用：行气止痛，调和肝脾。

8. 顺气活血汤

方药：苏梗、厚朴、枳壳、砂仁、赤芍、归尾、红花、木香、桃仁、苏木、香附。

用法：水煎服。

功用：活血祛瘀、行气止痛。

9. 嶙峒丸

方药：牛黄、冰片、麝香、阿魏、雄黄、大黄、儿茶、三七、天竺黄、血竭、乳香、没药、藤黄。

用法：上药如法炮制，炼蜜为丸如芡实大，每服一丸，无灰酒送下。

功用：瘀血攻心，不省人事，一切无名肿毒，昏困欲死等症。

10. 胸肋散

方药：干姜、木香、香附、柴胡、杏仁、桔梗、乳香、没药。

用法：上药研面和匀，每服 10 克，白糖水冲服。

功用：胸肋外伤、咳嗽、呼吸痛甚。

11. 独参汤

方药：大人参 15 克。

用法：水煎服。

功用：益气固脱。

12. 当归补血汤

方药：当归、黄芪。

用法：水煎服。

功用：补气养血。

13. 舒肠活血汤

方药：白芍、当归、玄胡、蒲公英、红藤、熟大黄、败酱草、甘草。

用法：水煎服。

功用：清热活血止痛。

14. 大成汤

方药：当归、苏木、红花、木通、枳壳、厚朴、大黄、朴硝、陈皮、甘草。

用法：水煎服。

功用：治自高坠下，不损皮肉，瘀血流注脏腑，昏沉不醒，二便不通。

15. 和营通气散

方药：当归、丹参、香附、川芎、降香、延胡索、小青皮、生枳壳、川郁金、制半夏、广木香、大茴香。

用法：共为细面，每日 2 次、每次用白开水冲服 10 克。

功用：治躯干内伤、气阻血滞、胸脘腰腹闷胀不舒、呼吸不利。

16. 小蓟饮子

方药：小蓟、滑石、蒲黄、通草、竹叶、藕节、当归、栀子、炙甘草。

用法：水煎服。

功用：凉血止血，利尿通淋。

（齐凤军）

第十二章　武当伤科点穴解锁疗伤练功

【传承概要】

武当伤科点穴解锁疗伤练功主要来源于贾宝和高飞编著《秘传点穴神功》、喻德元编著《武当伤科》、尚儒彪编著《伤科方术秘笈》，经过挖掘整理，对武当点穴解穴疗伤进行梳理，廓清传承体系，并应用于临床，继承发扬广大。

"点穴术"在武当字门拳中历来被视为本门上乘功夫，而秘不示人。由于其极具技击威力，伤害性大，本门传人在研习点穴攻击技法的同时，也总结出了针对性很强的解穴和生死救治方法，将这些内容归类统称"五百钱"，而讳称"点穴"之名。

武当字门拳主要流传于江西。由于历史上武术界门派之见甚深，各自保守，字门拳传播比较局限，作为本门精华的"五百钱"更是鲜为人知、濒临失传。贾宝和高飞为了挖掘、整理、研究这一传统武术遗产，遍搜本门遗著，多方访问调查，结合自己多年武术实践经验，融汇医道，总结、提取其可行之术，编成《秘传点穴神功》，揭开"五百钱"之神秘面纱。由于年代久远，加之历代传人的局限，点穴技法、各层功夫修炼及其效果还有待于深入探究。贾宝和高飞对摸拿点穴、解穴方法、拿穴生死图、擒拿回生推拿还阳十二经络全图等进行整理，有些穴位的名称是依流传的手抄本标定的，属传统用语，与现在通行的穴名有些出入，可供读者参考。至于跌打损伤治法、解穴药物等，都是古传验方，对格斗散打损伤的治疗均具有积极作用。字门拳技击格斗十八法（亦名袖珍十八法）对于修功练技、增强格斗本领确有启迪。

【学术价值】

点穴解锁疗法，是医家根据遇时遇穴受损而进行解救的一种疗法，由于武当派受道家易学的影响，其以阴阳、太极、八卦为思想核心。它是从点穴武术衍变而来的，《道教大辞典》说"张三丰所创之拳法，名'内家拳'，其法有打法、穴法、练手、练步等名目"，三丰在穴法上创制了七十二穴点按术，于明代甚为流行。因点穴而制伤，对这种伤损要进行解救，故而产生了相应的点穴疗法。

点穴疗法十分重视八卦与部位及脏腑在制伤和治伤上的密切关系。如八卦与部位的关系：坤手内外踝，乾大在面目，离火膝与胁，艮山腰和项，震雷牙脑间，兑泽在手膊，坎背连肚脚，巽风乳头尖，此是八卦位。与脏腑的关系：乾天大肠传肺金，坎水肾命为会阴，巽风肝经木养化，震雷关泉小肠心，离火包络命门阳，坤地水谷脾胃强，艮山胆经应清静，兑泽津液属膀胱。如按十二时辰血行诀：子踝、丑腰、寅目、卯面、辰头、巳手足、午胸、未腹、申心、酉脾、戌头、亥踝，联连络续运无息。点穴制伤和治伤，应注意十二时辰与脏腑的关系，其诀：子时伤胆，丑时伤肝，寅时伤肺，卯时伤大肠，辰时伤胃，巳时伤脾，午时伤心，未时伤小肠，申时伤膀胱，酉时伤肾，戌时伤包络，亥时伤三焦。根据上述秘诀，就可进行按时辰、经络、穴位施以点、按、捏、拍、叩等不同手法刺激，来疏通经络、穴道，从而使体内的气血得以畅通，脏腑得以调和，促使已经发生障碍的功能活动恢复正常，最终达到治愈伤损的目的。

第一节　武当点穴疗伤源流

据贾宝和高飞编著《秘传点穴神功》记载，字门拳源于武当拳，由武当内家拳继承者、字门拳余克让先生传入江西。相传宋元时期，三丰祖师在武当修炼，将少林云手精华糅进了武当太极阴阳之法、浮沉消纳之技，而创武当内家字门八法。据《袖珍十八法》载："三峰（丰）之后，有王姓讳宗者，盖关中人也，得此技而传之温州陈州同焉，皆前明嘉靖间人。顺治时，有王来咸字征南者，以此道最著，盖荆州人也。寓居两窗书舍，论其从学之师，姓李名超，征南之徒也。有僧耳、僧尾皆僧，绣谷余先生字克让者，受业于僧耳，陈翁先生则受业于僧尾焉。剑西东溪人吴鹤鸣先生号松冈者，余陈首徒也，吾江右之地，则自此始乃大行其教焉。"由此可见，今流行江西的字门拳是三丰祖师一脉相传的武当拳，而且自三丰祖师之后，历代武当宗师如王宗、陈州同、王征南、僧耳、僧尾等内家高手皆熟谙此技。而自余克让、陈翁先生传之江西关鹤鸣后，方流行江西各地。今江西各地如高安、清江、丰城等县盛行此拳。后人为了纪念余克让，又叫余家拳。余克让先生遗著《袖珍十八法》《精奇手法》《出手总诀》等书，对字门拳的运动方法、技击特点等做了精辟论述，是当今研究字门拳的珍贵资料。

字门拳又名字门八法，是江西流传比较广泛的一种拳术。它讲究以静制动，以柔克刚，以曲压直，沾身即发，点穴酥筋，忌用蛮力与敌拼搏，凭机智与功力克敌制胜。余克让遗著《精奇手法》云："此手精奇，不用劲力，文人弱士，皆可学习，总究其理八法，按上中下左右进取，起手立脚，切莫用力。"

点穴是武当字门拳秘传到今的点穴制敌与医药救治秘术，根据经络脏腑的生理病理变化在人体相关穴位上可产生一定的反映的原理，在技击中用拳、指、肘、膝等骨梢之强固点来击打人体上的某些薄弱部位和敏感部位即主要穴道，使其产生麻木、酸软或疼痛难忍，失去反抗能力，造成人体伤亡，从而制服对方的一种武术技击术。点穴后可以解穴。

第二节　经穴损伤的特点

经穴损伤有四大特点：①致伤物体的生物强度和压强。②经穴的准确定位。③子午流注的规律。④经穴损伤的特殊治疗。

一、致伤物的生物强度

现代气功学把致伤物的生物强度定名为人体伤。各类人不同部位人体场强度不一样，现代医学验证，训练有素的人从他的人体场中可以释出影响别人经络循环的微粒流。人们称这种微粒流为外气，外气强致伤作用就大，武术家各门派的训练方法各不相同，产生的外气强度也不一样。

武当功法姿势分站功和坐功。

坐式简单，站式要求前掌高度与嘴齐，后掌高度与心平，手指要求向上，意在食指、两掌随呼吸前推、后托，成前后行立圆运动，全身相随，两脚如站在一条长凳上，两足分力只有三和七的缓慢变化，并无虚实之分，运功之时要提顶吊裆、松肩沉肘、裹裆护肫。要求如下：

（1）以百会为至高点，整个人体好像悬吊在这个至高点上，下颌部要内收，此为提顶。吊裆就是尾椎骨的下端向前，轻轻将会阴部托起。意为主，形为辅。

（2）两肩自然向下放松，毫不用劲，此为松肩。沉肘就是肘尖有下沉感，任何姿势不上浮。

（3）两腿有内合之意，两腿好像站在一条长凳上，此为裹裆。护肫就是两肘护住季肋部（肫是鸟翅膀下的部位，相当于人的季肋部）。

通过以上方式的长期锻炼，训练者的两掌释出的人体场强度就会不断增强。

二、致伤物体产生的压强

致伤物体的生物强度是人体内功能量的体现，致伤物体产生的压强则是人体外功能量的结果，两者都是导致经穴损伤的要素之一。致伤物体产生的压强可以通过一指点石功、锥子拳等的训练来加强。

（一）一指点石功

练功第一步如同做俯卧撑，两手十指向前，全掌着地，两足拇趾也着地，整个身体悬空、与地面平行。待两肘屈曲、身体下沉时肘关节要接近两腰，然后恢复原来的姿势，如此反复练习，等到一回可以练20次左右时，就可以易掌为拳，待再一回可以练20次左右时又可以易拳为十指。再易抬指为八指、六指……。直至两手易为两食指为止。第二阶段将俯卧撑改为倒立。第二阶段结束后便可以将手指点戳沙包、石卵乃至铅板，整套功法约练5年左右。

（二）锥手拳

以食指第二、三节屈曲，拇指顶住第二指节，余指亦握拳，整个拳面第二指第二节比较突出，是使用重点，此拳为锥手拳。锥手拳的练法是第一阶段锥击缝制的绿豆大沙包，每次约10分钟，一天2～3次，半年为1阶段。半年后第二阶段锥击无棱刺绿豆大小的铁砂，一天2～3次。半年后第三阶段锥击木板，一天2～3次，第三阶段锥击一年。第四阶段锥击铅板，亦是一天2～3次，一年后大功告成。

第一种方法练指尖，第二种方法练食指第二节，这两个部位功成后都能产生极大的压强，足以造成伤者的经穴损伤。但是每次训练后都要用药水浸洗拳面，其药水处方：五加皮、土鳖、莪术、生乳香、赤芍、虎骨、桑寄生、白芥子、牛膝、伸筋、自然铜、独活、细辛、当归、桑枝、甘草、田七、羌活、川乌、三棱、松节、豨莶草、生南星。上药醋酒各半，浸泡33天。

三、检查与治疗

点穴（穴位）受伤检查治疗在中医中属于骨伤科内容，中医学博大精深，是中华民族瑰宝，非常讲究辨证施治的原则。这里介绍几种民间师承的传统检查与治疗方法，仅供爱好此术者参考。

1. 检查方法

（1）因点穴使穴位受伤的人，自身在每一天同一时间会出现有规律的惊慌，伴有畏寒现象，如伤在背会有绳索捆绑及石头重压感，并有压得透不过气的感觉，同时会有酸胀难受、鼻塞。男性在背部及凤尾穴周边受伤，会丧失性功能。

（2）若伤情较重则出现吐血，如血黑者伤在左，血鲜者伤在右。

（3）看眼睛辨别，乌珠上有块点伤在左，白珠上有块点又红伤在右，左属肝，右属肺，乌珠属肝，白珠属肺，瞳孔属肾。常见右边穴位受伤，右边穴位受伤时左边也痛，不可单治，必须左右兼治方可治愈。

（4）观察内外关至手腕处的汗毛，如汗毛不顺不整齐或翻向反方向，也说明身体的某个部位穴位受伤。

（5）在受伤部位进行具体的检查：将约100克50度以上的白酒盛在厚实的瓷碗里，加鲜老生姜3片，将其点燃，用手在燃烧的白酒里连续蘸上点，不停地在可能受伤患部带旋转上下擦（不宜在一处久擦，否则分辨不出来），受伤点就会呈现出来，受伤的情况有片状或点状，颜色与正常皮肤一定有明显的区别，有淡红、深红、紫红，淡红为轻，越深则越重。

2. 治疗方法

按上述方法找准了穴位受伤点，可用以下方法进行治疗：

（1）切一片厚薄均匀新鲜老姜片，厚约2毫米，面积尽可能大些，覆盖在受伤点中部。

（2）用5厘米左右缝衣针绕上青线并留约3毫米的针尖，隔着姜片在受伤点扎五下。

（3）再用点燃的九龙火针（秘制）隔着姜片灸受伤点，约10秒钟，贴上狗皮膏（姜片在内）。

（4）做全身推拿，打开四沟八锁，内服一周古方"万金不换"舒筋活血中药散方可康复。

第三节　武当穴位损伤的救治

点穴术是武医高手必备的基本功。武当伤科对点穴伤的救治，亦有独到之处。尚儒彪编著《伤科方术秘笈》认为点穴的原理无非是使气血阻滞，使其不能流动，导致全身受它的牵制。如果能把所点穴位的门户打开，使其气血重新通畅，临床症状便会消失。比如某个时辰点人，闭住了某个穴位，那么气血一定会停滞在此穴的后面，救治应当在此穴的前面引导，或在对位的穴位开启，使被闭的穴位受到震激，渐渐开放，使所阻滞的气血也缓缓通过此穴。若被点的时间过长，气血必有凝结，便使此成为瘀穴，那么除了用合宜的手法外，应借用药物的力量来化瘀。

一、点穴歌诀

周身气血有一头，日夜行走不停留。遇时遇穴若受伤，一七不治命要休。

子时走向心窝穴，丑时需向泉井求。井口是寅山根卯，辰到天星巳凤头。

午时却与中原会，左右蟾宫分在未。凤尾属申屈井酉，丹肾俱为戌时位。

六宫直等亥时来，不教乱缚斯为贵。

天门晕在地，尾子不还乡。两肋丢开手，腰眼笑杀人。

太阳并脑后，倏忍命归阴。断梁无接骨，膝下急亡身。

二、经穴定位歌

经穴定位各门派意见不一致，就是少林派和武当派也众说各异，下面简单介绍余光盛继承武当口诀：

三沟六河十二经，前虎后龙在心中。五脏六腑脾胃肾，上进下出分明定。

头上七孔有量度，认清穴道要谨慎。二仙传道夹一窝，伤损何处去手摸。

三十六穴在昆心，背部护龙平半分。头上七孔归八卦，二边将合侧爬痧。

前后正身十二经，十二经是保命经。上有天宫前后定，山根正在眉中心，
头上七孔风火贯，廿四条似瓜藤行。两傍身随如金锁，托须上下紫金鹅，
牙下两筋痰血筋，鹅风鹅食门闭妥。头上两傍太阴阳，耳基耳枕在耳傍。
左右两肩在井泉，左右井岩贴两边。肩部各穴分明定，有伤治疗即便全。
左右两乳定气门，乳下气门定时钟。乳下气门休乱动，有伤有损药可行。
左右金钱至飞燕，飞燕本是气水贯。左右燕头护圆心，圆心气水滴胃脘。
左右燕尾下金弦，终有勾子详下边。下至腰子并肚腹，五穴分明实相连。
子午两时为肚瘫，两筋贯肾互相缠。肾筋缠珠经穴通，应知正是在心中。
医伤全在灵机变，左右海河枇杷筋。左右边拦护海心，左右口中如鱼唇。
裆里坐跨气水沟，两膝鱼脉后与中。涌泉地穴脚板中，左右踝臁侧脚损。
两傍脚背花气口，左右吊筋为闭经。前有龙卵后粪门，天平正在跨裆里。
铜壶滴漏居当中，粪门上面正凤尾。下有两筋腰子筋，背上两筋护龙筋。
胸前两筋肚肺筋，台梁两筋挂膀筋。子午正在正中心，为人莫度此穴清。
有损无益都是真，若打此穴对时辰。三朝一七命归阴，打中此穴对子午。
及时就能见阎君，三关六节辨时辰。十二刻有十二门，一时三刻六六穴。
戌亥走血散四筋，半夜子时血归心。气血九一通头顶，头上东方见白发。
可定阴阳辨时辰，此处记下十二时。秋冬四季有早迟，日出辰时至天空。
乌血流入七孔中，辰巳相逢走鹅风。巳落乔空四路通，下走金钱上走肩。
血路第一巳时逢，巳未相逢至金钱。左右两肩中胃脘，未时正落六脉穴。
子时肾筋并筋边，风翅筋与台梁筋。台梁筋子要分清，子午正在丹田穴。
血走鱼栏气归阴，申时乌血正立裆。后走阴来前扶阳，金鸡回转马公穴。
酉落二膝血归上，三关走血膝相撞。左右两膝气血强，两足似马无病思。
戌亥乌血散四筋，日归阳来夜归阴。夜晚睡在牙床上，三关六节血穴清。
出手打人要留情，伤及要处要急救。误时且要伤人命，跌打受伤用药精。
若不精细误杀人，上下三部汤头多。破血破气还破膜，医师要懂三套做。
气闭人死先救活，骨折脱位先正位。夹缚固定要无错，跌打伤断筋骨处。
血气放射快用药，血路断时要接通。免得伤者致残身，跌打刀枪断筋骨。
出血快用止血药，防止毒风创内窝。医药要明四季功，打得人死救人活。
多做善事莫做恶。

三、十二时辰用药诀按时取穴治疗

《素问·平人气象论》说："人一呼，脉再动；一吸脉亦再动，呼吸定息脉五动，润以太息、命曰平人。"可见血液循环的恒动性及节律性是子午流注的基础。

1.《跌损妙方》载血头行走歌诀

> 周身气血有一头，日夜行走不停留。遇时遇穴若伤损，一七不治命要休。
>
> 子时走向心窝穴，丑时需向泉井求。井口是寅山根卯，辰到天星巳凤头。
>
> 午时却与中原会，左右蟾宫分在未。凤尾属申屈井酉，丹肾俱为戌时位。
>
> 六宫直等亥时来，不教乱缚斯为贵。

2. 武当十二时辰用药诀

> 子时血头多误伤，子午潮热面色黄。胸胁肿痛吐血频，双元射七丹药良。
>
> 丑时受伤在肝经，吐血面青病不轻。心烦易怒人消瘦，通丑扶木汤最灵。
>
> 寅时伤后咳嗽多，只因肺家是伤窝。胸闷气短不得卧，桔梗杏仁通气佐。
>
> 卯时受伤大便难，只因大肠功不全。腹痛且莫等闲看，少腹加减莫等闲。
>
> 辰时受伤胃遭殃，纳果珍肴食不香。尚若能救此伤病，参香活胃要记清。
>
> 巳伤周身软无力，骨蒸智视下降急。纳食无味大便溏，补中益气用之良。
>
> 午时受伤病在心，手足麻木腹胀膨。心慌如同冰上走，天王养心丹药灵。
>
> 未时血头若受伤，寒热往来病难当。气逼阴咳吐白沫，小便昏浊清利着。
>
> 申时穴伤笑不休，此伤七日骨头枯。小便癃闭不得出，洲官饮子病能除。
>
> 酉时血头若受伤，腰背疼痛如发狂。二便不畅呕粪便，化金补水汤灵验。
>
> 戌时受伤小便闭，小腹胀痛真可怜。四肢无力难行走，且莫忘了导赤散。
>
> 亥时受伤面脱黄，胸腹胀满痛难当。若是重伤不急治，三天必能见阎王。
>
> 此伤武当有妙方，祖师留有通腔汤。

附方 1：双元射七丹。

方药：金钱草、广木香、小青皮、杭白芍、炒枳实、川厚朴、广三七、山栀子。

用法：上药研面，炼蜜为丸，每服 10 克。

功用：治子时损伤诸症。

附方 2：通丑扶木汤。

方药：当归、白芍、鸡血藤、朱茯苓、川芎、三棱、莪术、鳖甲、栀子。

用法：水煎服。

功用：治丑时损伤诸症。

附方 3：桔梗杏仁通气汤。

方药：桔梗、杏仁、沙参、麻黄、熟地、葶苈子、当归、麻仁、番泻叶、款冬花。

用法：水煎服。

功用：治寅时损伤诸症。

附方 4：少腹加减饮。

方药：当归、白芍、川芎、蒲黄、玄胡、桃仁、杏仁、木香、炮姜、小茴香、桂枝。

用法：水煎服。

功用：治卯时损伤诸症。

附方5：参香活胃汤。

方药：党参、木香、陈皮、砂仁、茯苓、焦三仙、苍术、炙甘草。

用法：水煎服。

功用：治辰时损伤诸症。

附方6：补中益气汤加味。

方药：党参、黄芪、白术、茯苓、陈皮、柴胡、升麻、当归、甘草。

用法：水煎服。

功用：治巳时损伤诸症。

附方7：天王养心丹。

方药：全瓜蒌、桂枝、薤白、枣仁、桔梗、当归、熟地、白芍、川芎、朱茯神、炙甘草。

用法：研细面、炼蜜为丸、米砂（用米剁碎）为衣，每服10克。

功用：治午时损伤诸症。

附方8：昏浊清利汤。

方药：车前、木通、泽泻、滑石、竹叶、生地、柴胡、黄芩、半夏、党参、甘草。

用法：水煎服。

功用：治未时损伤诸症。

附方9：洲官饮子。

方药：金银花、蒲公英、车前、泽泻、滑石、茅根、生地、琥珀（研面冲服）、过江龙。

用法：水煎冲琥珀面服。

功用：治申时损伤诸症。

附方10：化金补水汤。

方药：桑白皮、葶苈子、生地、山萸肉、山药、茯苓、桂技、半夏、陈皮，生姜为引。

用法：水煎服。

功用：治酉时损伤诸症。

附方11：导赤散。

方药：生地、木通、竹叶、生甘草。

用法：水煎服。

功用：治戌时损伤诸症。

附方12：通腔汤。

方药：熟大黄、当归、生地、枳实、厚朴、川楝子、广青皮。

用法：水煎服。

功用：治亥时损伤诸症。

3. 十二时辰用药对穴歌

（1）子时血头多误伤，轻者二月轻日亡。症见子午患潮热，冷汗淋漓胸闷逼。晚上烦躁饮食少，全身软瘫无力气。久则面黄又肌瘦，呕吐不止咳频频。胸前肉肿并吐血，疼痛发作实难忍。

双元射七丹：田七、郁金、茜草、玄胡、藿香、红花、柏子仁、柴荆皮、麝香，童便引酒冲服。

（2）丑时受伤多咳嗽，吐血面黄又肌瘦。

金石归活汤：金钗、泽兰、田七、川芎、黄芪、干姜、藁本、羌活、僵蚕、石斛、茜草、白芷、当归。

（3）寅时伤后心肉跳，头昏眼花咳嗽痛。对口伤则舌不长，难抬头来语不清。眼落血出似喷泉，宜用人参天香散。

人参天香散：人参、鹿茸、碎补、川芎、紫荆皮、香附、天麻、灵芝、土鳖、黄芪、白芷、甘草，水煎服。

（4）卯时受伤神昏晕，恶心呕吐咳痰血。久咳吐血喉失声，莫把此伤等闲看。

香木射神散：当归、白芍、黄芪、香附、贯众、青木香、白芷、红花、茯神、麝香、虎骨、细辛，葱为引，水煎服。

（5）辰时受伤七孔红，阴咳不止声音嘶。说话无力痰带血，全身软瘫气息微。

六宝救急丹：二梅、朱砂、青黛、田七、麝香、细辛、天麻、人参、艾叶，以上共研末，童便冲服。

（6）巳伤两臂麻无力，面黄饭少嗜卧晕。骨蒸智视下降急，白痰气逼呕吐血。

麝香燕然丹：石燕、寄生、全虫、土鳖、锁阳、麝香、煅自然铜、地龙、山甲、细辛，水煎，米酒送服。

（7）午伤腰痛肚腹胀，手臂麻木脉腕血。时有寒颤子午热，胸痛吐血面色黄。

肉桂内红丹：肉桂、紫荆皮、旱休、田七、牛膝、当归、丁公藤、煅自然铜、白芍、桂枝、川芎、石菖蒲、木香、土鳖、甘草，水煎，米酒送服。

（8）未时血头若受伤，寒热往来痛难当。气逼阴咳吐白沫，起死回生夺命丹。

夺命丹：制草乌、白芨、二梅、广木香、朱砂、田七、肉桂、麝香、沉香，水煎服。

（9）申时穴伤笑不止，腰眼紧痛便失禁。坐立不安汗淋漓，重死轻用黑锡丹。

黑锡丹：麝香、沉香、血竭、肉桂、广木香、山羊血、西牛黄、乳没、地龙、川乌、海马、自然铜、虎骨，共研末冲服。

（10）酉伤穴堂腹紧痛，腰背不伸呕吐粪。

方用还魂丹：人参、鹿茸、麝香、田七、二梅、辰砂、藏红花。

（11）戌时穴伤小便闭，疼病难当子午热。下肢无力行走难，小腹胀痛真可怜。

珠桂沉香丹：茯苓、丹皮、乌药、破故纸、牛膝、小茴香、滑石、车前、桂枝、泽兰、沉香、木香、甘草、红枣。

（12）亥时受伤面肌黄，坐卧不安自盗汗。

牙皂活血丹：田七、五加皮、郁金、紫荆皮、早休各 10 克，细辛、牙皂、大活血、大海马、石菖蒲各 3 克，桑寄生、金毛狗脊各 7 克，白茄根为引，酒炖服。

若阳虚自汗久治不愈，可以用补中益气汤：白术 10 克，炙黄芪 10 克，陈皮 3 克，升麻 10 克，柴胡 10 克，人参 6 克，炙甘草 3 克，当归 3 克。

4.喻德元家传武当子午流注歌（《武当伤科》）

子时气血正在心，入睡如同命归阴。肺乃相转宫街行，诸脏腑气自存精。子宫走胃脘穴、中管穴、心窝穴。

丑时不宜破乔空，乔空穴在正当中，即两耳后根部。太阳在左、太阴右，打伤破头忌当风。丑宫走太阳穴、太阴穴、乔空穴。

寅时气血耳根中，井口伤重七孔通。血流七孔身关过，心惊肉跳命归阴。寅宫走井口穴、二龙戏珠穴、对口穴。

黑猩过度怕卯时，二仙传道都不宜。五马破糟左右用，时到穴堂莫乱摸。卯宫走二仙传道穴（气行、血腕）、五马破槽穴（耳后）、白蛇进洞穴。

辰时气血归天庭，对正后管二共离。还有肺痿此时重，三穴都是在辰时。辰宫走后管穴（拔山穴）、肺痿穴（肺俞穴）、天庭穴。

巳时血头咽喉间，肩背打得神昏转。手重妙药都难救，手轻可服回生丹。巳宫走咽喉穴、井栏穴、凤头穴。

午刻焦心边关度，小心中原打不得。若凡午时破午脉，血是莲花医不得。午宫走中原穴、脉腕穴、白蛇入洞穴。

未时血气在蟾宫，打翻肚角先手功。内有盆弦共脑肿，轻二重一经相连。未宫走蟾宫穴、肚角穴、盆经穴。

申时血气凤尾中，麒麟不退忌申宫。打落腰子自笑经，即时三刻命不留。申宫走凤尾穴、腰子穴（肾俞穴，麒麟穴）。

酉时血气在丹田、内有胱膀两相连。凡是重手打脱气，难进子时命归天。酉宫走丹田穴（屈井）、膀胱穴（肚腹穴）、勾子穴。

铜壶滴漏忌戌时，月里偷桃很不宜。若对时辰重伤了，小便滴尿便淋漓。戌宫走月里偷桃穴、铜壶滴漏穴。

亥麻正穴需慎防，受伤之人人面黄。行路一步都难过，十二穴头有妙方。亥宫走涌泉穴、麻穴（足三里）、六宫穴。

第四节　河路推拿

河路推拿是喻德元祖传的一套行之有效的、治疗经络不通的手法，是在人体表面按一定的线路进行推拿的方法。这个线路分三沟、六河、十二筋。三沟有前沟、后沟、侧沟；六河在沟的两侧；十二筋有颈四筋、手四筋和脚四筋。

河路推拿不仅可以运用于伤科疾病，对中暑、虚脱，甚至严重的休克都有比较明显的疗效。现把口诀公布如下，并做简要注释，细细读之，自会有得。

一、河路推拿口诀

1）一推天庭观浮云，二推太阳吊耳筋，三推脑后落凤坡，四推山根八珠角。

注释：河路起于印堂部位。向上、后至枕部；向两侧经眉过太阳、太阴，沿耳廓后到耳垂后，向下到鼻梁，再向两侧经眼下眶，到眼外眦。

2）一拿龙膛牙腮筋，二拿膛边雍颈筋，三拿海后颈总筋，四拿嘴中鱼口筋。

注释：牙腮筋的位置在下颌角上方。雍颈筋的位置在下颌角的后下方。颈总筋的位置在两风池穴下方。角口筋在嘴角后方。

3）一推两肩合关筋，（二推）上母下公手勾筋。三推两肩正膀筋，四推将台通烟火。

注释：合关筋位置在颈基部，手勾筋一在肩基部一在阴部，正膀筋在肩外侧，将台位置在胸部。

4）一拿胸膛乳后筋，二拿两膀护胸筋，三拿挂膀通气门，四拿背部凤翅筋。

注释：乳后筋在乳房外侧，护胸筋在腋窝前，挂膀筋在腋窝内，凤翅筋在肩胛内。

5）一推天鹅气相连，二推挂膀通气门，三推凤尾通下气，四推腰部气消顺。

注释：医者大鱼际手法从咽下直至剑突，然后分两路到肋膈角位置；另一路从腋窝内向下至肋膈角；第三路从后颈部直下推到尾骨；肋膈角捋向髁骨处。

6）一拿两肘弯弓筋，二拿燕气通三筋，三拿虎口龙彪筋，四拿十指通肝经。

注释：弯弓筋在肘部，燕气穴在腋部，龙彪筋在手部。

7）一推挂胉（膀）通胆宫，二推胸膛胃气门，三推胆官四路通，四推大腿栋梁筋。

8）一拿肚角肾手筋，二拿总筋通气海，三拿腿边琵琶筋，四拿腿间坐马筋。

注释：肾手筋在大腿内侧，总筋在下腹部，坐马筋在会阴部。

二、河路推拿论人体的筋

1. 筋之定义

人体之筋，从现代医学角度分析，包括肌肉、韧带、肌腱、筋膜、关节囊、软骨，还包括神经系统、内分泌系统和心血管系统的一部分。筋既有束骨作用，又有通经作用。筋的走向、分布都与经有关，古人称为经筋。《伤科汇纂·经筋篇》曰："足三阴并阳明之筋，皆会于阴器，故阴器又名宗筋也。"临床证明扣拿宗筋有急救作用。手法急救无论是点穴，还是推拿，都可以直接或者间接地疏通经络，起到调和气血、通关开窍作用。

2. 筋之别类

筋有两颈筋（胸锁乳突肌群），两项筋（颈椎棘突两侧的肌群），两肩筋（锁骨后方），两背筋（两肩胛骨），两腋筋（腋窝中央），两腰筋（腰部两侧），两裆筋（大腿内侧基部），两跟筋（内、外踝关节后方）。伤科南派把颈筋、腋筋、腰筋和裆筋定为八把金锁。八把金锁和二十四把还阳手为南派少林伤科一绝，有起死回生之妙。所谓开锁，即弹拿疗法，又称拨筋法。其具体操作是医生用拇指和食指、中指相对，拿捏病人某些部位的肌腱，使之提起，然后医者手指突然放松，让筋腱回复原来位置。这是一种强刺激急救作用。其他可以弹拿的部位还有一些，如后颈部、足后跟部位等。

二十四把还阳手即推拿中二十四个特别重要的部位，头部四个，躯干部八个，四肢部十二个，共计二十四个。在伤科治疗中，运用得当有奇特的治疗效应。

3. 筋病

筋强：寒气侵袭筋，使筋缩短、弹性增强，谓之筋强。

筋歪：筋腱部分偏离固有的轨道，谓之筋歪。

筋粗：炎症、瘀血等使筋腱变粗、变硬，谓之筋粗。

筋断：筋肉牵拉过度，使筋腱断裂，谓之筋断。

筋翻：筋腱左右、腹背位置倒置，谓之筋翻。

筋纵：筋肉力量变弱、弹性减退、弛长无力，谓之筋纵。

筋挛：筋肉外形缩短、体积变小，谓之筋挛。

筋离槽：筋腱、肌肉脱离固有位置，谓之筋离槽。

4. 理筋八法

（1）拔戳法：拔法，即使伤肢做相对牵引动作。如膝关节损伤后关节腔窄，助手固定股骨下段，医者双手扣拿住小腿远端做拔伸牵引，让膝关节的关节腔间隙恢复正常。戳法，与拔法相反。如腰椎压砸伤后椎间隙变窄，医者两掌相叠，压在受伤的腰椎上戳按，使椎间隙恢复。

（2）捻散法：捻法，即以手指或手掌在治疗部位做均匀、和缓的揉动。若揉法是从小范围到大范围，则其又称散法。

（3）捋顺法：捋字本身作顺字解，此手法多用于四肢，由伤肢近端向远端，顺经络方向捋，医者的手掌贴紧伤肢皮肤，用窝心掌进行操作。

（4）归合法：归是医者的两掌心紧贴伤肢，掌心相对，合是在归的基础上同时用劲，稍向上提，手掌沿伤肢皮肤滑动，成两掌合拢动作。如肢体粉碎性骨折用归合法整复，疗效较好。

第五节　二十四气推拿术

一、二十四气推拿起源与传承

据记载，硬门派"二十四气推拿"源于硬门派始祖林霄，林霄乃当时一武林高手，精通硬门派武功和伤科。郭氏前辈元星拜其门下习武近十载，深得其真传，清雍正末年（1734年），郭元星携家眷与镖师从广东平远迁徙江西袁州府黄茅，从此在江西、湖南、湖北三省边界授徒及行走，用"二十四把还阳手"配合秘制膏药、药酒、祝由术等方法疗伤。所以"二十四把还阳手"在江西、湖南、湖北民间有着深厚的文化底蕴。硬门派第十一代传承人郭小平，他在江西和湖南两地拜各族姓数十位传承人为师，集众家之长将祖传"二十四把还阳手"和拜师所学技艺科学地融为一体，独创"二十四气推拿术"，其中的"推"，是指推拿十二经络（分直经和横经推拿等），促使经络疏通，而绝不是简单地推肌肉；"拿"是拿开的意思，起着开关的作用，即把关卡不通之处、阻碍之处打开，也叫"开锁、关锁"。开锁是指检查和治疗疾病的手法，开锁后再把门打开（也叫开天门）。推拿完毕后要关锁，即恢复经络应有状态。

二、八把半锁推拿

（一）筋锁开关论

开关，民间医生又叫开锁，筋锁是举足轻重之物，在治疗因各种原因引起昏厥之病人中显得至关重要。

推拿开锁中最为精妙的"八把半锁"包括青龙、紫金、返魂、白虎，分别在人体两侧各有一把，共计八把，而最后的总锁由于其开锁手法的特殊性，因而得名半把锁。

"八把半锁"是疏通人体功能活动的一种特殊关卡，与经络有着极为密切的关系。从十四经脉的角度来看，青龙锁是手三阳经必经之处，返魂锁是手三阴经必经之处，紫金锁是足三阳经必经之处，白虎锁是足三阴经必经之处，而总锁则是任、督、冲脉三脉循行起始之处。

由此看来，八把半锁是人体经络循行的枢纽，是气血通行的要道，"锁"开则经络疏通、气血流畅、病人复苏，"锁"不开则气滞血凝、病人危亡。

中医理论认为，人之一身莫不由气血滋养，而气血之所以能在人体循环不息，主要是借助于经络循行，经络通行的要道一旦受阻，即锁闭，则气血运行失常，形成气滞血凝，引起疾病。气为血帅，血为气母。锁闭则气先闭，气不行则血凝。从现代医学观点看，昏厥病人是由于全身微循环障碍造成，开锁实质上是开启气门，疏通微循环，气行则血行，经络得以疏通，则人体气血流畅，营卫调和，机体正常功能得到恢复，就可达到治疗疾病的目的。

（二）八把半锁

1. 青龙锁

【部位】位于颈肩交接的斜方肌处，左右各一把。民间也称为"井锁"或"肩筋"。拿揉青龙锁，可解决落枕、颈肩部疼痛、头晕手麻等问题，治疗神经根型颈椎病、落枕等疗效显著。

【开锁方法】

病人坐卧皆可，术者面向病人或站立背后，两足分开，取站立势（坐）或马步桩势（卧）。

操作时采用蝴蝶手法，即四指并拢微屈，与大拇指相对，用食指第一、二节指外侧缘，与大拇指外侧缘捏住肩筋的斜方肌，根据病人承受力程度，用劲拧动即可。

用劲要由轻到重，不能突然用力，动作须缓和，只要具有一定的指力，能恰到好处用劲，瞬间的挤压即可达到治疗目的。对小孩着力应轻柔。

2. 返魂锁

【部位】在腋窝处，左右各一把，分前、中、后三关，前为腋窝的前壁肌（胸大肌），中为腋窝与手臂接壤处（相当于肱二头肌的上段，包括通过腋窝的神经组织），后为腋窝的后壁肌（背阔肌）。依次定为大定、返魂、后亭。也有称前为总筋，中为痹筋（拿此筋手臂有麻痹感），后为背筋。拿返魂锁，手臂会有麻痹感，通常开返魂锁可治疗神经根型颈椎病上肢麻木症状，也可以用来治疗胸闷憋气、咳嗽气喘、胸胀满、乳腺增生等疾病。

【开锁方法】

开返魂锁时，术者侧向病人，取马步或丁字桩，一手握住病人前臂部，使病人手臂成外展姿势，另一手在病人腋前、腋后、腋中分别用蝴蝶手法开锁。

第一关：大定（总筋）。

左右两侧各拿揉 20 下，大拇指用力为主。

第二关：极泉穴（痹筋）。

极泉穴位于腋窝中间，拿法以抠为主，拇指用力为辅，其他四指用力为主。每天 20 下，不宜过多。

第三关：背阔肌（背筋）。

拿揉背阔肌，一般适用于肩周炎或者中风后期肩关节活动不利的情况。

有的手抄本上称"返魂锁，锁中又有锁，单开一锁无效果"，实质是指返魂锁有三锁，即前、中、后三关，要开动返魂锁，前、中、后三关必须依次开全才有效，单开一关是不起作用的，就像一把号码锁，有上、中、下三环一样，只有三环号码对齐，才能使锁打开。

特别是中锁（即痹筋），一定要开准，要拿到病人手臂有麻痹感才有效，否则，此锁仍未打开。昏厥病人开这把锁就要凭术者的手法与感觉了。

3. 白虎锁

【部位】位于大腿根部，腹股沟内侧端直下三寸大筋处，左右各一把。分前、中、后三关，大筋为中锁，中锁前开一寸处为前锁，后开一寸处为后锁。按解剖位置，白虎锁前、中、后三关分别指大腿前部肌肉群的缝匠肌（中段）、内部肌肉群（内收肌与股薄肌）、后部肌肉群（半腱肌和半膜肌）。拿白虎锁，可以治疗腰椎间盘突出症、腰肌劳损、腿部的酸麻胀痛，还可以治疗男科和妇科疾病。

【开锁方法】

开白虎锁时病人坐或卧皆可，术者面向病人，站丁字桩或马步桩，一手握住病人小腿部或腘窝处，使病人大腿成外展姿势，另一手在病人大腿根部用蝴蝶手法依次捏住大筋、上马、下马所属的肌肉组织，分别施用手法。

白虎锁与返魂锁一样，锁中有锁，也有前、中、后三关，必须先开三关中的中锁（即大筋），依次再开前锁与后锁。

4. 紫金锁

【部位】位于脐下腹部腹直肌下段，相当于足阳明胃经之外陵与大巨穴之间，左右各一把，民间称为吊筋的便是此锁。拿此锁，可治疗痛经、月经不调、不孕等妇科疾病。

【开锁方法】

开紫金锁须由旁人扶起病人，使腹部肌肉松弛，术者面向病人，站马步桩，一手扶住病人腰背部，另一手四指并拢微屈，用食指指侧顺势向上兜起，拇、食两指（大拇指螺纹面与食指指侧）同时拿住吊筋，用力拧动，顺气而开。一般拿揉3下就可以缓解症状。

不是所有的急性腰扭伤都要开紫金锁，一般弯腰受限、直腿抬高抬不起来的情况下可以开紫金锁。

5. 总锁

【部位】总锁位于前、后阴之中点，相当于会阴穴处。如果前八把锁开不开，就开最后一个锁（总锁），民间医生称之为"半把锁"，此处刺激性强，常用于治疗急症。如今，"八把半锁"在临床上的运用越来越多，不仅通过"开锁"治疗上述疾病，还将"开锁"用于很多内科疾病的治疗以及瘫痪等疾病的功能康复，效果颇佳。

【开锁方法】

开总锁采用食指掐法：病人仰卧，术者站在病人右侧，左手掌放在病人下腹部关元穴处并向下按压，与此同时，用右手食指指肚于会阴穴处向内顶掐，缓慢加力到一定程度时维持一二分钟即可。

6. 开八锁、关八锁的作用

开八锁：经络疏通、气血流畅、开声复苏。

关八锁：经络痹阻、气滞血凝、半寸定生死。

7. 开锁秘要

当人体因各种原因昏厥之后，术者选择"八把半锁"的一个或多个施以适当手法，使病人当即复苏。锁开则病人复苏，锁不开则病属危重，甚至死亡。八把半锁在临床上多用来治疗跌打损伤中突然昏仆，不省人事，两手握固，牙关紧闭。对于脉象有力、肢体强痉、邪盛气实的闭证相当有效，也用于某些痧症（如中暑、晕厥等）及缢死（吊颈）气绝之治疗。

推拿正骨医生，认准病情，从何处下手，先开何锁，自有决断，不一定八把半锁都要开齐，先后次序也各有别。大体说来，颈项强直，牙关紧闭，口噤不开，胸腹气闷，多开青龙（颈肩）、紫金锁（脐下侧），俗话说，"吊筋一兜，病人开口"。牙关紧闭，口不能言者，必开紫金锁。肢体强痉，两手握固，胸腹烦闷，身热肢凉，应开返魂、白虎锁。

具体地说，就是气血受阻于何处，先从何开锁，哪一侧气血受阻，则开哪一侧锁，有的病人气血阻于上，则应从上往下开锁，有的病人则应从下往上开锁（如吊颈病人）。

一般开锁都是与推拿同时进行，边推边开，推拿结合，宜至病人复苏。无论闭证、痧症，只要病人开了口、肢体活动恢复了就算达到目的，它标志着气血通道已开，表示全身各锁已打开。

至于总锁，民间推拿医生极为重视，认为半把锁是"生死锁""救命锁"，不是极危重病人，此锁不易闭塞，平时推拿中也不随便开半把锁，只在八锁开齐，病未转机，病人仍不开口，也不见动弹，垂危之极，万不得已才开此锁。有救无救，在此一举。至于半把锁的名称由来，则无从考证，有人认为，把它说成半把锁是为了突出它的重要性，有的认为前八把锁要用双指打开，唯总锁一指独开，是取单指开锁为半而得名。

推拿开关最好在室内进行，温度应该使病人适宜，空气宜流通，不应在外当风处，以免复遭外邪侵袭。操作前必须剪修指甲，活动指力，以防损伤皮肤，切忌用拇、食两指指峰捏住所在部位开关（有伤穴位）。施力强度视病情轻重及病人忍受的程度而定，原则上应轻重适宜、用力均匀。推拿最好直接在体表进行，隔衣开关部位有时拿不准，指力也达不到要求，特别是返魂、白虎二锁各有三关，只要一关未开动，此锁仍然闭塞。

开锁时间除总锁顶掐时间须维持一二分钟外，其他各锁应在瞬间的挤压内完成，时间过久会伤穴位及组织，开锁应一次开动，不得反复擒拿。小儿姿势，多以家属抱在身上，坐卧皆可，力求舒服自然。术者推拿时所站姿势，大体说来，头、胸腔、腹背及卧姿推拿取马步检（又叫飞骑桩），即两腿屈膝半蹲成马步，四肢侧面推拿取丁字桩，即一脚与另一脚呈丁字形。

临床上遇到口开目合、手撒肢冷、神迷冷汗、二便自遗、脉微欲绝、元气虚极之脱症，阴症伤寒（民间称之为"伤寒挟色"）之痹缩症，以及中毒及大出血后休克病人，则禁用手法开关。

以上内容为跌打损伤急救点打解穴全部内容，手法忌漂表无里，浅而不透，而应该有一定功底，做到法施于外、力注于内。发力要快，收力要速，时机必须把握好，做到出其不意，恰到好处。遇到急救时可因情况分开用此法急救，如所有急救方法都没效可试用此法从头做到尾。

三、二十四气推拿

1. 二十四气推拿原理

二十四气，其实就是二十四个穴位或部位，"气为血之帅、血为气之母"，气闭则血凝，不通则痛而引起疾病。从现代医学微循环机制看，凡晕厥病人属大脑一过性微循环障碍造成。民间道医认为，这二十四个部位是沟通人体气血的开关，其推拿法是在病人肢体特殊部位进行手法推拿以松解其闭穴、疏通其经络、调和其营卫、协调其脏腑、通其气消其瘀、顺其筋续其骨，使机体气血畅通无阻。对闭证、痧证、痛证等甚至严重的休克有明显的醒脑开窍、回阳救逆、消肿镇痛、通经活络的独特疗效。

2. 部位

古传二十四气部位：天门、筋（经）锁、心筋（经）、井栏（南）、大成、后成、将台、还魂带后紧、曲尺、脉筋（经）、三关、晒梁、五腑、背心、肚角、上马、下马、腿风（峰）、了然、湾子（上湾子）、湾湾子（下湾子）、下了然（詹）、鞋带、钩子。（图12-1）

3. 二十四气推拿口诀

一推天门定心中，五脏六腑皆可通。

二推经锁分阴阳，妙手急救保安康。

三推心经要开窍，金秋下海转回关。

四推井南要精通，左血右气即可通。

五推大成并气门，大成后紧如神明。

六推后成紧背心，斑栏八卦要分明。

七推将台气即上，打伤咳嗽要紧放。

八推还魂左右边，任是空血得回生。

九推曲尺凤得尖，牵牛进栏万不能。

十推脉经寸关尺，两手受伤推还原。

十一推三关虎口通，中指放箭眼活动。

十二推晒梁复手生，撑掇归位保安全。

十三推五腑掇还原，闭关开声响背心。

十四推背心连关透，寒婆晒衣真是痨。

十五推肚角并丹田，腹痛呕屎推还原。

十六推上马到盆弦，自有妙法转回生。

十七推下马滴尿症，小便来血保安全。

十八推腿峰吊肾边，盘官坐马得回生。

十九推了然雷平多，新旧老伤自息和。

二十推弯子反卦通，藏岁气热在此关。

廿一推在湾湾子穴，外有三里定瑞祥。

廿二推在下了詹宫，法推鬼眼有妙功。

廿三推拿在鞋带穴，老龙放针急为先。

廿四推拿在勾子穴，一身推尽转回生。

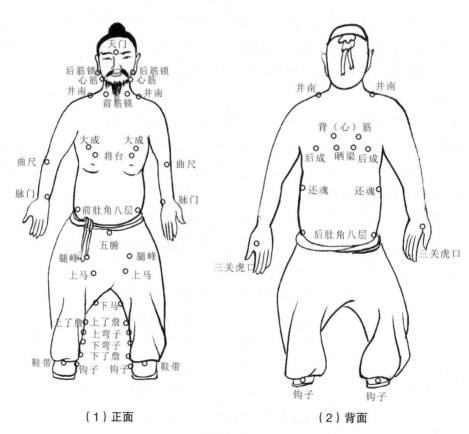

（1）正面　　　　　　　（2）背面

图 12-1

4. 二十四气推拿部位

（1）天门：位于前额两眉间（印堂穴），推拿时男左女右往两边太阴太阳穴推开。

（2）筋锁：位于颈项两侧前后，前筋锁位于锁骨上与颈部中间，后筋锁位于乳突后一寸处往下与颈部中间。

（3）心筋：位于耳垂之下与颈部中间。

（4）井南：位于两侧肩井穴及其邻近部位。

（5）大成：位于前胸部两侧腋前至乳旁四指部位。

（6）后成：位于两侧腋后线至肩胛骨外缘四指部位。

（7）将台：位于锁骨以下至两乳腺以上之间。

（8）还魂：位于心窝平行往后臂内后四指部位。

（9）曲尺：位于肘关节下端小臂邻近部位。

（10）脉筋：位于腕关节寸关尺及其邻近三个部位。

（11）三关虎口：肩、肘、腕为三关，合谷部位为虎口。

（12）晒梁：位于两侧肩胛骨内缘至胸椎棘突间。

（13）五腑（左五腑、右五腑、掇五腑、坐五腑、游五腑名为五腑）：位于腹部神阙穴及其上、下、左、右四寸部位。

（14）背（心）筋：位于背部两边大杼穴与膈俞穴之间。

（15）肚角：两拇指平行神阙穴至肚角之间，两侧左右推拿八层筋，另分上下，名为"肚角八层"。

（16）上马：位于腹股沟偏外侧四指部位。

（17）下马：位于腹股沟偏内侧四指部位。

（18）腿峰：位于大腿前侧四指部位。

（19）上了然：位于大腿后侧腘窝从下往上四指部位。

（20）上弯子（分内弯子和外弯子）：膝关节呈90度，位于大腿两侧四指食指部位，左右各一。

（21）下弯子：膝关节呈90度，位于下肢两侧四指食指部位，左右各一。

（22）下了然：位于小腿肚内外侧部位。

（23）鞋带：位于踝关节（系鞋带处）纹线部位。

（24）钩子（金勾子）：位于足后跟腱部位，脚掌平伸直推拿。

5. 二十四气推拿部位所管各处

一天门所管：太阳少阴门。

二经锁所管：上通齿骨下通心肺。

三心经所管：五脏六腑心肺两家。

四井南所管：左右锁骨及肺肝经。

五大成所管：肺、肝经。

六后成所管：上通井南及后八卦。

七将台所管：上通气计害三贤，下通气门。

八还魂所管：上通气血脉，下通关过腰尾脊。

九曲尺所管：上通井南、心筋、晒梁。

十脉筋所管：通气肺腑、肩窝。

十一三关虎口所管：通将台、肺经、心经。

十二晒梁所管：通三焦、小肠经。

十三五腑所管：肚角、盆弦、肾命。

十四背心（筋）所管：通血路、血苍、龙骨二十四节脊柱。

十五肚角所管：上通气血、肝筋，下通大腿。

十六上马所管：上通五脏六腑。

十七下马所管：上通肝肾，下通脚跟。

十八腿峰所管：上通两肋下、下通膝眼。

十九了然所管：通周身气血。

二十湾子所管：上通气血，下通脚跟。

廿一湾湾子穴：通内索骨及脚背。

廿二下了然所管：通上下了然筋气络。

廿三鞋带所管：通内索骨、涌泉，上通胃腑。

廿四金勾子所管：通周身血气。

6. 新二十四气穴

现代武医根据前辈资料与现代临床，继承并发挥，总结出新二十四气穴。具体二十四气穴部位与属性如下。

（1）天目穴：镇静安神要穴。

（2）复神穴：醒神除倦，增智要穴。

（3）天庭穴：醒脑开窍、熄风解痉、升阳举陷主穴。

（4）对口穴：搜风、安神定志主穴，八大闭门之一。

（5）气门穴：开胸顺气要穴。

（6）将台穴：主一身之气，调气要穴。

（7）心窝穴：调任脉功能主穴，为整体治疗要穴。

（8）胃脘穴：调胃主穴，通顺任脉。

（9）兰门穴：调顺中焦，沟通上下主穴。

（10）脐旁穴：和胃健脾，理气调中主穴，为调整体阴阳虚实要穴。

（11）丹田穴：调气补气，益元强壮主穴。

（12）六宫穴：温阳固脱，抗衰治虚主穴，为整体调治要穴。

（13）盆舷穴：主治一切积聚，癥块，腹中满，胃气不调，脾气不运主穴。

（14）拦腰穴：为治所有气滞，气结的要穴，也是八大闭门之一。

（15）项梁穴：清阳解表，泻热排毒，疏解三阳经气，改善阳虚体质的主穴。为八大闭门之一。

（16）肩拦穴：主治五劳七伤，升清降浊，提神除疲主穴。

（17）背漏穴：百病皆治，诸病皆调的主穴。一切虚损要穴，八大闭门之一。

（18）腰中穴：平衡脊柱应力和整体阴阳的主穴。

（19）尾闾穴：为整体调整主穴，八大闭门之一。

（20）血路穴：健脾升阳，灌溉五脏、四肢百骸的主穴。

（21）凤翅穴：调通上焦和上肢的主穴。

（22）边翅穴：调通下焦、平衡下肢的主穴。

（23）寸关穴：主治一切胸胁之疾、精神疾病、心脏病等。

（24）涌泉穴：为急救（厥逆）第一要穴，是人体下焦的平衡点。

7. 应用要点

（1）无论何病，虚实均需施治的穴位，这是调理全身气机大门。

胸腹部：心窝穴、胃脘穴、兰门穴、脐旁穴、六宫穴、丹田穴、拦腰穴、盆舷穴、血路穴。

腰背部：项梁穴、肩拦穴、背漏穴。

（2）手法以柔为贵，重而快速的手法主要是使神经兴奋 – 交感功能增强 – 副交感功能抑制，轻而柔和、节律缓慢的手法主要是使神经压抑 – 副交感功能占优势 – 交感功能减弱。重手法主要用于武打点穴或解穴，治病健身均用轻手法。

（3）调理脏腑：导气令和，引体令柔，矫正形态，流荡气血，畅和躯体。

（4）手法补泻：轻揉为补，重揉为泻。缓摩为补，急摩为泻。顺转为补，逆转为泻。顺经为补，逆经为泻。往返为调，对称为和。

8. 二十四气推拿操作流程

取坐位或仰卧位，医者立于病人对侧以男左女右开八锁后，从上往下按顺序进行半身或全身推拿（从天门到金勾子、然后揾按双涌泉），最后掇五腑响背心（医者用空心掌暗力拍击病人背心部三下，病人配合）。

9. 二十四气推拿法适用范围

适用于前后八卦新旧内外陈伤、软组织损伤、关节脱位、点穴损伤、跌打损伤的早 /

中期肿胀、疼痛、骨折、筋骨酸痛、风湿关节炎、痛风、滑膜炎、肩周炎、中暑发痧、头痛、坐骨神经痛、四季外感、高热、抽搐、虚脱、闭气、休克等症。

10. 二十四气手法练习和作用

柳叶手、虎尾手、螃蟹手、托法按法、擂法揉法、摇法送法等。

11. "二十四气推拿术"真传

此法是"二十四气推拿"医师不可缺少的宝贝，凡遇到点穴、打伤、跌伤、摔伤、碰伤闭死在地，有昏迷不醒、牙关紧闭、气若游丝、口吐白沫、接气不转、脸色苍白、全身发抖者，一是先看其脉搏和鼻气；二是看其心脏余热；三是看其中指甲血有无来回；四是用手掌拖其腰是否柔软，如腰硬了多数无救也；五是看其瞳孔是否散大；六是可用刺血法，男左女右刺其中指，同时看其眼睛是否会动和血是否新鲜（一滴即可），也就是"二十四气推拿"口诀中"十一推三关虎口通，中指放箭眼可动"的秘诀，回生施救手法秘诀全在其中。

第六节　穴位受伤解穴

穴位受伤解穴方法来源于《伤科方术秘笈》，是武当道家在竞技打斗过程中受伤后的救治方法。

【原文】太阳穴伤：太阳穴为死穴，若重伤即刻毙命，难以救治。若轻尚可救治。

【方药】川芎、羌活、赤芍、当归、延胡索、骨碎补、三棱、木香、苏木、青皮、乌药、红花。

【用法】水煎服。

【原文】眉心穴伤：此穴重伤不可治，轻伤可服下方。

【方药】羌活、川芎、荆芥、防风、当归、木香、苏木、莪术。

【用法】水煎服。

【原文】巨阙穴伤：此穴为心之募也，若重伤必死，轻伤服下方。

【方药】桔梗、三棱、贝母、赤芍、当归、延胡索、木香、桃仁。

【用法】水煎服。

【原文】偷心穴伤：此穴伤先服下方三副，再服飞龙夺命丹和地鳖紫金丹。

【方药】竹叶、柴胡、钩藤、当归、陈皮、杏肉、桃仁、麦冬、沉香、炙甘草、防风、荆芥、柿蒂。

【用法】水煎服。

附方：飞龙夺命丹。

方药：硼砂 24 克，地鳖 24 克，自然铜 24 克，木香 18 克，当归 15 克，桃仁 15 克，莪术 15 克，五加皮 15 克，猴骨 15 克，延胡索 12 克，三棱 12 克，苏木 12 克，灵脂 9 克，赤芍 9 克，韭菜子 9 克，蒲黄 9 克，破故纸 9 克，陈皮 9 克，川贝 9 克，朱砂 9 克，葛根 9 克，桑寄生 9 克，肉桂 6 克，乌药 6 克，羌活 6 克，麝香 6 克，杜仲 6 克，秦艽 6 克，土狗 6 克。

用法：上药研细面，重伤服 10 克，轻伤服 5 克，陈酒冲服，每日 2 次。

附方：地鳖紫金丹。

方药：血竭、地鳖、硼砂、自然铜、土狗、延胡索、乌药、当归、桃仁、牛膝、麝香、威灵仙、香附、川断、五加皮、猴骨、苏木、贝母、陈皮、泽兰、灵脂、菟丝子。

用法：上药研细面，重伤每次服 10 克，轻伤每次服 5 克，陈酒冲服。

【原文】华盖穴伤：此穴受伤以下方煎服。

【方药】枳壳 10 克，良姜 3 克，三棱 4 克，当归 4 克，延胡索 3 克，木香 3 克，砂仁 10 克，乌药 3 克，青皮 3 克，桃仁 3 克，苏木 3 克。

【用法】水酒各半煎服。

【原文】气穴伤：此穴伤用下方冲服飞龙夺命丹。

【方药】菟丝子、肉桂、刘寄奴、炒蒲黄、杜仲、延胡索、青皮、枳壳、香附、灵脂、归尾、砂仁、五加皮、陈皮。

【用法】水煎服。

【原文】关元穴：此穴伤用下方。

【方药】青皮、车前、赤芍、当归、延胡索、木香、桃仁、乌药、苏木、莪术。

【用法】水煎服。

【原文】命门穴伤：此穴伤用下方。

【方药】当归、川芎、枳壳、陈皮、香附、厚朴、木香、刘寄奴、苏木、落得打、三七、乳香、萹蓄。

【用法】水煎服。

【原文】章门穴：此穴伤分左右，左伤用方 1，右伤用方 2。

【方 1】归尾、赤芍、红花、荆芥、延胡索、青皮、木香、三棱、苏木、桃仁、陈皮、莪术。

【方 2】肉桂、菟丝子、归尾、蒲黄、五加皮、延胡索、杜仲、灵脂、寄奴、香附、砂仁。

【用法】水煎服。

【原文】乳根穴伤：此穴伤分左右，左服方 1，右服方 2。

【方 1】郁金、赤芍、红花、莪术、延胡索、寄奴、青皮、当归、木香、骨碎补、乌药、桃仁。

【方 2】生地、当归、赤芍、荆芥、延胡索、百部、桑白皮、红花、青皮、木香、桃仁、苏木。

【用法】水煎服。

第七节 解 穴 术

习点穴术者，须尚德不尚力，应以强身健体、防身自卫、扶弱济困为目的。所以习点穴术者，必须先学寻经认穴，掌握气血运行、经络分布规律，熟悉气血某时在某穴，某时又入何宫，然后按时辰拿穴。故歌诀云："周身气血沿经络，日夜不停在奔波，遇时点穴如受损，十人有九命归阴。"就应既会拿穴，也会解穴；既能拿死，也能拿活。只会拿死，不会拿活，俗称死手，容易误人性命，于武德所不容。解穴之法，一般以会点穴之人托摩穴道、推宫活血为主，以药物调剂为辅。

一、推拿法口诀

（一）推拿总论

看症，男左女右，眼活心惊方可动手、用药。闭目心死，不可乱动。此症大小、夫妇、周身骨节、人龙毫毛孔穴各有差别；人有三百六十节，无人长得齐，牙齿三十六无人生得齐；胸肋骨八长四短，女人多两根乘夫骨。背龙骨二十五节气皆通，二十四节正人龙，毫毛有一万二千零四根，无人算得齐。天有日月星斗，人有五脏六腑，如五脏六腑不清，则日月星斗不明。余克让先生所订著《推拿口诀法》云："人周身之穴共有百零八穴，名为三十六天罡，七十二地煞；名为三十六大穴，七十二小穴，合为一十八关。内有六穴无治：龙泉穴、窝风穴、风海穴、金钱穴、仙鹅穴、笑腰穴无治，此乃是死穴。"《擒拿回生推拿还阳十二经络全图》云："人为小天气血筋，此为三宝定寸神，随人识得经络清，仙家下凡定寸神，本是开元李老君，十二寸神走血门，神农创出十二筋，生死擒拿掌中心，擒死提生在人行，七十二把生死筋，或生或死由人擒，生门拿到死门陵，三条半筋阴阳门，擒拿二十三把半，访尽天下英雄汉，四十八把阴阳筋，生门死部要分清。"

如金钱穴重伤者无治，轻者可救，所有明师知者，即可用药救治，切不可乱伤人性命，暗力杀人，大损阴德，紧记在心。凡人周身血气轮流行走十二宫，星夜行走五十三度。天有风云雷雨、日月星斗，人有血气经络、穴情。血闭、气闭、筋闭，乃是阴阳不和。天无日月则暗，人无气血则病。点在上关，闭死在地，应拿燕窝穴接转身。点在二关，闭死在地，应拿肚子上下接转身。点在三关，气急闭死在地，拿曲池穴，两脚接转身。点在肚角，口内吐血，大便不止，在两子穴接转，如有不转，二十四气倒转。点在肚角粪门，饮食不进，闭死在地，拿脚上两边总根指，可以还阳。如有不还阳者，用人参汤灌之，可以还阳。点仙鹅穴，眼花心跳，心如刀割，口舌乱语，不知人事。拿血子穴，如有牙关紧闭，不能开口，用剪刀撬开牙齿，用童便灌之，可以还阳。如仍不还，用金银针剔破舌下，黑血长流，即刻可以还阳。点在两腰上，眼目紧闭假死在地，用药方：半朱砂、半小龙骨，烧灰和童便灌之，可以还阳，一脚踢在粪门之上，尾骨之下，大便不止，在两子穴接转。如有不转，二十四气倒推。无义之人切莫传，二十四推拿，名二十四气、五十三度。一天门、二筋锁、三心筋、四井栏、五大成、六后成、七将台、八还魂带后紧、九曲尺、十脉筋、十一三关、十二晒梁、十三五腑、十四背心、十五肚角、十六上马、十七下马、十八腿风、十九了然、二十湾子、二十一湾湾子、二十二下了然、二十三鞋带、二十四勾子。秘传八锁十二门、一十八关、二十四气、五十三度、上马、下马、后紧、大成，名为八锁。下马、上马、坐马、后紧、大成、背心、五腑，名为十二门。钩子、西子、下马、上马、膀胱、肾气、坐马、后紧、大成、背心、五腑，名为十八关。二十四气，加上膀胱、肾气、坐中宫、胃脘、腰气，名为五十三度。（图 12-2）

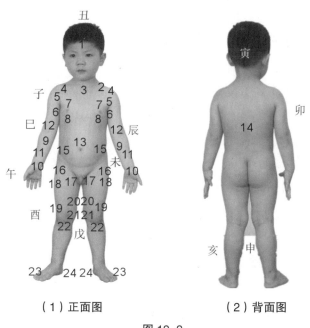

（1）正面图　　　　（2）背面图

图 12-2

以上诸穴内连五脏六腑，外达筋骨皮肉，用于治疗跌打损伤中以气伤为主的疾病，往往能取得较好的治疗效果。推拿按摩又能收到疏通经络、流畅气血、增强营卫、平衡阴阳、调和五行的效果，达到防治伤病之目的，对于筋骨酸痛、中暑、头痛、坐骨神经痛、小儿麻痹后遗症、神经衰弱等症亦有良好的治疗效果。使用二十四气推拿法，必须做到从轻到重，循序渐进，以便调其脏、和其脑、顺其筋、通其气、消其瘀、续其骨、润其皮、荣其肌。推拿手法有抹、滚、抖、摇、提、弹、按、压、搓、推、柔、捏、拍、摩、掐等十五种。其中一些手法可以合用，也可单用。歌诀云：

头面之处多抹滚，轻揉慢按巧梳头。顺筋顺穴一一理，手到头面立时清。

颈项之处多用捏，揉摩按压两相宜。两添摇摆理筋到，病者立时笑吟吟。

手上有病宜顺筋，提弹手内加提滚。柔摩抖摇正反用，气血由之自消平。

胸腹宜用小八挂，再加穴位把病除。如若病势来得急，救急锁中号紫金。

腰背宜用大八挂，搓捏推按再抖经。抖不动时虎背牵，弯腰驼背立时平。

脚手推拿同一样，只是手重或手轻。五十一度推拿法，点穴伤用自有灵。

（二）推拿手法

1. 推法

（1）适应证：外伤肿痛，内外积聚，病块壅寒。

（2）功效：散聚软坚。

（3）操作方法：用拇指或手掌在有关穴位及周围组织，顺着经脉方向推进。

（4）用力：较重。

2. 按法

（1）适应证：开导闭塞消肿胀，减轻疼痛。

（2）功效：化滞散瘀，通经活血。

（3）操作方法：用手掌向下按，按一次要稍停一下，然后再按下一次，不论一手或两手均须用力按。

（4）用力：先轻后重。

3. 拍法

（1）适应证：气郁血闭，挫闪腰背，麻木瘫痪。

（2）功效：清除酸胀麻木，兴奋神经。

（3）操作方法：病人可坐、可立、可卧，依病情而定。医者用手掌或手背拍打。

（4）用力：体虚宜轻、体实宜重。

4. 提法

（1）适应证：四肢外伤，气虚血少，体力衰弱。

（2）功效：兴奋神经，恢复功能。

（3）操作方法：把病人肢体抬起，摇几下，然后向上顿两三次，放下。每提顿一次，其关节常发出响声。用此法治上肢的腕、肘，肩关节扭、闪、脱、错、新老外伤，以及肩胛和背部肌筋的扭伤，效果良好。

（4）用力：猛而快，但亦当因伤制宜。

5. 捏法

（1）适应证：麻木不仁，贫血瘀血，风寒湿痹，瘫痪。

（2）功效：疏通气血，促进营养吸收，止痛。

（3）操作方法：按部位不同，用两三指或全手捏。

（4）用力：因伤制宜。

6. 掐法

（1）适应证：疼痛，结聚，壅肿。

（2）功效：镇静，止痛，退热。

（3）操作方法：用指甲在穴位及其周围组织重力直下为掐，掐时要逆着经脉的道路揉动。

（4）用力：重力。

二、擒拿回生推拿还阳十二经络诀

人是小天惟仙郎，阴阳二气为主脏，天为大天日月星，人为小天气血筋。

此为三宝定神，随人识得经络清，仙家下凡定寸神，本是开元李老君。

十二寸神走血门，神农创出十二筋，生死擒拿掌中心，擒死提生在人行。

七十二把生死筋，或生或死由人擒，生门拿到死门陵，三条半筋阴阳闭。

擒拿二十三把半，访尽天下英雄汉，四十八把阴阳筋，生门死部要分清。

四大要穴主部筋，四肢通走气血门，全身筋部通血行，四大关部藏主筋。

上下两气通走行，上三关来六腑筋，上中两膈气为肾，中三关来拿血筋。

阴阳两部救命人，气血相连五脏行，三宝血通六腑门，阴阳八卦打转身。

提拿钩手救命筋，手拿钩子五脏行，看他两目定瞳仁，咽喉一开气往申。

手拿钩子通血行，阴阳还魂六腑门，十二筋络五脏神，血部要拿阴阳筋。

放把知寸死等申，不要误伤人性命，两气通走喉开声，方可放定此部筋。

再拿后天主部门，四关部通走绝筋，两边拿来日月申，从下精功取部筋。

五大旗盘定五行，神门拿来风闭家，生部拿死死救他，打伤闭死还绝气。

擒拿四关通肺部，生死之部筋要加，阴阳运转往下拿，永部朝阳双部发。

气行血走归主家，筋通八卦头门下，左右归肾为总拿。

三、点部铜人八大气门穴主辨症生死图

（一）金盆穴辨症生死图（图 12-3）

金盆对月生死多，上通血府下通河，日宫月府左右坐，上通丹田下气唆。

伤归天腑小水河，伤闭下部痛腰多，吐血吾止下气窝，上呕下闭痛难过。

心如烈冷血水落，四肢麻木难屈脚，运晕眼花实难过，白痰带血归梦窝。

百日吾拿莫下药，日后变症上下过，上呕鲜血呈痨缩，下窝涌血归阴罪。

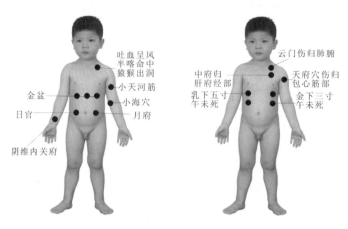

图 12-3

（二）四大部辨症生死图

乳下五寸金角老龙穴，金下三寸左为拦腰绝气，右为五里还阳穴，共四大部受伤重打归藏腑，阴阳闭转绝谷吞吐。

格是对时伤此部，一时三刻即闭死，五里还阳推拿度，提等阴阳开膈附，

三星三宝救命腑，方治之中定生死，轻伤辨症归血腑，三朝一七白痰吐，

气痛痛重归子午，内症难治吐血糊，三魂七魄不归身，胡言乱语是鬼笑，

上呕下过黑白污，阴阳辨症上天府。

（三）十二经部分穴府

双龙盘珍穴，伤归主心，四十九呈空痨。若血白，痰包气痛，是针挑两膈胀心包经，异痛变吐血。血反阴到仙人夺印穴，伤归百日变症，异病两气唯难忍。子丑走归膈心，四肢麻冷难行。阴阳反闭伤魂。上空通天河府，胃腑华盖六阴河，阴阳二气六腑坐，重打翻食，飧病痨呕食。翻河吐血泡异痛难忍，似刀刃胸中，板必心发燥，百日血痨要命交。（图 12-4）

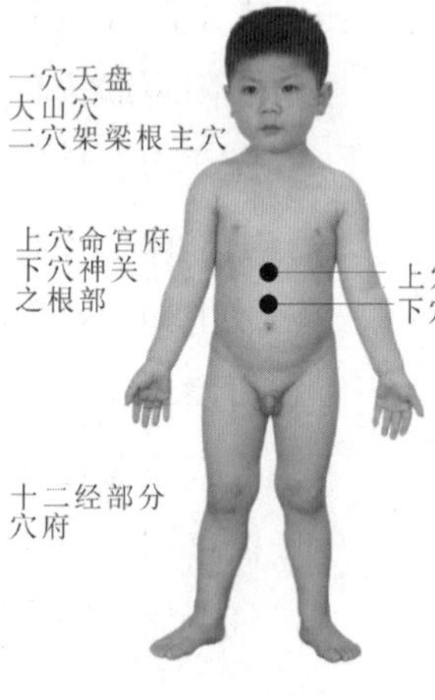

一穴天盘
大山穴
二穴架梁根主穴

上穴命宫府
下穴神关
之根部

一上穴
一下穴

十二经部分穴府

图 12-4

（四）擒死轮症点部铜人阴阳图

上心阴阳膈关，上焦天胸中散气，血连冰伤归阴阳，反光天两气无门，闭内筋一七变症，轻重分心如刀割，痛止上身四肢。如麻冷，归心，异痛两边发。血连子午呕吐，是急症，吐血无止，痛归心窝并血下痨症，夜梦颠狂。伤七情，三九呈痨命归阴，吾拿不能开膈门。中穴：肚脐下一寸零三分，为丹田穴，气从丹田起，气从丹田止，肚脐下五寸，阴阳过度、寸关血穴，两穴受伤，主气神阴阳。反闭生死门，两气痛走六腑筋，闭等小水往上升，呕吐无止命难存，一升一降痛杀人，半步难移两眼晕。吐血窝积四肢伸，肚内胀来心内症，无奈一命归云泉。（图 12-5）

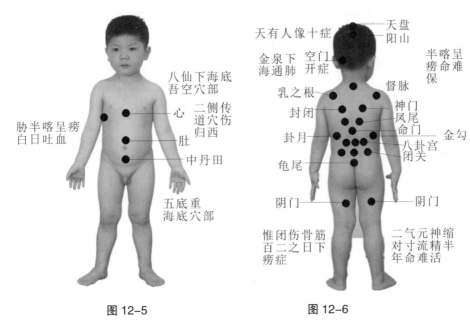

图 12-5　　　　　　　　　　　图 12-6

（五）点部铜人伤穴阴阳部

督脉维阳诸之首，三十六穴两河部，左神门来封闭右，对时吾治推拿部，后天四部提关府，吾拿症变有重路，阴反阳来呈痨吐，半身不遂冷麻木，呕吐晕死在路中，阴阳散击背筋疼，痛发难忍四肢附，金钩挂月两子唛，受伤重打笑哈哈，腰子一格死灵坐，神仙下凡也无药，阴阳闭关六府河，伤归门户气血多，上呕下闭胀难过，腰如刀割腑内锉。异痛不止吾策药，到头金丹下污破，生新去旧安伤穴。（图 12-6）

四、三十六大穴受伤推拿按摩疗法

解穴乃会点穴之人，以推拿、按摩手法重新打通穴道。因穴位所在的地方不同，加上点、拿穴位的手法多样，所以在解法上也不能一概而论。字门余克让先生在推拿、按摩解穴方面，积累了大量经验，认为手法解穴，必须根据经穴的规律，选择几个主要穴位或对症穴位来点按解穴。解穴疗法也适合气血不足、经络不通导致的全身疼痛或局部疼痛。现将三十六大穴受伤推拿、按摩解穴手法、取穴经验介绍如下。

1. 天丁穴受伤

【取穴】太阳穴、太阴穴、印堂穴、肩井穴、大椎穴、风池穴、风府穴、眉心穴等。

【操作】先将两手从眉心经分推太阳、太阴至两耳，再和揉眉心、按摩印堂，随之接头顶到脑后风池、风府（二穴多推），用手摇动颈推肩井、太阳、太阴、大椎。若伤重者，人事皆迷，速用拿法。拿极泉以开胸理气，拿肩井以通气行血，必要时可拿勾子穴，以利全身关窍经脉、醒脑灵神。

【功效】能散郁去寒、消肿通络，减少皮肌紧张，帮助气血运行。

【按语】勾子穴，即会阴部；肩井穴，即肩上正中左右二穴；风池、风府穴，即颈后入发际一寸处。

2. 架梁穴受伤

【取穴】太阳穴、太阴穴、上星穴、百会穴、风池穴、风府穴、肩井穴、天府穴。

【操作】按摩太阳穴、太阴穴，再揉眉心推过上星、百会到风池、风府（二穴多推），轻轻揉动颈部，再拿肩井、天府二穴，打开胸部。

【功效】能疏利肺气，降下肝血，使气不上逆，血不上涌。

【按语】天府穴，即上臂内侧腋下三寸处；上星穴，即额上中线入发丝一寸处。

3. 双燕入洞穴受伤

【取穴】肩井穴、中沟穴、极泉穴、脉俞穴、海眼穴。

【操作】首先拿肩井、中沟、极泉、脉俞四穴，其次用"人"字法开胸向左右推数次，将病者两手举起，在海眼穴下压数次，最后用推法、按法、摩法和揉法数次于伤部即可。

【功效】通达经络，畅通血行，清热镇痛。

4. 将台穴受伤

【取穴】肩井穴、极泉穴、肺俞穴。

【操作】先用"人"字手法分推到左右两肋后数次，再从中焦八字骨起用"人"字手法推到腰后数次。在伤部多用按、摩、揉、推四法，随后把病人两手掌抓起平肩轻抖三下，病人咳嗽数声。拿肩井、极泉、肺俞三穴，随后把病人两手掌抓起平肩轻抖三下。

【功效】能畅经络，去滞消肿，正血液循环，促进功能恢复。

【按语】肺俞在背部第三胸椎旁开一寸五分，左右二穴对称。

5. 中管穴受伤

【取穴】肩井穴、极泉穴、中府穴、中沟穴。

【操作】拿肩井穴、极泉穴、中府穴、中沟穴四穴。用"人"字手法左右分推二十四次，从中向下直推数次。

【功效】快胃宽中，适行经气。

6. 二仙传道穴受伤

【取穴】丹田穴、勾子穴。

【操作】第一，先平乳在胸上左右分推数次。第二，从左右向下向后疏推十二次。第三，向下推至丹田数次。第四，重伤昏迷拿勾子穴。

【功效】调整患处凝滞气血，改善气血循环。

7. 气门穴受伤

【取穴】中沟穴。

【操作】先拿中沟穴，再开胸向下分推数次，随手向上分推数次。最后在伤部揉摩疏推数次。

【功效】开胸行气，去滞破血。

8. 咽喉穴受伤

【取穴】痘门穴、肩井穴、天柱穴、气舍穴。

【操作】将病人扶起坐定，用手掌在病人痘门穴外重拍三下，用两手拇指由伤处向后分推四次，随手提动颈中大筋，后拿肩井、天柱、气舍三穴。

【功效】宽胸理气，清利咽喉。

【按语】天柱穴：在风池穴内，风府穴外，左右二穴。气舍穴：在天突穴旁开一寸五分，左右二穴。

9. 盆弦穴受伤

【取穴】肚脐穴、丹田穴、勾子穴。

【操作】开胸向后分推数次，接着从肚脐向下分推数次，随即按运丹田穴，拿勾子穴一把。

【功效】运施脾气，调和胸腹。

10. 丹田穴受伤

【取穴】中极穴。

【操作】在丹田疏通数次，从中极穴处用"人"字手法分推数次，从丹田向下缓和直压数次。

【功效】运动行气，疏畅下焦。

11. 凤尾穴受伤

【取穴】肩井、中沟，肺俞三穴。

【操作】从背后分推数次，从胸前分推数次，拿肩井、中沟、肺俞三穴各一次。

【功效】活血镇痛、调和脾胃。

12. 风翅穴受伤

【取穴】挂膀二骨（即左右肩胛骨）。

【操作】以挂膀二骨向前分推数次，从胸前向后分推数次，最后随手落下左右分推数次。

【功效】活血镇痛，行气导滞。

13. 平针穴受伤

【取穴】极泉穴，天府穴、山尖穴（即两乳部）。

【操作】先拿极泉穴、天府穴，用"人"字手法开胸分推左右十二次。复推山尖穴，往后数次，随在患处用按、摩、推、揉四次。

【功效】能快利胸肺，使肺胃之气下行，经血无阻。

14. 血平穴受伤

【取穴】血平穴。

【操作】缓和运动，由血平穴向后横推数次。

【功效】行气导滞，宽肠镇痛。

15. 仙桃穴受伤

【取穴】肚脐穴、中沟穴、下沟穴。

【操作】按住肚脐，缓和疏动向下推数十次，拿中沟穴、下沟穴两次。

【功效】使睾丸舒缓，恢复正常。

16. 腰骨穴受伤

【取穴】中沟穴、龟尾穴（即第二十一椎骨下）。

【操作】先拿中沟穴，用两手拇指顶住龟尾穴，向上推数次，复往下推数次，伤部用按、摩、推、揉手法数次。

【功效】外降上下气机，疏散局部瘀积。

17. 肚角穴受伤

【取穴】龟尾穴、丹田穴。

【操作】先用揣法，反顺运揣推三次，横推致龟尾数次，从胸前胃部向下，运推至丹田数次。

【功效】宽肠降气，安胃和中。

18. 静平穴受伤

【取穴】命宫穴（即十四椎骨下正中命门穴处）。

【操作】先用"人"字手法从胸中线分推九次，向下推七次，再向后命宫穴推九次，在伤部按摩数次。

【功效】消瘀镇痛，散寒消热。

19. 乳中穴受伤

【取穴】静平穴、二仙传道穴、肩井穴、极泉穴、中沟穴、肺俞穴。

【操作】先用"人"字手法推向上不过将台穴，向下至静平穴下。复向后分推数次，并在二仙传道穴上疏通数次，全身大推数次，再拿肩井、极泉、肺俞、中沟四穴。

【功效】通气行血，开胸理气，消瘀镇痛。

20. 六宫穴受伤

【取穴】胸前胃部下至丹田诸穴。

【操作】先缓和运动向后横推数次，再从胸前胃部向下至丹田顺推数次。

【功效】逆元阳和通营卫，缓解局部疼痛。

21. 林脊穴受伤

【取穴】肩井穴、极泉穴。

【操作】先拿肩井穴、极泉穴，复双手上推七把，再在将台以上往左右两边上推数次，用两手捧住下颌骨（即下巴骨，亦即颏额部分）上端一把，最后从胸前用 A 字法下推数次。

【功效】能通关节，顺气和血、利胃和脾。

22. 对口穴受伤

【取穴】耳窍穴、咽喉穴、乳根穴、肚脐穴、丹田穴、腰眼穴。

【操作】宜用按点：点耳窍，点咽喉及两乳根，点肚府丹田，点腰眼，点总气于千斤，最后用按摩摆推五次。

【功效】调整经络，畅通气血，恢复神智。

【按语】耳窍穴即耳门，总气于千斤即背部大椎穴下。

23. 膀胱穴受伤

【取穴】丹田穴、肚脐穴。

【操作】握住病人第四手指摆动，从小腹分推过裆数次，又从脐部分推左右数次，在伤部用揉摩缓运数次。

【功效】通化膀胱之气，镇定局部之痛。

24. 铜壶滴漏穴受伤

【取穴】勾子穴、肚脐穴。

【操作】拿勾子穴，在脐下用揉摩法运行。

【功效】去滞通行，通利全身关窍经脉，镇固滋阴。

25. 吊筋穴受伤

【取穴】小筋穴、中沟穴、天府穴、肩井穴、肺俞穴。

【操作】先拿左右两角小筋，拿中沟、天府、肩井、肺俞四穴。随手开胸分推数次，接着向下连推数次（轻轻的），最后用按、摩、揉、推四法数次。

【功效】疏通经络，散瘀行血，降逆下气，理胸清心。

26. 海底穴受伤

【取穴】肚脐穴。

【操作】在痛处向上轻轻分推七次，平脐分推十二次，又从脐推数次。

【功效】升降阴数，搏运气机，疏通经络，畅利血行。

27. 涌泉穴受伤

【取穴】涌泉穴。

【操作】在患处分推揉摩。

【功效】疏导局部瘀滞，消肿止痛。

28. 排骨穴受伤

【取穴】排骨穴。

【操作】先开胸分推十二次，在伤部用按摩摇端疏通推法数次。

【功效】活血消肿，舒缓局部肌肉。

【按语】排骨穴，即第九胸椎旁开三寸。

29. 腰眼穴（即笑腰穴）受伤

【取穴】肩井、极泉、肺俞、下沟四穴。

【操作】先拿肩井、极泉、肺俞、下沟四穴各一次，用两手端部缓运数次。从腰椎向前分推数次，用揉摩端正法，在伤部施行数次。

【功效】舒缓腰部，通达心胃。

30. 人空穴受伤

【取穴】肩井穴、极泉穴、中府穴、肺俞穴、中沟穴、下沟穴。

【操作】先拿肩井、极泉、中府、肺俞、中沟、上沟六穴。用"人"字手法开胸分推数次，在伤部用揉法左右分推数次。

【功效】调理肺气，舒展胸部。

【按语】人空穴，即第九胸椎正中下。

31. 文化穴受伤

【取穴】肩井穴、中沟穴、肺俞穴。

【操作】先拿肩井穴、中沟穴、肺俞穴，用两手托住股下运动数次，用全身大推法数次。

【功效】通关利气，健运脉经。

32. 中脘穴受伤

【取穴】将台穴、中沟穴、丹田穴、下沟穴。

【操作】将手压住将台，拿中沟、丹田、下沟三穴，用"人"字手法从胸前分推数次，在患处用按、摩、揉、推四法数次。

【功效】舒经活络，行气通瘀。

33. 海眼穴受伤

【取穴】海眼穴。

【操作】用"人"字手法开胸分推数次，在伤部用按、摩、揉、推四法数次。

【功效】活血消肿，舒缓局部肌肉。

【按语】海眼穴，即腋下辄筋穴前一寸，与乳相平。

34. 肩井穴受伤

【取穴】肩井穴。

【操作】大拇指按住穴位揉按，从上向下顺臂部推九把，握住手指摆动，下拉三下。

【功效】通气行血，消瘀止痛。

35. 黄蜂耳穴受伤

【取穴】肩井穴、极泉穴、风府穴。

【操作】用两手捧住两耳门连按三下，握住病人鼻子提三下，如无气出，即用口含住鼻孔轻轻呼气吸气，静养一时，使精神稍恢复，觉得气容胸膛，急用手向上左右分推到肩井数次，又横推至风府数次，后拿肩井、极泉二穴。

【功效】开窍行气，通行三焦脉，滋益兴阳。

36. 双燕入洞穴受伤

【取穴】肩井穴、中沟穴、极泉穴、肺俞穴。

【操作】先拿肩井、中沟、极泉、肺俞四穴。用"人"字手法开胸向左右分推数次，将病人两手举起，在海眼穴下压数次，最后在伤部用按、摩、揉、推四法数次。

【功效】通达经络，畅通血行，清热镇痛。

五、急症经穴按摩疗法

（1）中风口噤不开，取穴：百会、人中、承浆、合谷。无效时再取大敦。

（2）中风不省人事，取穴：哑门、合谷、人中、大敦。先取别穴，无效时再取哑门、大敦。

（3）心脏衰弱，取穴（点按）：鸠尾、上脘、中脘、下脘、补气海、肝俞、足三里、印堂、人中、承浆、劳宫。

（4）白痧症、腹痛吐泻，四肢冷厥、十指筋黑，不得睡眠，取穴：天府、列缺、大陵、手足十宣放血，再取百劳、大陵、水分、委中。

（5）小便不通，取穴：阴陵泉、气海、三阴交。如遇三阴转，气闭再取阴谷、大陵、合谷、阴谷。

（6）心胸痛，取穴：大陵、内关、曲泽。

（7）挫闪腰胁痛，取穴：人中、尺泽、支沟、委中、阳陵泉、昆仑、束骨。

（8）抽筋，取穴：①用拇指重点承山，再用食指重拧，立止抽筋。②用掌心拍打委中，承山亦可立止。③用指甲刺髁尖穴，捏金门、京骨穴。

（9）腹内疼痛，取穴：内关、三里、中脘，无效再取关元、水分、天枢、足三里。

（10）中风不语、手足瘫痪，是阴症，应先补后泻，先治对侧，后治患侧，取穴：百会、肩髃、手三里、合谷、风市、委中、阳陵泉、足三里。

（11）两手拘挛、腰痛发热、恶寒、腰背强痛不得卧，取穴：少商、中渚、尺泽、曲池、手三里、肩髃、合谷、阳池。

（12）心痛，取穴：太溪、太渊、乳根、大陵、神门、外关、巨阙、心俞、通谷、曲泽、间使。

六、解穴药物秘方

1. 凤尾穴用方

桑寄生5克，百合4克，破故纸5克，半夏5克，五加皮5克，红花3克，木通3克，肉桂2.5克，虎骨5克，鹤膝风5克，升麻4克，木香2.5克，山甲5克，乳香2.5克，没药2.5克，龙草5克，土鳖5克，藕节为引，用酒温服。

外用敷药方：乳香、没药、骨碎补、红曲、土鳖、五龙草、葱姜、麻根、糯米饭，共捣烂敷上。

再服后方：秦艽15克，土鳖5克，红花4克，麻骨4克，续断5克，肉桂5克，五加皮15克，熟地5克，虎油5克，甘草2.5克，童便为引，好酒温服。

2. 铜壶滴漏穴用方

附子5克，当归5克，熟地7.5克，黄花10克，茯苓5克，茯神5克，白芍5克，血竭4克，沉香4克，升麻2.5克，延胡索5克，小茴5克，陈皮4克，甘草4克，乳香3克，没药2.5克，红枣为引，用酒温服。

服后看损伤轻重如何，重者血入小便，不必服药。若大便已收，小便略回，再服后方：破故纸10克，猪苓6克，桂枝4克，自然铜5克，蓝靛15克，滑石4克，乳香0.5克，没药2.5克，沉香4克，木香2.5克，乌药2.5克，白蜡4克，丹皮5克，小茴5克，甘草3克，红枣为引，用酒温服。

外用敷药方：韭菜叶一尾，老姜50克，葱白10个，共捣烂，用酒炒热敷之。

3. 腰骨腰眼穴用方

肉桂4克，龙骨5克，鹿筋5克，枣仁5克，五加皮5克，红花7.5克，虎骨15克，瓜蒌子4克，土鳖5克，香附5克，木香3克，甘草1.5克，藕节为引，用酒温服。

又外用敷药方：肉桂、乳香、没药、北芥子各5克，共研为细末，用鸡蛋白调敷患处。

再服药方如下：剪草15克，五加皮15克，桂枝10克，茯苓5克，丹皮5克，骨碎补5克，破故纸15克，甘草2.5克，刘寄生15克，童便为引，用酒温服。

4. 肚脐穴用方

人参4克，生地4克，红花3克，薄荷4克，桔梗5克，龙骨5克，乌药4克，乳香2.5克，没药2.5克，破故纸6克，白蜡5克，甘草3克，生姜为引，用水温服。

重伤再服后方：槐角5克，玄胡5克，地榆4克，当归6克，小茴5克，茯苓皮4克，橘红5克，苍术2.5克，茯苓5克，甘草2.5克，藕节为引，用水温服。

如肚肿再服后方：灵砂5克，白蜡10克，小茴15克，血竭5克，川朴5克，乳香5克，没药5克，龙骨15克，三七5克，紫金皮15克，丁香5克，麝香2.5克，自然铜 5 克，广木香 5 克，红花 5 克，茯苓 5 克，人中白 5 克，甘草 5 克，共为细末，好酒温服。

又外用敷药：当归 15 克，麝香 10 克，白蜡 5 克，银朱 5 克，苍术 15 克，用小鸡 1 只，共捣烂敷肚脐上，即可愈。

5. 命宫穴用方

枳壳 5 克，川朴 4 克，红花 4 克，麦冬（去心）5 克，菟丝子 5 克，细辛 5 克，沙参 5 克，灵芝 5 克，血竭 4 克，当归 10 克，七厘 4 克，自然铜 0.5 克，用生姜为引，水酒温服。

又服后方：枝仁 3 克，桔梗 5 克，川芎 5 克，独活 5 克，白芷 5 克，白蜡 5 克，桑白皮 5 克，大腹皮 5 克，七厘 4 克，瓜蒌 4 克，升麻 4 克，红花 3 克，桃仁 4 克，乳香 2.5 克，没药 2.5 克，薏苡仁 3 克，木通 4 克，半夏 3 克，甘草 1.5 克，附子 15 克，姜为引，用酒温服。

再服后方：乳香 2.5 克，明矾末 2.5 克，马钱子 7.5 克，枳壳 7.5 克，木香 4 克，羌活 3 克，独活 3 克，肉桂 5 克，莪术 7.5 克，甘草 3 克，用酒温服。

6. 气门穴用方

木通 5 克，桂枝 5 克，赤芍 5 克，茯苓 5 克，半夏 5 克，红花 5 克，桑白皮 5 克，青皮 5 克，陈皮 5 克，甘草 1.5 克，川羌 4 克，苏药 4 克，大腹皮 4 克，葱为引，用酒温服。

又服后方：桃仁 5 克，红花 5 克，乳香 5 克，半夏 5 克，薏苡仁 5 克，木通 5 克，没药 2.5 克，当归 1 克，甘草 2.5 克，龙骨 1 克，葱引，酒温服。

7. 血门穴（乳下二指）用方

苍术 5 克，川朴 5 克，陈皮 5 克，枳壳 5 克，香附 4 克，砂仁 3 克，木香 4 克，郁金 5 克，菟丝子 5 克，桔梗 5 克，灯芯为引，用酒温服。

再服后方：大黄 5 克，苏木 5 克，桃仁 5 克，牛膝 5 克，寻骨风 5 克，朴硝 4 克，红花 5 克，小茴 5 克，寄生 5 克，甘草 2.5 克，酒温服。

服后看他血子，血黑如紫者，再服后方：朱砂 5 克，破故纸 5 克，赤芍 5 克，乌药 5 克，当归 5 克，桔梗 5 克，茯苓 5 克，独活 5 克，三七 2.5 克，甘草 2.5 克，红枣为引，用酒温服。

如有虚肿者再服下方：人参 1.5 克，熟地 5 克，赤芍 1.5 克，山药 1.5 克，当归 1.5 克，白芍 10 克，肉桂 7.5 克，灵芪 7.5 克，乌药 5 克，甘草 1.5 克，泡丸为引，用酒温服。

8. 胃脘穴用方

灵砂 7.5 克，山羊血 5 克，田七 5 克，木香 4 克，陈皮 4 克，青皮 4 克，赤石脂 3 克，甘草 2.5 克，童便为引，用酒温服。

9. 中管穴用方

朱砂 2.5 克，石耳 2.5 克，枳壳 7.5 克，川朴 0.5 克，砂仁 4 克，黄芪 5 克，甘草 1.5 克，破故纸 4 克，茯苓 4 克，白芷 4 克，用泡丸为引，酒温服。

又服后方：白蜡 4 克，白术 7.5 克，木通 7.5 克，杜仲 5 克，小茴 5 克，柴胡 3.5 克，小荷 1 克，灵茴 4 克，甘草 1.5 克，红枣为引，用酒温服。

再看呕吐不呕吐，如有效，再服后方：黄芪 7.5 克，粟壳 4 克，附子 5 克，丁香 2.5 克，枳实 5 克，桔梗 5 克，木香 2.5 克，黄芩 4 克，龙骨 1 克，甘草 2 克。用酒温服。

如不呕再服下方：香附 7.5 克，木香 7.5 克，没药 7.5 克，五加皮 7.5 克，红花 5 克，陈皮 5 克，连翘 4 克，破故纸 4 克，乳香 2.5 克，甘草 2 克，用童便引，酒温服。

10. 二仙传道穴用方

当归 5 克，桂枝 4 克，川羌 5 克，红花 4 克，细辛 5 克，麝香 0.5 克，猴骨 4 克，牛蒡子 4 克，乳香 5 克，没药 5 克，郁金 2.5 克，桔梗 2.5 克，用童便、灶心土为引，用酒温服。

未好再服后方：川芎 5 克，甘草 1.5 克，三七 1.5 克，沉香 1.5 克，橘红 5 克，半夏 5 克，杏仁（去油）5 克，菟丝子 5 克，当归 1.5 克，萸肉 5 克，用童便为引，好酒温服。

11. 平针穴用方

金砂 5 克，银砂 5 克，虎骨 1.5 克，血竭 5 克，山羊血 5 克，自然铜 4 克，三七 2 克，人中白 5 克，甘草 2.5 克，灶心土为引，用酒温服。如无效不必服药。

若心痛止，宜再服后方：朱砂 2.5 克，沉香 1.5 克，当归 10 克，红花 10 克，三棱 4 克，莪术 4 克，官桂 4 克，麦冬 5 克，枳壳 5 克，龙骨 5 克，神曲 2 克，橘红 5 克，甘草 2.5 克，姜引，酒温服。

又服后方：当归 5 克，大腹皮 5 克，丹皮 5 克，生地 5 克，杜仲 5 克，木香 2.5 克，半夏 5 克，甘草 1.5 克，良姜 4 克，用马蓼一把为引，用酒温服。

12. 黄蜂耳穴用方

威灵仙 7.5 克，虎杖 5 克，当归 1.5 克，木通 5 克，山药 5 克，木香 2.5 克，茯苓 4 克，茯苓 4 克，脚樟 10 克，川芎 5 克，甘草 2.5 克，白芷梢 2.5 克，童便为引，用酒温服。

13. 太阳、太阴穴用方

猴骨 0.35 克，神砂 5 克，山羊血 5 克，琥珀 4 克，自然铜 5 克，血竭 2 克，陈皮 5 克，红花 5 克，人中白 4 克，酒温服。

又外点药方：川三七 35 克，紫金皮 10 克。又用八宝珠点眼，即珍珠、玛瑙、滑石、炉甘石、炼麝香、硼砂、乳香、使君子，研为粉末，点眼即愈。

14. 太中穴用方

香附 5 克，红花 10 克，桂枝 4 克，苏梗 5 克，蓝靛 6 克，半夏 4 克，升麻 7.5 克，白芷 7.5 克，陈皮 2.5 克，甘草 1.5 克，葱为引，用酒温服。

15. 烟空架梁穴用方

川芎 7.5 克，天冬 10 克，乌梅 10 克，玄参 10 克，肉桂 10 克，桃仁 10 克，白芷 10 克，麦冬 10 克，马兜铃 7.5 克，没药 15 克，龙胆 7.5 克，石菖蒲 10 克，白糖童便引。

16. 井栏天丁穴用方

党参 10 克，公丁香 15 克，沉香 7.5 克，石菖蒲 15 克，川芎 10 克，莪术 10 克，没药 15 克，白芷 10 克，肉桂（去粗皮）10 克，土鳖（去羽）10 克，冰片 1 克，田七 7.5 克，共研细末，冲水服。

17. 左右将台穴用方

秦艽 10 克，没药（去油）15 克，白芷 15 克，母丁香 15 克，公丁香 10 克，桃仁 10 克，莪术 10 克，三棱 10 克，紫草 10 克，苏木 10 克，石菖蒲 15 克，红花 15 克，白糖云耳引。

18. 中高信门穴用方

秦艽 10 克，香附（去油）15 克，冰片 1 克，归尾 15 克，生地 15 克，白芥子（炒）10 克，公丁香 15 克，石菖蒲 15 克，羌活 10 克，紫草 10 克，乌药（炒）15 克，白糖云耳引。

19. 净平穴用方

香附（去油）15 克，没药（去油）15 克，白芷 15 克，归尾 15 克，生地 10 克，苏木 10 克，母丁香 15 克，公丁香 15 克，广木香 7.5 克，白芥子（炒）10 克，乌药（炒）10 克，藿香 10 克，白糖云耳引。

20. 心胆肝肺用方

朱砂 5 克，没药（去油）15 克，百合 15 克，白芷 15 克，西洋参 0.5 克，白豆蔻 7.5 克，奎沉 7.5 克，砂仁 10 克，母丁香 5 克，琥珀 7.5 克，辰砂（去油）5 克，公丁香 10 克，云耳引，酒兑服。

21. 左右两肋用方

海参 7.5 克，白芷 15 克，三棱 10 克，肉桂（去粗皮）10 克，生地 15 克，土鳖 15 克，没药（去油）15 克，莪术 15 克，奎沉 7.5 克，归尾 15 克，西洋参 7.5 克，公丁香 15 克，云耳童便引。

22. 丹田肚角用方

杜仲（炒）10 克，木通 10 克，小茴（炒）6 克，公丁香 15 克，没药（去油）15 克，母丁香 15 克，紫草 10 克，海参 10 克，西洋参 0.5 克，田七 5 克，白芷 15 克，苏木 10 克，童便引。

23. 小眼脾胃过度用方

金沸草 15 克，西洋参 6 克，苏木 15 克，川贝 10 克，肉桂（去粗皮）10 克，法半夏 10 克，白芷 15 克，海参 6 克，明七 10 克，公丁香 15 克，奎沉 10 克，没药（去油）10 克，白糖云耳引。

24. 风海五腑金钱穴用方

杜仲 10 克，木通 10 克，公丁香 15 克，生地 15 克，肉桂（去粗皮）10 克，冰片 1 克，小茴 10 克，车前子 15 克，土鳖（去尾）10 克，归尾 15 克，没药 15 克，千里光 7.5 克，白糖云耳引。

25. 两手用方

桂枝 10 克，肉桂 10 克，首乌 15 克，没药 15 克，鹿筋 15 克，泽兰 10 克，威灵仙 15 克，千年健 2.5 克，白芷 15 克，公丁香 10 克，归尾 2.5 克，红枣引。

26. 班南五关用方

海马 1 对、甲珠 10 克，公丁香 15 克，紫草 10 克，冰片 1 克，秦艽 15 克，石燕（火煅）10 克，肉桂（去粗皮）10 克，苏木 10 克，田七 5 克，石菖蒲 15 克，没药（去油）15 克，地龙引。

27. 人空闭漏穴用方

海马 1 对，甲珠 10 克，没药（去油）10 克，冰片 1 克，公丁香 10 克，海参 7.5 克，石燕 10 克，母丁香 15 克，琥珀 7.5 克，肉桂（去粗皮）10 克，石菖蒲 15 克，朱砂（灰净去油）5 克，云耳童便引。

28. 肩井穴用方

当归、川芎、槐角、前胡、肉桂、枳壳、木香、茯苓、炙甘草各 7.5 克、茯苓（去皮毛）1 个，共研细末，酒服。

第八节 "一炉丹"功法

武当伤科"一炉丹"功法属道家"内丹"修炼法，来源于尚儒彪编著《伤科方术秘笈》一书。它不但强身健体，还能治疗临床病痛。尚儒彪从临床治疗伤痛的角度出发，其功法简单易练、治疗效果安全可靠，现介绍如下。

一、床上八段导引法

（一）练功须知

1）功法特点：简单易练、见效快，每日临睡前和起床前在床上即可练功，并可根据自己的时间和治疗的需要，将一套功法拆开练习，不受年龄和身体状况的限制。

2）功法要求：道家讲究练习丹功要做到"性命双修"，要求无损人利己之念，要有舍己利人之心，淡名利、节淫欲，先净其心，方能松静其身。背熟口诀，知其要领，双目内视精道，心中暗想丹田。

3）功法效果：延年益寿，对头昏耳鸣、口干齿痛、颈椎病、腰椎病、肩周炎、消化系统疾病、妇科病、男性性功能不良者皆有很好的效果。

4）功法口诀：闭目冥心坐，握固静思神。叩齿三十六，两手抱昆仑。左右鸣天鼓，二十四度闻。微摆撼天柱，赤龙搅水精。闭气搓手热，背摩后精门。左右辘轳转，两脚放舒伸。叉手双虚托，低头攀足频。以候神水至，再漱再吞津。如此三度毕，神水九次吞。咽下汨汨响，百脉自调匀。河车搬运讫。发火遍烧身。邪魔不敢近，灾病不能侵。子后午前做，造化合乾坤。铅汞丹田配，八卦是良姻。九日见功效，百日练成金。

5）练功时间：此法最好选择甲子日夜半子时首次开功。练习此功不能间断，否则难取预期效果。练功时用鼻自然平稳地呼吸，口不得呼吸。每日子时后、午时前各行功一次。若人事忙，不必拘定，可根据自己治病需要和时间，将其中适合自己的功法拿来练习，一日之中凡有身闲心静之处，便是下手练功之时。

6）练功场地：室内练功，先打开门窗，使空气流通，但要防不洁之气侵入室内，不得当风头处练功。练功要求全身肌肉、神经都要放松。做功时要缓缓用力，做到松中有紧、柔中有刚，切不可用僵力。意守丹田，不能过分用意，只需心中暗暗轻想丹田处即可。过度劳累和过度饥饿时及饭后一小时内均不宜练功。

（二）功法

1. 闭目冥心坐、握固静思神

练功前先默念："人为万物灵，通道即谓神，空空最为大，我身似光尘，随气仙境，杂念留鬼门。"然后自然盘坐，亦可端坐，轻闭双目，舌抵上，含胸拔背，松肩坠肘，意守丹田，内视脏腑，呼吸自然。双手四指轻握拇指，谓之握固，拳自然放于两侧大腿上，掌心向上。通过默念口诀及调身即可达到神安志定、杂念不存、全身松静的境界，能取得益气养神的效果。

2. 叩齿三十六、两手抱昆仑

即上下牙齿轻轻相叩三十六次，略带咬劲，以轻轻作响为度，叩齿可守神定志祛邪，改善牙周的血液循环，保持牙齿牢固，防治牙病，并反射性刺激唾液的分泌，加强消化功能。头面谓之昆仑，两手经头顶放于脑后，两手心置两侧风池穴处，两手腕封闭双耳，勿闻杂音，做自然呼吸九次。此功可调节颈部血液循环，松弛大脑神经，疏通肩部经络，对颈椎病、肩周炎、头昏头痛有良好的效果。

3. 左右鸣天鼓、二十四度闻

移两手掌搓擦两耳二十四次。再以第二指叠在中指上，用力放下第二指，重弹脑后，如击鼓之声，两手同时弹打，共二十四次，放下双手。

搓擦双耳轮可益肾固本、协调脏腑经络、刺激耳窍上全身各处的功能对应点，可改善各脏腑功能。鸣天鼓可给大脑以良性刺激，能调节中枢神经，对解除头昏头痛、防治耳聋耳鸣有一定的作用。

4. 微摆撼天柱、赤龙搅水精

天柱即是颈椎，低头扭颈向左右侧视，肩亦随之左右摇摆，左右各二十四次。此法疏通督脉与膀胱、脾胃、肝胆经气，系调和上述脏腑的一种方法。现代医学认为，此法能加强肩关节及胸大肌的活动、改善血液循环、增强内脏功能，可防治颈椎病、肩周炎、胸椎等部位病变及内脏疾病。赤龙搅水精，赤龙即是舌，以舌顶上腭，搅满口内上下及两旁，使水津自生，鼓漱于口中三十六次，将每次所得水精分做三次，要汩汩有声地吞下，心暗想、目暗看，将水精直送到下丹田。此法将水精送入丹田，即道家炼丹加料法，水精是炼丹最好的材料。现代医学认为：所吞唾液反射性地刺激消化腺体的分泌，增进食欲，故能改善消化吸收功能，还能使内分泌激素分泌增强，有抗衰老的作用。

5. 闭气搓手热、背摩后精门

以鼻吸气闭之，用两手掌相互搓极热，两手分置腰后两侧软处，用力摩擦两处，此两处即谓精门。边摩擦边徐徐从鼻放气，摩至两精门有热感即止。此法能强腰健肾，巩固先天之本。现代医学认为，此法能调整内分泌系统功能，治疗腰痛、阳痿、早泄、痛经有特殊效果。

6. 左右辘轳转

曲屈两臂，先以左手连肩圆转三十六次，如绞井上辘轳一般，右手亦如之。此法能疏通手三阳经的经气，对肩凝症有很好的效果。

7. 两脚放舒伸、叉手双虚托

放所盘两脚向前伸平，两手指相叉，反掌向上，先安所叉之双手于头顶、用力上托。要有上顶欲触天之势。同时上身筋骨、脏腑皆蓄力上耸、手上托一次，又放下双手按于头顶，又上托，共做九次。此法能调理阴阳、疏通三焦，治疗肩周炎、肩凝症、胸膜粘连、肺气肿及颈、胸、腰椎骨质增生效果很好，并可预防驼背。

8. 低头攀足频

以两手向所伸两脚底用力扳之，头低如礼拜状，做 12 次，仍收双足盘坐。此法是一种测试身体衰老程度的理想方法，又对颈椎、胸椎、腰椎病疗效颇良。

9. 以候神水至、再漱再吞津

用舌搅口内，以候神水满口，再鼓漱三十六次，连前一度，此再两度，共三度毕。前一度做三次吞，此两度做六次吞，共九次，吞如前，咽下要汩汩响声。咽津三度，百脉自然在周身调匀。

10. 河车搬运讫、发火遍烧身

心想脐下丹田中，似有一股热气如火，闭气如忍大便状，将热气运至谷道，即肛门内。意想热气从肛门内上升到命门穴，沿背脊到大椎，通过颈椎到玉枕，由玉枕到百会，又闭气，使热气从百会到上丹田，由上丹田到两太阳穴，由太阳穴到耳前，经两面颊降至喉下，到中丹田，过肚脐至下丹田止，热气所过部位及通身皆热。

此功练九日见效，百日功成，功成后可达邪魔不敢近、灾病不能侵的效果。

二、床上五字卧功

此套功法是由侧、俯、仰、屈、垫五种睡卧姿组成，可根据练功者的需要。择其中一种功法或两种功法进行练习。练功时间选择在临睡前或起床前。练功后觉得舒适不累为好。

1. 侧字功

侧卧（先右后左），屈右臂，右手心贴于右脸上，左臂放于体侧，右腿自然伸直，屈左腿并压在右腿上，随后做深呼吸 3～5 次，接着左手在左腰胁下按压 20 次，并沿着斜方，向腹部、脐下部推摩数十次，再在脐周围揉动数十次。最后，用左手掌根部在腰部做推摩、叩打各数十次。改向左侧卧，动作与右侧相同。

功效：主治便秘、腰痛、肾结石、痛经、前列腺炎等。

2. 俯字功

俯卧，两手扶枕，头略昂，屈双小腿，然后深呼吸 3～5 次，接着两手掌心向上分别垫在上腹部、肚脐部和小腹部，并各做 3～5 次深呼吸，最后，可将枕头垫在腹部，双手推压、按摩腰部 1 分钟。

功效：疏通督任二脉的经气，调整内脏功能。

3. 仰字功

仰卧，上下肢放松伸直，做 3～5 次深呼吸，再依下列顺序练功。

1）两臂由体侧上举至头顶，五指交叉，掌心翻向上，然后做 3～5 次深呼吸，两臂放回体侧。

2）两臂由体侧经面前向两侧平举，深呼吸，然后屈臂抱肘于胸前，深呼吸，反复做此动作并配合深呼吸 3～5 次。

3）五指交叉抱于脑后，头前屈，使下颌贴近胸骨，略停片刻复原，做 3～5 次。

4）揉胸腹。

（1）探胃：两手四指按心窝处，向左顺揉 20 圈，再向右逆揉 20 圈。

（2）揉肠：两手四指由心窝处向左顺揉直下，揉至脐下，做 20 次。

（3）揉肝胆：左手按于左大腿根部不动，右手自右向左绕揉腹部，做 20 次。

（4）通三焦：两手四指由胸部向下推至耻骨处，做 20 次。

功效：健脾胃，利肝胆，理三焦，助消化，调整大小肠，推动积滞，通便降气，止呃逆。

4. 屈字功

仰卧，按如下方法行功：

1）先深呼吸，同时屈右膝，双手抱小腿于胸前，左右腿交替做 3～5 次。

2）动作同上，改换屈左膝抱双腿。

3）先屈髋屈膝，两手握双脚外踝，再尽量伸膝。

4）先屈髋屈膝，两手扳住脚底，然后抬起上体，稍做 3～5 次。

功效：舒筋活血，通利关节。

5. 垫字功

分大垫小垫两种，大垫用枕、小垫用拳。仰卧，按以下顺序进行。

双手握实拳垫于两侧腰窝，并做深呼吸 3～5 次；然后移两拳垫于骶骨两侧（相当于八髎穴处），同时做 3～5 次深呼吸，再垫于尾椎处，做 3～5 次深呼吸；最后用双手背垫于下位胸椎和上位腰椎的两侧，即督脉膀胱经穴位，做深呼吸 3～5 次。

功效：通过垫的动作，对督脉膀胱经各穴位进行刺激，改善和调节内脏器官的功能。

三、床上十二段坐功

此功早、晚都可练习，也可以随意选择其中某段进行锻炼，动作的次数自由掌握，以感觉舒适为宜。

1. 运头面

1）两手对掌搓热，干洗面，以面部发热为止。

2）四指并拢推摩双眉（由攒竹穴经丝竹空穴至发际）和眼眶数十次。

3）用食指或拇指推摩鼻翼两侧数十次，掐鼻柱和人中穴各数十次。

4）闭口叩齿 20～30 次，将唾液咽下。

5）五指分开并屈手指，从前额沿头顶直至脑后做"梳头"动作数十次。

6）两手中指向前按住耳廓，食指与中指做弹打动作，从耳后乳突部打至脑后，自觉有"咚咚"响声，做数十次。

7）单手掌或双手掌推、搓喉前、颈、项部，各数十次。

功效：改善五官的功能，改善面部皮肤。

2. 后顾视

两手按床，头尽量向后转，眼随转头方向由上往下看，左右两侧互换，各做数十次，还可将两臂自然平举做上述动作。

功效：灵活颈项，锻炼视力，治疗颈椎病。

3. 抖肘臂

前臂在肘关节处弯曲，肘部主动向前后、左右方向运动。

功效：强健肘臂，治疗肩周炎。

4. 敲腕

1）双手握空拳或伸指，掌根对敲（敲打大陵、腕骨穴）。

2）腕背对敲（敲打阳池穴）。

3）对敲第一、二掌骨部（敲打合谷穴）。

4）对敲第二掌骨外侧（敲打后溪穴）。以上各穴敲打20次。

功效：防治腕掌及手指肿麻无力，增强脏腑功能。

5. 运指

两手五指分开，对敲虎口和四指根部（八邪穴）数十次，一手半握拳，敲另一手掌背和掌心（内、外劳宫穴），左右互敲数十次。

功效：灵活手指，防治手指麻、痛。

6. 捉空

两臂交替或同时前伸，手做使劲抓物动作，每次抓物后置于同侧腋下，并深呼吸一次，做数十次。

功效：防治肩臂疾患，调整心、肺、肝、胆、肾脏的功能。

7. 拉弓

两臂交替向左右做拉弓姿势。同时头和眼都转向开弓方向，并伴随深呼吸，做数十次。

功效：锻炼肩、臂力量，舒展胸部。

8. 单举

两臂交替上举、掌心向上，并伴随深呼吸，做数十次。

功效：增强臂力，调理脾、胃。

9. 叩拍肩腰

右手掌拍打左肩，同时用左手背拍打右后腰，左右交替数十次。

功效：防治肩、腰疾患。

10. 晃海

两手自然置于膝上，上体由左往右，再由右向左转圈，并伴随做深呼吸，左右各做数十次。

功效：活动胸腹脊柱，调理气血。

11. 踏空

单腿屈，双手握膝下，用力蹬腿，左右交替各做数十次。

功效：强腿腰，助消化。

12. 扳脚趾

两腿伸直，上体前倾，两手尽量勾扳脚趾数十次。

功效：强腰固肾，治腰腿痛。

第九节　武当熊门"七心活气功"

武当七心（七星）活气功由明末清初昆阳子真人传熊德安，熊德安传其子熊玉廷，玉廷传弟子达年和尚，达年和尚传李升庭，李升庭广传于李青山、葛艮香、隆焕明、李继周、李继斌、杨根深等，后传至今。至李升庭（1887—1968）一支传承已有300多年。李升庭因人施教，各亲传弟子中都有秘授绝技，如武汉市28位亲传弟子中陶德明、潘润保（已故）身怀本门伤科骨科、病功、硬气功绝技。潘润保弟子潘厚强、梁建生、李洪焱、万方明、朱俊、朱斌、张道鹏、高道成、李天佑、程方平、齐凤军等人中，李洪焱接受潘润保老师衣钵练习此功；沔阳小弟子高道成则秘授坐卧功、治病功、七心练功图谱等；李天佑则传承师门嫡派武术和功夫等。目前已知该门派现存有武当七心（七星）活气功、硬气功、坐卧功（静功）及实战秘技，其功法刚柔并济，在武当诸多传承中有鲜明的特点。

"熊门七心活气功"，简称"活气功"，是武当派气功的一种，类似"金钟罩""铁布衫"功夫，属上乘内功。它和邓钟山所创的武当"功家南派"中的"扳功"一样，"上劲"后，身硬如铁板，但练功方法不同。"活气功"的炼气方法，已有数百年历史，是清代熊德山所传，与武术相结合，有健体防身双重作用。

特点与理论：将武术、气功融为一体，动作淳朴健美、易学易练，运动量可大可小，练功不出偏差就无副作用。"七心"，一说是此功的练法主要有正七个中心内容和副七个中心内容；二说是此功在人身上主要练七个重要部位，以这七个重要部位为中心，故称"七心"。"活气功"，是因此功是通过练呼吸、动作引导、拍打等方法（一般不需意念，精神集中练功即可），使全身气血畅行无阻。正如师辈所言：活气功主要能活气活血。它可调和气血，增强脏腑功能，畅通百脉，强身治病。经过长期锻炼此功，人体内的潜力被调动起来，真气日渐充盛。除七个中心部位外，全身肌肉血脉和筋骨间，以及五脏六腑都储存有大量内气。此功动中获静，刚柔相济，不须意念，内气可循经运行，便可击打身上。若使大喝一声，其避坚力和爆发力更是无穷。内气不须意念运行，而自充盈全身。

"七心活血功"共有十四功，又分为正七功和副七功，正七功专练全身之气，可防病，治病，调动内气畅行全身；副七功加强和巩固正七功的力量，主要目的是强身健体和锻炼内力，使人更加壮实、硬朗，内功更深一层。

七心活血功共有十九式，俗称为十九个把子，分为"正七把""副七把""后五把"。该功以"正七把"为基础，通过练功激发七个要穴，即头顶心、前心、后心、两手心、两脚心；"副七把"为辅助，进一步加强各部位的锻炼；"后五把"是练完正副十四把，封口时所练的功法，亦称"封口把"。

功效：

（1）治病奇效，多年临床实践观察，对治疗多种疾病，如慢性鼻炎，慢性关节炎，腰肌劳损，跌打瘀积，神经衰弱和五脏六腑各种慢性疾病，只要肯坚持练习，就可获得理想效果。

（2）健身益寿，练此功者，长年不感冒，肠胃功能好，饭量大。此功用的停闭呼吸法，即吸气－闭气－呼气，闭气对人体有特殊的作用和深刻意义。

（3）内助武术，习拳棒刀枪者，得此术不但中气充沛，力量强大，而且身硬如铁。正如少林洪会禅师曰"呼吸之功，可以使气贯穿周身。故有鼓气胸肋腹首等处，令人用坚木铁棍猛击，而不觉其痛苦者，由于气之鼓注包罗故也"。练功时可以并练铁头功、铁神功、铁臂功、铁指功、铁掌功等，其武术作用真谓无穷。

（4）七心活气功，是传统的动功功法。本功法运动量大，更适宜青少年锻炼。

（5）特技与练功法可增强全身爆发力，祛病延年，强身健体，且能培养抗击打能力，提高武术技击水平。

一、武当熊门七心活气功——正七功

1. 准备动作

准备动作又称"平气"动作。具体做法：两腿直立并拢，两手自然下垂放腿侧，身躯正直，身心俱要放松，两目平视。两手握拳，拳心向上，两拳并排置于两乳下，拳尖相对。然后两拳向两侧平划分开，并同时吸气，拳心仍向上。接着收拳轻击两胁，击时拳心仍向上，并同时呼气。呼气后，由拳变掌自两胁向下分开，边吸气，两掌边向外上缓慢划圈，上举超过头顶，两掌心相对。然后两掌心向下，指尖相对，慢慢将双手降至小腹前，同时慢慢将气呼出（"活气功"整个过程，只有这一动作柔慢呼气）。在慢呼气同时两脚自然分开，站成内八字，与肩同宽或稍宽些。做任何一功之始和收功，都要做此准备动作（也称平气动作）。（图12-7）

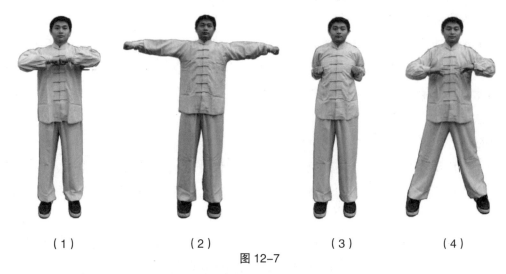

（1）　　　　　　（2）　　　　　　（3）　　　　　　（4）

图 12-7

2. 一功：气行下丹田（小腹区）

准备动作后，左手反叉腰，四指紧贴腰部，拇指朝前，虎口向下，右手伸向右侧，掌心向下，掌背与肩平，上身也右侧微仰，眼望右手指。接着右手往下压，同时吸气，弯腰。右手继续下压，绕过两脚尖，从左侧上来，变掌心向上，经左至头左上方，掌心朝前变手指为虎爪形用力带于右耳边（同耳平），同时呼气（图 12-8）。连做 7～10 次，换右叉腰，动作同前，次数要相等。

要点：弯腰时两膝不能弯曲。

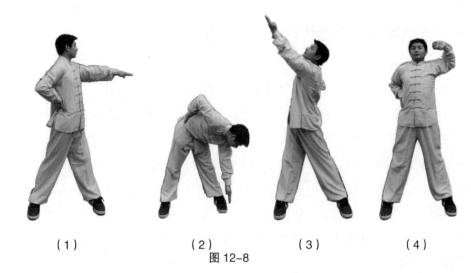

（1）　　　　　　（2）　　　　　　（3）　　　　　　（4）

图 12-8

3. 二功：气行上丹田

平气后的双手仰掌端平往上托至头顶前，接着带下左耳边，同一把一样，但此把双手齐带，同时呼气。然后右掌变熊掌，左掌变鹰爪状。下身不动，上身左转，右手亦向左转与肩平，左手向右后转。然后左、右手同时向右侧甩动，两手平右肩，手心向下。随即向前弯腰，胸部向前下方。带动双手掌下压，掌心向下，贴近地面时两手下垂成鹰爪状，同时吸气。吸气后上身缓缓直起，两鹰爪手缓缓拉上至头顶，之后又向两耳旁用力打带，与耳平行，掌心朝前成虎爪状，同时呼气（图12-9）。呼气毕，换左手变熊掌，右手变鹰爪状，重复上法。左、右手交替轮换锻炼，时间不论，适可而止。

要点：弯腰吸气时两膝不能弯曲。

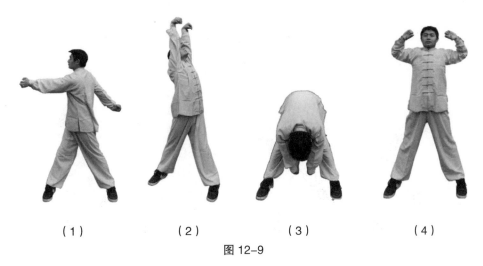

（1）　　　　　（2）　　　　　（3）　　　　　（4）

图 12-9

4. 三功：气行背路（背部、腰部）

平气时两脚平拢、双手向两侧伸展与肩平，掌心向下，下蹲吸气。接着两手握拳，拳心向上，两肘紧贴胸部，拳头须平拢，右脚朝右侧移成弓箭步，两手端平，自左侧方向起转动（旋转），同时挺胸并稍后仰（图12-10）。两肘以两胁为点，由上往下旋转3～4次后，左脚向右脚靠拢立正，同时做平气动作。转换为左侧左弓步，呼吸动作一样。左、右侧各做3～4次即可。

要点：此节全靠闭气。

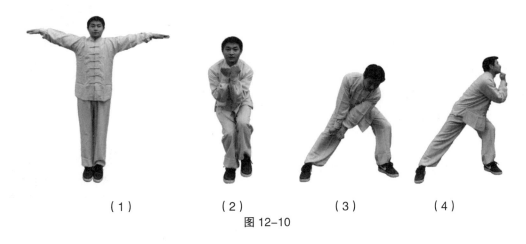

（1）　　　　　（2）　　　　　（3）　　　　　（4）

图 12-10

5. 四功：气行四肢

平气动作结束在呼气的同时，左脚移向左前方与肩宽，左手握拳，拳心向上，贴近左小腹处；右手五指自然并拢，往右侧甩动；弯腰向右转 90 度，然后右手甩摆至左脚尖，此时开始吸气，胸部也转向正前方同时直腰挺胸，掌心朝前。掌指朝天，眼看右掌；接着右掌变握拳，小臂回至右肩旁。拳尖朝下，猛朝左膝前打，同时呼气（图 12-11）。右拳又变掌向右侧甩动，如前法重做第二次，连续 7～10 次，屏气收左脚，换出对侧手脚亦如前法做 7～10 次，次数要相等。

要点：吸气和呼气时两膝不能弯曲。

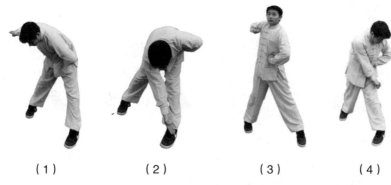

（1） （2） （3） （4）

图 12-11

6. 五功：气行头顶（本门称头顶为天平）

立正姿势，平气动作后上身向前倾斜，前额顶触物面（墙壁、树本均可），两手自然下垂成鹰爪（图 12-12），掌指朝上，小臂抬起。鹰爪提至同耳高，两手翻掌由上向后下方猛插，两足跟着地，同时呼气。反复多次锻炼，适可为度。

7. 六功：气行腰、腹部

坐式，两腿自然伸直，双脚夹或钩住一物均可。完成平气动作后，两手握拳拍击小腹，然后上身后仰与地面平行或稍倾斜，两手掌分别置于小腹旁。掌心向上；双掌外展，同时吸气（图 12-13）。吸气后，手臂绕向头部，掌心向上，翻掌向上腹两侧前猛推去，同时呼气。反复进行，适可为度。

要点：锻炼此式的次数和强度要循序渐进。

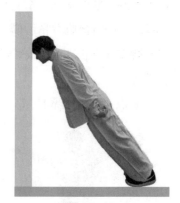

图 12-12

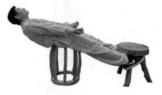

图 12-13

8.七功：气行心部（又称心功）

备一根圆木棍，长 1 米左右，直径 25 毫米。平气后手持木棍，与墙壁或树木相隔一定距离，木棍一端抵撑于剑突下，另一端抵于墙壁或树木，木棍与地面平行。两手自然下垂成鹰爪。动作和呼吸等均与五功同（图 12-14）。

要点：练习此式的次数要逐渐增多，适当为度，不要勉强。

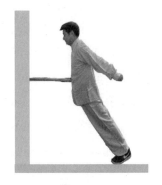

图 12-14

二、武当熊门七心活气功——副七功

1.一功：霸王举鼎

平气后两脚站立与肩宽，两手自然下垂于体侧，之后缓缓抬起与肩平。掌心向下，上身向前弯，两手掌也随之到两脚尖，掌心相对，手指曲胸，同时吸气（图 12-15）。再缓缓挺起上身，两手掌慢慢用劲上拉，曲臂拉至胸部，转腕，掌心朝上，最后两手沿肩前向上猛然直插，手指伸直，同时呼气。呼气后两手向外展，后又复合原位，同时再吸气，曲臂拉下至胸部以平气动作结束。

要点：此功视身体状况和自己功底而定，次数不限。

2.二功：凤凰插毛

平气动作后两脚站立与肩宽，左上臂向外平举，前臂内

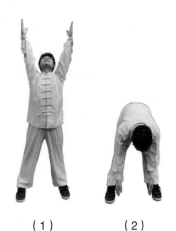

（1）　　　　（2）

图 12-15

弯与上臂成 90 度，手掌达头左上方，掌心向外，举手之时一并吸气。右手端平齐胸，掌心向下，手肘要直，左右来回用力甩摆 3～5 次，上身稍向右侧，做平气动作，同时正身。换手，方法同前，左、右手各做 3 次（图 12-16）。

要点：甩插的手必须用劲。

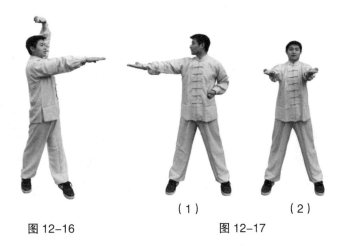

图 12-16　　　　（1）　图 12-17　（2）

3. 三功：金鸡抖力

平气动作后，两脚站立与肩宽，两手握拳置两胁处，吸气。接着右手变熊掌平于胸前向左前方推出，掌心向前（图 12-17）。推出后肩部用抖劲带动手臂来回伸缩 4～5 次。然后右手变拳向右侧平拉开，同时再吸气。继拍击腋下，并呼气。换左手如右手方法练一次。之后双手齐出练一次。如此反复数次，以平气动作结束。

要点：练此功肩部不能板滞，要松活。

4. 四功：霸王撒鞭

平气动作后两脚站立与肩宽，下蹲马步。两手掌放左腰旁，掌心向下，接着双掌抓拳带过右侧，同时吸气（图 12-18）。然后双拳由右向左侧甩动，左拳往左侧格摆，拳尖向上，拳与肩平，肘对左膝；右拳拍击腋下，拳心向上，同时呼气。再换方向，两掌从右腰旁往左带，方法如前，反复进行多次。

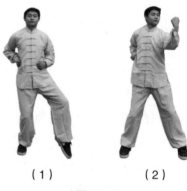

要点：练左侧时，吸气时左脚要同时自然抬起，呼气时左脚同时踏回原位。练右侧法同左侧，适当为度。

图 12-18

5. 五功：双凤朝阳

平气动作后两手握拳放于腰部或胁部，吸气，右手变掌向头上直推，指尖向上，掌心向左，同时呼气（图 12-19）。呼气后，右手向左侧摆动尺许，收回原状再吸气；吸气后右掌变熊掌垂直缓缓拉向胸部，又向右侧平线摆出，变拳拍击腋下，出拳时呼气。换左手，练法同上。左手练毕，再吸气，左、右手上下交换直向上拉推 4～5 次，推法如前，每推掌一次，呼气一次。最后，两手掌心相对，于头上方两侧相隔尺许，收回原状再吸气，此时又变为熊掌。吸气后两掌垂直拉下至胸部，两手左右分开变拳拍击腋下，以平气动作结束。此法做 3～4 次即可。

要点：练此式可略挺胸。

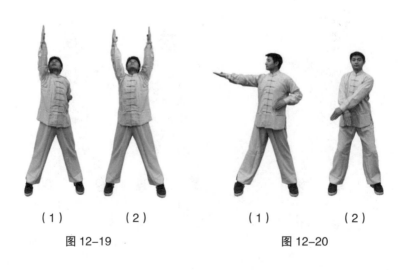

（1）　　　　（2）　　　　　　　　（1）　　　　（2）

图 12-19　　　　　　　　　　图 12-20

6. 六功：黄龙缠腰

平气动作后右手成掌向右下甩出，掌心斜向下，同时吸气。左手交叉在右手之上，往两边来回甩动 4～5 次（图 12-20）。平气动作还原，换方向练左侧，方法一样。如此反复做多次，适当为度。

要点：练此把右侧式时上身也要右侧转，左侧式相应左侧转。

7. 七功：金鸡拍肚

平气动作后两手握拳置胁下，吸气，右手变熊掌向左前方推出，掌心向前，同时呼气（图 12-21）。然后掌指伸直，摆正右前方，掌心向小腹，同时吸气；接着右掌拍击小腹，同时呼气。换练左手，方法如上。左手收回后，再吸气，双手变熊掌向前方同时推出，掌心向前，也同时呼气。呼气后两手掌向两侧分开同肩宽，同时吸气；接着双掌如上法拍击小腹，同时呼气。上法反复进行五六次。

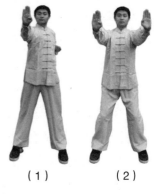

（1）　　　　　（2）

图 12-21

要点：拍击小腹时，小腹要用力对抗。

三、呼吸方法与注意事项

"活气功"的呼吸方法是口吸鼻呼，而且呼吸大都要配合动作。不论吸气或呼气都要短促有力，因呼吸时声音震动，所以前人称"抖进抖出"。吸气时舌抵上腭，口唇微圆，气吸进后要闭着，不能吞下。当要呼气时，口内的气从鼻中喷出，呼气必须短快有劲，要有轻松活跃感。练到一定程度，呼吸不但有劲，而且声音清脆响亮。

注意事项：

（1）初学者，吸气不要吸满，以免闭不住将气吞下。

（2）呼吸运气要注意配合准确的姿势和动作，因姿势和动作有导引气的作用。

（3）练功期间感到全身乏力或某些部位酸疼等反应，须坚持练功。

（4）初练此功者禁吃生冷和刺激性温燥东西，如辣椒、胡椒、黄牛肉、公鸡等。

（5）初学此功者，禁房事 3 个月。

第十节　《秘传点穴神功》记载字门拳

一、点穴术入门

字门拳又称字门八法，是一种练拳与练气相结合的拳术。它十分讲究以静制动、以柔克刚，强调"擒拿须认穴，嵌骨要酥筋，其中真妙诀，等闲不度人"。点穴酥筋，是字门拳点穴术的基本要求，它可使对方穴位受制，人体失去局部或整体的活动功能，达到克敌制胜的目的。

"点穴术"是字门拳的一种摸拿穴位的功法，又称短手或小手，江西民间又叫"摸"。它与打穴、闭穴等功法不同。打穴是用捶法，即平捶或尖捶（中指节）点打，或用五指尖头（梅花指）、肘尖、肩头、指尾突峰及腕、足、膝等部位点打。点穴则多以大指或中指从事。如与人格斗，多以握手、拍衣等方式摸拿对方穴位，如排解纠纷，则在拉扯对方时摸拿对方穴位。摸拿穴位如系普通小穴，不过麻痛无力而已，大穴轻则受伤，重则死亡。点后人尚不知，是本点穴术的上乘境界。故江西民间对"点穴术"大有谈虎色变之感，防范甚严。因此，古往今来，精通此道者甚微，但江西各地如高安、丰城、清江等地仍有流传，并历代都有高手。

本术拿穴之法十分讲究生死穴道、经络运行和时辰点穴。字门拳余克让先生所著《推拿口诀》云："人周身之穴共百零八穴，名为三十六天罡，七十二地煞，名为三十六大穴，七十二小穴，合为一十八关。内有此穴无治：龙泉穴、窝风穴、风海穴、金钱穴、仙鹅穴、笑腰穴无治，乃是死穴。"《擒拿回生推拿还阳十二经络全图》亦云："人为小天气血筋，此为三宝定寸神，随人识得经络清，仙家下凡定寸神，本是开元李老君，十二寸神走血门，神农创出十二筋，生死擒拿掌中心，擒死提生在人行，七十二把生死筋，或生或死由人擒，生门拿到死门陵，三条半筋阴阳门，擒拿二十三把半，访尽天下英雄汉，四十八把阴阳筋，生门死部要分清。"故习"点穴术"必须先学寻经认穴，掌握气血运行、经络分布规律，熟悉气血某时在某穴，某时又入何宫，然后按时辰拿穴。故歌诀云："周身气血沿经络，日夜不停在奔波，遇时点穴如受损，十人有九命归阴。"

二、十二时辰点穴法

1. 十二时辰血行经络

子时（23—1点）胆经，丑时（1—3点）肝经，寅时（3—5点）肺经，卯时（5—7点）大肠经，辰时（7—9点）胃经，巳时（9—11点）脾经，午时（11—13点）心经，未时（13—15点）小肠经，申时（15—17点）膀胱经，酉时（17—19点）肾经，戌时（19—21点）心包经，亥时（21—23点）三焦经。

2. 十二时辰气血流注歌

寅时气血注于肺，卯时大肠辰时胃。

巳脾午心未小肠，膀胱申注西肾注。

戌时包络亥三焦，子胆丑肝各定位。

3. 十二时辰点打穴位

子时：燕窝穴，受伤即亡，紫同穴，对时三天，轻二十一天。大指凤点手打，名为寒婆晒日。

丑时：天丁穴血飞逢中，只怕头破伤了风。若凡伤风身寒冷，纵是妙药难收功。

寅时：架梁穴在眉当中，受伤不宜寅刻宫。血丝长彪如射箭，心惊肉跳要送终。

卯时：血海轮流在卯时，受伤不宜破了皮。人似昏迷血似箭，烧烘金银即可医。

辰时：井泉穴血耳从中，一处受伤七孔通。鼻流鲜血牙关闭，任用妙药亦无用。

巳时：巳时井栏气筋关，标手打得咽喉翻。手重妙药也难救，手轻即用回生丹。

午时：通脉轮流在午时，不宜掌心破了皮。人死昏迷血似箭，血似莲花不可医。

未时：未时血海在肚角，内身腰宫两相连。此时若凡受了伤，任用妙药救枉然。

申时：申时受伤在尾通，重伤即亡轻痛三天。受伤两腿屈难坐，通气下节大便中。

酉时：酉时血海在百重，涌上血箭不知痛。中时莫把药急救，只要金银烧得红。

戌时：铜壶滴漏在戌时，尤如淋症小肠紧，受伤不宜先吃药，炒熟旱谷敷小阴。

亥时：亥涌泉穴麻石床，受伤之人面带黄，行路一步诸难走，十二经中用妙方。

三、点穴歌诀

人身之血有一头，日夜行走不停留。遇时遇穴如伤损，一七不治命要休。

子时走在心窝穴，丑时需向涌泉求。对口是寅山根卯，辰到天平巳凤头。

午时却在中脘会，左右命宫未时流。凤尾属申封门酉，丹肾俱为戌时位。

六宫直寻亥时来，不教乱缚斯为贵。

天门晕在地，尾子不还乡。两肋丢开手，腰眼笑杀人。太阳并脑后，气户血海伤。

耳后受伤均不治，伤胎鱼笠即时亡。前后二心并外肾，鱼睛目定甚张忙。

肋稍插手难于治，肾俞丹田最难当。夹脊断时不下药，正腰一天立身亡。

伤人二乳到胸膛，百人百死到泉乡。出气不收无药石，翻肚吐粪见阎王。

四、字门拳打手要言

出手残推劲紧直，逼捺三分借彼力。抛托擦撒随手化，牵吸援夺下所宜。

圈插能克来者猛，吞吐兼撒跌更奇。手撒用揎当紧记，力弱贴近任施为。

举手认胸休害怕，手既贴身脚亦随。立桩巩固问明此，裆消膝紧世间稀。

余功妙用无阻滞，潇洒脱离君须记。若欲练成稀有技，请君勤习为得计。

五、字门拳十八法译释

歌诀阐述了字门拳深奥的拳理和技击原则。所谓袖者，藏之于手也；珍者，秘而勿露也。故此法在民间从不公开传授，被视为保身护命的法宝。笔者本着继承与创新、挖整与发展的原则，对原文试作破译与浅析，粗疏、谬讹之处，敬希读者指正。

1. 太极

【原文】一身总太极，二脚为根基。阔狭由长短，如山不可移。

【语释】一个人全身的总根基在于先天真一之气，而字门拳练气的根基在于两脚的桩功。站桩之法，左右阔狭视人高矮而定，但要稳如泰山不可动摇。

【按语】太极指先天真一之气。而气是性命之根，造化之源，生死之本。字门拳是一种练拳与练气相结合的拳术，强调站桩练气的根基作用。只有首练五桩（是指平行并立步桩、马步桩、弓步桩、虚步桩、根劲桩），才能做到劲气神力，内外合一。

2. 阴阳

【原文】全身三转折，阴阳上下贴。动静瞻前后，砥柱硬如铁。

【语释】颈、腰、膝的转折、屈伸应该做到上与下合，肘与膝合，肩与腰合。与人交手时，应该瞻顾前后左右的动静变化，使前后左右身如铁石，不可动移。

【按语】阴阳由先天真一之气而生。这里用古代朴素辩证法思想强调人的四体百骸、一举一动都可阴阳分之，如上与下、前与后、动与静等。字门拳行拳讲究阴阳调和，身法自然，起落合度。与人交手还应该"眼观六路，耳听八方"，这样才能动作顺达，桩马稳健，使敌无懈可击。

3. 子午

【原文】如何是子午，头面对针锋。两肩并两膝，上下总相同。

【语释】什么是子午？子午就是与敌交手、摆桩扎马时，头、面、肩、膝在一条线上，即侧身对敌。同时要做到肩膝一致，上下协调。

【按语】子午是遇敌时站立的技术要领和要求，字门拳强调与人交手，首先要丁步侧身对敌，以缩小受敌面，做到退可守、进可攻。

4. 浮沉

【原文】浮如云出岫，沉似石投江，左右常相顾，坐腿把阴藏。

【语释】浮要像云雾从山间缭绕而出那样飘逸潇洒而不着力；沉要像石头投进江中那样干净利索。时常注意前后左右的动静变化，同时还要吞身裹裆把阴藏。

【按语】浮沉是字门拳中的身法要求。字门拳极讲究身法的浮沉吞吐。浮沉不仅要浮得潇洒，沉得利索，而且要虚虚实实，令彼莫测。

5. 吞吐

【原文】吞身如鹤缩，吐手如蛇奔。鼓撼随风入，轻重左右分。

【语释】吞吸身势要含胸拔背，像白鹤收缩那样蓄势待发，出手要像蛇奔跑那样迅速、勇猛。鼓撼身手，随风而入，避重就轻，左右出击。

【按语】吞吐，是字门八法吸法、推法并用的技击法。吐者，化也，退也。吞者，推也。这里强调攻防并用，刚柔相济。

6. 捋推

【原文】捋风挨手入，筋脉要流通。直硬将柔制，推动不用功。

【语释】对方向我进招，我即顺其用力方向挨手而入，向后牵扯，但手脚要圆活，筋脉要流通。若对方用力向后挣扎，我即顺其挣扎之力上步推之，这样将对方推倒不用花多少力气。

【按语】捋推是一种借力打力，"四两拨千斤"的技击方法。捋推就是扯过来再推出去的意思，这里强调引进落空，顺手牵羊，使彼失去重心而自跌，若彼力量较大，重心稳定，则配以推吐之法使其倒地。

7. 圆滚

【原文】出手则柔济，摇铃肘脉圆。沾衣如滚浪，贴肉要生根。

【语释】与人交手要刚柔相济，禁忌僵硬，若对方取我中上部，我即用云手沾扣其腕脉，另一手托其肘关节，沾住对手要像翻滚的波浪一样紧紧吸住，使彼不得脱身；贴住对方，就像生了根一样，使对手撼不动、走不脱。

【按语】圆滚是一种粘身御敌的技击法。摇铃在字门拳里叫云手或拧手。字门拳法多圆手运动，以弧形或圆形运动改变外力的方向，避免强加于我的任何直接打击。这里强调直来圆化，避实就虚，沾身即发。

8. 抖落

【原文】抖落法最奇，中偏要防提。软出须硬起，翻身任施为。

【语释】肘法在技击中可以出奇制胜，但要看敌人是走中风还是走偏风，中风用滚肘，偏风用抖肘和顶肘。用肘时，出手要软，沾身要硬，软硬兼施，翻身落肘时，使彼屈从，任我施为。

【按语】抖落是一种肘法，有抖肘、顶肘和滚肘之分。肘法在实战中最为实用，它可以出奇制胜，令彼难防。

9. 沾靠

【原文】出手防牵制，翻腾切莫返。沾衣即滚肘，靠吸在柳移。

【语释】出手进招要有防守的思想准备，不要被敌牵制；翻腾起伏，沾身靠打，不能迟疑，应果断、迅速，接近敌人即用滚肘靠打制敌，而沾身靠打应像杨柳随风摆动一样毫不费力。

【按语】沾靠是一种沾身即发，用头、肩、肘、膝、胯靠打的技击法。沾身靠打时不宜用蛮力，贵在行动的迅捷和时机的把握。这种方法近身搏击时最是有效，远距离进攻时则不宜用此法。

10. 进退

【原文】欲知进与退，退败进自生。他若追进户，三纵部位偏。

【语释】与人交手应该知道进与退、攻与守的规律，对方若败退，我则进击，对方若追入我门户，我即左右闪身，侧身对敌，变守为攻。

【按语】进退是字门拳攻守兼顾技击法的基本要求。实战中，是进还是退，应审时度势，见机而行。进要进得有方，退要退得有序，不能贸然而进，也不能一退不可收拾。

11. 封闭

【原文】门户牢关固，双封势不开。机关将动我，发手似春雷。

【语释】与人交手，首先要紧守门户，护住全身要害部位。若对方向我进招，我即封住其手脚，使其有力而不能发、有武不能用。对方若变招欲化解我的封势，我即突然发招，好似春天惊雷，令彼措手不及。

【按语】封闭是一种防御的技击手法。是字门八法"逼法"的具体运用，此法强调以静待动，一动即将对方勇猛攻势阻住并扼杀于萌芽之时。

12. 插撒

【原文】插手势如枪，抛托切要防。撒手形如网，极摔莫离桩。

【语释】用五指插向敌人要像枪一样锋利，势不可挡，但要防敌人闪身用抛托大手击我肘臂，使用撒手法时要像渔翁站立船头撒网一样，桩稳力顺，若要将对方摔倒，还要上桩持马。

【按语】插撒是一种手足并用，打摔结合的技击法。拳谚云："手到脚也到，打人如拔草。"

13. 扑捺

【原文】扑手势如虎，迎风直入蹚膛。双手似剖腹，拍捺要提防。

【语释】扑向敌人要像猛虎扑人一样迅速、凶猛，借势直取对方胸膛。双手击向敌人要像钢刀一样锋利，犹如将对方的胸腹剖开一样，但扑过去要用拍按法提防敌人变招救援。

【按语】扑者，进也，抢也；捺者，按也。扑捺是一种扑过去再往下按的技击法。此法强调进攻时一定要有防守反击的思想准备。

14. 援引

【原文】敌势偏风进，援开左右防。引手须半出，切莫自松桩。

【语释】若对方走偏门向我进攻，我即用左援手或右援手防守。我用虚招诱敌，手应半曲半直，不可伸直，但自己的桩马一定要稳定，千万不可忽视。

【按语】援者，救也；引者，引诱也。援引是一种防御与进攻相结合的技击法。字门拳援法是一种救急解气之法。这里援引结合，是讲敌向我进攻，我用援法防守反击，如对方不动，我可用引手即虚招诱对方出手。

15. 拖抛

【原文】此法两家用，坐桩不可松。最嫌肩着力，扭塔翻成功。

【语释】拖抛法敌我双方都可用，出手时桩马要稳，不可松散。同时忌挺胸耸肩，否则重心上升，力不顺达，敌便可反用拖抛法将我制服。

【按语】拖抛是一种拖过来抛出去的技击法。此法讲究沉肩坠肘，含胸拔背。实战中主要手法有抛托大手等。

16. 提拦

【原文】敌手如枪入，左遮右提拦。跟踪防漏手，反掌照面还。

【语释】敌如出手抢入我怀，我即左拦右提或左提右拦，顺扯其势。跟踪败敌要提防其漏手反击，一防开其漏手即用迎面铁扇手取其头面部。

【按语】提拦是一种救援解急之法。此法主防，它不直接用于进击，但使用此法得宜，可转危为安，为反击扫清障碍。

17. 消纳

【原文】敌势逼胸来，消肩速纳脯。坐桩吞吐并，前后手相扶。

【语释】敌若来势凶猛，直逼我胸膛，我即消肩纳脯，化解来势。坐稳桩马，吞吐并进时，两手要似两扇门前后护定全身。

【按语】消纳是一种柔化来势，消解其力的技击法，消者，消肩也；纳者，纳胸也，此法讲究避实从虚，引进落空。

18. 擒拿

【原文】擒拿须认穴，嵌骨要酥筋。其中真妙诀，等闲不度人。

【语释】擒拿敌人时要认准穴道，拿其要害，使其痛入骨髓，全身骨软筋酥。这种点穴擒拿之法，一般不乱用乱传。

【按语】擒拿是一种近身搏击制敌的技击法，此法讲究点穴酥筋。

六、三十六大穴点穴法

1. 天丁穴

【取穴】头顶中央处。

【归经】督脉经（亦为膀胱、肝经所会之处）。

【击伤】丑时点中，晕倒，不省人事，若凡头破、伤风、身寒冷，纵是妙药难收功。

2. 太阳穴

【取穴】在眉梢与外眼角之间向后约一寸凹处。

【归经】经外奇穴。

【击伤】轻则头昏、眼黑、耳鸣；重则血窜两目，目中出血，晕死在地。

3. 黄蟑耳穴

【取穴】耳门处。

【归经】三焦经，亦为胆经所过之处。

【击伤】亥时点中，耳鸣头晕倒地。

4. 架梁穴

【取穴】鼻栓中央突起部，眉心与鼻尖之正中。

【归经】督脉经。

【击伤】寅时点中，气上逆，血上涌，伤重血丝长彪如射箭，心惊肉跳要送终。

5. 对口穴

【取穴】颈后陷窝中入发际五分（风府穴处）。

【归经】督脉经。

【击伤】冲击延髓中枢，失语、头晕、倒地不省人事。

6. 风池穴

【取穴】在枕骨粗隆直下凹处与乳突之间，在斜方肌和胸锁乳突肌腱之间取穴。

【归经】足少阳胆经，系足少阳阴经之会。

【击伤】午时点中，冲击延髓中枢，晕迷不醒。

7. 神庭穴

【取穴】头前部入发际五分处。

【归经】督脉与足太阳膀胱经之会穴。

【击伤】头晕、脑胀（巳时点）。

8. 睛明穴

【取穴】在眼内眦角上方一分处。

【归经】足太阳膀胱经。

【击伤】流泪、头昏，眼花倒地。

9. 二仙传道穴（乳根）

【取穴】在乳下一寸六分陷者中。

【归经】胃经。

【击伤】冲击心脏，休克易亡。

10. 将台穴

【取穴】即乳上三肋间距中线之四寸处。

【归经】胃经（亦即脾经所会之处）。

【击伤】冲击肋间神经和胸前神经及动、静脉，震动心脏停止供血、休克。

11. 咽喉穴

【取穴】喉窝部。

【归经】任脉。

【击伤】卯时点（打），气滞血瘀，头晕。

12. 中管穴

【取穴】即胸正中部剑骨下鸠尾缘处。

【归经】任脉。

【击伤】饮食不纳，抬不起头，四肢无力，气逆上涌，人事昏迷。

13. 肩井穴

【取穴】肩上正中窝部。

【归经】胆经。

【击伤】二指点伤，全身疼痛无力。

14. 静平穴

【取穴】乳下两肋间。

【归经】肝经。

【击伤】恶寒发热、咳嗽疼痛，重必吐血。

15. 气门

【取穴】即胸中线第二肋骨交接部。

【归经】任脉。

【击伤】胸部胀闷，气滞血瘀，伤重神智昏迷，即亡。轻者半年，气急咳嗽而亡。

16. 乳中穴

【取穴】即乳头中央。

【归经】胃经。

【击伤】冲击肋间神经和动脉充血破气。伤重人事不知。

17. 中脘穴

【取穴】即胸中线部、脐上四寸。

【归经】任脉。

【击伤】内气漫散，心慌意乱，神志不清。

18. 平针穴

【取穴】在胸中线部，两乳间下一寸五分。

【归经】任脉。

【击伤】口吐血，心如刀割，不食不饮，冷汗不干，夜间烦躁。

19. 膀胱穴

【取穴】即脐下四寸正中线。

【归经】任脉。

【击伤】重伤小便不通，小便胀急。

20. 血平穴

【取穴】即脐下一寸三分，旁开四寸。

【归经】脾经。

【击伤】轻伤气滞血瘀，疼痛难忍，重伤吐血而亡。

21. 命宫穴

【取穴】即第五、第六两根肋骨尖端之间。

【归经】胆经。

【击伤】呼吸疼痛，咳嗽带血，久则成唠。

22. 肚脐穴

【取穴】位于脐窝正中。

【归经】任脉。

【击伤】冲击肋间神经，震动肠管、膀胱，伤气。

23. 双燕入洞穴（天池穴）

【取穴】乳头外一寸。

【归经】心包经。

【击伤】心如刀割，四肢麻冷无力，全身疼痛，吐血、咳嗽成痨。

24. 丹田穴

【取穴】即脐正中线直下一寸五分。

【归经】任脉。

【击伤】气向上攻，四肢无力，面黄肌瘦。

25. 肚角穴

【取穴】即脐中线直下四寸三分旁开四寸处。

【归经】脾经。

【击伤】冲击六腑，多见气逆呕吐不止。

26. 吊筋穴

【取穴】在脐上二寸，下脘旁开五分处。

【归经】肾经。

【击伤】受重伤，常有呃逆吐，两目斜视，昏迷不醒。

27. 涌泉穴

【取穴】在足心前三分之一处，即屈足趾时出现凹陷处。

【归经】足少阴肾经。

【击伤】伤丹田气，气机不能上升，破轻功。

28. 太渊穴

【取穴】仰掌、腕横纹之桡侧凹陷处。

【归经】手太阴肺经。

【击伤】阻止百脉，内伤气机。

29. 仙桃穴

【取穴】即睾丸部。

【归经】肝经部分。

【击伤】睾丸常缩入腹，人事昏迷，重伤即亡。

30. 铜壶滴漏穴

【取穴】即尾闾骨下五分。

【归经】督脉经。

【击伤】戌时点打，受伤多见大便不收，小便长流，腹内疼痛。

31. 凤尾穴

【取穴】第十一、第十二椎骨两旁各一寸五分处，即脾俞、胃俞二穴处。

【归经】膀胱经。

【击伤】血气不行，腰眼疼痛，人又黄又肿。

32. 腰眼穴

【取穴】在腰上两旁微陷处。

【归经】经外奇穴。

【击伤】立刻昏倒，面失神色，甚至会发笑声。

33. 仙人托印穴（辄筋）

【取穴】在腋下三寸，复前行一寸，着胁。

【归经】胆经。

【击伤】血气上涌，神智昏迷，两目直视。

34. 盆弦穴

【取穴】即十一肋骨尖处。

【归经】肝经。

【击伤】气往上涌，食欲不佳，腹内剧烈疼痛。

35. 凤翅穴

【取穴】即背部第五胸椎旁开三寸。

【归经】膀胱经。

【击伤】全身麻痛，四肢无力，精神倦怠。

36. 海底穴

【取穴】即二阴之间。

【归经】任脉。

【击伤】大便闭塞不通，腹内膨胀，面唇苍白、心惊。

以上三十六大穴，若被点中，轻则受伤，重则死亡。现将三十六穴大穴图附于后（图12-22），供参照。

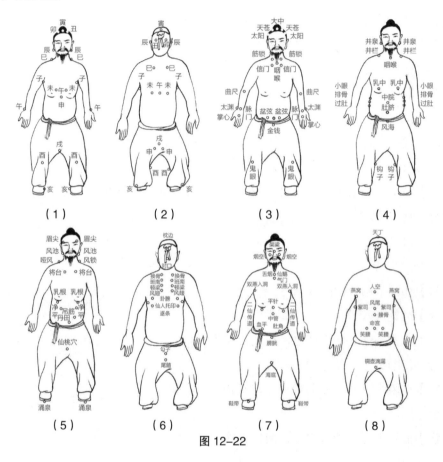

（1）　　　　（2）　　　　（3）　　　　（4）

（5）　　　　（6）　　　　（7）　　　　（8）

图 12-22

七、摸拿封闭口教诀

诀曰：

身似猛虎坐中堂，龙行虎步连还桩。开声眼似泰山强，五行一变龙出江。两眼瞳仁归肾藏，子午带劲要发桩。转黏沾打凶恶狂，匾胸侧击逃躲上。逼吸救来虎吞羊，进生退死左右藏。涌打浮沉快打狂，彪珠摘桃提鬼掌。开声要打口教上，谨记虎壮心胆狂。他虽急来我不忙，咬紧牙关钉紧桩。任尔千变万化上，我心居一变化强。要打一部铁斧桩，看他上下起跌忙。两肩一起浮沉桩，各施绝艺乾坤转。左肩起月里偷桃，右肩起蛇盘乌龟。他打我蛇盘乌龟，我打他牵蛇转头。去手伏金丝缠腕，转手如仙人脱衣。移步如飞饿虎盘，此打名为败山椿。

此技按时辰点打，威力极大，击打结果各有不同：子时燕窝紫童穴受伤，即亡。辰时井泉穴伤重即亡，轻三朝，晒梁手打。巳时井南穴伤重即亡，轻三天，风点手打或大指一点，名创板手。巳时左右筋锁穴，见红七天，轻半月，风点手打或槌子手。巳时中高穴，重六十天，轻百日亡。巳时血仓穴，伤重三天亡，见红二十一天，轻者四十九天，身作血块亡。巳时净平气门穴，伤重即亡，轻半年，气急咳嗽而亡。巳时平针下还魂穴，晒梁手打，半月发，轻四十九天而亡。未时盆弦腰眼穴，伤重对时亡，轻七日亡，晒梁手打或创板手。辰时换胃穴，伤重七日亡，轻二十一天。午时天河穴，伤重六十天亡，轻周年，名为到春寒，虎眼手打。未时挂膀还条穴，晒梁穴打，周年咳嗽，为老君弹琴。申时尾通穴，一脚踢在臀部即亡，轻三天。子时紫司穴，伤重对时三天亡，轻二十八天，晒梁手或大指风点手打，名为寒婆晒日。

八、点穴术特点

点穴术是针对人体各部分穴道，施以摸拿点法，控制对方或化解对方的控制，有效地抵抗近身之敌，使对方或伤、或残、或麻、或晕、或死。它有以下四个主要特点：

1. 拿其一穴，控制全身

本法一般通过摸拿点法，拿点对方穴位，使其失去抵抗能力。它的最大特点是只要控制对方一个部位或一点，便可使对方不能动弹。当然，运用点穴术得心应手，并且一出手即制敌，还必须有一定的功夫。当对方在同我握手时突然拿我手指骨，妄图使我就范，此时我即可用点其合谷穴的方法，使对方放手并乘机将敌制服。点合谷穴，大拇指就必须有力，否则，就达不到制敌的目的。

2. 以巧取胜，以技制人

点穴术也是一种用巧取胜的非常高明的技术。在运用时，往往避实就虚，随机应变，动作起来既要协调严密，又要懂得其中的巧妙。所谓"巧妙"，通俗地说就是摸拿穴位的窍门和方法，点穴高手往往在谈笑风生中已摸拿点了对方穴道，而对方却不知道，等知道了已太晚了。有的人学了点穴术却不能如愿运用，或一运用对方即已察觉而不能奏效，其根本原因在于不懂"窍门"。古人云"审机明势，渐及神明"，就是要求摸拿穴位必须以巧取胜、以技制人，使动作达到出神入化的境界。

3. 点中有解，解中有点

摸拿点穴，在实际运用时，往往千变万化，主要表现在有点法也必有解法。字门拳点穴高手在互相摸拿点穴中，往往因棋逢对手而两败俱伤。但要使对方不被解脱，应把对方穴位控制住，使对方失去局部或整体的活动功能。反过来说，要解脱对方摸拿点穴最好在对方未牢牢控制住我方穴位之前进行。"彼不动，己不动，彼一动，己先动"就是行之有效的反点穴法。

4. 轻重得宜，恰到好处

摸拿点穴非不得已，不可乱伤人性命。出手应有分寸，该重则重，该轻则轻。轻重得宜，恰到好处，也是点穴术的一个非常重要的技术要求。相传，江西民间闻名遐迩的"十二头指手"，摸拿点穴的手法可轻可重，可以控制对方伤、残、死的时间，可见他们点穴功夫的高明。谱曰"穴有死晕，点有轻重"。若手法轻，死穴可变为晕穴；若手法太重，麻穴也可成为伤残之穴，因此，摸拿点穴，应随人意适可而止，一般以不点死穴为宜。

九、点穴术的技巧

字门拳点穴术是一项技击性很强而又复杂的技术，它与经络学、人体解剖学及要害部位的生理特征有着密切的关系，并且运用于一招一式之中。依据经络学、人体解剖学和生理学等学科的一般规律，点穴术形成了以下所要阐述的五步功法、三大技法、三大要素和三大要领。

（一）点穴五步功法

1. 识穴

摸拿点穴之法，第一步在于通晓全身各穴、经络及气血流注途径。要求习者做到准确无误，合眼可抚准其穴，呼其穴名，即知位于何处，属何经络。全身一百零八穴，三十六大穴、七十二小穴均了然于胸，才能奏效。

识穴的练习方法很多，字门拳余克让以下历代宗师主张制一木头人或铜人，上面标明经络、穴位。按经络熟记各穴，按起止、流注次序牢记穴名，一经一络一脉逐一习之，使经络不乱、穴位不差。掌握诸穴在身体何处，气血流向缓急，何时在何经何络，注入何穴。明其穴理，知其循行变化，此步功即成。

2. 寻经

经络遍布人体全身，是气血运行的通道。点穴之法，一讲精悉经络、穴道和气血循行之理；二讲深知气血流注与五行、天时的关系，掌握点打要诀，方可得心应手。点穴之处须在主穴，而非空穴。气未至或已过穴皆为空穴。若点空穴，指上虽有高深功夫，也不能奏效。因气血头之所至，有一定之时刻，气血之运行，有一定路线。十二时辰，合于十二经，而十二经所属之穴，亦应十二时辰。因此点穴者，除知穴道所在之处以外，还必须知道人身气血流行的途径，掌握何时辰气血之头应当流注何穴，何时辰气血路经何处，不许有半点差错，然后再从时辰变化而引至应点之穴。点穴之奥妙在于点打气血之头，使其气血不得前行而拥塞。所谓寻经，即寻求到气血流注之途径。为此，十二经所应之时辰，必须精深把握，熟读点穴歌诀、十二时辰所注穴道歌、十二时辰气血流注歌诀，深究气血循环营运之理。

3. 考问

有了寻经、识穴二步功夫后，还需要进行考问，也可进行笔试或实操。考问能对答如流，笔试无错，实操无差，即为合格。当然，考问、笔试、实操并不是简单地熟记穴位、经络，还要深知其医理，掌握点法、解法及药功诸方面的技能。因此，考问并不是一次就能完成，一般可反复多次，隔一个月或半年再进行一次复试，一两年后即可掌握纯熟。

4. 点打

练习点穴术，需要练习必要的功夫以提高摸拿点打的效果，摸拿点打手法有一指点（又名头指手）、两指拿点、拍点等。无论是拿穴、卸骨，还是抓筋、插点，均需对手指进行专门的训练，才能在实践中得心应手。摸拿点穴之功，练法繁多，殊途同归，初步功皆以指力为要。

5. 演练

摸拿点穴，讲究三准即眼准、手准、劲准。眼准，就是指神意在于眼，看准则为先。手准，就是在审时度势后，欲点对方某穴，手即点在某穴上。劲准，是指点何穴，知浅深，发劲掌握分寸，无过而不及，恰到好处。而要做到上述三准，就必须进行实际演练。演练之法，一为静态点打，即制一木头人（有条件的可购买铜人或橡皮人），在木头人身上做静止的点打练习。二为动态点打，即二人互相作势点打。最初不可着实发劲，先以意到，手以点到为止，当将全身各穴相互熟练后，即可将所习劲路及闪展腾挪之身法，应用于点打之中，只要持之以恒，一定可以练成眼准、手准和劲准。但实践中，应审时度势，不可墨守成规。

（二）点穴三大技法

1. 摸点穴法

这是字门拳点穴术以中医的经络、穴道学说为基础，讲究人体内"经气"的运行规律和子午流注等方面较为深奥的技术。一般常用的摸点部位有肩井穴、合谷穴、曲池穴、左右将台穴、笑腰穴、仙鹅穴、中管穴等十几处穴道。此外，穴有死晕麻之分，如摸点对方合谷穴、曲池穴，可使对方手臂麻木而又疼痛，使其手不能举而失去抵抗能力。

2. 酥筋法

酥筋法也是点穴术的主要技术之一。它是用五指的抓劲，将对方身体某部位肌肉或筋脉抓拿起来，使对方尤如触电，或疼痛或麻痹，骨软筋酥而失去反抗能力的一种技法。民间又叫"拿筋脉""捏脉法""分筋法"，其实都属筋闭范畴，如摸拿对方颈总动脉，能使对方大脑供血不足，头晕目眩。酥筋法，主要在于摸拿人体容易抓起的动脉、静脉及人体的要害部位，而对那些不容易摸拿的部位则不可轻用此方。

3. 拿骨法

点穴术又名短手或小手，在实战中，往往是"摸拿须认穴，嵌骨要酥筋"。摸拿对方的骨之结节处和人体中较小的骨头，如锁骨、肋骨、指骨、二节子（即肘关节上方，肱骨内外髁的上部分）等骨骼较薄弱的部位，使对方疼彻骨髓或骨部受伤而失去抵抗能力，如与欲擒之徒握手时，拿其手指骨，可使其失去反抗能力。

（三）点穴术的三大要素

1. 素质

点穴高手必备的第一个条件是良好的身体素质。身体素质包括力量、速度、柔韧性及灵敏性等四个方面。这四个方面相辅相成，缺一不可。如点穴、酥筋是否行之有效，就要看手指的指力与硬度，如指力的硬度不够，则不能达到预期制敌的目的。又如拿对方指骨，必须迅速、果断，方能取胜。倘若手慢，再神妙的手法，也难以奏效。

2. 技艺

点穴高手必备的另一个重要条件是"技精"。"技精"俗称"绝招"，就是从少而精中练出来的过硬本领。摸拿点穴技术变化万端，理法无穷。俗话说"不怕千招会，只怕一招精"，精，才能在运用中得心应手，马到成功。当然，"技精"还必须"艺精"。"艺精"即见多、识广、智多、灵活、多变。而要做到"技艺精"，就必须勤学苦练、持之以恒，谦虚好学，尊师重道。俗话说"不吃苦中苦，难得艺高人""强中还有强中手"，只有不断钻研点穴理论，并且不断实践，才可以达到功力深厚、技艺精进、登峰造极的地步。

3. 胆识

俗话说："两军对阵，勇者胜。"摸拿点穴要有胆量，要有出手必胜的信心，当然，胆大并非妄自尊大，目中无人。而应该胆大心细，既在战略上藐视敌人，又在战术上重视敌人。这样才能使摸拿点穴技术充分发挥出来，否则，临场胆怯，不仅技术发挥不出来，而且有可能为敌所乘。总之点穴在胆识上应该"艺高临阵若无敌，凝神围视瓮中鳖，任凭势险心体顺，以静待动勿妄为"。

第十三章　李同生《道家伤科》

【传承概要】

李同生，原籍山东曲阜，为李氏正骨第四代传人。李同生出生于儒医世家，其曾祖李建章在曲阜以接骨家闻名于桑梓；其祖父李占魁尤精于正骨伤科，中年迁居武汉，设忠厚堂骨伤科诊所。李同生幼承庭训，自幼从父学习中医骨伤科医学及武当内家功法，后参习少林功法，将气功、武功与正骨治伤手法熔于一炉，又将传统手法与现代医学、自然科学相结合，使李氏伤科别具一格。李同生推崇道家思想，认为道家与医学同一渊源，不论是药治、手法、功能锻炼还是气功养生康复，多采取道家的顺应自然思想，调理阴阳，顺势利导，无过而无不为，切中肯綮。著作有《实用骨伤科学》、《中西医结合治疗骨与关节损伤》、《医学百科全书·中医骨伤科分册》骨折部分、《骨伤科手法学》、《历代对颈、肩、腰腿痛的辨证内治法》、《骨伤科学》、《中医骨伤科基础》和《伤科集成》等，为近代骨伤科事业的振兴与发展作出了较突出的贡献。

【学术价值】

《道家伤科》是李同生先生将自己对骨伤科疾病的治疗思想及经验总结撰写的一本指导性图书，书中记载了李同生学术思想、李氏骨伤科正骨手法的总则与细则、李氏骨折与关节脱位的辨证及固定法、李氏骨伤科药物治疗等内容。

（1）强调正骨手法功能锻炼设备：如振梃、大滚杖、小滚杖、钢丝拍子、点穴笔、足踏搓滚、摔打袋、按摩锤、电动按摩器、电动按摩椅和按摩床、骨折和关节脱位器械，有利于提高效果，更好地治疗伤病。

（2）正骨复位手法（接骨十大法）：医者用手或肢体其他部位进行技术操作，使移位的骨折端还复到解剖位或功能位，使脱位的关节归还原位。从骨折复位时术式、对移位的骨折和脱位的关节产生的作用力，将复位手法归纳为摸认法、拔伸法、捺正法、反折法、旋转法、屈伸法、挤捏法、分骨法、合骨法、推拿法十种。

（3）正骨点穴八法：点穴疗法又名指针法、循经点穴法，将少林派"血头行走穴位"的理论、"穴位点打"的功夫、武当内功练气、蓄劲发功等武术的功法，结合传统的"以指代针"之术，其功力既有少林的刚中含柔，百炼金刚绕指柔，又有武当的柔中寓刚，绵里藏针，柔中蕴刚。点穴疗法的术式：点穴手法甚多，较常用的有点、揉、推、按、掐、拨、擦、捏八个手法，并强调推拿手法的补虚泻实的辨证施术，也能起到良好的治疗作用。

（4）李氏骨伤科既重手法治疗，更重药物治疗：李同生虽承袭了大量的效验古方、时方，继承了祖传奇效良方，但不墨守成规，强调整体观念，辨证论治，望、闻、问、切、摸、叩、量等，并结合近代仪器检查，诸诊法合参，以定治则。重视药物在跌打损伤、培补真元之气（正气）、抗御伤病中的必要性，又切合病机，据因立法，宗法拟方，依方遣药，以伤病为主，以药物去符合病证。

第一节　李氏骨伤科正骨手法总则

一、正骨手法概念

李同生认为正骨手法是医者以两手操作为主，在病人身体与伤病有关的部位，施行各种形式的治疗和检查的外治法，是中医骨伤科诊疗伤病的重要方法。手法由古至今，称谓繁多，经过数千年的经验积累，名称逐渐统一。古代称"按摩""按蹻"（《黄帝内经·素问》），"指牵""推之复入"是指复位手法，其他如《备急千金要方》称"按摩"包括骨伤病的功能锻炼和治疗，隋唐时期巢元方称为"按摩、导引"，唐代蔺道人名为"整理""仔细捻捺""拔伸、捺正""用脚捺入"，宋代《太平圣惠方》名"按摩、排正筋骨"，《圣济总录》名"按摩捋捺""用手揣搦"，元代危亦林主张"用手拽搦"，明代异远真人云其"双手揉上，抬往上掇"，王肯堂《证治准绳》记"用手摇正""搏捺""抑捺"。自清代《医宗金鉴·正骨心法要旨》载"手法释义"始，方将历代用手操作诊疗术式的名称紊乱现象改正，统一正名为"手法"，沿用至今。

《医宗金鉴·正骨心法要旨》载"夫手法者，诚正骨之首务哉"，又有"夫手法者，谓以两手按置所伤之筋骨，使仍复旧也"，又云"手法与药物并重"，实则伤病者在某一阶段，手法治疗比药物治疗重要。如骨折与关节脱位的整复，手法的应用至关重要。诚如《医宗金鉴·正骨心法要旨》所云："但伤有轻重，手法各有所宜，其疗可之迟速，及遗留残疾与否，皆关乎手法之所施得宜，或失其宜，或未尽其法也。"

二、正骨手法应用和疗效

（一）正骨手法应用

骨伤科诊疗伤病应用手法极其广泛，可用于骨伤病早、中、晚期的诊断和治疗。

（1）骨折与关节脱位的诊断和治疗。

（2）急、慢性骨关节病，颈肩腰腿病的诊断和治疗。

（3）骨错缝、筋出槽的诊断和治疗。

（4）其他如筋伤、内伤、痹证及伤病的并发症、兼证等，其治疗均不离正骨手法的施用。

（二）正骨手法功效

近代骨伤专科医者对手法也倍加重视，随着经验的积累和深入的研究，对正骨手法的功效有了更新的认识。

（1）诊断和治疗关节脱位、骨折移位：损伤导致骨折和关节脱位，手法中的摸法，可摸出骨折和关节脱位的异位情况，便于下一步治疗。

（2）整复关节：整复异位筋骨关节和骨关节周围软组织（理筋顺筋）以恢复到正常位置和功能。

（3）松解粘连：如软组织劳损、退行性改变等非感染性炎症所致粘连，或骨折、关节脱位固定时间太过，未注意"动静结合"而邻近关节粘连，可解除软组织纤维牵张，解除神经根的粘连和水肿，恢复关节正常活动，恢复软组织的弹性和柔软度。

（4）解除肌肉痉挛：人体遭受外力损伤或疾病的刺激，肌肉和周围软组织会产生保护性机制——紧张，历时稍久会产生痉挛和萎缩，应限制伤病处的活动。手法能减少对病变处刺激而减轻疼痛，又能改善局部血液循环和淋巴回流，加速代谢产物的排除，使肌肉及其他软组织痉挛解除，疼痛消失。

（5）消除腱鞘囊肿：关节囊内血肿用手法按压挤破，使肿块立即消除。

（6）疏通经络、穴道：各类损伤、劳损，导致血瘀气滞，阻闭经络穴道，气血之道不得宣通，不通则痛，导致肿胀或功能障碍；手法可以"按其经络，以通郁闭之气，摩其壅聚，以散瘀结之肿"，使气血运行，经络通畅。

（7）祛风散寒：风寒湿邪，袭人肌表，正气虚亏，病邪入里，留滞于经络，凝壅于筋骨关节。张景岳云："阴寒之邪客于肌肉筋骨之间，凝结不散。阴气不散，故痛不可当。"秦景明云："寒痹之症，疼痛苦楚，手足拘紧，得热则减，得寒愈盛。"对于受伤劳损致病之前或在致病之后，遭受外邪而致病者，手法"按之则热，热气至，热气至则痛止"。手法温通经络，扩张血管，改善血液循环和淋巴循环，促进伤病处新陈代谢，祛风散寒，肿消痛减。

（8）调节脏腑功能：《正体类要》云"且肢体损伤于外，则气血伤于内，营卫有所不贯，脏腑由之不和"，外伤及内，致脏腑功能失调，通过点穴、通络等手法，可使乖乱失调的脏腑功能得以平衡正常。

（9）解除交锁：用于关节紊乱、交锁。如膝关节半月板损伤破裂交锁，关节内游离体卡住，胸腰椎后关节紊乱，以及其他部位的"骨错缝、筋出槽"的整复还纳，这些病证有时不被X线检查发现，但临证施用，常有立竿见影之效，手到病除。

三、正骨手法功能锻炼设备

1. 手法操作的介质或药物

手法操作介质：固体类有滑石粉等，液体类有液体石蜡、松节油等。前者介质有润滑皮肤、减轻摩擦的作用；后者除具有润滑作用之外，还具有活血理气、疏通经络、消肿止痛等作用。手法操作使用药物种类繁多，全国各地几乎都有有效名方，如展筋丹、紫金油、舒和酒等。

2. 功能锻炼的各种设备

有利于病人进行各种适合病情的功能锻炼的工具，有单杠、双杠、肋木、拉力器、功能脚踏车、手拉滑轮（在高处，如门框上，系一滑轮，中穿一粗绳，病人两手各持绳的一端，两手更迭牵拉绳索，活动两肩、肘关节）、弹簧拉力器、球、哑铃、小杠铃、跳绳、扶行车、棕心帆布垫、练功木凳等。再根据病情，添置特殊器械。

3. 正骨手法操作工具

正骨手法以医者双手直接操作为主，但工具的运用，能给正骨手法很大的帮助，如《医宗金鉴·正骨心法要旨》所说"用辅手法之不逮"。常用工具如下。

（1）振梃：用坚实木材制成圆木棍，长35厘米，直径2.5厘米，《医宗金鉴·正骨心法要旨》说"盖受伤之处，气血凝结，疼痛肿硬，用此振梃微微敲击其上下四旁，使气血流通，得以四散，则疼痛减轻，肿硬渐消也"。其关键在"微微敲击"四字上。现有人用此法加蘸药汁捶击患处，要求"打出青毒"未全遵古法，似宜于体实病人。笔者用橡皮制如上述尺寸之振梃，刚柔相济，操作恰当，有利无弊。

（2）方布巾：用白布制成60厘米×60厘米方巾，在头部、胸背部、足部，施行正骨手法治疗时，清洁卫生，具有保护皮肤作用。

（3）大滚杖：用坚实木材制成中间粗大、两端较细、形如橄榄状的工具，中间纵行穿一圆孔，贯一稍细于圆洞的铁棍。铁棍两端各安一木柄。操作时，术者两手各持一柄，滚推于病人腰、背、腿部，有疏通经络、行气活血之效。

（4）小滚杖：此器具制作方法同大滚杖，形状亦如大滚杖，但尺寸较小，中间制成一短柄。术者用一手操作用于颈部、胸腹部及四肢部位，作用同大滚杖。

（5）钢丝拍子：由葛长海大夫在古代木槌、木杵的基础上加以改进，用16～24号钢丝折编成一头大、一头小、长约34厘米的拍子架，用50克棉花包裹，用绷带包扎缠绕，外用胶带，大头部为扇椭圆形，约9厘米×4厘米，按一定的轻重、顺序、部位敲打，有镇痛解痉、消肿止痛、活血化瘀作用，可增进各种功能恢复。对于神经系统、运动系统、循环系统、消化系统等各种慢性功能性综合征病人，疗效尤其明显。

（6）点穴笔：古名魁星笔，《时氏家传正骨术》名圆利针。古用坚实木材制成，如毛笔状，长2～15厘米，直径1～1.5厘米，一端削成圆锥状形如毛笔尖，但尖端削钝而成卵锋，使之不伤皮肤，用于经络穴位，与针刺疗法相同。此外，在一定的解剖穴位上进行各种手法操作，有理筋顺络、调整软组织、改善微小异位（筋出槽）的作用。

（7）足踏搓滚：具体应用最早记载于宋代张杲《医说》。近代用木制搓滚筒，表面整齐地排列着直径约 1 厘米圆形突起点，搓滚筒长约 30 厘米，直径 8～10 厘米，纵行钻穿一孔，中间贯穿一根圆铁棍，将铁棍的两端固定在 40 厘米 ×40 厘米 ×8 厘米无盖的木盒中部，使用时，伤足踏在搓滚筒上，做蹬伸、曲缩动作以活动关节，搓滚筒上的突起点对足底部经穴亦有良性刺激作用，用于治疗下肢骨折和关节内、近关节骨折的后期关节僵凝、肌肉萎缩、腿脚乏力等症，有舒筋活节、强筋壮骨的作用。每日足踏搓滚 3～5 次，可治疗内伤后遗症，并可辅助治疗内科慢性疾病，如心血管疾病及消化系统、呼吸系统的慢性病。

（8）捶打袋：用布制成约 50 厘米 ×12 厘米长袋，中灌大米或绿豆、黄豆后，将袋口缝合而成。使用时拧住袋的中段，用一端轻微地在患处及周围的经络、穴位及有关的治疗部位进行叩打捶击，有促进血液循环、调节神经、改善代谢产物的排泄、通络活血作用，对于清除全身酸困，尤其腰背疼痛的作用较强，也可用于肢体损伤的后期和平时保健性按摩，可由术者操作数次后，教给病人自行操作。

（9）按摩锤：用坚实木材制成，头端扁圆如蘑菇状，但表面光圆，直径约 8 厘米，一柄长圆形，长约 12 厘米，可做摩、按、揉、搓、赶、滚、运、捶等手法操作，柄端亦可做点、叩、拨、赶、摇等手法操作，用于肢体损伤，如伤筋、骨折、关节脱位等病的中、后期，有揉拨筋骨、捶震通络、促进血运、镇静止痛等作用。

（10）电动按摩器：有各种类型的电动按摩器，但其主要靠震颤起作用，它的震颤较手力震颤力量均匀而持久，用于肢体各种损伤的中、后期或保健按摩、消除疲劳等。

（11）电动按摩椅和按摩床：有推按、揉捏、震颤、牵抖等作用。治疗时，主要手法由术者操作后，需辅以简单的手法，则可由这些器械所代替，器械力量均匀持久，主要用于腰背臀腿疼痛等疾病。

（12）其他理疗器械：如电疗、热疗等，由理疗科设置，可与理疗科合作。

（13）骨折和关节脱位器械：如大型牵引床、牵引复位架、骨复位器、各种牵引装置等，是用于骨折复位和关节脱位手法的辅助用具。

以上所述各种设备只是一般常备设备，如有特殊手法所用器具可另行备制。随着时代的发展，由人力操作的正骨手法，在不远的将来，其大部分体力劳动将由机器所代替。术者可根据当地具体条件，力求设备齐全，以提高效果，更好地治疗伤病。但并非缺一不可，亦可就地取材、因地制宜地进行手法操作。

第二节　李氏骨伤科正骨手法特色

李同生认为所谓"正骨手法"是骨伤医者对所有骨伤科伤病，施用各种不同手技的操作，以达到治疗目的，其中包括正骨复位手法、正骨推拿手法、点穴手法等。骨伤科手法治疗在南北各地的发展亦有不同。

一、正骨复位手法（接骨十大法）

正骨复位手法是针对骨折、关节脱位等伤病施用的手法，古名"正骨法""接法"，李氏骨伤科命名为"接骨十大法"。医者用手或肢体其他部位进行技术操作，使移位的骨折端还复到解剖位或功能位；使脱位的关节归还原位，即为关节脱位后的复位手法。

（一）摸认法

摸认法是检查骨折和关节脱位的主要方法之一，在唐代《仙授理伤续断秘方》名曰"相度损伤处"，《医宗金鉴·正骨心法要旨》云"摸者，用手细细摸其所伤之处，或骨断、骨碎、骨歪、骨整……及表里虚实，并所患之新旧也"。术者用手触摸骨折和关节脱位处，根据伤骨与关节异常的形象，辨认出骨折和关节脱位的轻重、类型和移位方向。

1. 具体应用

（1）摸压痛点：在骨折线部位和关节脱位之处，压痛最敏锐，对不完全骨折和微动关节或小关节脱位的诊断，意义较大。横形骨折，压痛点较短，且与伤肢纵轴垂直；斜形骨折，压痛点较长，与伤肢纵轴线相交。骨折和关节脱位处周围钝性压痛处的大小，亦可表明软组织损伤范围。

（2）摸畸形：有移位的骨折或较大关节的脱位，肢体出现畸形，移位越大，畸形越重。骨折的弯曲畸形为成角移位；骨折处增粗，两骨折端处有凸凹畸形，但不在伤肢的同一水平面上，伤肢缩短，为骨折有重叠缩短移位；两骨折端在同一水平位上有凸凹畸形，为侧方移位；骨折端凸凹畸形部位不在伤肢纵轴的同一水平线上，伤肢缩短较轻，为斜形或螺旋形骨折。髌骨、尺骨鹰嘴骨折，在分离移位时两骨折端有凹陷，关节脱位时在关节头脱出处有明显突起的畸形，关节臼处呈现凹下空虚。

（3）摸温度：一般新鲜骨折和关节脱位处温度稍高。如损伤局部有灼热、红肿，则有感染化脓的可能。陈旧性骨折和关节脱位局部一般温度正常。若损伤处作冷，为虚寒证，或瘀血凝滞、经络受阻。伤肢肿硬麻凉，远端苍白或发绀，远端脉搏不能摸及，是伴有血管损伤或筋膜室挤压综合征，须防伤肢坏疽。

（4）摸异常活动：是骨折和关节脱位主要检查之一。若活动范围较大则骨折较重，软组织损伤亦重。反之，骨折轻，软组织损伤亦轻。陈旧性骨折畸形愈合可无异常活动。骨不连接或骨折延迟愈合，均有不同程度的异常活动。骨折纤维愈合时，可有极轻微的异常活动。检查时术者一手指捏在骨折端，另一手轻轻摇动伤肢远端，若异常活动感与骨干纵轴垂直，范围较小，为横形骨折；若活动感范围较大，且与骨干纵轴斜形交叉，为斜形骨折或螺旋形骨折；若活动感较散乱，为粉碎性骨折。骨不连接、假关节形成时骨折处有活动感，但摇动患肢时无疼痛或疼痛甚轻。若关节脱位，关节正常活动受到障碍，关节被弹性固定在一定的姿势之内，且活动范围减小，若超过此范围，则产生剧痛。各种异常活动均须和其他检查方法相互配合参证。

在行手法复位之前，由于扳动病人或病人自行移动伤处，常可使各骨骼移位方向有所改变，故在麻醉后，需再次仔细摸认伤处，以免手法复位施术偏差。

2. 操作和配合方法

在做摸认手法的同时，可用下列方法辅助以提高摸认的效果。

（1）捏摸法：是摸认法中常用的方法，用拇指、食指和中指，先轻轻捏摸肌肉软组织，使病人逐渐适应，不感到突如其来的痛苦，后稍加力捏摸到筋骨部分。如骨折和关节脱位表浅时可做很轻巧的捏摸，损伤部位软组织丰厚时，可从肌肉间隙处稍用力捏摸。捏摸时，先在损伤之远处开始，逐渐摸向损伤部位，病人的痛感和术者的异常感觉也随之逐渐加强。

（2）挤压法：在用摸法疑为骨折时，术者用两手掌在骨折处或骨折相应的部位，做前后或左右方向相对挤压，骨折处可发生锐痛，结合其他的检查，即可确诊骨折，多用于躯干部位。如用手掌在胸背部相对挤压，有肋骨骨折时可发生锐痛。用两手相对挤压或分开髂骨翼，可使骨盆骨折处发生锐痛。在四肢骨折上用手相对捏挤，骨折处可发生锐痛。挤压法可帮助鉴别骨折和软组织挫伤及内伤。明显的关节脱位可不用挤压法，以免增加病人痛苦，如为不明显的微动关节半脱位，如骶髂关节半脱位也可用髂骨翼向轴心挤压法得出阳性体征。

（3）叩击法：用手指或掌根或拳叩击相应部位，冲击力作用于骨折端和关节脱位处，会产生锐痛。

局部叩击痛：用手指端轻叩伤肢至损伤处时有锐痛。

纵轴叩击痛：用拳或掌叩击伤肢远端，冲击力沿长骨纵轴传导到损伤处时，使两骨折端相撞击，可产生锐痛。脊柱骨折病人取端坐位，术者用左手掌覆放在病人头顶部位，右手握拳叩击左手背上，冲击力沿脊柱向下传导至脊柱骨折处亦可产生锐痛。纵轴叩击痛为骨折主要特征，有些不完全性骨折，其他检查征象不明显时，采用此方法检查，常可获得决定性指征，完全脱位的关节在受到纵轴冲击力时，可产生沿纵轴无阻力向上缩短的感觉，患处疼痛加剧。

（4）屈伸法：多用于近关节处骨折或关节内骨折的检查。术者一手握住伤肢远端，另一手摸住疑有骨折的部位，轻缓地做伤肢关节屈伸动作，骨折处可发生锐痛、异常活动或骨摩擦音。当病人有这些感觉时应立即停止屈伸，以免增加痛苦。关节脱位在做屈伸法时，可使疼痛加剧，且呈弹性固定。

（5）旋转法：术者握住伤肢远端，做轻缓地内收、外展、内旋、外旋，同时另一手摸着疑有骨折处，如有骨折时该处锐痛，且常有异常活动和骨摩擦音。

屈伸、旋转两法，用力大小不易掌握，且病人有一定的痛苦，若使用其他方法已能确诊为骨折或关节脱位时，可不再做此两法的检查。

3. 注意事项

要提高摸诊的准确性，须注意下列几点：

（1）摸认时要认真细致，操作时手法要轻巧，不要粗暴，以免增加病人痛苦和误诊。

（2）平时多练习摸认正常肢体的筋骨，提高临证时对异常骨骼摸认的准确性。

（3）要多作比较，必要时将健肢放在与患肢对称的位置，左右手各摸一侧以兹对比，易于发现骨骼异常处，名"两侧对比摸法"。若为中间部位如脊柱等疑有骨折时，亦可找一体形相似的健康人，在相同的体位上对比摸认，名"两人对比摸诊法"。

（二）拔伸法

拔伸法最早见于《仙授理伤续断秘方》，又名"牵引""拽正""拔入"，即用手、腋部、臂部、脚或器械，牵拉伤肢两端使有缩短移位的骨折端和离开关节臼的关节头承受纵轴的牵拉应力，使移位或脱位的骨归还原位的治疗方法。拔伸手法可以解除伤肢肌肉痉挛而致的骨折缩短移位，且能使旋转移位、成角移位得到改善，还可使脱位关节周围的软组织被牵拉而松动，消除关节头进关节臼的障碍。很多脱位单纯用拔伸法即可得以复位，较难复位的关节脱位还须加用其他复位手法。

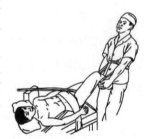

图 13-1

拔伸法根据骨折移位的方向来决定拔伸的方向，还有用布带系住伤肢近段或躯干作为反拔伸力，另用一布带一端系在伤肢远端，另一端系在助手身上，作为拔伸力，有省力和耐久的作用。拔伸力量由轻到重，再由重到轻，用力轻重，牵引方向应听术者的指挥，术者和助手能默契配合，才能提高复位效率。现多用厚棉垫或棉花垫系在宽皮带处，防止勒伤皮肤（图 13-1）。

（三）捺正法

有关捺正法的记载首见于《仙授理伤续断秘方》。广义的捺正法几乎包括整个整复手法，这里所指是狭义的捺正法。捺，"用手揿也""手重按也"（《辞源》）。对骨折移位的捺正法古名"搏令平正"，关节脱位有"歧而旁突"的特点，使用"接"法，使"突者复平"，接法中亦包括"捺正法"。《医宗金鉴》中的端、提两种手法是就术者动作的方向而言。如"端"，"或从下往上端，或从外向内托"，"提"，是使"陷下之骨提出如旧也"，就其手法应力的作用，亦可包括在"捺正法"中。捺正法用于横形、短斜形、短螺旋形、粉碎性骨折有侧方移位或成角移位和部分关节脱位。对有缩短移位和重叠移位的骨折和周围软组织挛缩的脱位关节，要先用拔伸法解决骨折和关节缩短移位之后再用捺正法来进行复位。常用的捺正法如下：

1. 两点捺正法

用于骨折侧方移位。如肱骨干骨折之侧方移位，在拔伸手法下，术者一手按压偏离伤肢纵轴向外突出的远骨折端，另一手按住向内突起的近骨折端，使骨折端向纵轴线靠拢，使远、近两骨折段的轴线连成一线时，即达到解剖复位。亦用于肩关节脱位，在拔伸手法下，一手按捺住肩峰，一手按捺住脱位的肱骨头使之复位，为肩关节复位手法之一。其他如肘关节后脱位及指掌关节、指关节、跖趾关节、趾关节脱位等，均可选用两点捺正复位法。因骨折与关节部位的移位方向不同，做两点捺正时要注意以下几点：

（1）如为骨折，须用拔伸法待骨折缩短移位、旋转移位和成角移位改善后，再用捺正法。如为关节脱位，须拔伸至脱位的关节头接近关节盂缘才能做两点捺正法。

（2）按捺点要尽量接近骨折线处、关节头上及紧靠脱位的关节处，若离损伤处太远，按捺力便减弱，不利于复位。

（3）按捺点应放在最高突出点上或接近此点，即按捺点在远、近两骨折端或脱位的两关节骨的横截面之两直径连接的方向，向轴心按捺，才能使两点捺正获得成功。

2. 三点捺正法

用于骨折有成角移位。在拔伸手法下，术者一手按捺成角侧的角顶部，一手按捺开口侧远骨折段的远端，开口侧的近骨折段近端由助手按住，三点力量向伤肢纵轴方向推按，矫正成角，如为较小部位的骨折，亦可由术者两大拇指按捺成角的侧角顶部，两手2～5指按捺开口侧的远近骨折的两端，向伤肢纵轴线按捺整复，即将远、近两骨折段纵轴的延长线由交叉成角状态，恢复到骨正常的轴线相连。三点捺正法是关节脱位常用的复位法之一，如对肩关节脱位梯上复位法、木杠复位法就是利用梯子横木或木杠作为支点，助手握住关节以远的上肢做拔伸法，并逐渐向下按捺，作为力点，另一助手将病人向下按捺，加上病人的体重下坠，作重点。三点捺正，也是利用杠杆原理，使之复位，其他如下颌关节脱位的口内复位法，也是三点捺正法的原理。

3. 注意事项

（1）三点捺正法无论是用于骨折还是关节脱位，均须在拔伸法下施行。如用于青枝骨折和移位不大的成角畸形的骨折，拔伸力要轻，以扶持住伤肢远端为主。如用于有缩短移位的成角畸形的骨折和大关节脱位，则拔伸力要加强。

（2）如为骨折，要摸认出骨折成角移位的方向和角顶的准确部位，以及骨折开口的准确部位。如为关节脱位，亦须摸认出关节头脱出的位置，只有找出准确的部位，方能施用准确的三点捺正复位手法。

（3）骨折成角移位，施行三点捺正法时，在成角侧要按捺在角顶上（也是在骨折线上），开口侧则需按捺在远离骨折线的上、下两点上，此两点，离骨折线愈远，则复位力愈强，但一般不应超过骨折处的上、下两个关节。如为成角畸形愈合的陈旧性骨折或关节脱位，或有骨科疾病如骨质疏松症等，做三点捺正法，开口侧的两点不能离损伤处太远，以防在原骨折线之外造成新的骨折。较难复位的关节脱位，也要注意此点。在充分的拔伸法之下，三点捺正杠杆力尽量接近脱位关节处，以防发生关节周围骨的骨折。

（4）若为小儿青枝骨折有成角移位，在用三点捺正法时，可将开口侧放在床面上，成角侧朝向上，亦可不做牵引，一手扶住远端，一手向下按捺角顶部位。这种方法较为安全，以免悬空操作，按捺太过，而造成完全性骨折，甚至造成骨折端侧方移位。

（5）三点捺正法可用于陈旧性骨折畸形愈合。如为3～4个月陈旧性骨折，仅为成角畸形愈合者，可在麻醉下将成角畸形的角顶部位搁置在三角木上，施用三点捺正法，又名"手力折骨"，并矫枉过正，造成和原成角移位相反的方向轻度成角，加以固定。在固定期间，由于陈旧性骨折存在着骨折移位的倾向力，矫枉过正的骨折端，可以自行牵拉回复到正常位置上去，使伤骨纵轴线恢复正常。外力重叠、缩短移位的斜形骨折或横形骨折，亦可在麻醉下采用前述手力折骨法，造成再骨折，前者采用持续牵引加小夹板固定，后者可在拔伸法下，将缩短的骨折牵拉到接近正常的长度，如仍有侧方移位，再用两点捺正法矫正。如缩短移位较重者，亦可持续用牵引法，待重叠、缩短改善后，再用两点捺正法矫正侧方移位。

（四）反折法

1. 用于骨折

骨折有缩短、重叠移位，经用拔伸手法，因病程较长或缩短较重，不能将缩短移位矫正，故不能用两点捺正法复位者，可采用反折法整复。助手拔伸和术者位置与捺正法相似，先将骨折端推成成角移位，折角的方向应选在远、近两骨折段突起最高点，反折手法才易成功。选择点是否正确，还有一验证方法：即术者两手稍用力将上述两突起点向伤肢纵轴线按压时，如有骨皮质碰击声"乒"声发出，且术者手下有阻碍感觉，为远、近两骨折面的直线相连，应在此两点上着力做反折手法。若发出摩擦音，且术者手下有滑动感觉，为远、近两骨折面的直径线平行，若按此两点做折顶手法多数不能成功。反折手法折角方向应选在肌肉丰厚、避开大血管神经处。

有时，由于上述两骨折面的直径线连接处，或有利做反折手法方向上有主要的血管神经，术者可加用旋转手法，将远骨折端转移到安全折角方向上去，再做反折手法。

操作方法：在助手轻力拔伸下，第一步，术者两大拇指为一方按捺住骨折近或远段突起的骨折端上，两手2～5指按捺住另一突起的骨折端，术者两拇指用力向选定的方向推按，将骨折推按成30度～50度。第二步，保持成角，两拇指和两手2～5指同时用力按捺，并做小范围的多次推捺摇晃，直到远、近两骨折段的同侧骨皮质相接触（即侧方移位已改善，仍存在成角移位）顶住时。第三步，术者两手仍用力按捺复位的骨折端不放松，同时再将成角的骨折端复直还原即已复位。

2. 关节脱位

多用于掌指关节、指间关节、跖趾关节和趾间关节等脱位，其他关节脱位较少用。一般关节脱位在拔伸法加两点捺正法后即可使之复位，但部分病人脱出的关节头被破裂的关节囊口和周围软组织嵌锁住，用一般手法不能使之复位，究其原因，多为该关节脱位时，关节囊破裂口较小，仅能使关节头挤出关节囊的破口，而破口紧紧地锁在关节头后的颈部，此时可采用反折法。具体操作方法（以第二掌骨头向掌侧脱出为例）：第一步，术者右手握持住关节以远的手指做拔伸法，由助手握持住前臂远端做对抗拔伸；第二步，术者右手食指、中指为一方，放在掌骨远段的背侧，向掌侧方向推按，右手拇指等为一方，放在伤手的掌侧，扶住脱出的掌骨头，同时术者的左手将患指做超伸展到90度（由于此种超伸展可以使关节囊破口扩大，使脱位关节周围挛缩的肌肉、关节囊伸展），并做左右摇晃法，使关节松弛；第三步，术者右拇指顶住脱位的掌骨头，并向背侧推顶，同时左手将患指做拔伸、背屈并加做摇晃法，即能复位。

3. 注意事项

（1）反折方向要避开主要的血管神经，以免造成损伤。做反折手法时，远近骨折端的着力点要准确。

（2）在反折法过程中，要求操作稳准有力，但不能快速粗暴。

（3）在反折法的操作中，可加用推捺、摇晃等动作，因加用此法，可以避离骨折端齿状突起的阻碍和周围软组织的牵扯，使反折手法易于成功。

（4）有开放性伤口，在伤口未愈合之前慎做此种手法。

（五）旋转法

此法是对有旋转移位骨折或部分关节脱位的伤肢远段进行向适当的方向旋转的复位手法。《仙授理伤续断秘方》中称此法为"捻捺"，即捻转捺正，"时时转动使活"，亦是缓慢、多次的旋转复位之一。《伤科汇纂》对踝部骨折、脱位用"内凸向外拗，外凸向内把"，其所谓"拗""把"都是旋转手法，使旋转移位的骨折得到整复。

1. 旋转法常用病证

（1）有旋转移位的骨折：如胫腓骨骨折、肱骨踝上骨折有内旋或外旋移位。

（2）部分关节脱位：如髋关节脱位、肩关节脱位。

（3）有背向移位骨折：如螺旋形骨折、斜形骨折，因受到过大的旋转暴力而呈骨折端背靠背移位。

（4）部分关节内或近关节骨折：如肱骨外科颈骨折、肱骨外髁翻转骨折等。

（5）陈旧性骨折畸形愈合：畸形愈合的骨折可用旋转手法，将畸形愈合处造成再骨折，是手力折骨的方法之一。

（6）陈旧性骨折，骨不连接：骨折端硬化，亦可用旋转手法，磨研骨折端，造成微小新的骨折面，再做复位固定法。

（7）软组织嵌入骨折端：螺旋形骨折、斜形骨折，旋转暴力常使肌肉、肌腱或骨膜等软组织嵌夹在两骨折端之间，致使骨折不愈合。旋转手法可使嵌夹在两骨端的软组织送脱出骨折端，作用较多，故为正骨复位手法中重要手法之一。

2. 旋转手法种类

1）回旋法：是旋转法之一。用于斜形骨折、有背向移位或两骨折端有软组织嵌入的骨折。其原理是以近骨折段为轴心，远骨折段绕近骨折段边缘回旋 90 度～180 度（又名公转法），使两骨折面吻合。操作方法是助手在准备时做重力拔伸 3～5 分钟，使骨折周围软组织松弛。在手法操作时，助手做轻力拔伸，术者首先做轻度试探性的顺转或逆转回旋时，可探知何方旋转有软组织阻挡，判断骨折形成背向移位的路径，然后一手固定近骨折段，另一手将远骨折端按外力造成背向移位的径路逆向回旋，矫正背向移位，使两骨折面对合，再配合挤捏法使两骨折面接触紧密，即可整复。如为软组织被嵌入骨折端，在拔伸法操作下采用顺逆两个方向的回旋，同时还加用捻转法。回旋法配合捻转法，可使嵌入的软组织逸出骨折端，成功时即有清脆的骨摩擦音自骨折处发出。

关节脱位较少应用回旋法，有时用于部分的肩关节脱位。如肩关节在遭受传导暴力时，使肱骨头冲破关节囊的前下部而脱位，当肩关节脱位的同时，暴力未减，继续将肱骨头推向肩关节至肩关节盂的下方，名肩胛下脱位；若向上推向喙突下方，名喙突下脱位；有时甚至被推向锁骨下部位，名锁骨下脱位。若做复位法时，最好能将脱位的肱骨头挪到原脱位关节囊破口之处，则复位较易成功，尤其是锁骨下脱位，更应如此。此时则当用回旋法，将脱位的肱骨头挪到关节的前下方，再施用复位手法。

注意事项：

（1）助手做拔伸手法时要轻重适当，做回旋手法时拔伸力要轻，便于使伤骨回旋移位。但拔伸法用力太轻，则肌肉松弛，回旋时可能使骨折端插入肌肉，或使肌肉嵌入，影响复位。

（2）骨折对合之后，助手可做较重的拔伸，便于复正残余移位。

（3）术者做回旋手法操作时，须使远骨折段紧贴近骨折段骨皮质回旋，则阻力较小，损伤亦较轻。

（4）做回旋时如软组织阻挡，可能是对骨折端旋转移位的方向判断失误，应改变回旋方向，再用回旋手法。

（5）肩关节脱位，脱位的肱骨头被撕脱的肱二头肌腱缠绕，阻碍复位时，可用回旋法解脱，如仍不能使肱骨头逸出缠绕时，可加做转动法（见后）或捻转法（见后）以助肱骨头从羁绊中逸出，再做常规肩关节复位法。

2）捻转法：又名自转法，用于骨折后有旋转移位、陈旧性骨折畸形愈合、骨不连接或假关节形成等。它的术式是以近骨折段的纵轴为轴心，将近骨折段做顺或逆时针方向旋转，使旋转应力作用到骨折端。一般新鲜骨折如有较轻的旋转移位，助手在适中位置上做拔伸手法时，旋转移位即可随之得到矫正。如骨折的旋转移位较重或时间较长，则须用捻转法，使旋转移位得到复位。对陈旧性骨折畸形愈合，如在3个月之内，可单用捻转法做手力折骨，并可松解周围软组织，造成再次骨折，然后再配合其他手法，进行再复位。陈旧性骨折骨不连接，若历时不算太长（半年之内），亦可选用捻转手法，使远、近两骨折端上微细的骨痂相互磨研，造成许多小区域新鲜骨折面，再做固定法，增加骨折端愈合的条件。

关节脱位施用捻转手法常为配合其他手法起治疗作用，单独施用时多用于较少的关节脱位。如掌指关节、各指间关节、跖趾关节和各趾间关节脱位，施用拔伸法加两点捺正法，不能成功者，术者一手握住脱位关节的近骨段，以作固定，另一手紧握脱位关节的远骨段。如远骨段过小或太滑，术者不易握持住时，可用绷带做一活套系住远骨段（伤指或趾），以助术者握持牢固，并在远骨段上做顺、逆两个方向的捻转，有时加做两点捺正法，以助复位。其他用于小儿桡骨头半脱位，施用前臂捻转加屈伸法而复位。桡骨头、颈骨折伴桡骨头脱位，用前臂顺、逆两个方向的捻转法加拇指按捺脱位和移位的桡骨头加做肘关节外展、内收和摇晃法而复位。髋关节后脱位做屈膝屈髋的提拉复位，加用捻转法，使股骨头可以顺利地滑入髋臼。

注意事项：

（1）捻转法用于较大的骨折或关节脱位时，均须有助手扶持住肢体远端，以免加重移位或周围软组织损伤。

（2）做捻转手法时可较缓和地进行，不能太急或粗暴。

（3）做逆旋转移位方向的捻转法，要求矫枉过正，复位时旋转的角度要稍超过正常角度，可使牵拉远骨段旋转移位的各肌群牵拉松弛，因而减少再移位的倾向力，使骨折端较稳定，减少发生再移位。

3）转动法：也是旋转法中主要手法之一，多用于关节内或近关节骨折有侧方移位、成角移位或旋转移位，以及部分关节脱位。根据骨折或关节脱位的情况，在靠近该骨折的关节上或脱位的关节上，选用冠状轴、矢状轴或上下轴，做顺或逆时针方向的转动，使移位的骨折或脱位的关节归还原位。

转动法用于骨折方面，由于近关节骨折的靠近关节的骨折段太短，术者不能握持，利用关节的转动配合其他手法配合进行复位。如肱骨外科颈骨折内收型或外展型，多有向前的成角移位和远骨折端向前的侧方移位，在拔伸手法操作下，做肩关节外展上举或内收上举、前屈及放下还原的转动法，同时加用捺正法而复位。亦用于关节内骨折和肱骨外髁翻转骨折，用转动法，使骨折块逆移位方向转动翻回而复位；或肱骨内上髁骨折第3、4类骨折片嵌入肘关节内，用转动肘关节法配合其他手法，使骨折片逸出关节间隙而复位。

注意事项：

转动法用于关节脱位，如髋关节前后脱位（以右髋关节脱位为例）用反问号（؟）或正问号（？）复位法等转动法时注意如下情况。

（1）转动复位法转动的方向须与骨折移位的方向相反，如肱骨外科颈骨折内收型，须做外展、上举的转动，才能复位，不能做内收、上举的转动。

（2）做转动法要求缓慢，以免增加损伤。

（3）做转动手法时，助手仍应保持程度不同的较轻的拔伸力量，以免骨折端在旋转中刺伤周围软组织，且便于复位。

（4）转动法除用于髋关节脱位外，很少单独使用，常在拔伸法下，根据情况，选加捺正法或其他手法配合使用。

（六）屈伸法

亦名折顶法。是一些近关节或关节内骨折及部分关节脱位的复位手法。元代危亦林《世医得效方》名"拽屈拽直"，《证治准绳》中称为"拽屈、拽伸"，即在拔伸下做关节屈伸手法。《医宗金鉴·正骨心法要旨》有"拽之离而复合，推之就而复位"之说，拽（伸）、推（屈）即用伸屈手法使脱位的关节和移位的骨折复位。

1. 用于骨折

（1）近关节骨折：因近关节骨折的近关节骨折段太短小，术者不易用手握持住，利用关节的屈伸活动，带动骨折段进行复位。如肱骨髁上骨折伸直型，助手做拔伸手法，术者用两拇指按捺住向后移位的远骨折段，两手其余四指按捺住向前移位的近骨折段，做捺正法的同时，助手在拔伸下屈曲肘关节，使骨折的前后的侧方和向前的成角移位同时得到复位。其他如肱骨髁上骨折屈曲型、桡骨远端骨折伸直或屈曲型、有移位的股骨髁上骨折等，均须在屈伸手法加其他复位手法配合下进行复位。

（2）关节内骨折：做屈伸法，有两种作用。一是直接复位作用，如尺骨鹰嘴骨折，有分离移位，在做合骨复位法的同时做小范围的屈伸法加捺正法，有利于复位，且能使被骨折波及的关节面不平整的移位通过关节的屈伸得以复位。一是间接复位作用，因骨折片被附着的肌肉收缩牵拉，而产生不同的移位，在对该牵拉肌肉有影响的关节上做屈伸手法使该肌肉被拉紧张或使该肌肉松弛，便于整复，如肱骨内上髁骨折第3、4类，骨折片被嵌夹在肘关节内，做腕关节的背伸，使屈指总肌腱紧张，牵拉骨折片，再用其他手法，使骨折片被牵拉而逸脱出肘关节后，再做腕关节掌屈放松前臂屈肌群，以便做骨折片复位；肱骨外髁翻转骨折做腕关节背伸，使附着在骨折片的伸指总肌腱松弛，便于骨折片做翻转复位手法。

（3）整理归原：用于骨折或近关节骨折复位之后，做屈伸法用以整理残余的小异位，使其整理归原，古名"摺试其平"，明代王肯堂《证治准绳》载："凡手骨书……左右拔入，一伸一缩，动摇二三次。"即骨折或关节脱位复位时或复位后做屈伸法。如肱骨髁间骨折或肱骨外髁翻转骨折复位之后，术者用手握持住已复位的骨折处，做临时固定，同时做肘关节轻度的屈曲、伸展，使被骨折线波及的关节面模造塑形，促使关节完整平滑。

注意事项：

（1）动作柔和缓慢，以免增加周围软组织的损伤。

（2）掌握屈伸的活动范围，以避免发生新的移位，或损伤他处。

（3）做"查试"时或"模造塑形"时，术者要提捏住骨折片，或复位后的关节，做临时固定，以免做屈伸法时，复发再移位或脱位。

2. 关节脱位

用屈伸法是整复关节脱位常用的手法之一。如肘关节后脱位，术者在拔伸法和两点捺正法下，同时做肘关节屈曲而复位。掌指关节和指间关节脱位，在拔伸、捺正手法下，做脱位关节掌屈而复位。在各种关节脱位，手法复位成功之后，做缓慢的屈伸法，查试屈伸有无障碍，并可使该关节周围软组织得以恢复原位，然后再做固定（图13-2）。

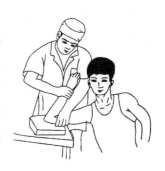

图13-2

注意事项：

（1）如关节脱位1周以上或较难复位的小关节脱位，关节周围的软组织呈挛缩状且有轻微的粘连，在麻醉之后复位之前，可做摇晃法，使痉挛或轻微粘连的软组织松解，便于下一步复位手法施行。

（2）在做关节复位手法中，加用摇晃手法，使脱位的关节头易于通过阻碍复位关节囊、肌腱、关节盂缘便于复位。

（七）挤捏法

此法为术者用两手指或手掌在受伤肢体同一水平面上做相对挤压按捏，进行整复的方法。明代《普济方》载："腿胫伤折法…再用手按捏平正。"清代赵延海《救伤秘旨》中载："搦搦相按归原。"即根据骨折移位情况，相对搦按复位。

1. 用于骨折

用于骨折方面,原理是在相对方向挤捏使骨折处于承受向轴心挤压的合力,使分离的骨折端或骨折片得到整复。此法用于管状长骨长斜形骨折和长螺旋形骨折,骨折线较宽,有分离移位,术者用两手在骨折处做对向的挤捏,使骨折线靠紧而复位。如粉碎性骨折,小骨折片呈分离移位,术者可用手指挤捏小骨折片使之复位。肱骨内髁骨折、外髁骨折、骨折块呈分离状态及肱骨髁间"T"字形或"Y"字形骨折,呈"品"字形分离移位,术者用手指或两手掌在肢体的同一水平

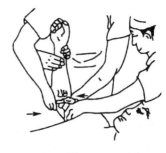

图 13-3

上做对向挤捏,使骨折块相互靠紧而复位。再如跟骨骨折,在轴位上有纵形或斜形骨折且有分离移位,可将患足在跖屈位进行拔伸,术者用两手掌相对挤按在跟骨两侧,并向跟骨的下前方推挤按捏,再配合其他捺正法、旋转法等。如手法恰当,除能使跟骨轴位上纵形骨折分离移位得以改善之外,且有整复跟骨正常的跟骨结节关节角的作用。

2. 关节脱位

挤捏法用于关节脱位方面,多用于微动关节的分离移位,亦名半脱位,如桡骨远端骨折并发的下桡尺关节分离移位,胫腓骨下段骨折或踝部骨折并发的下胫腓关节分离移位,术者用两手掌相对在尺桡骨茎突处或内外踝处做对向挤捏法,使分离的关节靠拢而复位。其他如耻骨联合分离,亦可按挤捏法的原理,病人取侧卧位,术者两掌在髂骨嵴处,向下挤按操作数次,常可使分离移位大为改善。

3. 注意事项

(1)做挤捏法须根据受伤骨骼的大小,分别采用术者的两手挤或一手捏,若较小部位可用手指操作,如手足指趾的长斜形骨折分离移位、前臂尺桡骨长斜形骨折或长螺旋形骨折的分离移位,术者可用一或两手指挤捏,如为较大骨骼,则可用两手掌相对做对向挤捏。

(2)挤捏法用于骨折,挤捏点要选择准确,如有偏差,反可使骨折产生更大的移位。

(3)挤捏法施用后,要有固定措施,防止产生分离移位,如肢体骨折或并列关节分离,可用小夹板固定,骨盆用兜带固定。

(4)如为陈旧性关节分离移位,可做多次的挤捏法复位,加以固定,虽然不能将分离全部复位,但可使临床症状大为改善。

(八)分骨法

用于两骨或多骨并列部位的骨折,或关节脱位。操作方法为术者用拇指为一方,食指、中指为一方相对地掐捏于并列骨的骨间隙部位,使并列的骨分开。

1. 用于骨折

骨折段因受暴力作用或骨间膜或骨间肌的牵拉而相互靠拢，致骨间隙狭窄，形成成角移位或侧方移位，骨间隙失去正常的距离。若在骨间隙狭窄的状况下不愈合甚至骨桥形成，则严重影响伤肢功能。操作方法为在前臂尺桡骨双骨折有向轴心移位（图13-4），或掌骨、跖骨，容易靠拢成角的部位，术者用两手分骨法，分别掐捏伤肢掌侧、背侧，楔入狭窄的骨间隙处，到一定深度后两手各捏住同侧的骨折端而做扯拉分开的手法，使两骨折的断端承受分力，扩大骨间隙，再配合其他手法。使向轴心靠拢的成角和侧方移位得以整复。

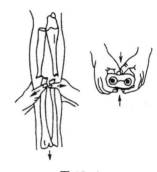

图 13-4

2. 关节脱位

如因受碾挫暴力而致的跗跖关节脱位，或腕掌关节脱位，且脱位在2～4掌骨或跖骨之间，或于跗跖关节或腕掌关节末脱位，术者可在拔伸手法之下做分骨手法或加用屈伸、反折法进行复位。

3. 注意事项

（1）分骨法仅用于有向轴心折角的成角移位，如尺桡骨骨折有"X"形移位、"K"形移位，或"介"形、倒"介"形移位的成角移位，如"介"形移位，仅在双骨折的远端做分骨手法，且要将双骨折近端固定住，倒"介"形骨折仅在双近骨折段做分骨手法，且须将双骨远端作固定，才可取得效果。

（2）做分骨手法，助手拔伸法用力要轻，使骨折周围软组织松弛，便于分骨。

（3）在做分骨手法的同时，根据病情还可加用摇晃法、捺正法、旋转法等，配合应用。

（4）术者要修短指甲，施术时在施术部分盖以纱布，以免损伤病人皮肤。

（九）合骨法

1. 用于骨折

使有分离移位的远近两骨折端向骨折线尽量靠拢，唐代蔺道人《仙授理伤续断秘方》载"或用力收入骨"。其"收入骨"即含有使骨折端靠拢连接紧密之意。王肯堂《证治准绳》治疗髌骨骨折分离移位法有"凡膝盖骨损断，用手法捺进平正"。其"捺进平正"即是合骨手法。清代胡延光《伤科汇纂》云："此为缩法之手功。"缩法，即是合骨法，用于骨折后两骨段被肌肉牵拉而呈分离移位，如髌骨骨折、尺骨鹰嘴骨折等。用两手拇指、食指，抵送两骨折块靠拢合骨，使骨折端紧密接触有利于骨折的愈合。或骨干横形骨折、肱骨外科颈骨折，作整复后术者用手握住骨折处做临时固定。助手用手掌抵住伤肢远端，沿骨干纵轴轻轻推压或叩击，使两骨折端相互嵌插吻合，以加强其稳定性且能促进骨折愈合。亦可用于复位后的检查复位效果。若复位后两骨折端已大部分对位时，用合骨法，术者可感到两骨折端有相互抵触感，伤肢不会缩短；反之若整复未成功，伤肢纵轴加压时，骨折端不能抵住，则可出现伤肢明显缩短。

2. 关节脱位

合骨法在关节脱位中较少应用，对关节附近骨折并关节脱位病例，偶或用之。如肱骨外科颈骨折合并肩关节脱位病例，虽然复位手法种类甚多，其中的一个是先用合骨手法。其方法是术者在辨清脱位的肱骨头骨折面的位置和肱骨头关节面的朝向之后，先用远骨折段对准肱骨头骨折面后，再用远骨折段的近端对着脱位肱骨头关节面所指的方向进行嵌插合骨法，利用远骨折段的杠杆撬动力，使脱位的肱骨头复入肩关节盂中去。其他较罕见的近关节骨折并关节脱位亦可选用此法，如掌骨近端骨折并掌指关节脱位，指骨近关节脱位等。

3. 注意事项

（1）合骨手法用于近关节骨折，如尺骨鹰嘴骨折、髌骨骨折有分离移位时，做合骨法时，该关节在轻度屈曲位上施行，关节伸展太直，近骨折段边缘不易握持，若过屈，由于伸肌的紧张牵拉，不易合骨。

（2）合骨法用于关节附近骨折并关节脱位。远骨折段的近端对关节头嵌插时，术者须用手握持住已对准关节头骨折面的远骨折段，可在助手扶持下，在骨折段的远端做纵轴叩击。叩击力太大则易于变移位置，致使嵌插合骨失败；叩击力太小，则嵌插不住，易于脱出滑掉。叩击力不易掌握。如操作不熟练者，可先做轻叩击，后逐渐加重叩击力，才能使嵌插合骨法成功。

（3）做骨折合骨法的同时，可加用摇晃法，使合骨法易于成功。

（4）合骨手法复位成功之后，一定要选择良好的固定器具，才能保持复位后位置，如髌骨的抱膝固定法、尺骨鹰嘴的弹力夹固定法、肱骨外科颈骨折并肩关节脱位的超肩关节固定法等，均须包扎恰当。

（十）推拿法（狭义骨、关节异位的推拿法）

此法所指是狭义的推拿，也是用于骨折和关节脱位的辅助手法。宋代《太平圣惠方》曰"骨碎筋伤……宜先按摩排正筋骨后……"，如《国医军阵伤科学概要》述"然后将四周之肌肉，用手指轻提柔理，使伤部肌肉屈曲者，加以按正，紧张者，转为松缓"，用以松弛肌肉的痉挛紧张，减轻疼痛。《医宗金鉴·正骨心法要旨》复位手法中推拿法的解释："推者，谓以手推之，使还旧处也，拿者，或两手或一手，捏定患处，酌其宜轻宜重，缓缓焉以复其位也。"又在按摩法中说："按者，谓以手往下抑之也，摩者，谓徐徐摩也。"因跌扑闪失，以致骨缝开错，气血郁滞，为肿为痛，宜按摩法。现代较多地用于骨折整复之后，术者用手做各种式式的推拿，在经络穴位或肌肉、肌腱、筋骨、关节等部位施术，用顺筋理骨法，借以调整筋骨，使骨折"合缝"，歪曲扭转肌肉、肌腱得到整理还原，宣通经络，行瘀活血，理气通滞。

注意事项：

（1）复位推拿法用于骨折复位手法之前，以在远离骨折局部的经络、穴位上施用轻柔、不动摇伤肢的手法为宜，不能做扳动、拉摇等大手法，避免造成"惊动损伤"，造成骨折移位加重，甚或使闭合性骨折转变为开放性骨折。

（2）推拿用于关节脱位复位手法之前，以不动关节，在关节周围肌肉、筋腱、经络、穴位上做手法，由轻轻抚摸开始逐渐加用点揉推按等手法，操作均宜轻巧，用以松解痉挛，减轻疼痛，以便复位手法的施行。

（3）骨折的局部在复位之前不宜施用推拿手法。

（4）骨折和关节脱位复位之后，在固定期中，在拆开固定检查时，助手可牢靠地拔伸扶持伤肢，以做暂时固定。术者可在离局部较远处做轻推拿手法，以轻按轻摸为主，但如为不稳定骨折或骨折复位 10 天之内，仍以不做推拿手法为好，以免造成骨折再移位。关节脱位复位之后，较为稳定，但施用推拿手法时亦宜慎重。

（5）在骨折或关节脱位，解除固定之后，早期进行推拿手法亦宜轻柔，不能强扳强扭，以在经络穴位上施行手法为主。如被固定的关节有僵凝，活动范围受限时，手法宜轻缓、自然，逐渐使其恢复正常的活动度，以免发生再骨折或再移位。

（十一）手法复位时的注意事项

（1）手法复位时，应密切注意局部与整体的情况，如为多发性骨折伴身体衰弱者，严重骨盆骨折早期，有内出血的可能，或有休克、内脏损伤、脑外伤重症等，均须缓期整复，采用临时固定或持续牵引固定等法，待危重病情好转，再行复位。

（2）骨折的整复，最好能够早期一次将各种移位完全整复，达到理想的目的——解剖复位。个别病人由于受伤时间和部位等的影响，甚难一次达到目的时，可先整复侧方移位，待骨折端初步稳定后（1～2周）再矫正成角移位。

（3）在手法操作中须集中精力，注意手指感觉，如骨折已复位时，术者手下有复位感，随着骨折畸形消失，做轻微摇晃时，骨折端较稳定，无骨摩擦音和滑动感，即可停止操作，避免不必要的多次整复。

（4）复位前要有周密计划，要求手法稳、准、有力，严禁粗暴，尽可能免除不必要的多余动作，以免将骨膜及周围肌肉、肌腱等软组织撕扯损伤或被牵拉松弛，骨折端的齿状突起被磨掉，或损害骨折端正常血供给，影响骨折端的稳定性和骨折愈合。

（5）做拔伸的助手要密切配合术者，或轻或重，或变换拔伸方向，配合恰当，才能取得良好的整复效果。

（6）要求避免在 X 线直接照射下做整复操作，以减轻 X 线片对病人和术者的损害。经手法整复和小夹板固定后，必要时可行 X 线透视，整复后常规拍摄正侧位 X 线片复查，了解和记录治疗效果。

（十二）手法整复效果标准

整复骨折理想的标准是各种移位均得到完全矫正，也就是要达到"断者复续，陷者复起，碎者复完，突者复平"，骨折对线对位均良好的解剖复位和近解剖复位。某些骨折，不能达到解剖复位或近解剖复位时，应根据病人的年龄、职业，以及骨折部位的不同，要求达到功能复位。所谓功能复位，即骨折整复后，旋转、成角移位得到矫正，侧方移位基本矫正，骨干骨折对位 1/3 以上，干骺端近关节骨折应对位 3/4 以上。若整复已达功能复位标准时，骨折愈合后，肢体功能可以恢复到满意的程度，不影响日常生活及工作。年老病人骨折对位稍差，肢体有轻度畸形，若关节活动接近正常，生活自理，能做较轻的工作，疗效就算满意。儿童在生长发育过程中，骨骼有很大的塑形能力，若无明显旋转及成角畸形，轻度重叠或侧移位可自行塑形矫正，在下肢如股骨骨折，缩短移位 2 厘米之内，亦不致残疾。

（十三）手术切开复位

在手术中切开暴露骨折端，并且在直视下进行复位，作为我国外科鼻祖华佗，在《三国志·华佗传》中的"针药所不及，当须刳割者，便饮麻沸散"即是在麻醉下进行手术的记载。隋代巢元方《诸病源候论·金疮伤筋断骨候》中有用线缝合骨骼的。唐代蔺道人《仙授理伤续断秘方》的"用快刀割些捺入骨"是用手术切开进行骨折整复的记载。近代很多中医院有选择地进行切开复位内固定工作，为手术切开复位积累了许多宝贵经验。

手术切开复位，适用于：①骨折手法复位不成功，有严重影响功能趋势者；②骨折断端有软组织嵌入，手法整复不能逸脱出来者；③关节内骨折，手法整复后，骨折对位仍不良，影响关节功能者；④骨折并发血管损伤，在处理血管损伤的同时做骨折端的切开复位内固定；⑤全身多处骨折，不便于护理及治疗，为了防止并发症的发生，可选择在适当的部位，做切开复位内固定；⑥陈旧性骨折畸形愈合手法复位失败者；⑦骨不连接，假关节形成，非手术方法治疗无效者；⑧骨折合并关节脱位，经手法复位不成功者，可考虑做手术切开复位。因切开复位内固定有损伤骨折周围骨膜与软组织，影响骨折部位的血液供给，减弱机体抗感染和正常生长能力，且骨折愈合时间较手法整复、小夹板固定时间大为延长，所以治疗骨折绝大部分病例适合手法复位外固定，宜于切开复位内固定者为数甚少，须严格掌握手术适应证，慎勿滥用。李氏骨伤科家传有"金针接骨术"，治疗较难手法复位的关节脱位、骨折移位肌肉嵌顿资料较多，有待整理（最早于 1963 年载于《上海中医杂志》）。

二、正骨推拿法

推拿亦名按摩，是术者主要用双手在病人体表的经络、穴位、筋骨、关节等部位施行各种式式的操作，治疗内、外、骨伤、妇儿等各种疾病。正骨推拿法，是用推拿手法治疗除骨折、关节脱位之外的各种急慢性损伤性疾病或因损伤兼感受风寒湿而致的筋骨痹证，亦可有助于损伤急症的应急救治和伤骨的康复。

正骨推拿法源远流长，而且骨伤科名家散在于全国各地，不同的气候环境、生活习惯，各地名家各有所宗，形成多种不同流派、不同风格的推拿手法，各个流派都具有丰富的经验和独到之处，这些手法是李同生根据祖传师授和经验体会，将常用的正骨推拿手法归纳的，包括推拿（狭义）、按摩、揉捏、叩打、振抖、挤压、运摇等。

（一）推拿法

1. 推法

术者用肢体恰当部位，在病人体表的经络、穴位、肌肉、肌腱、关节等各部位，朝着一定的方向，直线地向前推进。

【方法】一般有掌推式、指推式、拳推式、前臂推式、肘推式等，以上为较常用的方法；其他有膝推式、小腿推式、足推式，但这些部位较笨拙，不如上肢部位感觉灵敏，操作方便安全，若术者功力不到，易使病人遭受意外损伤，故近代较少选用。

【操作】

（1）平推法：用掌、拳等直线推进，动作缓和，意力缠绵。（图13-5）

（2）叠瓦推法：亦为直线前进，在前进一段距离之后，按原路线倒回1/4后，再向前推进。如此数次，直达终点，用力较强。（图13-6）

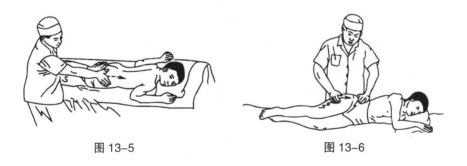

图13-5　　　　　　　　　　　　图13-6

（3）抱推法：一手或用两手，屈曲成环形，在病人肢体上向前推进。（图13-7）

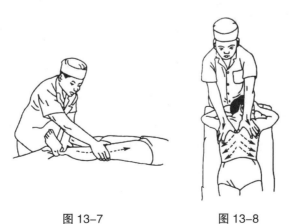

图13-7　　　　　　　　图13-8

（4）八字推法：两手指、掌或拳呈斜线向下、外推进，形如"八"字路线。（图13-8）

【作用】疏通经络，调和腠理，活血理气，消肿止痛。

【应用】掌推式用于腰背大面积处；拳推式、肘推式、前臂推式深透力强，用于肌肉丰厚之处；指推式用于面积较小之处。平推法柔和平稳；叠瓦法推中有摩，祛风疏络；抱推法用于四肢，符合肢体外形；八字法用于颈背部损伤、痹证。

2. 拿法

术者用拇指放一侧，其余手指在另一侧，相对而成钳形，钳拿住病人经络、穴位、肌肉、肌腱、筋膜等治疗效应部位，用不同力量和术式，进行操作。

【方法】

（1）三指拿式：术者用一手拇指为一方，食指、中指为一方，钳拿病人效应部位施行手法。

（2）多指拿式：术者一手拇指为一方，2～5指为另一方，钳拿住效应部位，施行手法。

（3）两手拿式：术者两手如上述钳拿位同一侧部位施行手法，或两手分别钳拿住左右两侧相同名的效应部位，施行手法，或两手钳拿住上下，或左右不同的效应部位，施行手法。

【操作】

（1）展转拿法：术者拿住效应部位的肌肉、肌腱、筋膜后，向上轻度提拉，并呈横形或扇形摇动，要求刚中寓柔，轻重适宜，以病人能耐受为准。（图13-9）

（2）滑动拿法：术者以冰钳式拿住相应部位，并向上提拉到一定程度后，然后指端松开，钳拿手指逐渐伸直以减轻手指之间的钳夹力，使被钳拿的软组织从钳形手指之间滑动过去，手法亦要刚中寓柔，轻拿慢放。（图13-10）

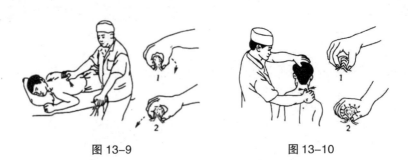

图13-9　　　　　　　　　　图13-10

（3）紧缩拿法：术者钳拿住病人效应部位的肌肉、筋膜、肌腱等，并向上提起，逐渐加重手力，使效应部位逐渐承受到四周紧缩的压力，不做摇动，也不让软组织从手中滑过，然后手轻慢地放松，缓慢用力，柔多于刚。（图13-11）

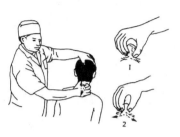
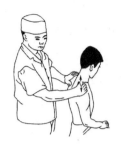

图 13-11　　　　　　　图 13-12

（4）捋动拿法：术者钳拿病人效应部位肌肉、筋膜、肌腱等，缓慢用力向上提起，适当加重手力，使被钳拿部位承受一定挤压力，然后轻轻放松，再沿肌纤维平行方向做缓慢上下滑动，然后轻轻放松。（图 13-12）

【作用】通络活血，理筋止痛。

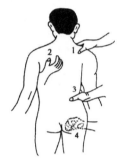

【应用】展转拿法用于解除筋脉拘挛；滑动拿理筋活血，亦可用于晕厥病人的应急救治，如"八大寒筋"法；紧缩拿用于行气活血，解郁行滞；捋动拿通络力强，逐瘀祛痹。三指拿用于较狭窄部位，如跟腱、肱二头肌腱、腘部肌二头肌、半腱肌、半膜肌等；多指拿用于较宽阔处，如肩上部斜方肌、胸大肌、背阔肌、肱二头肌等大块肌肉之处。（图 13-13）

图 13-13

（二）按摩法

1. 按法

《医宗金鉴·正骨法要旨》载有："按者谓以手往下抑之也"。术者用肢体恰当的部位，在病人效应部位，如经络、穴位等，向下按捺，由轻到稍重，将结束时，又转为轻，过程较缓慢。

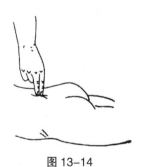

【方法】有掌按式、拳按式、指按式、前臂按式。掌按有侧掌按式、手掌按式、鱼际按式等；拳按有平拳按式、风眼拳按式；指按有拇指按、剑指按、一指点按等。以上按式可用一手施行或两手同时施行。（图 13-14）

图 13-14

【操作】

（1）点按法：术者用拳、掌、指或肘在选择效应部位的经络、肌肉等呈长条形部位，按一定距离分点状（呈"……"）向前按进，点与点之间术手提起。俗名"断劲按法"。此法点按深透，作用力强。

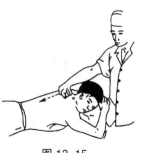

（2）连接按法：术者用掌根、侧掌、平拳或侧掌，在呈长条状效应部位如经络、肌肉等处，呈摇动状向前按进。以用拳

图 13-15

式法连接按法为例，先用拳面按于效应处，拳眼向前，再做腕关节桡侧屈曲动作，此时，拳面小指侧贴于效应处，向前推进，再做腕关节尺侧屈曲，以拳面的食指按效应处，如此循环前进，直达终点。此种按法中有推法，但以按法为主。俗名"连劲"按法，动作连续不断，近似滚法，但此法仅用掌面，不用手背按触。（图 13-15）

（3）顿按法：术者用掌、拳或指，在选定效应部位做多次不移动位置的按捺。如以掌按式为例，术者单掌按捺命门穴位，数秒钟后，缓缓抬掌，稍停，再在原处按捺，根据需要，决定按捺次数。

【作用】舒经活络，开导闭塞，行瘀活血，止痛消肿。

【应用】掌按式用于瘦弱病人，面积较大之处，如背胸胁处；拳按式用于肥胖健壮病人，所谓彼刚我柔，彼柔我刚；指按式用于穴位，经络及大小关节附近；肘按式用于臀部、股部等肌肉丰硕之处。点按法用于经络阻滞，病邪较深，以开导闭塞；连按法按中有推，疏通经络，行瘀导滞，促进气血运行；顿按式促进患处血循，散瘀消肿，散结止痛。

2. 摩法

《医宗金鉴·正骨心法要旨》载："摩者谓徐徐揉摩之也。"为术者用肢体恰当部位，贴置于病人治疗效应部位，加上较按稍轻的压力，在皮肤上进行轻按，摩擦的动作，速度稍快，动作稍柔，不宜过重，以防擦伤皮肤。此法较推法轻，且以在皮肤上摩擦为主。

【方法】掌摩式，以平掌摩式、侧掌摩式为主，较为常用；拳摩式，以立拳摩（小鱼际着力）为主；指摩式，多以拇指指面摩为主；前臂摩式，以前臂尺侧摩为主。

【操作】

（1）旋摩法：分条形旋摩法和圆形旋摩法。条形旋摩法为术者用掌或指，接触于效应部位的经络或肌肉等长条形部位，做螺旋状旋转（图 13-16），摩擦前进直到终点，动作可缓慢，也可稍快速，此法柔多于刚。圆形旋摩法是在效应部位做环形掌擦，不做长条形移动，俗名摩太极。（图 13-17）

（2）滑动摩法：术者用手掌或手指，接触于病人效应部位的皮肤，做前进后退的移动摩擦，进三退二地向前滑动，可慢可快，用力轻柔。（图 13-18）

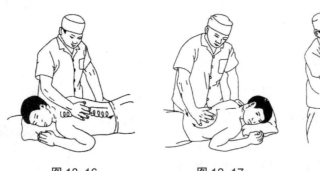

图 13-16　　　　　图 13-17　　　　　图 13-18

（3）"之"形摩法：术者用手掌或立拳，接触于病人效应部位，做"之"字形向前摩擦移动直到终点。

（4）定点摩法：即可选用上述三种摩法，在病人效应部位做摩擦，不向前进。

【作用】祛风除湿，散寒疗痹，退热解痉，活血消肿。

【应用】掌摩式适用于胸、背、腰、腹，平稳轻柔；拳摩式法着力较强，用于肌肉丰厚之处；指摩式用于经络、穴位、面部、关节及周围较狭窄之处。旋摩法用于推拿术开始，作为宣通经络、活血行气之用，驱风散寒；条形旋摩法用于通经活络，治疗风寒湿痹，旧伤损痛；圆形旋摩法多用于胸部宣肺理气，用于上腹部以和胃健脾，用于下腹部以理气宽肠，用于腰眼以温肾强腰；滑动摩法祛瘀通络、散寒活血；"之"形摩法祛风通络、散寒清热；定点摩法有上述各摩式之作用，但多作用于局部。

（三）揉捏法

此法亦是揉和捏两种相近手法的合名。

1. 揉法

术者上肢得力部位作用于病人效应部位，施加压力，并做旋转动作，近似摩法，与摩法不同之处在于加压力较摩法大，不似摩法在皮肤上摩擦，为术者着力处紧贴皮肤旋转，使手法旋转应力作用于皮下软组织。

【方法】同"摩法"。

【操作】

（1）叠瓦揉法：术者用掌根或立掌或手指在病人效应部位做前、后方向的揉动，并沿一定经络，或肌肉等做长条状向前移动，达终点后，可再重复数次。

（2）螺旋揉法：术者用掌根、立拳、风眼拳或手指，在病人效应部位，做旋转揉动，并向前呈长条形移动，达终点后，亦可重复数次。

（3）"之"形揉法：揉法同上，在病人效应部位做"之"字形横行揉动，并向前进，达终点后，可重复数次。

（4）滚揉法：亦名滚法，术者各手指均呈半屈状，以小鱼际部位斜置于病人效应处经络，或肌群走向处，腕关节放松放活。在做前臂旋后时则术手向前滚动到手背及2～5掌指关节，向前揉压，再做前臂旋前，术手倒回滚动到小鱼际贴于病人皮肤，向前滚揉着力较大，倒回滚揉时着力较小，且较放松，一进一回地连续向前滚揉。用力要柔和沉着，深透有力，直达筋肉，避免手指击打和摩擦皮肤，以及跳跃前进。

（5）定点揉法：可在以上各种揉式中，任选一种，在病人效应部位操作，不向前移动，作用于伤病局部或胸、背、腰、腹部，动作宜沉着缓慢，深透达里。

【作用】叠瓦揉法，若沿肌群走向施用，有改善局部血液循环、强筋祛瘀作用；螺旋揉法、"之"形揉法通络除风、活血疗痹、祛瘀解凝；滚揉法疏通经络、行气活血、祛风散寒、理伤定痛；定点揉法用于伤痛局部，以活血消肿、疗痹定痛。

【应用】平掌式作用面积较大，力量平和，用于腰背等面积较大之处；掌根揉或侧掌揉式力较深透；拳揉式用于胖人或肌肉丰硕之处，刚多柔少，以刚制柔；指揉式用于头面及穴位等处；肘揉法深透有力，推筋着骨，体弱病重、痛阈较低及骨质疏松病人均不宜施用。

2. 捏法

术者拇指为一侧，其余四指为另一侧，两侧相对如钳形，钳住病人效应部位，两侧对向用力捏住，再放松，与指按相似，但捏法为两侧对按，近似拿法，惟着力较轻，次数较多。

【方法】分为两指、三指、多指捏式。两指捏式即用拇指、食指对捏；三指捏式即为拇指、食指、中指对捏；多指捏法则拇指与其余四指对捏。

【操作】

（1）点捏法：术者在病人效应部位捏动并做点式跳跃前进，直达终点，可反复数次。

（2）揉捏法：术者在效应部位，捏住并在两侧做皮肤揉动，并向前移动，直达终点。此法分旋转、捋动、滑动三种揉捏法。旋转揉捏法，即术者在病人效应部位，捏住，并在两侧做旋转并呈螺旋形不间断地向前移动；捋动揉捏法，即术者在效应部位，捏住肌群，做前后捋动，并逐渐向前移动；滑动揉捏法，即术者在效应部位，捏住肌群，如滑动拿法，使之由钳形指下滑出，如此反复多次地并向前移动，直达终点。（图 13-19）

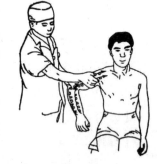

图 13-19

【作用】通经活络，消肿止痛，祛风散寒，解除痉挛。

【应用】两指捏、三指捏式用于指、趾、面部、耳、鼻等面积狭小处；多指捏式用于面积较大之处，如四肢、胸大肌、背阔肌及腰部两侧、股部、臀部等处。点捏法透筋着骨、健骨强筋；揉捏法为最常用手法；旋转捏揉法通经活络、散瘀活血力较强；捋动揉捏法通络舒经，解除痉挛力较强；滑动揉捏法祛风散寒、消肿止痛。

（四）叩打法

此为叩法和打法两种相似手法的合称。

1. 叩法

为术者用手末端或器具叩击病人效应部位。

【方法】指叩式，即术者用手指端叩击效应部位；指节叩式，即 2～5 指近指间关节叩击效应部位；拳叩式，即术手握拳，拳背向下，用 2～5 掌指关节突起处叩击效应部位。

【操作】

（1）星状指叩法：术手各指间微屈，掌指关节屈曲，拇指呈轻度内收状，使五指末端处于同一水平位上，腕关节松软灵活，叩下时腕关节掌屈，抬起时腕关节背伸，用五指末

端叩击效应部位，如此反复做数次。（图 13-20）

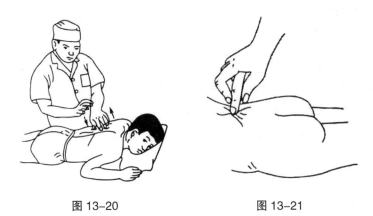

图 13-20　　　　　　　　　图 13-21

（2）一指点叩法：术者握拳，伸一中指或伸一食指，按星状指叩法的操作方法，以指端叩击效应部位。（图 13-21）

（3）拳锄叩法：术者握拳，关节松软放活，掌心朝向效应部位，叩肘、腕关节掌屈，以近掌指关节叩击效应部位，提起时腕关节背伸，如此多次叩击。

（4）指锄叩法：术手握拳，将中指掌指关节伸展，使中指的近指间关节突起，其余操作方法同拳锄叩法。

（5）拳敲叩法：术者掌指关节背伸，指间关节屈曲，掌心朝下，腕关节松软灵活，以指间关节叩击病人效应部位。

（6）指节反叩法：式式同前，握拳，仅将食指或中指掌指关节背伸，叩击效应部位。多指叩法，同前，2～4 掌指关节背伸，用 2～4 指间关节叩击效应部位。（图 13-22）

（7）拳棱叩法：术者握松拳，掌心向上，腕关节松软灵活，以 2～4 掌指关节的背侧，在病人效应部位多次叩击，叩下时腕关节背伸，提起时腕关节背屈。（13-23）

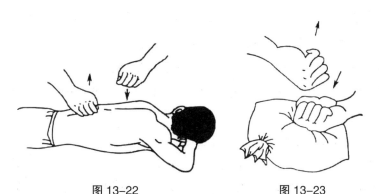

图 13-22　　　　　　　　　图 13-23

【作用】祛风散寒，解除麻木，缓解痉挛，强筋壮骨。

【应用】指叩式接触面小，力较深透，用于经络穴位部位；指节叩式富有弹力，着肤即起，用于胸胁腰背等处；拳叩式叩击力强，用于软组织丰厚之处。星状指叩法用于关节痹痛、麻痹不仁；一指点叩法可用于经络阻闭、血气瘀滞；拳锄叩法、拳敲叩法用于痹证酸痛，旧伤损痛，祛风散寒，营养络脉；拳棱叩式用于除旧伤痹痛，强壮筋骨。

2. 打法

术者用上肢远段面积较大之处，如掌、拳、前臂等，击打病人效应部位。可仅打击1～2次（稍重），也可反复多次击打（软弹力，用力较轻）。

【方法】拳打式，包括拳面打、立拳打、俯拳打式、拳眼打式或拳背打式；掌打式，包括平掌打式、侧掌打式、掌根打式、鱼际打式、反掌拍打式；指打式，包括指弹打式、指抽打式、指拍打式。

【操作】

（1）虚劲连续打法：术者腕关节放松，要求活软尚有弹力，前臂放松，打下时柔软如鞭，打着效应处的肌肤，立即弹回提起，再次击打下去，如此反复多次，开始时轻轻用力，逐渐在病人耐受程度之内，增加力量。如拳打各法，则要手臂放松，松软握拳击打，如为拳面打，俯拳打法，松软击下，打着病人肌肤，立即收提。如用掌打，平掌打时术者手指并拢，掌指关节微屈，掌心虚空，击打于效应之处，可发出"扑、扑"的响声，又名空心拳打法；用

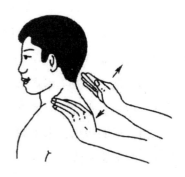

图 13-24

侧掌打时，五指分开如扇骨，以小鱼际及小指近节着力，击于效应部位时，由于松软和各手指相互碰击而发"咯、咯"的响声，又名弹指掌打法；因弹指打法将两掌结合，而掌心处留一空隙，同时击打于效应部位，可发出较大的"咯、咯、咯"响声，又名切击掌打法。（图 13-24）

（2）实劲连续打法：术者腕关节姿势同虚劲连续打法，但稍加重沉着之力，术者着力部位接触于病人效应部位时，稍加坠力（又名内功劲）然后迅速提起，如此反复击打。如用各法的拳打，术者拳稍握实，但宜轻打，勿使病人产生疼痛。如用掌打法，各指并拢，掌心平板。击打时不发出虚空的声响，平掌打又名掌拍打法。侧掌打又名柳叶掌打法。以上均刚中寓柔，作用力强。鱼际打法为术者拇指内收，鱼际肌收缩隆起而呈肉球状，用之击打效应部位，名柔掌打法，柔中寓刚。弹指打法为术者2～4指呈屈曲状，拇指亦呈屈曲状，于2～4指指甲面处，术者用力伸直2～4指，拇指突然滑移2～4指指面，弹打在病人部位，又名绷指打式。指抽打法，为术者全手自然松，腕关节亦要松软灵活，并呈掌屈状，均不能用拙力，术者先将前臂旋后，抬起各手指，突做前臂旋前，用术手2～4指指背部位着力，弹性抽打病人效应部位，反复多

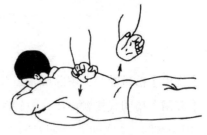

图 13-25

次，至被打处皮肤红色，根据要求甚至击打至皮肤微呈青紫色。指拍打法为术者用 2 ~ 4 指指面，用软弹脆力拍击效应部位。擦打法为术手 2 ~ 4 指指面着力，斜向击打病人效应部位，打中兼擦，此两法均反复多次击打到皮肤略泛青紫色为度。（图 13-25）

（3）弹劲一次拍打法：术者多用平掌不使病人有丝毫损伤，屈臂蓄劲，用爆发力崩出，突然击打在效应部位，着肤即收手，可在效应部位发出"啪"的响声，病人突遭拍击，在惊恐中较强地转移注意力，但要求术者有一定的功力，目测距离准确，着击的发力、收力均恰到好处，要在平时多做练功。若术者功力未到，发掌过激，距离不当，收力不快，易致损伤，慎勿轻用。

【作用】击通经络，舒筋活节，解郁宣痹，理气活血。

【应用】拳打各式作用力强，刚多于柔，术者亦能省力耐久，根据病人体质，选用轻重刚柔的各种拳打法，胸腹部宜轻虚打，此法以理气活血、通络活血为主。指打各式，为较强的击打力作用于皮肤肌肉、关节，多呈现皮肤青紫，形成局部溶血现象。由于类组胺物质产生的病理刺激，通过神经系统，能起到调节器官功能和促进有关连部位的新陈代谢，故名打出青毒，有祛风除湿、散寒宣痹的作用，亦治旧伤痼疾。虚劲连续击打法力量缓和，病人乐于接受，通络除胀，醒脑提神，消除疲劳，强壮筋骨；实劲连续击打法，着力宜轻，有通络止痛、活血散瘀的作用。其中各指打法均能祛风除湿、散寒宣痹，亦治陈伤痼疾。弹劲一次拍打法击打轻，术者打发声，惊恐较重，用于身体壮实中青年的疼痛症，刺激较强，能转移注意力，又名截痛法、移痛法。

（五）振抖法

振、抖各为一种推拿手法，合称为振抖法。

1. 振法

术者用手某一部分着力，全臂施用巧力，发出频率较高的振颤，作用于病人的效应部位。

【方法】掌振式，即术者用平掌、侧掌、掌根、鱼际等部位发出振颤，用于治疗，本式应用较普遍；拳振式，即用平拳、立拳、俯拳、拳棱等部位发出振颤，用于效应部位；指振式，包括一指振法、剑指振法、星状指振法、啄指振法、锄按振法和凤眼指振法。

【操作】术者将上述部位接触于病人经络、穴位、肌肉、肌腱、关节、血管或神经等效应部位之后。

（1）摇振法：术者全臂用力快速摇动，通过掌、拳或手指，施用于病人效应部位，发出振动，振动频率每分钟 200 余次，摇振法较易于操作。

（2）内功振法：术者气沉丹田，含胸拔背，沉肩坠肘，力由脊发。以意领气，发至全臂，形于掌指，用于病人效应

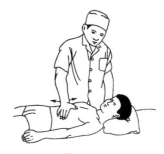

图 13-26

部位，每分钟振颤频率达 400～600 次。振力深透，对术者功力要求较高。施术时，术者臂部在用力和不用力之间，若用拙力，则发出振颤频率较慢，且不均匀，易于疲劳，术者甚至遭受屏气内伤；术者若用力较轻，不能发出合适的震颤，故须用功力灵巧，要在平时锻炼出深厚的基本功，熟能生巧，功到自成。（图 13-26）

【作用】调理脏腑，攻补均施，调节神经，活血镇痛。

【应用】掌振式用于胸腹腰背及脏腑的体表部位和经络穴位上，用法较广。拳振式用于大块肌肉丰硕之处或深部神经之处，作用力强。指振式用于头面部位、经络、穴位及浅表的神经部位。摇振法用于活血镇痛，通络理伤，祛风除痹。内功振法用于调理脏腑，施用补泻，散寒除热，疏通经络。

2. 抖法

术者持住病人肢体的一端，做一次或数次的牵拉抖动。

【方法】术者一手或两手紧握效应部位的肢体远端，做小弓箭步站立，若为坐位则两足分开坐稳，以备下步做抖动手法。

【操作】嘱病人全身放松，尤其是被抖的肢体，要全部放松，不能用力，但一定要告知病人抖法的大概，使病人有思想准备。若为上肢抖可取坐位，腰背取站立位或卧位，坐位亦可，下肢取卧位，术者握持住肢体远端如手指或足部，做轻缓的晃动。晃动的作用是探测病人肢体放松的程度。若病人肢体仍僵硬鼓劲，可叮嘱病人再加放松，直到晃动肢体呈松软状态时，术者可突加牵拉拔伸力，在此同时，做范围较大的抖动，如抖赶马皮鞭，使病人效应部位的肢体突然受到拔伸和抖动的应力。

（1）上肢抖法：术者用一手紧握病人拇指一侧，另一手紧握 2～4 指侧，患臂呈旋前位，术者轻晃患臂，再向下微牵，再猛向上牵抖，此时术者可听到（感觉到）被抖动的关节发出的"叭、叭"的响声，此响声多于患手掌指关节所发，偶感由腕、肘、肩关节所发出。

（2）下肢抖法：病人取站立位或仰卧位，术者一手紧握一足的跖部，另一手紧握跟部，轻度地做旋转、晃动，再突然发力牵抖，术者可触到踝部有松开的感觉，若术者将两手改为抱握在踝关节上部时，又可抖动髋、膝关节和股、大腿及小腿部。

术者向上举时，丹田抱气，呼吸自然，切勿屏气，以防内伤。用力时，半蹲的两腿向上伸直，借用腿力将病人举起"发力"时，术者可发出"哼"声，以防伤力。

以上为伸抖法，另外还有摇抖法，此法如用上法握住病人肢体远端，亦令病人被抖的肢体放松，做旋转或上下左右地摇摆牵抖，活动幅度小，频率较快，如风吹旗帜似的抖动，连续抖十余次，此法仅用于四肢。

施用抖法时术者抖动的速度、用力大小须灵活掌握，若身体瘦弱、年老或有慢性疾病者，以及关节僵凝症的初期病人，可做轻的伸抖法或改用摇抖法。若关节僵凝较重者，只宜轻轻抖动，顺势利导，切勿操之过急。体质壮实者可稍用大力做伸抖或大力摇抖，但年老骨质疏松，或有严重的心、肝、肺、肾疾病及高血压、癌症等病人均应禁做抖法。

【作用】舒展筋肉，调整关节，通络解痉，行气活血。

【应用】伸抖法作用较强。①上下肢伸抖法用于关节不灵、筋肉重胀酸沉，陈旧性损伤，亦为治疗上下肢各关节骨错缝（关节半脱位），筋出槽（软组织轻度移位）的手法之一。此外对于部分的胸胁内伤岔气（肋脊关节紊乱）做同侧上肢的伸抖法，疗效较好。②腰背部伸抖法能解除腰背部肌肉痉挛，调整脊柱后关节急性紊乱和滑膜嵌顿，并对部分腰椎间盘突出症有治疗作用。

摇抖法较为平和，能舒展筋肉、滑利关节、疏通经络，用于肢体筋肉酸困、疼痛，软组织扭挫伤，筋骨痹痛，关节僵凝等症，以及推拿操作术后的整理还原。

（六）挤压法

为挤和压两种相近手法的合称。

1. 挤法

术者两手掌心相对，将病人效应部位置于两手之间，相对用力钳夹挤压然后放松。

【方法】掌挤式，术者用两掌相对挤压，其中又有侧掌挤式、平掌挤式、鱼际挤式、掌根挤式；用两手十指交扣的掌夹挤式；两掌各呈圆弧形的抱挤式等。掌挤式较常用，此外还有拳挤式，分为拳面挤式、拳挤式、凤眼拳挤式，但较少应用。尚有指挤式，其中有指中节挤式、两指对挤式、多指挤式。

【操作】

（1）双手挤法：术者两手相对，沉肩含胸，两肘抬平，利用含胸扣背之力则较能持久，单用臂力则易于疲劳。挤法和按法区别在于一为双侧，一为单面，挤法作用深透，按法作用表浅，平掌挤则手指伸开，全掌贴于效应部位，相对用力；侧掌挤则小鱼际置于效应部位，多放在与肢体经络平行之处，名柳叶掌对挤法；鱼际挤则 2～4 指关节约屈曲，拇指关节伸展，以相对挤于病人效应部位，名柔掌对挤法；掌根挤则各指关节均屈曲，掌指关节伸展，掌根着力夹挤，名指掌对挤法。

（2）单手挤法：单手为手指挤式，多作用于效应部位的皮肤和皮下组织处。指钳挤法为术者手握拳，将食指、中指掌指关节伸展，使呈钳状，钳夹于病人效应部位的皮肤而施术；两指拈挤式为术手食指、拇指微屈呈摄状，摄夹于病人效应部位而施术，亦名指掀挤法；指捏挤法为术手拇指与其余四指相对成钳状，挤捏于效应部位而施术。

（3）提挤法：术者用前述各挤式，挤住效应部位，并提拉起而后放下。捧挤法为术者用双掌在病人的腹部、背部、大腿部皮肤松弛，肌肉丰厚的效应部位双手挤住捧起，提拉到一定程度之后，再使被提起的皮肤等部位由两手之间挤滑下去，北京名家曹锡珍将此法命名为捧法。摆挤法为术者用指钳挤法、指捏挤法挤住病人效应部位的皮肤由指间狭窄处滑下去。顿挤法为术者用前述各挤式，在效应部位做较长时间的夹挤，不做提起放下的动作，然后缓缓松开，仅限于一个部位一次或数次夹挤，不做移动。行挤法为术者用前述各挤式，在病人效应部位，做如下操作：线状行挤法，术者用前述各挤式，沿经络循行部位或肌群部或血行部位的皮肤上，做前进移动多次不间断的夹挤，但以指挤式为常用。点状挤法，术者用前述各术式，在病人效应部位夹挤，如梅花点挤法即在效应部位的皮肤上点梅花形，繁星点挤法即在效应部位做散在多点的夹挤，其他如七星点挤法、长三点挤法等。点挤法多施用指拈挤法，亦可用指钳挤法或指捏挤法。

另外，透色挤法为术者多采用指挤法在病人效应部位的真、表皮处，挤至皮下瘀血，呈现紫红色斑点，名透色挤。透色挤只限于单手挤中的指钳挤法、指拈挤法、指捏挤法。当然这些指挤法施用时，术者也可以令其不透色，透色方法是在施术中，挤起放下时，放出皮下组织之后紧紧钳夹住皮肤，即可形成透色。

【作用】祛瘀活血，消肿止痛，行气解困，宣痹退热。

【应用】掌挤式施术面积较大，平和安稳，平掌用于胸背、胸胁及肢体部位；侧掌挤、掌根挤用于髋、臀、股、腿部位，力大深透；鱼际挤用于头、面及软组织较薄而多骨之处；掌夹挤式用于关节及四肢部位；掌抱挤式用于四肢呈圆柱形部位，掌式符合肢体外形；指挤式用于狭窄处，多作用于表浅部位。

双手挤法有祛瘀活血、消肿止痛的作用；单手挤法多为指挤式，有宣热散寒、止痛除麻的作用；提挤法中捧挤法调理脏腑而治内伤；捏挤法为指挤法作用力较强者，用于四肢挤法；顿挤法作用于伤病的局部或穴位；线行挤法用于宣通经络；点状挤法亦作用于损伤痹证的局部或主要的穴位上；透色挤法宣泄风邪，有退热、散寒双向调节作用。

2. 压法

术者用肢体某部位压于病人效应部位，此法类似按法，但较按法力大深沉，按法为手臂用力，压法除手臂力之外有时加入术者体重之力。

【方法】

（1）掌压式：其中分单掌压式和双掌压式，在这两式之中，有平掌、侧掌、掌根、鱼际等方式。双掌压式中，又有双掌重叠压式。

（2）拳压式：其中有单拳压式和双拳压式，多采用拳面压于效应部位。拳棱压式，是术者将拳紧握，拳心向上，用拳之2～5掌指关节棱起处着力，压于效应部位。还有凤眼拳压式，术者紧握拳，使食指掌指关节稍形伸展，以食指近节背部着力，压于病人效应部位而施术。此外，有双手拳压式，即在接触病人效应部位之右拳上面，加上左手紧握该拳，同时用力向下加强压力，且可持久。

（3）指压式：多用屈曲的近指间关节着力，压于病人效应部位。如中指压式，即术者握拳，中指掌指关节微伸展，使之突出于拳面，中指近节背侧着力，施压于效应部位。

【操作】

（1）顿压法：术者选用前述各种压式于效应部位时，取站立位两肢微分开，肘部微屈，肩部用力固定，髋部微屈，缓缓地加压于效应部位，并逐渐增添力量，并可增加部分体重力，施术完毕，再缓缓松开。

（2）闪压法：术者用各种压式于效应部位，两足微分站立，两膝微屈曲，肩部微耸起，两肘半屈，缓缓施用轻压力，到一定程度之后，术者突发"闪力"，即术者同时做伸肘、沉肩、伸膝、前屈髋关节，动作配合协调，发力快捷，一闪即收，故名闪压法。其中常用为叠掌闪压法，其他如单掌闪压法、各拳式闪压法、各指式闪压法均极少用。

（3）定点压法：术者选各种压式，在效应部位的一点上，做重压法或闪压法，用力稍大，压一至数次，不宜次数太多。

【作用】解郁除滞，调整筋骨，压挤络脉，泻邪除痹。

【应用】掌压式接触面较大，且柔软平整，用于胸、背、腰、腹及四肢部位，刚中寓柔、平和安全；拳压式，力量较强，拳多棱起处，用于胖人、健壮病人以及肌肉丰厚之处，其深透力强；指压式用于经络穴位，多为泻法。顿压法，能挤空络脉，促使血循，泻邪除痹，消除肢体胀困。闪压法解郁除滞，定点掌重叠闪压法常和其他手法同用，调整筋骨，效果甚好，如脊椎后关节紊乱、耻骨联合分离、骶髂关节半脱位、肋背关节紊乱等，骨错缝及部位筋出槽症均可应用。做压法须注意手法禁忌证，年老骨质疏松、病重体弱者均须禁用。用时宁可用力较轻，不可粗暴猛烈行事。

（七）运摇法

运是运动病人肢体；摇是在术者的协助下，使病人进行各种术式和各部位的被动活动。在运法的同时，术者还可配合做各种推拿手法，以加强运摇的效果。

术者以双手施术为主，持住病人运摇活动的关键部位，必要时，动用术者的臂、肩、腰、臀、腿、脚及身体其他部位参与操作，以助运摇手法的完成。

运摇手法的施行前后，一定要有其他手法相配合，或者将运摇手法参与其他手法之中，作为推拿的一个组成部分。如要进行效应部位的运摇之时，先在该部位做按、摩、推、揉、捏、叩、打等手法，使该效应部位经络流畅、血气通行，所谓"筋松节活"之后，再进行运摇手法的施用，即俗说"热身法"，也是运摇术前准备手法。运摇手法施用完毕，再用搓（即两手旋转摩法）、揉和轻轻叩打法，整复归原而结束，俗名"收尾手法"。

运摇法各个部位的具体操作和应用如下。

1. 头颈运摇法

【操作】

（1）颈部端提运摇法：分为颈部端法和颈部提法。颈部端法：病人取坐位，嘱病人颈部放松。术者站立在病人体侧，一手托住下颏部位，一手托住后头枕部，两手同时用力向上端起，在端时，亦可做小范围的轻轻晃动。颈部提法：病人盘膝坐于席上或矮凳上，术者同上姿势立于病人背后，做马步式，腰部微屈，两手从病人下颌部位的两侧捧住下颌，施术时两手向上提起，同时伸腰直膝，以助臂力。以上两法端提起颈部时约数秒钟到半分钟，再轻放下。

（2）颈部屈伸运摇法：病人取坐位，术者站在病人体侧，其余术者手式、姿势均同"颈部端法"。施术时，术者做轻端的同时，缓缓地将患颈做前屈，到一定程度后，术者改为一手托住下颌，另一手可在颈部做其他手法，如揉捏、按摩、叩法、拍打均可选用，约半分钟，再如前式轻端颈部，缓缓地做颈部后伸，到一定程度，术者托抚部之手变式为用桡侧手背托住，用指部在病人后头部做揉捏、按拿等手法。如此反复2～3次，最后将颈部扶直归原。

（3）颈部侧屈运摇法：病人取坐位，嘱病人颈部放松，术者站立于病人背后，两手指向前，以两掌托住病人下颌两侧，微做端提，缓缓地向左侧侧曲，到一定程度之后，改用一手托住屈侧，将伸侧之手移开，在颈部做其他推拿手法，约半分钟，再托起下颌两侧，微做端提，缓缓地向右侧侧屈。再如前所述，重复操作2～3次。

（4）颈部转摇法：病人取坐位，术者站立在病人体侧，其余手式、病人姿势均同"颈部端法"。嘱病人颈部放松，术者轻轻向左右两侧旋转颈部，待向左侧旋转到一定程度之后，再稍加弹性冲击的旋转力，有时可听到颈部发出"咔"响声（有的病人由于关节结构微异，可不发出响声），但不应千篇一律地追求响声发出，而导致病人损伤。再同前法操作，使颈部向右侧旋转。

【作用】舒颈活节，行血理伤。

【应用】颈部端、提运摇法用于颈部软组织捩、挫伤，颈部肌肉痉挛，颈部小关节紊乱，有醒脑提神作用，对部分脑外伤后遗症有一定的效果。颈部屈伸运摇法、侧屈运摇法用于颈部损伤，关节僵凝，颈椎病引起的眩晕、头痛、颈胸疼痛，胸部内伤气滞作痛，有时对因颈椎病引起的目昏耳闭亦有效果。颈部转摇法用于颈部落枕、颈椎间盘突出症、因颈椎病引起的各种证候及痹证引起的颈部僵凝（宜轻旋）。

颈部运摇注意事项：颈部运摇法应用之前一定要明确诊断，严格掌握适应证和禁忌证，为此应进行必要的体检。肿瘤、结核、骨髓炎、先天颈畸形等，以及心、肺、肝、肾等严重的内科疾病，均为颈部运摇的禁忌证。摸诊时对于颈部肿硬变形，长期僵凝，活动不能，颈部肌肉萎缩，颈变短变粗，颈椎驼峰，因肌肉挛缩而引起的斜颈，也不宜用颈部运摇法，以免出事。

2. 上肢运摇法

【操作】

（1）肩部屈伸运摇法：病人取坐位，术者站立在病人体侧，一手扶住病人，以做固定，另手握持肘关节上部，缓缓做前屈动作，到达一定程度之后，术者采用弹性冲击力法，向活动受限之处稍做冲击，立即收回，待停顿片刻，术者再将患肩做向后伸展动作，亦用弹性力冲击法，如此反复做数次。

（2）肩部展收运摇法：病人取坐位，术者站立于病人前面，一手扶住患肩，另手持住肘关节上部，缓缓地向外展方向抬起，到一定的程度之后，用弹性冲击法向受限处稍做冲击，再将患臂置于身前做缓缓内收动作，到一定程度之后，稍做弹性冲击法后，再做外展动作，如此重复数次。

（3）肩部转摇法：病人取坐位，术者站立于患侧，进行施术。分轮转摇法和小转摇法。肩部轮转摇法：术者一手握住病人上臂，另手握住病人前臂，使病人缓缓地做后伸、上举、向前落到前屈位再放下的顺时针方向轮转数圈后，再做逆时针方向轮转数圈，活动范围的大小要根据病情，不能勉强加大活动范围。肩部小转摇法：术者站立在患侧，一手握住病人腕部，另一手扶住病人，以作固定，使患臂做小范围的顺或逆时针的旋转数圈，扶患肩之手可以加做按摩、推拿、揉捏等手法。

（4）肩部旋摇法：病人坐位，令屈肘90度，术者立于患侧，以右肩为例，一手握住病人腕部，另手握持住病人肘部，将肩缓缓外展到一定程度之后，术者将患肘固定在原位不移动，将患腕抬起，而呈肩关节外旋动作，到一定程度之后，稍停，再将腕部向下垂放而使肩关节呈内旋动作，稍停再做外旋，如此数次。做肩部旋摇法的病人较为敏感，如为较重的肩关节僵凝症，用力稍大，则可产生剧痛，故要求术者缓和从事，避免病人产生疼痛。

（5）肩部拔伸法：病人坐位，甲助手立于体侧，两手握住病人腕部，照顾到病人能外展的程度，在无痛之下，做不同程度的肩外展位牵拉，由乙助手站在健侧，双手托住患侧腋下部位，做对抗拔伸，缓缓用力牵伸患肩，术者此时可在患肩上加做揉、按、叩、挤等手法，2～5分钟，再缓缓放下还原。

（6）耸肩运摇法：病人坐位，臂自然下垂位，屈肘关节，术者于患侧，一手握住肘部，另手压扶住肩关节内方相当于肩井穴处，将患肘沿上臂纵轴，向上推送，形成病人肩部向上耸起，然后，再沿上臂纵轴向下压，形成病人垂肩。

（7）肘部屈伸运摇法：病人坐位，术者面对病人，一手握持病人腕部，另手托住肘部，将病人肘关节缓缓屈肘，到一定程度，轻轻做一弹性冲击，然后，缓缓伸展患肘，再轻轻做弹性冲击如此反复数次。此处弹性冲击切勿过重过猛，尤其是肘部损伤症，力大猛烈地强迫伸屈常并发肘部损伤性骨伤病。

（8）肘部旋转运摇法：肘部旋转法是腕、肘两个关节的复合运动。病人坐位，屈肘关节，术者一手握住病人腕部，另一手握住肘关节尺骨鹰嘴和桡骨头处，缓缓地做前臂旋前，到极度时，稍做弹性冲击法1次，再缓缓地做前臂旋后，再做弹性冲击法1次，如此反复做数次。

（9）肘部压张运摇法：病人坐位，屈肘关节90度左右，前臂旋后，术者一手握住患腕部，另一手掌置于病人前臂上段，由一助手固定患肩部，勿令倾斜，术者手掌着力，沿上臂纵轴方向向下按压，使肘关节承受张开的应力，1分钟左右，再缓缓松开。

（10）腕部伸屈运摇法：术者一手握住病人前臂下段部，另一手握住病人手背，将患腕关节掌屈，到一定程度后，做弹性冲击法数次，再换式握住患掌，缓缓做腕关节背伸，再做弹性冲击法数次，如此可反复做数次。

（11）腕部侧屈运摇法：术者一手握住病人腕关节上部，另一手握住病人腕关节，缓缓地使患腕向尺侧侧屈，并做轻度的弹性冲击法数次，再向桡侧侧屈，亦做弹性冲击法数次。

（12）腕部拔伸转摇法：术者两手分别握住病人手部的尺侧、桡侧，在拔伸下，使腕关节做顺时针旋转数圈后，再做逆时针旋转数圈。

（13）手部运摇法：①手指拔伸运摇法。术者一手握住病人腕部，另一手握拳，将食指、中指一节处张开成钳状，钳持病人一手指，做顺或逆时针的旋转数圈之后，突发脆力牵拉病人，并可发出"叭"的响声。可用于各个手指。②手指伸屈运摇法。术者一手持住患掌，另一手持住病人一指，使该指各关节均伸展，停顿片刻，再将该指各关节屈曲片刻，如此反复操作数次。③手指旋摇法。术者用手指持住患指，缓缓地做顺、逆时针方向的旋转，同时术者持住患指的手指在患指两侧加做捻捏手法。

【作用】解除上肢各关节的僵凝，舒筋活血，消肿止痛，通络宣痹。

【应用】

（1）肩部屈伸运摇、肩部展收运摇和肩部小转摇法用于退行改变、劳损、骨与关节损伤后遗症、痹证和新旧软组织损伤而致的肩关节僵凝。肩部轮转摇法亦有上述作用，但也用于肩部有一定活动范围的痛症及劲性肩痛症。肩部拔伸法用于较严重的肩关节僵凝、剧痛，在无痛的范围内，轻度外展位进行拔伸，此法还能疏通手三阴、手三阳经络，具有活血理筋的作用。肩部旋摇法用于急慢性损伤引起的肩关节僵凝的晚期，操作宜轻，以免引起剧痛。耸肩运摇法是运动肩胛胸廓关节、肩锁关节和胸锁关节，用于这些部位损伤或骨折引起的功能障碍，此法对胸廓出口综合征亦有显效，但须持之以恒地锻炼，方显效果。

（2）肘部三种运摇法均为治疗臂部骨折或急慢性软组织损伤而致的关节僵凝症，亦治筋骨痹证。肘部屈伸运摇法用于上臂、肘关节或前臂上段的急慢性损伤或痹证而引起的伸屈运动障碍。而肘部旋转运摇法用于肘部或前臂的伤病而致的前臂旋转障碍。肘关节压张法有张开关节间隙、拉松粘连的作用，且此手法毫无痛苦，疗效较好，病人也乐于接受。

（3）腕部运摇是治疗腕部骨折后遗症、痹证或急、慢性软组织损伤而致的关节僵凝、疼痛、酸困。其中腕部屈伸运摇法用于治疗腕关节屈伸障碍、肱骨外上髁炎症和前臂软组织损伤粘连；腕部侧屈运摇法对腕三角软盘损伤有效，但宜多做向桡侧侧屈手法，少做尺侧侧屈手法；腕部拔伸运摇法还有调理腕部各小关节，整复骨错缝，筋出槽的作用。

（4）手部运摇法用于骨折后遗症，手指部的新旧软组织损伤，痹证关节僵凝、疼痛、胀麻等，其中拔伸运摇法还有通经活络的作用，根据各自的归经，进行拔伸运摇且有治疗内伤之效。手指旋摇法通络力强，有治疗麻痹不仁、偏瘫和小儿麻痹后遗症等作用。

3. 躯干运摇法

【操作】

（1）胸背开阖运摇法：①胸背上开阖运摇法。病人坐于靠背椅上，两手十指交扣，置于后头部位，术者站在病人背后，两手握住病人肘尖部（尺骨鹰嘴部位），缓缓地向后轻拉，使病人胸廓扩张，背部阖闭，到一定程度之后，做弹性冲击力向后轻拉数次。术者再将两患肘向前推到一定程度，使病人阖胸开背，再用弹性冲击数次使两肘尖距离靠近，如此反复数次。②胸背下开阖运摇法。病人体位同"上开阖法"，两手叉腰。术者站立在病人对面，两手托住病人肘尖，推向病人后方，使胸廓张开，背部阖

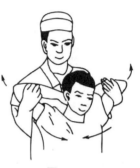

图 13-27

闭，到达一定程度之后，做弹性冲击数次，再将患肘尖拉向病人前方，使两肘靠近，使病人阖胸开背，弹性冲击数次。（图 13-27）

（2）胸背屈伸运摇法：病人取坐位，术者站立于病人体侧，右手置于病人第 7 颈椎之处，另用左前臂托住胸剑突及肋下缘部位，令病人屈胸伸背，到一定程度之后，术者右手稍用弹性冲击数次，术者再换手，以左手置于病人胸骨柄处，右手横置于第 10 胸椎左右，令病人挺胸抬头，术者左手稍用弹性冲击力数次。

（3）胸背侧屈运摇法：病人坐位，将右臂由体侧举起抱头，上臂贴近右耳部，右手放在头上的左侧。术者站立于病人左侧，用左手握持住病人右手，右手掌心向上托住病人左肩，使病人脊椎上段向左侧侧屈，右侧各肋间隙张开，再用弹性冲击数次，术者再左右换手，一如此法使病人脊椎上段向右侧侧屈，左侧肋间隙张开。（图 13-28）

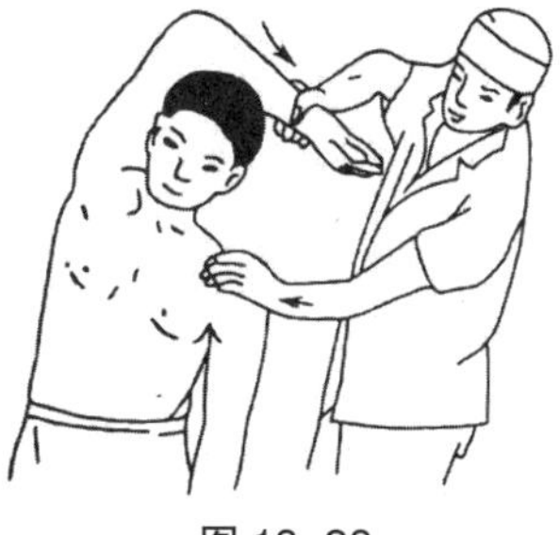

图 13-28

（4）胸背旋转运摇法：病人取坐位，两手十指交扣，置于后头部位，脊椎尽量地向前弯屈，术者站立在病人对面，左手托住病人右肩前方，右手置于病人左肩后方，使病人上体向右旋转，并做弹性冲击数次。术者左右换手，一如是法，使病人上体向左旋转，并做弹性冲击数次。

（5）腰骶伸屈运摇法：①腰骶卧位屈伸法。病人坐于床上，两腿伸直，膝关节不能弯曲，术者站在病人对面，以两大腿抵住病人两足底部，用两手各握住病人两手，向术者身后牵拉，使病人腰骶向前屈曲到一定程度之后，术者再使用弹性冲击法，牵拉数次。病人改为俯卧位，术者站立在病人体侧，令病人两手撑床，腰部后伸，术者用手置于病人胸部上段，另一手按住腰骶部，同时用力，加深病人腰骶伸展，到一定程度之后，术者再用弹性冲击数次。②腰骶背伸法。病人站立，术者与病人背靠背站立，施行如下术式。腰骶上把背伸法：术者双手臂由病人穿入，把住病人肩部和上臂上段，令病人放松，术者向前屈腰，将病人背起到双足离地，并做摇晃，使病人腰部伸展，悬空的双腿做左右摇摆，患腰也受到牵拉和左右侧屈的应力。术者感到患腰已较为松弛之后，将自己双膝微屈，在摇晃之中，术者臂部着力，双膝突然伸展，使病人腰部承受超伸展和纵轴拔伸的应力，再轻轻地将病人放下。腰骶下把背伸法：如上式术者双臂由病人两侧腋下穿出，把住病人上臂下段，将病人背起，其余施术操作方法均同腰骶上把背法。③腰骶扳伸法。病人俯卧，术者站于病人体侧，一手按住病人腰骶部，另一手与前臂托起病人双膝关节的上部，令病人腰伸展，到一定程度之后，再做弹性冲击数次。④腰骶站位前屈法。病人取站位，做腰前屈，两手朝向两足，术者站于病人体侧，左手置于病人背部，另右手用侧掌或俯拳叩打法，施用于腰骶部，并用左手向下做弹性冲击的按压数次，再令病人站起，如此反复操作数次。⑤腰骶髂托伸法。病人取站立位，术者站立于病人体左侧，使病人左手搭在术者左肩上，术者用左手握住病人左手，右手由病人体前挽住患腰，身体向左侧倾斜，用右髂部托住患腰，令病人后仰，腰部被术者右手和右髂托起，两足离地悬空。术者做轻轻摇晃，并将两膝微屈，感到病人稍松软时，术者突然挺直两膝，使病人在腰部超伸位上，再做弹性冲击法，有时可感到腰部或骶部发出"咔"的响声。右侧操作方法基本同上，唯变换左右方向。（图13-29）

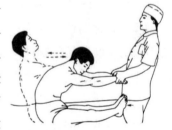

图13-29

（6）腰骶侧屈运摇法：病人取俯卧位，令其全身放松，术者站立病人左侧，用左手推按住病人腰部左侧，右手或带前臂，把住右膝关节外侧、前侧，并将病人腿部托起离床，术者左手固定腰部，右手牵拉令患腰向左侧侧屈，到一定程度之后，再做弹性冲击1～3次，缓缓放下，令病人保持左侧屈位休息片刻。如做右侧，操作方法基本同上，唯术者将左右变换即可。

（7）腰骶旋转运摇法：令病人坐在有靠背的椅上，面向椅背骑坐，两手十指交扣，抱住后头部，腰背竖直，术者站立在病人背后，令病人全身放松，术者右手推住病人右肩后部，左手经病人左腋下，把住肩关节前方，屈左膝关节，顶住病人左侧臀部，将病人腰向左旋转到一定程度之后，再用弹性冲击力增加向左旋转力，多可听到腰部发出一二声"咔"

的声音。再用此操作方法，唯变换左右方向，使腰骶向右旋转。

（8）骶髂后伸运摇法：①俯卧后伸法。病人俯卧，术者立于患侧，用一手按压在骶髂关节之处，另一手由患侧大腿下段前面穿入，用前臂上段托住，使患腿离床10厘米左右，使病人患侧骶髂关节处于后伸状态，到一定程度之后，再施弹性冲击法，有时可以感到移动感觉或发出"咔"的响声，再缓缓放下。②侧卧后伸运摇法。病人取患侧在上的侧卧位，全身放松，术者立于病人背后，用一手推抵住病人骶髂关节处，另一手把住病人膝关节处，使病人骶髂部后伸到一定程度之后，再加用弹性冲击力1次，然后轻轻放下。

（9）骶髂关节外旋运摇法：病人仰卧，将患侧髋关节屈曲到120度左右并尽力外展，呈"4"字位，术者站在床脚头一侧，用一手按住健侧髂前上棘处，以做固定，另一手按压患侧髂前上棘处，约1分钟后，再做弹性冲击1～2次。

（10）骶髂关节内旋运摇法：病人取侧卧位，卧于床边沿。患侧在上并将髋关节屈曲、内收，膝关节亦屈曲。术者面对病人，一手扶住患侧大腿下段外侧，另一手按压住患侧髂前上棘处，两手同时下压约1分钟后，再用手做弹性冲击力1～2次，然后缓缓松开结束。

（11）骶髂关节前屈运摇法：病人仰卧位，患侧髋、膝关节尽力屈曲，术者站于患侧，右手按压住屈曲的膝关节前下侧，另左手扶住患侧臀上部位，术者右手用力向患体的后方、下方换压，1分钟左右，再做弹性冲击力1～2次，然后缓缓放下。

（12）脊椎骶髂扳伸法：病人俯卧位，用一宽帆布带，在上背部，经两侧腋下，系扎在床头上以做固定，由两助手，分别用十指交扣法，把握住病人小腿下段，缓缓地逐渐加力扳伸牵拉，到一定程度后，由术者发令，做一次或数次弹性冲击力的加强扳伸，并听令于术者缓缓地松开。在扳伸的同时，术者可在病人背、腰、骶髂都施用各种式的推拿手法，在做弹性冲击扳伸时，术者可在背部、腰部、骶髂关节处，做"闪掌压"手法。

（13）尾骶椎运摇法：病人取俯卧位，可着一单裤，术者立于病人体侧，用拇指、食指、中指在尾骶部扪捏住效应部位，做左、右拨动摇晃数次。

【作用】解除痉挛，调整关节，通络活血，理气除痹。

【应用】胸背上、下开阖法开胸理气，并活动肩胛胸廓关节和肩锁、胸锁关节，治陈旧性胸胁损伤后遗症和上述各关节僵凝、疼痛酸困。胸背屈伸、侧屈、旋转等运摇法，能开胸理气、活血通络，用于胸椎后关节紊乱、肋脊关节异位或炎症，胸椎、胸骨、肋骨骨折后遗症。腰骶屈伸运摇法能伸筋活血、调整关节，其中腰骶卧位屈伸法较为平稳，用于腰背劳损性疾病和急性扭伤、腰椎间盘突出症及骨折后遗症。腰骶背伸法伸筋活节作用力强，其中腰骶上把背法用于术者身高、病人体矮，或病人、术者两人身长相差无几，但效应部位在腰椎上段或胸椎下段，术者骶部能抵住效应部位。腰骶下把背法用于病人身高、术者体矮，或术者、病人两人身高基本接近，但效应部位在腰椎下段或骶椎。腰骶扳伸法较背法轻柔稳妥，作用同背法但应力较轻，要求术者有一定的体力，否则扳抬不动。腰骶站位前屈法作用同腰骶屈伸运摇法，用于症状较轻的病人。腰骶托伸法可做腰骶伸展活动，作用同背伸法，也可做腰骶侧屈，作用同腰骶侧屈运摇法，但术者要身强力壮，桩稳腰活，否则不可轻试。腰骶侧屈运摇法有伸筋活血，调整关节作用，多用于劳损或急性损伤，腰椎间盘突出症的脊椎侧弯症，但需在病情近愈阶段施用方为合适。腰骶旋转运摇法用于腰椎间盘突出症、腰部扭伤和腰椎后关节紊乱症，对腰部慢性劳损性疾病亦有作用。骶髂后伸运摇法，骶髂关节内、外旋运摇法和骶髂关节前屈运摇法均为调整骶髂关节的手法，治疗骶髂关节半脱位、无菌性炎症、劳损性病症，其中内旋运摇法还可治疗耻骨联合分离、梨状肌痉挛、慢性损伤而引起的坐骨神经痛。内、外旋运摇法还可治疗骨盆骨折、外旋或内旋移位所引起的后遗症，外旋畸形可用内旋运摇法，反之，用外旋运摇法。脊椎骶髂拔伸法可使胸、腰、骶椎及骶髂关节被牵拉松开，为做这些部位的调整关节手法之前的准备手法，有时，反用此拔伸法即可使异位的小关节或脊椎关节微小的移位得到改善。尾骶椎运摇法为肛外调整尾骶椎紊乱的手法。只要运用恰当，常可收获意外效果。

4. 下肢运摇法

【操作】

（1）髋屈伸运摇法：病人仰卧位，术者站立于病人体侧，一手握持住患侧小腿下段，另一手握小腿上段，将病人髋、膝关节屈曲到最大限度，术者再用弹性冲击法，将大腿前侧向患侧推按，再缓缓地将患腿伸直，如此反复地操作数次。

（2）髋内外旋运摇法：病人取仰卧位，两膝以下部位置于床头之外，下垂于床头，术者站立于床头，一手握持住小腿下段，一手扶患膝，使病人髋关节微屈，如为右髋，术者先做顺时针旋转，使患髋外旋，再做轻轻地弹性冲击外旋，切勿做大力冲击，以防意外，再做逆时针旋转，亦用甚轻的弹性冲击力，如此操作数次。

（3）髋展收运摇法：病人仰卧位，术者站在患左侧，左手把住大腿下段，另右手推住骨盆外侧，左手向术者身后牵拉，右手固定骨盆不使动移，使患髋关节外展到一定程度，轻轻地做弹性冲击1次。术者体位不变，变右手把住对侧的骨盆外侧，左手将大腿下段外侧推向健侧，使病人髋关节内收到一定程度之后，再轻轻地做弹性冲击1次。

（4）髋环转运摇法：病人仰卧位，术者一手握持住患侧小腿下段，另一手扶住患膝关节，使髋关节在矢状轴上做顺时针环转数次，动作要缓慢，要顺势利导，要在病人髋关节所能活动的范围之内，稍稍用力运转。再按原式式做逆时针旋转数次。

（5）膝屈伸运摇法：病人仰卧，术者站于患侧，左手握住小腿下段，右手与前臂由患膝下穿进，用右前臂托住患腘窝处，将患膝屈曲，微做弹性冲击1次。如膝关节活动范围尚好时，可以将术者臂夹住，并以前臂为支点，加强撑开膝关节的力量。再将患膝缓缓地伸直。

（6）膝内外旋运摇法：病人仰卧床上，屈膝90度，小腿悬于床头，术者左手握住小腿下段，另右手扶住患膝，使小腿部做顺时针旋转，并做弹性冲击1次，再用同样方法做逆时针旋转，旋转应力作用于膝部。

（7）踝屈伸运摇法：病人坐位、卧位均可，将足部搁平，术者右手握住足前部，另左手托住足跟部，右手向上推送，使踝关节背伸到最大限度，再用弹性冲击力1～3次，再将踝后拉成足庶屈位，再做弹性冲击1～3次。

（8）踝内外翻运摇法：病人体位及术者对患足握持术式同"踝屈伸运摇法"，先将踝关节推向内翻，并做弹性冲击数次，再将踝关节推向外翻，也做弹性冲击数次。

（9）踝环转运摇法：病人体位及术者对患足握持术式均同"踝屈伸运摇法"，术者在踝关节及跗间关节做沿矢状轴的顺时针方向的环状旋转数次，再按原法做逆时针方向的环状旋转数次。

（10）足趾部运摇法：患腿平放于凳上，术者左手握持住足跗部位以做固定，右手握拳，拇指伸展，食指微伸，两者张开形成钳状，钳夹持住患趾，做屈伸运摇法，或做顺时针或逆时针的自旋运摇法（即沿跖趾关节和趾间关节的纵轴做旋转），可做环转运摇法（即做沿矢状轴的环状转动）或拔伸法（即将趾部用弹性冲击力突做牵拉，有时发出"咔"的响声）。

【作用】伸筋活血，调整关节，舒通经络，理伤祛痹。

【应用】髋屈伸、内外旋、展收、环转等运摇法用于髋部骨折愈合后关节僵凝及酸胀疼痛等后遗症。其中髋屈伸和内旋运摇法联合应用于髋关节半脱位（骨错缝）效果较好。屈髋90度加外展、外旋法名"4"字运摇法，有解除内收肌痉挛、调理髋关节的作用。屈髋90度加内收、内旋法名"交股运摇法"，可伸展痉挛的臀部肌肉，调理髋关节。环转运摇法包括伸屈、内外旋、展收三种方法，故它兼有上述各种作用，如环转髋、膝到伸直位时，再做弹性冲击力的纵轴拔伸，对髋关节半脱位疗效较好。此外，髋关节各种运摇法对筋骨痹证的酸、胀、痛、麻均有缓解作用。

三、正骨点穴手法（点穴八大功）

点穴疗法又名指针法、循经点穴法，是术者用手指在病人经络、穴位等部位上，施用不同术式和手法，根据所选用的穴位的性能，再根据中医辨证论治的原则，补虚泻实，达到治疗的目的。点穴疗法在我国流传甚久，自针灸发明起，即有点穴疗法的雏形。《黄帝内经》云："必先扪而循之，切而散之，推而按之，弹而怒之，抓而下之，通而取之。"即在做针灸之前，先在经络穴位之上，用手指进行切、推、按、弹、掐、点等手法，以通经络、开穴位，用以加强针灸的效果。《素问·调经论》载："按摩勿释，着针勿斥，移气于不足，神气乃得复。"《灵枢·九针十二原》亦云："按而引针，是谓内温。"金代窦汉卿《金针赋》记："按之在前，使气在后，按之在后，使气在前。"即要使针感向上，用手指按压所针穴位的下方；要使针感向下，用手指按压所针穴位的上方。这些都说明针灸和点穴推拿为相辅相成的密切关系。后经过历代先贤们的发展和补充，点穴推拿法逐渐成为独立的治疗手段，如晋代葛洪的《肘后备急方》载："令爪其病人人中，取，可醒。"《针灸大成》载："如急惊，天吊惊，掐手上青筋……以上数法，及以手代针之神求也。"这些都是用点穴推拿法，作为治疗"卒死"和"急惊风"的应急手法。

点穴疗法也是以中医藏象、经络、穴位理论为其发展基础，从明清至今，骨伤科医学家兼武术名家们，将少林派的"血头行走穴位"的理论和"穴位点打"的功夫，以及武当内功练气、蓄劲发功等武术的功法，结合传统的"以指代针"之术，其功力有少林的刚中含柔，百炼金刚绕指柔，有武当的柔中寓刚，绵里藏针，柔中蕴刚，有少林的刚能及远，武当的柔能深透，形成近代的点穴推拿的特色。

（一）点穴疗法施术要求

术者做点穴疗法所使用部位和八法推拿有不同之处，后者施术时以手为主，但为了配合术式的完成，几乎术者全身各个部位都可参与施术。而点穴疗法除施用内劲之外，多用手指施术于效应部位，以拇指、食指或中指的指尖、指腹或指甲部位为主，其次为指节（近节指间关节的背面）。施术时对术者有八点要求。

1. 身舒体畅

术者在施术时，在条件许可的情况下，尽可能选舒适位置（除应急手法，术者不能选择舒适体位，如重病病人，术者要迁就病人体位之外），只有在舒适体位上，术者的点指功力才能很好地发挥，并能减轻疲劳和持久操作；术者衣着要宽大、松爽，不挂不碍，不能紧衣窄裤，全身绷紧。

2. 内视问身

术者在施术之前，先用内视问身法，也就是下意识地思想准备和全身自我用意识检查，全身经络气血流行是否有阻滞，功力气劲能否施用，身体是否有不适之处。若术者本身体力不支，软弱无力，自顾不暇，肯定影响治疗的效果。

3. 精神饱满

施术时术者要精充神足，才能用出轻劲有力的内功。若精神萎靡，疲软不堪，勉强操作，不但影响疗效，而且对术者身体也有不良影响。

4. 活软松灵

即要求术者施术时精神饱满，但不等于咬牙瞪眼，全身绷紧，即内家功法所谓"内实精神，外示安逸"。只有松灵，不僵劲拙力，才能活软，活软松灵，才能充分将点穴的功力巧劲用于病人效应之处。

5. 气抱丹田

丹田，道家称人身脐下三寸为丹田，且认为该部位是劳事精室，女子胞宫所在处。气抱丹田，简而言之，是呼吸深长。所谓"呼出天根，吸接地脉"，吸气时气沉丹田，呼气时气蓄丹田，丹田真气蕴徊，精力自生，不但使气足力纯，且能持久。亦即武当内家所说"丹田抱气气不凌乱"。

6. 意专性静

施用点穴疗法时，术者要精神专注，不可分心他事，因为点穴操作，较为精细。若有不注意，手下岔经错穴，以致经气逆乱。施术时，术者也不能心气浮躁，手忙脚乱，否则也易岔经错穴，均影响治疗效果，要戒骄戒躁，澄心静性地细致操作。

7. 起止开合

点穴疗法在选定穴位之后，在施术前阶段，要进行开穴手法。所谓开穴，就是用拇指或中指，轻触选定穴位，缓慢地在皮肤上做旋转，圈内极小，渐旋渐大，力量也逐渐加重，也就由浅表旋转到深层处，与揉法相似，不在皮肤上摩擦，但比揉法动作要小得多，即所谓"动不见动，似静非静"。通过开穴法，可将经络、穴位的经气，引来聚集，起到苏强醒穴的作用，使下一步施术时易于"得气"。在点穴疗法施术的后阶段，将要结束之时，要做合穴手法，也是用拇指或中指指腹作用在此穴位上，先稍重，逐渐减轻力量的旋转，旋转圈由大逐渐到小，由深到浅，最后到微动到不动，轻触穴位皮肤，停顿片刻，轻轻松开。合穴的作用是安抚经气，不使拂乱，也就是免除做点穴疗法之后，病人穴位上的"感觉痕迹"长期存留，再是合穴顺经，以免经气外泄和外邪由穴位袭入经络，且能巩固点穴疗法的效果。此起止开合法又称"欲始先开，欲止先合"操作法。

8. 意领运动

点穴疗法施术之功力，要发至丹田，以意领气，尾闾正中，提肛运气，再从尾闾升至肾关，由肾关沿夹脊至天柱，升泥丸，舌抵上腭，津液满口，再由夹脊，运气到臂部、肘部、前臂、腕部，到手指。内家功法有"牵动往来气贴背，敛入脊背"，"内劲起于脚跟，通于脊背，形于手指"，又说"主宰于腰""力由脊发"，若能依此以意领动，运行到手指，并非玄虚，确能使点穴疗法的功效大为提高。若术者平时未练此种内功，并非不能施用点穴疗法，也并非不能取得效果，但较之运用内功操作稍显逊色。

（二）点穴疗法的术式

点穴手法甚多，较常用的有点、揉、推、按、掐、拨、擦、捏等八个手法。

1. 点法

1）方法：多用中指或食指端点式，操作较为方便，亦有用拇指指端或中指、食指近指指间关节的背侧面，用于术者因中指、食指指端功力不足者，拇指和中指近节做点法较为省力和耐久。

2）操作：术者握松拳，如用中指点或食指点，仅伸直一中指或食指的远、近指间关节，但掌指关节微屈；如拇指做点法时，仅伸拇指；如用中指或食指指间关节做点法时，可将拳握紧，中指或食指之间关节做最大限度的屈曲，掌指关节微屈，以中指或食指的指间关节背侧面着力。操作时，术者腕部要松软灵活，勿用拙力，术指用内劲聚气于指端，选准病人效应部位，术者沉肩坠肘动作时，屈肘扬前臂，腕关节随着扬前臂和惯力而背伸，再伸肘降前臂，腕关节随之掌屈，术指点击于效应部位，运劲时，上臂如鞭杆，前臂如鞭绳，术指端如鞭梢。用弹簧力，点到之后立即弹起，如此反复操作。

3）作用：根据所选穴位，而起到通经络、活血气、调理脏腑的作用。点法轻轻用力，着肤即起为补法；用力较重，点到加沉坠力即为泻法。

2. 揉法

1）方法：以用拇指指腹为主，其次中指、食指指腹部位亦可应用，指部功力较差者，亦可用中指，或食指近节指间关节的背侧面着力。

2）操作：开始时，术指轻轻着于皮肤，轻轻揉转，并逐渐加力，但须将揉转力作用于皮下组织，不在皮肤上摩擦、揉转时，活动范围很小而且缓慢，所谓"动不见动"，只是微动而已，到病人感到穴位上酸胀紧沉、麻软等感觉时，名为"得气"，到得气时可根据穴位性能和病情，施用补泻手法。

3）作用：揉法为点穴疗法的主要手法之一，应用较多，若术者功力较强或病人经气运行感较为敏锐，可以产生经络传感的感觉。再根据所取的穴位性能施补泻，而达到通经络、调脏腑的治疗作用。

3. 推法

1）方法：以拇指指腹桡侧偏锋为常用，其次为中指指腹部位着力。

2）操作：术者以上述部位轻轻接触病人所被选的穴位上，逐渐加力，到病人感到酸胀、紧沉、麻软等得气感之后，则术指缓缓地向前做顺或逆经络循行方向推出，再轻轻拉回，再缓缓推出，设推出力量为三，则拉回力量为一，名"出重回轻，三一之分"。而推出时移动范围，是为微小缓慢，有"动不见动"之称，如能运用内劲，丹田催气于指端，则效果更好。

4. 按法

1）方法：可用拇指或中指、食指指腹部位的正峰，以拇指为常用，如功力较差或病人身体壮实，穴位紧固，亦可用中指或食指近指间关节背侧面为着力点。

2）操作：术指在选定的穴位上轻轻接触，逐渐加力按上，到有酸胀、紧沉等行气感之后，丹田催力，术指不动。到穴位上有热感，持续按 1～3 分钟，此种热感有时沿经络传导，亦即经云"按之则热气至，热气至则痛止"。

3）作用：根据所取穴位的性能而能起到平补平泻的作用，同时还有温经散寒的作用，可用于筋骨寒痹证、风湿痹证及陈旧性损伤的康复治疗。

5. 掐法

1）方法：可用拇指或中指、食指指甲部分着力，用于选定穴位。

2）操作：术指在穴位上轻轻掐住，逐渐加力，至病人感到有得气感，甚至有痛胀感后，立即松开。

3）作用：古代用掐法如《针灸大成》云"慢惊不省人事，亦掐总心穴。急惊如死，掐两手筋"，也就是用于晕厥性疾病。近代应用，用于急救手法则用重手法于人中、承浆、手十宣、足十宣等穴，中等手法用于一般的疼痛性疾病，轻手法有镇静安神的作用，用于烦躁、失眠。做掐法时，要求术者手指甲剪短，并修磨圆整，不能有尖锐之处。施术时，指甲端直下直上，不能在穴位皮肤擦、错、割、磨，以免损伤病人皮肤。

6. 拨法

1）方法：多用右拇指指腹桡侧偏峰部位。

2）操作：术手拇指指腹轻触所选穴位，逐渐加力按压，至病人感到酸胀等有得气感之后，再在依照该穴位所在的经络走向，做横行拨动，与拨琴法相似。拨时要动作缓慢，拨动范围较微小，也有"动不见动"之称。

3）作用：拨法是平补平泻的手法，根据所施术的穴位，而起到通经络、活气血、调理脏腑的作用，临床上消除疼痛、缓解痉挛的作用较强，用于各种损伤性疼痛和筋骨痹证的酸胀麻木等症。

7. 擦法

1）方法：术者用拇指指腹正峰着力，或用中指指端的正面。

2）操作：术指轻触穴位的皮肤，轻巧、缓慢地做顺时针或逆时针方向的旋转摩擦，10多圈之后，再慢慢停止为1次，根据需要做3～5次。

3）作用：根据所选用穴位的穴性，而起到治疗作用，擦法可用于"欲始先开，欲止先合"的开穴法和合穴法，为开启穴位、引导经气的手法。

8. 捏法

1）方法：术者用拇指指腹为一方，食指或中指指腹为另一方，形成钳状而施术。

2）操作：捏法用于在肢体的同一水平位的穴位，如膝部的内膝眼、外犊鼻，足部的太溪穴、昆仑穴等，拇指端着一穴上，食指或中指端着另一穴上，同时在两个穴位上做揉、推、按、拨等手法。

3）作用：本法亦可施行补泻，与针灸的一针透两穴相似，但较针刺透穴法安全，用于肢体上的穴位，治疗筋骨痿痹证、陈旧性损伤、关节脱位及骨折的后遗症等。

（三）八法推拿与点穴推拿的补泻方法

补泻是中医学各个学科的重要治法。《素问·至真要大论》云"虚者补之""损者益之"即用补法治疗虚证的依据，又有"有余折之""强者泻之"则是用泻法治疗实证的理论。补是补其不足，补气、补血、补阴、补阳。泻是泻实，泻各种证候的内、外因病邪。骨伤科疾病亦不例外，也存在各种正虚邪实的证候，除用药调治之外，推拿手法的补虚泻实的辨证施术，也能起到良好的治疗作用。

（四）补泻法的施术

1）施术轻重补泻法：补法施术时，手法宜轻快、宜柔和，轻揉缓按，机体承受轻缓柔弱的刺激。泻法手法宜重着，重拿重叩，但宜由轻逐渐加重，使机体逐渐承受刚强重快的强刺激。

2）施术时间补泻法：补法在每个效应部位施术时间短暂，但可多取几个效应部位。泻法在效应部位施术时间较长，可少取几个效应部位。

3）经络迎随补泻法：《灵枢·九针十二原》曰"逆而夺之，恶得无虚，追而济之，恶得无实"。又曰"迎而夺之者，泻也；追而济之者，补也"。根据十四经络循环的方向，在伤病的效应穴位做顺经络循行方向的轻柔、缓和的推、摩、揉、捏等动作或手法，则为补法；若做逆经络循行方向的推、按、摩、揉捏等动作或手法，则为泻法。

4）部位旋转补泻法：在经络线上的效应部位施行定点式的旋转手法（如旋摩法、揉法等）时，补泻方式为，手阳明大肠经、手少阳三焦经、手太阳小肠经循行方向为从手到头，足太阴脾经、足厥阴肝经、足少阴肾经循行方向为从足到腹，此六条经络，都是从下向上循行。如果所取推拿部位在身体左侧这六条经络上，则施行手法时，做轻柔的逆时针旋转为补法；做较重的顺时针旋转为泻法。手太阴肺经、手少阴心经、手厥阴心包经循行的方向为从胸部到手；足阳明胃经、足太阳膀胱经、足少阴胆经循行方向是从头部到足部，这六条经络都是由上向下循行。如果所取的推拿效应部位在身体右侧的这六条经络上，则施行手法时，做轻柔的逆时针旋转为补法，做较重的顺时针旋转为泻法。

5）施术按提补泻法：提起手法，如拿法、挤法中的钳挤、揪法、抖法均为泻法，按进手法如揉法、按法等均有补意，点穴疗法的点法、掐法，亦能做泻法。

6）施术时呼吸补泻法：术者在效应部位施术时，病人感到酸胀热麻等得气时，呼气快速，吸气缓慢为泻法；反之，吸气快速，呼气缓慢为补法。

（五）平补平泻法的性能

推拿补泻，与施用药物补泻之间性能不完全相同，药物治疗如用补法，常有用补不当而生变证；体虚之人，客邪初至，病势方张，骤用补法，致客邪难除，犹如闭门留寇；又如大实有羸象，误补益疾，误泻亦有很多不良的后果。而推拿的补泻则较药物的补泻平和安全，无太过之弊，可以说补而不腻、泻而不峻，有益无损。因为推拿手法与针灸近似，有双相调节的性能，所以平补平泻的手法，也是推拿手法治疗的常用之法。

1）平补平泻的运用：补泻手法用于虚证与实证，证候非常明显的病人。若术者手法较为熟练，轻重得体，缓急适宜，功力深厚，则能事半功倍。若病人虚、实证候隐约难辨，或无大虚大实证，术者不习惯施用补泻手法，或操作熟练程度和功力尚不足，不如直接采用平补平泻法为合适，因其操作使用方便，无误补误泻之弊。

2）平补平泻法的施术：在施行各术式手法时，手法轻重适当；使用旋转性手法时，顺时针旋转和逆时针旋转相互配合；做提按性手法时，也要有提有按，在每个效应部位或穴位上操作的时间也要适中。在点穴疗法中，用拨法、按法，亦有平补平泻的作用。平补平泻法施用之后，以病人不发生不舒适感觉为适度。

以上所述的为正骨推拿（包括八法推拿和点穴疗法）的基本手法，使用时常选择数种合适的手法配合应用。

第三节　李氏骨伤科药物治疗

李氏骨伤科由先祖李建章创始于清代道光年间，历经一百四十余年，其间救伤起废，不可数计。后经李同生长期临证经验积累，并有自 1958 年以来四十余年的中西医结合经历，学术渗透，汲取道家"道法自然"的理念，博古参今，不断地完善补充，形成了李氏骨伤科独特的理论体系与临床技艺。李氏骨伤科既重手法治疗，也重药物治疗。李同生虽承袭了大量的效验古方、时方，继承了祖传奇效良方，但不墨守成规，强调整体观念，辨证论治，望、闻、问、切、摸、叩、量等，并结合近代仪器检查，诸诊法合参，以定治则。且言药治之道，法乎自然，既重药物祛疾，也注重伤病病人本身具有真元之气（正气）抗御伤病，顺其势而利导之，并非凭大方重剂取效于一时，导致邪未尽除，正气已伤。如病员体质尚可，瘀滞较重，又当在祛除瘀滞，使邪去正安，祛邪顾正，扶正祛邪，两者不可偏废，当辨证权衡。然近代人禀赋多弱，事务烦劳，常被七情所伤，风月困扰，临证首当顾护机体真元之气，按传统之四诊八纲，整体辨证与局部诊疗相结合，不使有误，才能取效迅速。李同生用药不喜矜奇夸异，贵在切合病机，如芥投针孔，恰中肯綮，无过无不及。他主张骨伤科医者须精通内、外等全科医学，加上一双灵巧的手法和善用器械治疗方称完善。用药之道，在于辨证辨病施治，审证求因，据因立法，宗法拟方，依方遣药，以伤病为主，以药物去符合病证，不能以药物为主，以伤病去勉强符合药品，以致药病不符。有时可能取效于一时，终将贻害于后。

骨折与关节脱位治疗的内外用药，也是重要的一环，骨伤科历来重视辨证内外用药在骨折治疗上的作用。如明代薛己《正体类要》云："岂可能任手法而不求之脉理，审其虚实以施补泻哉。"采用辨证施治内服和外用药物，调节因损伤而引起的脏腑、经络、气血功能紊乱，调动一切有利因素，对于促进骨折的愈合和损伤的修复均有良好的作用。

一、早期（活血祛瘀期）

早期为损伤后 1～2 周内。在伤损初期，须以活血祛瘀法治疗为主。但应按伤情轻重、病人体质来辨证论治，一般有下列数法：

1. 行气活血法

病人体质一般，如证候较轻，瘀滞不重，用行气止痛、活血散瘀药物治疗。常用内服成药如七厘散、跌打丸等，煎剂如复元活血汤、和营止痛汤、复元通气散（汤）、通窍活血汤、元戎四物汤、身痛逐瘀汤、牡丹皮汤、活血止痛汤、一盘珠汤等，临证酌情选用。"汤者荡也"，骨折早期，以汤剂内服，取效较速。上述各方根据病情，其中药味可作适当的加减，做到药与病情相符，增强疗效。

2. 通瘀导滞法

又名通里攻下法或攻下逐瘀法。病人体质较好，伤情较重，瘀血滞气，壅塞脏腑经络，胸满腹胀，大便闭塞，小便不畅，脉洪实数有力，舌红有紫点，苔黄厚。本法是在活血祛瘀药中加用攻里通下的药物，因为瘀滞壅积脏腑，脉道受阻，通便可助排瘀。常用内服药成方有鸡鸣散、当归导滞散、三物备急丸等，煎剂有大成汤、伤科承气汤等。

此法宜暂用不宜久用。根据病人的身体素质和伤情，中病即止，若泻利太过，则损伤脾胃气血。明代王肯堂《证治准绳》载刘宗厚说："有服下药过后，其脉愈见坚大，医者不察，以为瘀血未尽，而后下之，因而夭折人命，不可不慎。"用此法后，病人有胸痞气弱，食少体倦，甚则心烦懊憹，为下之太过，应即停用，改用调理剂。

3. 攻瘀破滞法

病人体质壮实，瘀血滞气，内结于脏腑经隧，肿胀疼痛经久不愈，或瘀凝成块，坚肿疼痛，二便通和，脉涩或沉实，舌红或紫黯，或有紫点瘀斑，非一般活血祛瘀法能收效者，用攻瘀血、破滞气法。常用成方有花蕊石散、失笑散、大黄䗪虫丸等，煎剂有抵当汤、血府逐瘀汤、膈下逐瘀汤等。

攻瘀破滞法药性较峻猛，亦不能久用长服。攻瘀耗血，破滞损气，一待瘀滞肿痛减轻，即应改用行气活血或扶正通络法调治。

4. 扶正通络法

为在活血通络药剂中加用滋养药味，或以补剂为主，加用活血通络药味，即"虚者补之"。常用成药有人参紫金丹，汤剂有桃红四物汤、四物参芪白术汤、黄芪桂枝五物汤、调经汤、当归补血汤、补肾壮筋汤等。

此期外敷药有弃杖散、消瘀止痛膏、定痛散、清营退肿膏、紫荆皮散、双柏散。外擦药有紫金酒、茴香酒、伤油膏等。

以上为早期用药，攻破通导药剂，孕妇忌用，妊娠期如有骨折，早期可用安胎和气饮内服。

二、中期（接骨续筋期）

中期为骨折3周以上到骨折近临床愈合止。此期肿胀消退，疼痛减轻，但瘀滞虽消而未尽，骨折尚未连接，故治宜接骨续筋为主，"筋伤内动肝，骨伤内动肾"。此期除用接骨药外，补益肝肾，调理各脏腑的功能，标本兼顾。此外，根据瘀滞消散的情况，骨折的部位、程度、类型、兼证和并发症，适当选用不同的接骨方剂。常用内服药多以成方为主，如正骨紫金丹、接骨紫金丹、八厘散、人参紫金丹、驳骨丹、接骨片、接骨丹一号等，汤剂有牡丹皮汤、新伤续断汤、续骨活血汤，外用药有接骨膏、驳骨散、接骨续筋膏等。

三、后期（坚骨壮筋期）

后期为骨折近临床愈合起到骨折接近骨性愈合功能恢复止。此期一般已有骨痂生长但不够坚固，肢体功能未恢复，伤肢有肿胀麻痛冷热等不适证候。《外科大成》认为骨折治疗过程须"治则先逐恶血，通经络，次和血止痛，后调养气血，补益胃气，自然获效"。重视养气血、补胃气。又有"久损多虚"之说，因此骨折虽有初步连接，但被损伤的气血经络，脏腑气机未全恢复，故应以补养为主。常用有下列数法：

1. **补养气血法**

用于气血亏虚证候。气血受补而旺盛，则筋骨得以濡养筋壮骨强，关节清利，常用药方有四君子汤、四物汤、八珍汤、十全大补汤等酌加接骨续筋药物。

2. **补益脾胃法**

用于脾虚胃弱证候。胃主纳谷，脾主运化。筋肉气血受伤，损及脾胃，致脏腑气机失调，影响饮食的消化吸收，补养脾胃，可益气生血，以助筋骨经络气血伤损的恢复。常用药方有参苓白术散、补中益气汤、归脾汤等。

3. **补益肝肾法**

用于肝肾亏虚证候。"肝主筋""肾主骨"，补肝肾即能强壮筋骨，可加速筋骨的续接和帮助恢复伤肢的功能。常用方有补肾壮筋汤、壮筋养血汤、生血补髓汤、左归丸、右归丸、壮骨丸（代健步虎潜丸）、壮筋续骨丹、壮筋骨丸等。

4. **通络活节法**

（1）骨折后期，关节部分僵硬，软组织部分粘连。

（2）骨折兼受寒湿，经滞络阻，天阴损痛。

常用有透骨丹、小活络丸、大活络丸、独活寄生汤、舒筋活血汤、蠲痹汤等。

骨折后期的外用药有：外擦药，如舒活酒、展筋丹等；熏洗药，如舒筋汤，海桐皮汤，八仙逍遥汤，骨科外洗一、二方，上肢损伤洗方，下肢损伤洗方；硬膏剂，如化坚膏、万灵膏、太乙膏、陀僧膏、宝珍膏等；软膏剂，如弃杖散、舒筋活络膏、温经通络膏等。

第十四章　武当伤科正骨流派传承创新发展

第一节　武当伤科发展简史

一、武当伤科的起源

中国武术的历史源远流长，博大精深。在原始社会时期，人少而禽兽多，人们大多住在洞穴或树上窝棚里，在爬山、攀树和与毒蛇、猛兽的搏斗中，积累了一些经验和特殊动作，这些都出自于健身和防身的目的。随着时代的发展，由于格斗和战争的需要，将一些健身和防身的动作，逐渐转化成技击，从而形成了武术。中华大地，地广人多，各地的武术流派林立，称得上"百花齐放"，并相互促进。其中以道教的武当派和佛教的少林派最为著名，社会影响较大，当时有"南尊武当，北崇少林"之称。

道教是我国土生土长的宗教。道家是指春秋战国时期兴起的《老子》《庄子》为代表的哲学流派，以"道"的学说为中心。东汉顺帝时代，由张道陵创"五斗米道"，奉老子为教主，张角创"太平道"，奉《太平清领书》为主要经典。后经晋代葛洪，北魏寇谦之，南朝陆修静，宋代张君房，金元时期王重阳、邱处机等先贤的努力，不断吸收儒家、佛家等诸子百家有益道教发展的道德观念、思想方法、宗教仪式和对道家学说内容不断改进，从而形成了颇具规模的道家文化，即一方面崇向自然，提倡"返璞归真，清静无为"的处世哲学；一方面又提倡养生、导引，希望能长生不老与天地万物同归。

武当山作为道教名山，也是武当武术的发源地。武当派崇尚道家思想，道家崇尚自然之旨。武当武术流传甚广，在治病救伤的医术上，有其独特的风格，特别是与道教关系较深，加上练丹术和练功术，使武当伤科更具有特色。

二、武当伤科的发展

1. 晋朝

道教学者葛洪，东晋道士、丹士、医学家，字稚川，号抱扑子，江苏省句容县人。编撰出的《肘后备急方》三卷，是我国第一部"急症手册"。所载方药，具有简、便、廉、验的特点。在骨伤科方面，贡献很大，后世称他为"创伤骨科的创始人"。如"疗腕折、四肢骨破碎及筋伤蹉跌方"，即"捣烂生地敷之，以裹折伤处，以竹片夹裹之，令遍病上，急缚，勿令转动""以竹片夹裹之",是小夹板外固定治疗四肢骨折的最早记载。又"治失颔车蹉开张不合方":"一个人以指牵其颐,以渐推之则复入,推当疾出指,恐误啮人指也。"是世界上最早记载下颌关节脱位口内整复手法。该书还记载了危重创伤的致死部位及抢救方法。

2. 唐宋元时期

孙思邈,唐代著名医药学家,京兆华原(今陕西铜川市耀州区)人。其著作《千金要方》记载的下颌脱臼整复法及用大黄清宁丸(配以苏木煎汤)治瘀血在内不行等对后世骨伤科影响较大。其他著作有《千金翼方》《孙真人摄养论》《孙真人卫生歌》《保生铭》《存神炼气铭》等。

3. 明清时期

道教学者张三丰,明朝丹士,是武当派内家拳的创始人,是穴道技击的创建者,著有《灵宝源流》。明末清初内家拳师王征南,也是张三丰的传人。内家拳指侧重于内功修炼的武术流派,所谓内家者,以静制动,犯者应手即仆,故别少林为外家。内家拳以太极拳、形意拳和八卦掌最为著名。《道教大辞典》记载:"张三丰所创之拳法,名'内家拳',其法有打法、穴法、练手、练步等名目。"张三丰在穴法上创制了七十二穴点按术,于明代甚为流行。因点穴而致伤,对这种伤损要进行解救,故而产生了相应的点穴疗法。点穴疗法,是医家根据遇时遇穴受损而进行解救的一种疗法。武当派受道家《易》学的影响,以阴阳、太极、八卦为其思想核心,在点穴疗法上,十分重视八卦与部位、与脏腑的密切关系。如八卦与部位的关系:坤手内外踝,乾天在面目,离火膝与胁,艮山腰和项,震雷牙脑间,兑泽在手膊,坎背连肚脚,巽风乳头尖。八卦与脏腑的关系:乾天大肠传肺金,坎水肾命为会阴,巽风肝经木养化,震雷关泉小肠心,离火包络命门阳,坤地水谷脾胃强,艮山胆经应清静,兑泽津液属膀胱。如按十二时辰血行诀:子踝、丑腰、寅目、卯面、辰头、巳手足、午胸、未腹、申心、酉脾、戌头、亥踝,联连络续运无息。点穴制伤和疗伤,应注意十二时辰与脏腑的关系,其诀为:子时伤胆,丑时伤肝,寅时伤肺,卯时伤大肠,辰时伤胃,巳时伤脾,午时伤心,未时伤小肠,申时伤膀胱,酉时伤肾,戌时伤包络,亥时伤三焦。根据上述秘诀,就可进行按时辰、按经络、按穴位施以点、按、捏、拍、叩等不同手法刺激,来疏通经络、穴道,从而使体内的气血得以畅通,脏腑得以调和,促使已经发生障碍的功能活动恢复正常,最终达到治愈伤损的目的。

明代异远真人于嘉靖二年(1523年)著《跌损妙方》,该书是道教武术家在医学和武技基础上总结发展出的成果。全书有治法总论,依据受伤部位的不同,分为全身、头部、身中、脊背、腿足、金创、通行七门,记载全身58个穴道,每门中又按照穴位或部位,分别列方共118个。该书"用药歌":"归尾兼生地,赤芍槟榔宜,四味堪为主,加减任迁移……"对后世骨伤科临床用药有很大的影响。书中按穴位、部位列方,开辟了按穴论治的先河。其"血头行走穴道歌":"周身之血有一头,日夜行走不停留,遇时遇穴若伤损,一七不治命要休。子时走往心窝（鸠尾）穴，丑时须向泉井（膻中穴）求，井口（人中／龈交穴）是寅山根（两眼之间印堂穴之下）卯，辰时天心（神庭穴）巳凤头（哑门穴），午时却与中原（命门穴）会，左右蟾宫（肾俞穴）分在未，凤尾（长强穴）属申屈井（神阙穴）酉，丹肾（关元穴）俱为戌时位，六宫（曲骨穴）直等亥时来，不教乱缚斯为贵。"这是气血沿任、督两经脉，在每天 12 个时辰之中，循行至 12 个穴位的时刻，也是"子午流注"学说运用到伤科临床的记载。其"察目验伤"："凡受伤不知左右，即看眼珠，亦可知其定所"，是检查诊断损伤的一大创新。

4. 近代

具有代表性的有湖北李氏伤科。李同生，山东曲阜人，为李氏骨伤科第四代传人。曾祖李建章以"接骨家"闻名于桑梓。祖父李占魁精擅正骨伤科，中年迁居湖北，开设"忠厚堂骨伤科诊所"，执业三代，颇负盛名。李同生幼承家学，课余习练武当内家功法，并摒弃门户之见，与西医同道合作共事多年，博采众长，自立一派。李同生先后撰写了《中西医结合治疗骨与关节损伤》《中医骨伤科学》《中国骨伤科学·整骨手法学》等书。李同生推崇道家思想并将其引入骨伤科，在骨伤科的治疗上，主张手法与药治并重，把手法综合归纳为拔伸、捺正、折顶、旋转、屈伸、挤捏、摇晃、合骨、按摩等 10 种。他深谙武当功法，外示安逸，内含刚挺，吸取武当内功之心静神宁，松软沉静，不致于临症慌张；发劲如箭，收功如电，不致于失手致伤指使用闪劲的大力手法，或施用弹性冲击力的功法顺项提顶，虚胸实腹，不致于汗喘气逆；沉肩坠肘，动作稳健，不致于抖动失准；含胸拔背，催力至手，不致于气血乖离；口闭齿叩，舌抵上额，不致于口燥神疲。李同生内治颇具特色，他主张用药之道当法乎自然，因势利导，用药量不在多，贵在切合病机。他认为新伤责之于血瘀，旧伤重在通络，应按四诊八纲，审证求因，据因定法，宗洪拟方，依方遣药，反对拘守成方、百病一法、以病符方，以致药病不符，反致病笃。在内治上，李同生认为只有调理气血、行气理滞、活血祛瘀，方能续筋接骨，调理气血之法又当分清脏腑、经络、部位，施以温清补泻。李同生临床用药组方法度严谨、配伍精当、君臣分明，用药擅兴王道之师，绝少大辛、大热、大燥、大寒等霸道之品，祛邪之时，注意刻刻顾护正气，擅长武当气功点穴疗法（又一名循经点穴法）。他常以脏象、经络、穴位、营卫气血为基础，以武当派的内功练气、蓄劲、发功等功力功法为依据，用指代针，进行穴位点打。点穴时，仍须用武当内功施法，施术者要求松、静、随、沉。凝神一志，调平气自，意在气先，聚集全身精气于丹田，由丹田发劲，以意领气，尾闾正中，顶竖肛提，运气由尾升至肾关，由肾关沿夹脊至天柱，开泥丸，舌抵上领接天河水，津液满口，通任脉至膻中，呼应督俞，阴阳交泰，运于臂肘、前臂、腕，运劲于掌指，此即武当内家所说的"牵动往来气贴背，乃敛气入脊""尾闾正中神贯顶"等，依此法以意领之。

第二节　风湿伤科与骨伤流派分类

中华民族文化历史悠久，宛如一股巨大的洪流，由无数的支流汇合而成。中医药学是中华民族文化中的一个重要分支，它的发生与发展、继承和发扬也是随着整个社会的变革、整个文化的发展向前进步的。

中医骨伤科流派的形成，很大程度上与我国的地理位置、历史传统、思想文化有密切的关系。我国幅员辽阔，人口众多，以前因交通不发达、医疗技术和设备落后等原因，迫使许多骨伤科急病重症必须就地抢救，当地解决。此外，为了立足谋生、超过同道，一批优秀的善治跌打损伤的医者将其医术传给子女或弟子，继而流传，就这样形成了流派。评定一个流派，第一，要看是否有代表人物；第二，要有一批传承和发展其学说的人物；第三，在学术上要有创新；第四，要有一些代表著作。在发展过程中，由于时代变迁、风土各异加之医家生存环境、接触病种和病人各有不同，因此文化宗教、思维方法、经验体会、师承授受亦不同，所以流派较多、各家学说竞出。一般来说，在医治骨伤科疾病上，南方流派偏重药治，北方流派重手法。但是也有南方某些流派擅长手法，北方某些流派偏重药治，也有的流派两者兼长。

中医骨伤科学术流派是在其学科发展、丰富和完善之中逐渐形成的，对该学术流派的划分存在几种不同的观点：以时代划分，有古代骨伤科医学流派与现代骨伤科医学流派；从学术特点和临床经验划分，有蔺氏学派、危氏学派、正体学派、陈氏学派、钱氏学派、赵氏学派、少林学派、武当学派、汇通学派；按骨伤科主要学说划分，又有薛己学派、蔺氏学派、少林学派、武当学派。

在历史上，对中医骨伤科流派形成有重要影响的医家有蔺道人、薛己等。蔺道人是一位学识渊博、临床经验丰富的骨伤科医家，其学术特点：以气血学说为立论依据，治伤重内外用药。其治伤经验包括治疗骨折损伤有麻醉法、清创法、复位法、固定法、练功法、用药法六大原则。薛己在诊治疾病时则强调整体观点，以气血立论，强调元气、脾胃、肝肾作用。薛己对骨伤病证的辨证论治是有丰富的临床经验的，尤其表现在根据内伤的肿、痛进行辨证论治，另外根据三焦分治选用不同的汤剂（十味参苏饮、犀角地黄汤、复元活血汤等）。在骨伤科的临床实际之中，正骨治伤不用手法，单纯靠用药物来治疗是行不通的。

根据文字和古物的考究，中医骨伤科的起源早于文字的创始。周朝将医学分为四门（食医、疾医、疡医和兽医）。疡医中又分为肿疡、溃疡、金疡和折疡，而后二疡即指骨伤科。同时前二疡中（肿疡、溃疡）如骨肿瘤和骨的急慢性感染与骨伤科也有密切关系。骨伤科在宋代以前一直隶属于疡科，到了宋、元时期才正式从疡科中划分出来，独立成为正骨兼金镞科。以后几代虽有所变动，但始终为一独立的学科而存在。主要原因是骨伤科在病因病机、辨证治法上均有其特殊性及内在的规律。丁继华等还通过对 289 本伤科古医籍进行分类整理，提出中医伤科可分为十大学术流派（经典伤科、儒家伤科、道家伤科、佛家伤科、兵家伤科、民族伤科、汇通伤科、流派伤科、导引伤科、杂家伤科）的观点。

古代中医伤科流派主要分为少林伤科、武当伤科。少林伤科又称佛家伤科，因少林武士多系佛家弟子，或技艺为佛家弟子所传授。该流派以清代江考卿、赵廷海为代表，以经络气血传输为理论基础，以经络、穴道、脏腑、部位为辨伤依据，在治疗上以"少林寺秘传内外损伤方""点穴疗法"、正骨和夹缚等为独特风格。诊断经验包括"四望"诊内伤，"四辨"知生死（吉凶）；辨穴道、辨特异征象、辨生死脉象、辨脏腑绝症。少林伤科认为跌打损伤种类有内伤、外伤、骨折骨碎、脱臼、筋脉伤、弹箭镞创伤等，根据伤情辨证论治，在长期的临床实践中形成以正骨、点穴、固定、辨穴用药、锻炼等作为独特风格的伤科体系。药方包括急救方药、正骨方药、内伤方药、金创方药。

道家伤科又称武当伤科，以葛洪、孙思邈、异远真人为代表，以经络、气血学说为基础，以精气神理论为依据，并将"血头行走穴道"运用于骨伤科中，治疗上强调外治的正骨、推拿手法，针灸、点穴疗法，内服"草""丹"等为治疗手段，重视"武当导引功法"锻炼。

中医骨伤科流派在我国历代骨伤科学的理论与临床实践经验不断积累、丰富和完善的过程中逐渐形成并发展，传承至今。当代较有影响的中医骨伤科流派已达三十余家之众，遍布大江南北。从地理位置划分，可以分为北方伤科和南方伤科。

北方流派具体包括：①河南郭氏正骨（郭春园、高云峰、郭维淮、郭均甫、郭汉章、郭宪章、郭焕章等）；②天津苏氏正骨（苏宝铭、苏宝恒）；③北京刘氏正骨（刘寿山）、中研院葛氏正骨（葛云彬）、中研院刘氏正骨（刘道信）、双桥罗氏正骨（罗有明）；④吉林刘氏正骨（刘柏龄）；⑤辽宁苏氏正骨（苏相良）、辽宁孙氏正骨（孙华山）；⑥黑龙江樊氏正骨（樊春洲）、哈尔滨陈氏正骨（陈占魁、陈占元）、哈尔滨夏氏正骨（夏静华）；⑦河北李氏正骨（李墨林）；⑧山东肥城梁氏正骨（梁瑞图）、崂山贾氏伤科（贾立惠）。

南方流派包括：①上海石氏伤科（石兰亭）、魏氏伤科（魏指薪）、王氏伤科（王子平）、施氏伤科（施秀康）、闵一般伤科（殷致祥及殷震贤、闵采臣、闵贤玉）、陆氏伤科（陆士逵）、佟氏伤科（佟忠义）；②广东何氏伤科（何竹林）、李氏伤科（李广海）、蔡氏伤科（蔡荣）、管氏伤科（管镇乾）、林氏伤科（林荫掌）、梁氏伤科（梁财信）；③闽南三老林氏正骨（林如高）、杨氏正骨（杨希贤）、章氏正骨（章宝春）；④蜀中三杰杜氏正骨（杜自明）、郑氏伤科（郑怀贤）、杨氏正骨（杨天鹏）；⑤湖北李氏伤科（李同生）、湖北武当伤科（尚儒彪）；⑥江西程氏伤科（程定远）、江西武当伤科（俞德元）、江西五百钱武当点穴解锁伤科（贾宝和）。

正是由于上述各家骨伤科学术流派的存在，才使得中医骨伤科队伍不断发展、壮大，中医骨伤科的学术水平与技术水平不断提高与精进。

第三节 道家、武术、推拿与伤科

一、道家与伤科

中国传统文化的核心由儒、释、道三家组成。

道家练养的目的在于长生久视，非常重视现世的健康。涉足古代科技领域，对古代流传的药学、医学、生理及养生法中的行气、导气、服食、房中、防病治病等，潜心研究和实践，逐渐形成道家的理论和医药知识，在疾病的诊疗认识、药物性能、养生方法上积累了许多宝贵的经验，形成了有道家特色的医药学。道家博采众长的思想方法和积累的养生经验在客观上为中药学、养生学、古代化学等的发展起到了巨大的作用。如导引，是运用四肢、身体，包括行、立、坐、卧等各种运动，并与呼吸调节相配合，使血气通畅，延年益寿，祛除和预防疾病。导引在秦汉时期就大为流行，发展成为内丹的内容之一和后世内家功法静功、五禽戏、八段锦、太极拳、八卦掌、内家武术和动功等，延续到现代，仍不失为强身健体、防病治病、锻炼身体的好方法。

道家学说对中医学的影响可谓是深入根底。中医学的形成吸取了先民数千年养生、疗疾、防病的经验，去粗取精、分析、归纳，并在道学、儒学及诸子百家的哲学思想中汲取丰富的思想方法和营养，在中医基础经典著作之中随处可见道家学术的痕迹。

为道者兼修医术，在中医骨伤学的启蒙和发展的古代，有很多高明的道家学者直接参与、广收博集民间对伤科诊治的一鳞半爪，经过他们的归纳、总结、升华，对后世伤科学术的发展起到了很好的促进作用。譬如晋代的葛洪著《抱朴子》《肘后备急方》，南北朝陶弘景著《养性延命录》《本草经集注》。

道家与骨伤科的结合，在一定程度上推动了中医骨伤科的飞速发展。葛洪作为"创伤骨科的创始人"，在骨伤科方面，贡献很大。其在《肘后备急方》中记载了小夹板固定术，书中还系统地记载了颞下颌关节脱位诊断和治疗的方法，首次记载了断指再植手术及创伤的抢救方法，这对中医骨伤科的发展做出了划时代的贡献。陶弘景在《名医别录》里收集了辛温理气和活血化瘀的中药，这些药物都是后世中医骨伤科常用药物。孙思邈在《千金要方》中，也记载了颞下颌关节脱位的整复办法，目前依然为人所用。蔺道人在《仙授理伤续断秘方》中强调骨伤科手术中麻醉的应用；在骨伤科治疗方面，强调要清洁伤口、检查诊断、牵引复位、敷药固定和定期复查，至今仍有较大的现实意义，且书中创造性地应用椅背复位法治疗肩关节脱位。明代道教名家异远真人著《跌损妙方》是在医学和武术基础上总结发展出的成果。书中按照穴位、部位给方，开辟了按穴论治的先河。

中医骨伤的治疗原则"筋骨并重，动静结合"是道家的"动静观"（以静为本，以动为末，动静结合）的具体体现。道家在炼丹中采用的药物扩大了骨伤科用药范围，其使用的矿物质类药物中的金属离子无论内服还是外敷均对骨折的预后有促进作用。道家的导引是当今骨伤的功能疗法及气功的雏形。

武当武术作为中国传统武术的一个重要组成部分，武当派伤科是道家伤科的重要组成部分。近代骨科专家丁继华教授等通过对骨伤科古医籍进行分类整理，提出道家伤科作为中医伤科十大学术流派之一，占据重要位置。

道家思想对中医骨伤科的发展具有重要的影响。道家文化有力地推动了中医骨伤在治则、方药、复位固定及功能锻炼等方面的发展；同时随着中医骨伤诊断与治疗的逐步完善，在一定程度上也促进了道家文化的沉淀和升华。

二、武术与伤科

武术的发生发展与生产劳动实践及军事战争直接相关。随着社会的发展，为了健身祛病，武术逐渐成为一种体育运动形式，同时又受医学的密切影响而发展。其实，早在武术萌芽阶段，人们除了将其当成单纯的搏击手段，还作为健身祛病的体育手段。

伤科与武术之间不但有关系，而且随着历史的发展，这种相互的关系还越来越紧密。中医伤科不断吸收武术中的精华来丰富自己，发展自己。在《神机制敌太白阴经》中就有记录用生地作为主要成分达到消肿、活血化瘀疗效的药方；晋代葛洪《肘后备急方》中记载有把竹当作夹板用来固定骨折复原后腿的治疗方法；在南北朝时又提出用新鲜的桑树皮当作线来缝合伤口的治疗方案。后来伤科的治疗技术也日益趋向成熟，主要技法有推、拿、按、摩、搓、抄、滚、捻、缠、揉等。

武术界有种流传很广的说法，即"拳起于易，理成于医"，高度概括了武术理论与中国传统医学之间的紧密关系。"拳起于易"指武术同中国传统医学一样，受《易经》等古代哲学影响；"理成于医"，则明确指出，武术理论的形成直接源于中医学。

武术运动注重运动卫生及医务监督，故自古以来，习武之人每善伤科治疗。有"未习打先习医"的拳谚，从而使武术与中国传统医学更密切地结合在一起。不管是人物纪事还是历代著述都反映了武术与医学互参共荣、相互影响、相互吸收、共同发展的关系。

民国武术家徐畏三在《擒拿法真传秘诀》中就阐述了擒拿搏击与医疗的关系：擒拿一术，虽与人争斗，用出奇制胜之法，然亦并非死手。于制敌之外，亦可用于治伤也。夫武术一事，本与伤科有连带之关系；凡技击精者，对于治伤一事，纵不能并精，然亦必略知门径，盖语所谓"能杀人者必能生人也"。若但知武事，不谙医伤，是即谓之死手。其技虽精，实无足取也。习武者固宜兼治伤科，而为伤科者，亦必兼治武术。因伤科一道，固非如寻常内科之仅恃方案汤药而治病也。接骨上骱，固有赖于武力；而涤伤打箭，亦全恃乎手法。若不谙武术之人，遇寻常内伤，故可依照成法施以药石，对症无误，即可见效。若遇筋断骨折等伤，必须用手法者，力量既感不足，而于一筋一骨之构造，亦不了了，必且束手无策。

正因为武术与医学有着如此紧密的关系，故古往今来许多有建树的武术家就是医学家，如近代著名武术家杜子明、郑怀贤等，几乎都是享有盛誉的骨伤科专家。这种习武之人善行医的现象，构成了中国武术这一民族体育领域的又一鲜明特色。

三、推拿与伤科

"推拿"这一称谓从明代开始出现，推拿疗法包括推拿手法与推拿功法，通俗说来，就是主动运动与被动运动。推拿功法医患均可练习，医者练习可以强身健体，提高手法疗效；病人习之可以促进疾病恢复。推拿手法分为摆动类、松解类、整复类。伤科的起源与推拿的起源大致相当。伤科的治疗方法中，除了药物治疗和固定外，还包括手法及练功。其中，手法又包括正骨手法及理筋手法。推拿与伤科有重叠部分，又紧密相连。

武当伤科在施行手法时，讲究具有武当特色的武当功法，要求施法者气沉丹田、含胸拔背、沉肩坠肘、力由脊发、以意领气、发至全臂、形于掌指；要求发功时心静神宁、松软沉静、发劲如箭、收功似电。重视阴阳调理、刚柔相济、有刚有柔、刚中寓柔。在医治陈伤时运施"三揉三推"的推拿手法破瘀软结、调和营卫，恢复受伤组织的功能。针灸对疏通经络及腧穴是有奇效的，在救急和止痛上，也是获效较快的方法；点穴是结合针灸学的"以指代针"之术在一定的经络腧穴上进行"穴位点打"，它是从点穴武术衍变而来的。张三丰在穴法上创制了72穴点按术，在明代甚为流行。

导引功为道家养生之术，可通过呼吸俯仰、屈伸手足，使气血充足、身体轻灵。因此，是一种健身防病、治疾延寿的方法。也可说，武当派的"内丹术"仍属武当气功范畴。它功起于《易经》，理成于医。武当气功锻炼不仅能加速骨折、筋伤、内伤恢复，还可治疗高血压、冠心病、胃肠病、神经衰弱等慢性疾病。

第十五章　襄阳何氏伤科正骨传承流派

一、襄阳何氏正骨历史渊源概述

襄阳何氏正骨学术流派是在继承和发扬中医药学遗产，吸收和结合现代医学基础上形成的，具有明显地域特点的中医学术流派。襄阳何氏正骨源远流长，距今已有 100 多年历史。襄阳何氏正骨发端于清朝末年，何成礼的祖父何勤本与湖南八哥拳武术家结为好友，并随其到湖南从师学习骨伤医疗技术，专治跌打损伤，数年后他学成回家。何成礼的父亲何开贵，青年时随父何勤本学艺，医术未成其父病故。开贵遂远赴山东，向在此行医的四叔学医，四叔无后，开贵成为四叔的传人。何成礼系"襄阳何氏正骨"第三代传承人，1921年出生于襄阳伙牌，幼年启蒙于私塾，18 岁随父何开贵学医，悉心钻研正骨手法、夹板固定及内外用药等法旨。从 20 岁开始，他先后在邓湖的"保和堂"药店、襄樊（现名襄阳）定中街的"杨寿春"药铺坐堂行医，而立之年，其医术在鄂西北已经声名鹊起。

中华人民共和国成立后，襄阳组建了中医院，何成礼担任骨科主任，其间，他不断改进骨科技术，并对骨科的常见病及疑难病做了一些研究性总结，使襄阳何氏正骨在鄂西北及省内产生了较大的影响。1993 年 12 月，在名老中医何成礼行医五十年之际，医院为其举行了行医五十周年庆典活动。为了继承和发扬何氏正骨传统医学，医院确认何继洲（何成礼大儿子）以及高峰（已故）、汪必武三人为何成礼中医正骨继承人，也即"襄阳何氏正骨"第四代传承人。

2011 年 6 月，襄阳市中医院确认安建原同志成为汪必武中医正骨继承人，是为"襄阳何氏正骨"第五代传承人，并要求他及弟子在跟师学习基础上，进一步系统整理、掌握、继承何氏正骨理论和临床经验，吸取精华，运用现代科学技术，结合临床实践，推出新的科研成果。在安建原带领下，襄阳何氏正骨学术流派得到了迅猛发展，2012 年成功申报国家中医药管理局第一批全国中医学术流派传承工作室，并于 2013 年获国家中医药管理局批准，成为湖北省唯一一家骨伤中医学术流派传承工作室，这也是国内十三家骨伤学术流派传承工作室之一。

二、襄阳何氏正骨流派学术思想的发展

何开贵治疗骨伤病被人称为"三绝招"：一是手法复位；二是小夹板固定；三是内外用药。其疗效显著，治愈率高。因其使用小夹板包扎伤处，又包治包好，故人称何开贵为"何包夹子"，成为鄂西北一代名医。至此通过前两代中医骨伤前辈的不断开拓，"襄阳何氏正骨"的美名在鄂西大地得以确立，"襄阳何氏正骨"的理论体系及学术思想也得以形成，"何包夹子"的美名不胫而走。

襄阳何氏正骨学术流派第三代传承人何成礼老先生在继承其祖父及父亲的医术基础上，通过自己不断努力开拓，发扬创新，使襄阳何氏正骨学术思想得到了发展。现将其学术成就和特点介绍如下。

（一）创立新手法

何成礼诊病是以"四诊""八纲"为基础，并根据伤部出现的多种症状，通过触摸、测量的方法来了解伤情，并结合 X 线检查确定骨折、脱位的部位和类型，从而根据不同情况运用不同的治疗方法。

他认为治疗骨伤应以手法为本，《医宗金鉴》正骨心法中"摸、接、端、提、推、拿、按、摩"乃整复手法之要旨。在长期临床实践中，何老先生除了对"八法"的操作要领、应用范围及作用了如指掌，并绘制成图外，还摸索总结出独具特点的牵拉、扶正、挟挤及摇晃等手法，同"八法"互相融会，施用于临床。

牵拉法是矫正骨折、脱臼后伤部出现重叠错位，伤肢缩短变形的一种方法，分为顺牵、抗牵、横牵和提牵四种，如矫正肱骨髁上伸直型骨折，在顺牵、抗牵的同时，在骨折近端再用一横带向后做水平横牵，牵拉时要先轻后重，逐步持续用力，直至包扎固定结束。横牵法可避免加重肘部组织的再损伤。

扶正法是矫正长骨骨折或脱臼，伤肢变形放不端正的一种方法。在牵拉的同时，将伤肢由逆到顺扶放端正。上肢应以肩髃穴、曲池穴、合谷穴三穴直线相对应为扶正标准；下肢以腹股沟横纹中点、鹤顶穴、解溪穴直线相对应为扶正标准。其扶正标准在有无 X 线检查的条件下，都不失为检查患肢力线恢复的一种方法。

夹挤法适用于成人肌肉丰厚部位和骨折，如恢复股骨干骨折，单纯用手力不足以使之复位，则须用双前臂进行夹挤复位。术中根据断端移位方向，分别采用内外夹挤或前后夹挤。

摇晃法用于整复大关节脱位。关节脱位后，病人思想紧张，关节周围肌肉收缩。在单纯牵拉不能使之复位时，医者用双手握住伤肢，在牵拉的同时，以轻微动作进行摇晃，使骨头松动即可复位。如作髋、肩关节复位时多用此法。

（二）重视辨证论治

何成礼认为骨伤科疾病主要为外伤所致，但伤有内外之分。外伤者伤筋、伤骨、伤皮

肉；内伤者伤气、伤血、伤脏腑。外伤易引起脏腑气血病变，所以在运用药物治疗时，应根据病人伤情轻重、体质强弱及受伤时间长短，在外伤内损并重，局部整体兼顾原则指导下辨证施治，配合使用内治法。处方用药既吸收了前人经验，又总结出许多常用验方。对骨折早期严重伤损出现气滞血瘀生热、热盛耗津，舌苔黄腻或苔黄燥，脉象浮数等症，治宜活血化瘀、消肿止痛、清热解毒，常用方如加味桃红四物汤。骨折中期瘀肿消散后，治宜补养气血、滋阴益肾，促使骨合为主，方用加味八珍汤。骨折后期，关节多有屈伸不利，筋骨萎弱等症，病在上肢，治宜舒筋活络为主，佐以祛瘀止痛，方用舒筋饮；病在下肢，治宜滋阴补肾，强筋壮骨，常用健步虎潜丸。老年体弱骨折后，出现规律性午后潮热，多由营血受损，气血两虚、瘀热骨蒸所致，治宜清营血瘀热，退虚劳骨蒸，方用加味清骨散治之。

何成礼治疗开放性骨折伴软组织大面积缺损，创面感染，骨骼外露且久治不易愈合者，也有独到经验。他认为这些病症久治不愈是由于"初期有腐肉，肉芽受浸淫，脓毒未排除，腐肉祛不尽，新肉难生长，皮肤不得生"的结果。拟定出"初期祛腐毒，中期肌肉生，后期可敛皮"的治疗法则。分别配制了祛腐生肌散、收敛生肌散和生肌玉红膏，经过长期临床使用观察，创面愈合快，瘢痕少，质软近于正常皮肤。

（三）改革剂型

何成礼在长期临床实践中，致力于伤科剂型改革，以提高骨科疑难病症的治疗。例如，骨阴疽病人如疮溃深，疮内盲管时常流出腐臭物及腐骨，其外治一般采用上药捻，药纱条或手术摘除腐骨等方法，甚难治愈且病情易反复。何成礼通过观察得知，对阴疽症疮溃深者采用上药捻的方法，很难使药捻达到病位，药物在病位的浓度不足，需频繁换药，上下引流，病人十分痛苦，这些因素都必然影响治疗效果，于是他将祛腐生肌散剂改制为锭剂，通过窦道插入疮溃深处，在其内溶化，从而提高了药物在病位的浓度，收到满意的效果。

（四）结合现代医学发展，不断传承创新

在何成礼老先生第三代传承人学术思想的熏陶下，第四代传承人不负众望，也将襄阳何氏正骨学术思想进行了继承，并加以发扬。

第十六章　平乐伤科正骨传承流派

一、平乐伤科正骨传承概述

刘克忠教授 1960 年 7 月考入湖北中医学院本科班学习,后被学院选送到河南洛阳正骨学院学习,1964 年 7 月毕业于河南洛阳正骨学院本科班,同年 8 月分配到湖北中医学院工作。后来河南平乐郭氏正骨第八代传人张媛在湖北中医学院就读刘克忠教授的研究生。

刘克忠教授将平乐正骨理筋检查八法、复位八法除用于骨折的检查、复位、治疗,同样用于软组织损伤、骨关节错位紊乱的检查、复位和治疗。

理筋整复检查手法是术者用手在病人的骨、骨关节、骨组织、肌腱、肌肉、韧带的劳损、损伤、伤痛、反应点部位进行触摸、按压、对挤、推顶、叩击、扭旋、伸屈、摆动八种诊断手法,借以了解疾病的原因、病性及其发生、演变、发展变化的各种诊断、治疗方法。在骨伤科、推拿科、针灸科、康复科的检查中,除中医望、闻、问、切四诊外,更重要的是对病人受伤部位进行仔细的手法检查,借以了解受伤情况、判断病人伤势轻重,做出确切的诊断,为进一步正确治疗打下坚实的基础。

二、平乐伤科正骨流派学术思想

(一)刘克忠简介

刘克忠,男,汉族,湖北仙桃人。1939 年 2 月 17 日出生。湖北中医药大学教授,全国第二批名老中医药专家学术经验继承工作指导老师。大学本科学历,中共党员,从事医疗、教学、科研五十余年,历任助教、住院医师、讲师、主治医师、副教授、主任医师、教授。兼任全国中医高等院校骨伤学会理事,湖北省骨伤科学会副主任委员,中国中西医结合研究会湖北省颈肩腰腿痛专业学会副主任,湖北省武汉市骨伤科学会副主任委员,中国传统手法研究会湖北分会理事会副理事长,广西中医学院客座教授,全国学士学位评委等职。2011 年 1 月被评为湖北中医名师。

自 1987 年以来,承担高等中医药院校骨伤科系列教材《骨病学》主编,《骨伤基础学》《骨伤学》《骨伤手术学》《内伤学》《骨伤简史及医籍选》《骨伤生物力学基础》《筋伤学》等副主编;主编《骨肿瘤》;撰写中医骨伤科论文四十余篇,其中"梨状肌损伤综合征、颈椎病、腰椎间盘突出症中医分型论治"等论文在全国骨伤学会发表。

刘教授治病、教学严谨，教徒授艺，强调两抓：一抓"医"，二抓"术"。"医"指医风医德教育；"术"指基本功，如熟悉手法、牢记解剖、方药，尤重手法训练。刘教授认为医术高明、医德高尚才是深受同道和病友敬重的医师，不要被现在社会上流行的有些广告效应（即只重"医术"宣传、忽视医德信誉）所迷惑，更不应固步自封、不求上进。正如刘教授所言："病无贫富贵贱之分，医有心诚优劣之别，扶正祛邪心慈手狠，艺高胆大不失慎微。"教导学生树立良好的学习风尚，始终遵循"顶上有青松，攀登在各人，严师出高徒，毅力靠修行"这个信条，并亲手书写对联一副"人正气正风正，骨正事正业正"赠送学生。

从事中医骨伤科教学、临床、科研55年，对中医正骨、骨伤手法、理法方药有丰富的临床经验，治疗骨折、脱位、颈肩腰腿病有独特疗法；在唐山地区的抗震救灾中救死扶伤、全心全意为人民服务，成绩显著，1977年3月获中共湖北省委、湖北省革命委员会的表彰和奖励；后被中共湖北省委授予有突出贡献中青年专家，同年享受国务院特殊津贴；1986年为筹办湖北中医学院中医骨伤专业献计献策，为湖北中医药大学中医骨伤专业创办人、奠基人，并为学科发展和人才培养作出了突出贡献。

（二）学术思想

整体辨证，首重气血，动静结合，筋骨并重，巧用手法，松活得宜，精研药物，取舍有度。

1. 整体辨证首重气血

刘教授认为，伤科诸症的主要病理变化是血瘀，临床整体辨证治疗时除辨伤之新久、血之虚实外，应当首先重视气与血的关系。所谓形伤作肿、气伤作痛。故一般损伤之证，虽然多属气滞血瘀相兼为病，但治疗则宜活血化瘀为主，佐以理气。若为内伤，其治多"以气为先"，而予顺气、理气，佐以活血通络。因此，"以血为主"的气血兼顾是常法，"以气为先"是气血兼顾之变法。

2. 动静结合筋骨并重

"复位归原需固定，上下关节能活动，抬高悬吊血归肝，断骨肢节同复康。""伤骨必伤筋，伤筋可动骨。""骨折脱位不治筋，十治八九难屈伸。""形不动则精不流，精不流则气郁，郁处头则为肿为风，郁处足则为萎为厥。"刘教授常以这些古训强调动静结合、筋骨并重的重要性。刘教授强调"动"与"静"既要对立又要统一地对待。鼓励有利的动，限制不利的动；加强有利的静，避免不利的静。全身、伤肢要动，骨折断端要静。

3. 巧用手法松活得宜

刘教授将手法分为正骨手法和理筋手法两大类。强调骨关节以正为度，软组织以柔为度，特别注重"松""活""巧"三个要领及"准确""持久""柔和"的原则。

4. 精研药物取舍有度

基本方为三七6克，当归、赤芍、续断、骨碎补、生地、川芎各12克，桃仁、黄芪各

9 克。临床根据辨证再作加减，即配药精当、取舍有度。

（三）治学方略

熟读《黄帝内经》《伤寒杂病论》《金匮要略》《医宗金鉴》等经典著作及历代医学名著，力求做到勤、恒、精、博、悟。所谓勤即学在于勤，勤学不辍，严于思索，勤求古训，能者为师；恒即学持以恒，学无止境，到老坚持不懈；精即对经典著作、医学名著、学术理论、诊治经验做到精研细读，铭记医理，多临床实践，谨慎诊治，实践出真知，知在于行；博即博学多闻，博采众方，力求文理、医理、哲理三通；悟即达悟，也是以上四步的结晶，即通过中医辨证论治，在长期临床实践产生心得体会的基础上，方可心有所悟。刘教授经常说骨折、伤筋、劳损就如同衣服打皱褶了，把衣服摆正、揉搓、推平、理顺，搞平整，疾病就好了一半，可见刘教授悟出了正骨、伤筋治疗的境界。

刘教授时常告诫学生，始终遵循"顶上有青松，攀登在各人，严师出高徒，毅力靠修行"这个信条。

（四）临床特色

1. 用药经验

1）用药原则：刘教授在内治法的运用上，法循古人，但不为古人古法所束缚，强调因人而施。

临证应遵循伤科三期辨证用药原则，即对损伤初期有瘀者，宜采用攻利法，如攻下逐瘀法、行血活血法、清热凉血法；损伤中期，肿痛基本消退，但瘀血未尽、筋骨未连者，宜采用和法，如和营止痛法、接骨续筋法、舒筋活络法；损伤后期，气血津液耗损，出现虚象者，应采用补法，如补气养血法、补益肝肾法（亦称强筋壮骨法）、温经通络法等。

2）常用药物：逍遥竹、葛根、玄胡、三七、炮山甲、川芎、牛膝、续断、乳香、没药、鸡血藤、骨碎补、当归、自然铜、桃仁、红花、赤芍、桑枝、桂枝、柴胡、五加皮等。其中逍遥竹、葛根、玄胡、三七最为常用。

3）内服汤剂。

（1）治颈肩腰腿痛基本方：葛根、玄胡、桑寄生、鸡血藤、当归各 12 克，白芍 30 克，穿山甲、制香附、生甘草各 10 克。颈肩痛者，重用葛根 20 克、加桂枝 10 克、夜交藤 30 克、丹参 12 克；腰腿痛者加川牛膝、苍术各 12 克，骨碎补、木通各 10 克；风湿痹痛者重用逍遥竹、玄胡各 20 克；偏瘫气虚者重用黄芪、当归各 20 克；骨质增生者加寻骨风、桑枝、川牛膝、川断、川芎 15 克。

（2）治跌打损伤基本方：三七、续断、当归、赤芍、骨碎补、生地、川芎各 12 克，桃仁、黄芪各 9 克。按骨续损者加煅自然铜 15 克，制乳香、制没药各 10 克，地鳖虫、地龙、血竭、红花各 6 克；舒筋活络，和营止痛者加制香附、延胡索、广木香、川牛膝各 15 克。

4）药酒：逍遥竹、鸡血藤、桑寄生、五加皮、制香附、田三七、当归、川芎、牛膝各50克，红花、木香各20克，海马、蛤蚧、海龙、海雀、海蛇各1对，白酒5千克。将上药切碎或碾成粗末，投入酒内密封浸泡，隔数日震荡1次，约浸至1个月左右，即可过滤取服，每天30～60毫升。并根据病人病情及体质、酒量，酌情加减。

5）外用药物。熏洗药基本方：伸筋草、透骨草、海桐皮、路路通、寻骨风、苏木各30克。具有通络活血、解凝定痛之功效。适于治疗骨关节损伤、关节僵硬、肩周炎、网球肘、骨性关节炎、风湿骨痛等。

2. 理伤正骨原则

1）手法原则：施法要掌握巧、准、稳、柔，一气呵成。手法之运用，稳准敏捷，用力均匀，刚柔相济，动作连贯。强调气意相合，气于手法之中，力动于筋骨之间，行之经络气血之内，由表达里，击病所而不伤其他。

①手法要巧妙，以巧代力；②部位要准确，法到病解；③气力在稳妥，大小适度；④刚柔要相济，以柔克刚。

2）手法特点："一分功夫，一分疗效"这是老一辈中医骨伤科专家总结出来的宝贵经验，也充分说明他们非常重视手法的基本功训练。刘教授练功时强调"内劲"，要求以意领气、以气生劲、以劲达四肢。临证时望、比、摸三参，施法时气、力、劲三合。

3）基本手法：

（1）正骨手法。

正骨总则：以暴还暴、以力抗力、以动制动、逆次复原。

正骨细则：定干理枝、欲合先离、欲正先歪、择优取之、以恒抗强。接骨者应如扶植树木以顺其性意。在正骨过程中，要认识到本者骨之母也、干也、近也；末者骨之子也、端也、远也。手法复位多以子寻母（亦有母寻子或子母相求）、以端对干、以小连大、以远接近。

手法：触摸法，牵拉法，旋转法，扩折法，摇顶法，提按法，扣挤法，按摩法。

（2）理筋手法。

理筋总则："筋喜柔不喜刚"，切不可粗暴、生扳硬拉，力量应由轻渐重，感觉由浅入深，使病人并不感到皮肉疼痛之苦。即"法之所施，使病人不知其苦"。

理筋细则：操作时分准备阶段、理伤阶段、结束阶段三个阶段进行。施用理伤手法要由轻渐重，以后再由重到轻而结束。

手法：按压法，揉滚法，托旋法，弹拨法，推扳法，摇转法，牵抖法，拍击法。

3. 练功疗法

刘教授提倡手法与练功相结合，即"按跷"与"导引"相结合。他认为施行手法后结合练功，可收事半功倍之效，既能巩固、扩大手法疗效，长期坚持，还能预防复发。既能解除病痛，又能增强体质，防病治病，保健养生，延年益寿。

（五）传承队伍

国家中医药管理局 2018 年批准成立湖北中医药大学刘克忠教授传承工作室，经过 3 年建设，2022 年完成验收合格。工作室成员：陈洪波、彭锐、齐凤军、熊勇、周广文、周晓红、郑剑楠等。团队成员对刘教授临床经验、学术思想、手法功法、临床骨伤用药进行了系统整理，编辑出版了《刘克忠伤科骨伤临床经验》，使刘克忠教授在骨伤学术、临床、手法等方面经验得以传承，将洛阳平乐正骨发扬光大，平乐正骨在湖北形成刘氏伤科正骨学术流派。

（六）继承创新

刘克忠教授中医骨伤科学术思想与技术经验主要体现在 3 个方面：

（1）在临床过程中重视教学指导临床、临床充实教学、教学提升科研。继承不泥古，发扬不离宗。

（2）坚持"动静结合、筋骨并重、内外兼治、医患合作"原则，善于把伤科辨证和辨病有机结合起来，力求中医辨证明确，西医诊断正确，整体辨证，首重气血，由此遣方施术，有的放矢，精研药物，取舍有度。

（3）重视传统正骨理筋手法的临床运用，特别注重"松""活""巧"三个要领及"准确""持久""柔和"的原则。

继承名老中医的经验首先要继承他们的学术思想，没有学术思想就没有灵魂。一位中医药学者评价到："当今名老中医的学术思想与临床经验和技术专长是他们的学术研究、临床实践与中医药理论、前人经验相结合的智慧结晶，代表着当前中医学术与临床发展的最高水平，它更鲜活生动，更具有现实的指导性。"高度概括了名老中医的学术价值，因而继承名老中医经验绝不是治疗某个疾病的几个方、几个法的问题。

三、平乐伤科正骨传承手法

（一）理筋手法

1. 触摸法

触摸法是术者用手仔细触摸伤处的一种检查方法。《医宗金鉴·正骨心法要旨·摸法》中说："摸者，用手细细摸其所伤之处，或骨断、骨碎、骨歪、骨正、骨软、骨硬、筋强、筋柔、筋正、筋走、筋粗、筋翻、筋寒、筋热，以及表里虚实，并所患之新旧也。先摸其或为跌仆，或为闪错，或为打重，然后依法治之。"

（1）即用拇指或拇、食二指轻柔地由远及近，由轻到重地触摸皮肤、筋肉及骨骼。

（2）一般触摸多在软组织较薄的骨的表浅部位进行，若伤部筋肉丰厚，须由肌间隙探触。

（3）若肿胀严重者，可先揉按驱散瘀血后，再行触摸才能检查清楚。

2. 按压法

按压法是用手指在伤处上、下、左、右、前、后进行按压的一种检查手法，借以了解有无疼痛，并根据疼痛情况，辨别是骨折还是软组织损伤；或用两个手指相辅按压患处，以检查有无波动或漂浮感，用以判断有无积血、积液或积脓。

（1）用大指，或食指和中指，或五指在损伤处上、下、左、右、前、后进行按压、揉摸诊察疼痛点、损伤点以及肿胀情况。

（2）根据疼痛性质，辨别是骨折或是软组织损伤，以及损伤程度、损伤性质。

（3）两个手指相辅轻柔按压患处，以检查手下柔软度，以诊断损伤部位有无积血、积液、积脓或水肿。

3. 对挤法

对挤法是用双手相对挤压，借以测定有无疼痛，来确定损伤性质与程度的一种检查手法。

对挤法是术者一手持患处，一手持患肢远端，沿肢体纵轴向近端推顶，来测定有无传导痛，借以判定有无骨折和骨折愈合情况的一种检查手法。

4. 推顶法

检查横断锯齿形和关节端粉碎骨折的手法，适于骨折复位后尚有残留移位，或横断、齿状槎骨折有部分移位者。推顺筋膜、肌肉组织，在助手帮助下牵拉骨折，或关节远端，持续用力牵引。再做前后左右摇摆活动，使残留的移位复位，从而使两骨折端更加紧密地对合与稳定。查有无骨折及骨折对位后稳定与否。

5. 叩击法

术者手持患处，一手握拳由患肢远端沿肢体纵轴向近端叩击，以测定有无传导痛。或用手指叩击或拍击体表某部；或借助器具叩打肢体某部，以察其反应，借以判定骨关节局部疼痛点、骨折的有无、软组织损伤情况和性质。

6. 扭旋法

术者手持患部，一手持肢体远端，沿肢体长轴扭旋，以测定有无传导痛、旋转受限，或关节活动异常，或局部软组织损伤。

7. 伸屈法

术者一手扶持损伤的相应关节近部，一手握持肢体远端。做相应关节的伸屈活动，以测定关节功能情况，用以辨别肢体的损伤性质、范围、程度，借以确定是脱位、韧带损伤、粘连状况，还是关节周围骨折。

8. 摆动法

摆动法在"平乐正骨"中称为二辅法，以测定关节活动度，有无骨折或异常活动，以及判定骨折愈合情况的手法。

（1）术者手持伤处，一手持伤肢远端，做前后或左右的轻柔摆动，以测定关节异常活动，有无骨折和软组织损伤情况，借以判定有无骨折、关节异常和筋肉、韧带损伤。

（2）术者用两手分持近骨折处的上下部位，或关节上下部位，做相反方向的轻柔摆动，以测定有无骨折、关节异常活动、软组织损伤情况。

（二）复位手法

复位手法是平乐郭氏正骨用来整复骨折和脱位的方法，共有八法十二则。临床所见骨折槎形千变万化，但基本上不外横断、斜断、螺旋及粉碎骨折；骨折变位虽多种多样，但归纳起来不外侧方移位、前后移位、成角移位、重叠移位、旋转移位、背向移位，以及分离移位。关节脱位只有全脱、半脱之分，而脱出部位则有在近端肢体的上下、前后、左右之别。

术者在整复骨折变位、关节脱位或骨折合并脱位时，要根据不同类型和复位的难易程度，并非所有的手法均要用，更不是固定组合，而是随机应变、法由心生、应之于手。或选用一法一则，或合用数法数则，一般都能获得满意效果。

1. 拔伸牵拉法

拔伸牵拉法是平乐郭氏整复骨折和关节脱位的基本手法，通过外力牵拉、拔伸，将骨折变形、移位、重叠、背向等复归原位。也可用于骨折、组织损伤后期遗留的关节及软组织粘连、屈伸不利和筋肉挛缩。它所遵循的原则是"欲合先离，离而复合"。

该手法是拔伸和牵拉二种手法的复合手法，拔伸和牵拉既有共同之处，又有不同之点，临床应用各有侧重。

（1）拔伸法：一般情况下不需要助手，多是术者拔、病人伸，由轻到重，使肢体伸向远侧。

（2）牵拉法：是将肢体牵拉到治疗所需要的位置，临床分为短时牵拉和持续牵拉两种。短时牵拉一般需要助手配合，或用布带加以辅助，对抗牵拉。

2. 推挤提按法

推挤提按为四法合一的复式手法。《医宗金鉴·正骨心法要旨·手法释义》指出："推者，谓以手推，使之还旧也；挤者，谓相向对挤，使错位之折复原也，挤有单向推挤和双向对挤之分；提者，谓陷下之骨，提出如旧也。提有两手提者，有用绳帛系高处提者，有提后用器具辅之不致仍陷者，必量所伤之轻重浅深，然后施治。倘重者轻提，则病莫能愈；轻者重提，则旧病患去，而又新增患矣。""按者，为之手往下抑之也。"

（1）推法，将患肢肢体摆正位，用手掌或拇指单向用力，将错位筋膜、关节、骨折理顺，推平还原。

（2）挤法，将患肢放松，理顺筋膜、肌肉，拉开间隙，再握住患部两端，双向用力挤推，使筋错位、损伤筋膜、关节脱位或骨折复原，故推和挤可单独应用，亦可联合应用。

（3）提法，将患肢放松、摆正、推平、理顺，用三指或四指捏住治疗部位二侧，使下陷的筋膜、肌肉、骨折复起还原。

（4）按法，将患肢放松、摆正、推平、理顺，用大指或掌按压高突的筋膜、肌肉、骨折还原平复。

3. 折顶对位法

折顶对位法也叫成角对位法，该法根据力学原理，借用巧力使骨折对位，适用于近关节部位和某些长管状骨干的横断骨折。此法主要针对横断型骨折和锯齿型骨折。如果病人肌肉发达，单靠牵拉力量，不能使重叠骨折断端拉开而妨碍复位时，也可以采用此法。

（1）该法的要领是在筋肉松弛的情况下，将两骨折端推向同个方向，并使之成角接触，在保持其成角相抵的同时，再行反折使之复位。

（2）骨折后由于筋膜肌肉收缩，两骨折端多重叠移位，加之局部血肿，内部张力增加，牵拉复位比较困难，运用折顶对位法复位则容易成功。首先摆正肢体、理顺肌肉筋膜，使其在重叠移位牵引拉伸下分离，骨折断端成角对位准确。

（3）术者用大指或手掌按压成角的骨折角位，借用巧力，骨折对位，使角点还原复位，适用于近关节部位和某些长管状骨干的横断骨折。

4. 嵌入缓解法

嵌入缓解法也叫会意手法，平乐郭氏认为，术者只有在心领神会的状态下才能使用该手法。临床常用于以下三种情况：一是皮肉、筋膜嵌入骨折两断端之间，如髌骨骨折、儿童肱骨髁上骨折、锁骨骨折、胫腓骨骨折等。有时可见锐利骨槎将皮肤顶起，稍有不慎即可造成开放性骨折；二是移位的骨块嵌夹在关节缝内，如肱骨内髁Ⅲ度骨折、内踝骨折等，会严重影响关节、肌腱、筋膜功能；三是脱位的关节头被肌腱、筋膜，或关节囊缠绕交锁，这种情况常见于拇、食二指掌指关节脱位，脱位后的手指呈弹性摆动状态。

（1）以上骨折、脱位，用其他手法均难奏效，必须运用本法使嵌入的骨折块或软组织得以解脱而恢复原位。该法也需在筋肉松弛下缓缓扩大畸形，使脱位的关节或骨折两端松解张口，然后根据不同情况施以不同方法。

（2）缓解骨片嵌入关节缝的方法，是利用关节伸屈及远端肢体的旋转，导致关节间隙改变及部分筋肉紧张而将其拉出。

（3）缓解脱位嵌入筋肉的方法是，在"拉"的同时，"推"脱出的关节头滑动，即可将纽扣状嵌夹解脱而复位。

5. 回旋拨搓法

骨折背向移位的原因，与暴力的方向，肌肉的牵拉和肢体的扭转有关；或为伤后骨折未做临时固定，而扳运移动所致。

（1）回旋拨搓法，是纠正骨折背向移位的手法，当骨槎背向不能用拔伸牵拉复位时，应在筋肉松弛的情况下，以近骨折端为中心，将骨折远端环绕近骨折端回旋，背向槎即能矫正。

（2）其方法是在筋肉松弛的情况下，以骨折近端为轴心，持骨折远端围绕骨折近端回旋，若向一侧回旋感到有阻力时，再向另侧回旋；如果两侧回旋都不成功，可配合牵拉法，在筋肉稍稍呈现紧张的情况下，施行回旋拨搓法，背向槎大多都能拨正吻合。

6. 摇摆推顶法

摇摆推顶法，是整复横断锯齿形和关节端粉碎骨折的手法。适于骨折复位后尚有残留移位，或横断、齿状槎骨折有部分移位者。

（1）摆正局部治疗部位，推顺筋膜、肌肉组织，在助手帮助下牵拉骨折或关节远端，持续用力牵引。

（2）在维持牵拉的情况下，术者双手于前后或两侧捏持骨折端，在约30度的范围内，根据变位情况做前后左右摇摆活动，使残留的移位复位，从而使两骨折端更加紧密地对合与稳定。

如四肢长骨横断骨折，复位后保持对位，术者持远侧端沿纵轴推顶，使骨折断端紧密复位，从而有利于骨折的稳定和愈合。

7. 原路返回法

所谓原路返回，就是根据关节脱位发生的过程，采用相应的手法，"反其道而行之"，使脱位的关节一步一步地回归原位。

（1）原路返回的步骤是术者将患肢关节摆正位置，使关节处于放松、伸直状态，应用推法理顺关节周围软组织，解除痉挛状态。

（2）术者先将关节伸直，并过伸，继而牵拉，用大指推按使关节面顺势滑入关节腔，同时做关节屈曲运动即可复位。

8. 旋撬复位法

旋撬复位法也是用来整复关节脱位的手法。主要针对大关节，诸如肩关节和髋关节的脱位治疗。

（1）旋撬复位法利用脱位关节的解剖特点及其损伤机制，借用杠杆原理，巧妙地使关节复位。

（2）使用旋撬复位时，病人仰卧，患肢伸直放松，让助手双手分别按压肩部或两髂前上棘固定骨盆，术者两手分别握持患肢做提拉上肢或屈膝屈髋运动，此时将上肢上臂或大腿由内收内旋逐步变为外展外旋，在保持外展外旋位的同时，缓缓伸展上肢或下肢，关节头便可顺利滑入关节臼内而复位。

（三）治筋手法

"筋者，束骨利关节也，筋为骨所依，骨为筋所附"（郭宗正《医学笔记》）。筋即肌腱，用于骨节者称筋，包于肌腱外者称筋膜。筋性坚韧，对骨节肌肉等运动器官有约束和保护的功能。平乐郭氏认为"筋骨并重"，伤骨必然伤筋，历来把治骨与治筋看得同等重要。

早在二百多年以前，郭氏正骨祖师郭祥泰在《益元正骨秘要》中，就对治筋手法进行了总结和论述，他说："推之操，多使于腰、肋、背及颈项。令其呼或待其呼而施之推，不可递施，故名之曰'呼推法'。因其操法为肌与骨相滑，故而称之为'滑推'也。"又说"按之操，古名指针，多施于四肢关节，觅痛处而按之，继施滑、进按之，其痛可减""是为下痛之处，其痛重浊，施近穴按之，谓之'移痛'"。

外力侵及人体，造成损伤，轻者仅及皮肉，为肿为疼；重者过筋中骨，而致骨折、脱位；再重者，可连及脏腑，危及生命。然而，不管何种损伤，虽有轻重不同，时间久暂之异，但都或轻或重伴有一定程度的筋肉伤，因而临床上常见大量筋伤病人。故治筋手法是治疗骨伤科疾病的基本手法之一。它通过相应的手法治疗，既能舒筋活血、消肿止痛，又可调理气血、强壮筋骨、通利关节，使损伤肢体恢复正常功能。

1. 揉药法

揉药法是传统按摩法和外擦药相结合的一种治疗方法。利用药物行气活血，结合按摩通经活络，使毛窍开放，有利于药物的渗透、吸收，从而充分发挥其药效，二者相辅为用，相得益彰。其中包括粉剂揉药法和液剂揉药法。

1）粉剂揉药法。将展筋丹装入鼻烟壶瓶内，用时以拇指指腹蘸展筋丹粉少许，然后将拇指置于选好的揉药点上，其余四指固定在肢体上，以拇指在局部皮肤上做旋转按揉摩擦活动。手法宜轻，只起到轻柔按揉摩擦作用，不能使局部皮肤活动，使药物渗入皮内吸收，每次旋摩50～100圈，以药尽为度，每日可进行1～2次，每处揉药3～5点，每点揉药3～5次。

2）液剂揉药法。

（1）展筋药酒：展筋药酒是展筋丹的酒浸溶液，故功用法、适应证、禁忌证同展筋丹。用时将展筋药酒涂于患处，迅速以手指按揉转换成手掌加以揉摩，待其吸收干燥后再涂、再摩。每处3～5次，每日1～2次。

（2）白酒：先将白酒加温，以手或手掌蘸白酒少许，在患处缓缓揉摩，酒干后再蘸、再摩，每处3～5次，每日1～2次。有散瘀滞、开结聚、疏通经络、调和营卫的作用，一般适用于筋肉伤的中后期，或慢性劳损的气血不和、麻木、疼痛，或用于筋肉疲惫、酸疼不适，以及褥疮初起的瘀血凝滞等证。

（3）红花油或其他药油：红花油或其他中药浸泡酒或提炼为油剂，以手指或手掌蘸红花油或其他药油少许，在患处徐徐揉摩，药干后再蘸、再摩，每处3～5次，每日1～2

次，有活血清肿止疼的作用，一般用于外伤后肿痛和褥疮初起，但局部皮肤破损者禁用。

3）穴位揉药法：穴位是经络在体表气血转运的枢纽通道，通过对相应穴位进行点穴按摩揉药，并通过药物的渗入，穴位的按揉刺激，可调节脏腑经络的功能，起到活血祛瘀、疏通经络、止痛消肿、强筋壮骨、疏利关节等作用。人体经络内连脏腑，外络肢节，沟通表里内外，贯穿上下左右，是人体气血运行的通道。

4）痛点揉药法：在损伤处局部，或反应点，或肿痛及瘀血部位，进行揉药治疗，亦可用于陈旧性损伤。如局部软组织扭伤、挫伤、闪腰、岔气、劳损点等敏感点，新伤痛点，陈旧伤点。借助手法按揉将药物渗透到病变点内部，起到疏散瘀血水肿，活血化瘀，舒筋通络的作用。

5）骨关节处揉药法：多用于骨质增生、关节疼痛、关节功能障碍、关节周围软组织劳损或损伤，常作为骨伤疾病、软组织损伤、骨折后遗症的后期疗法，通过按揉法使药物渗透到局部组织，达到舒筋利节、消肿止痛的效果，一般在关节的反应点、疼痛点、劳损点按揉透药治疗。

2. 理筋法

理筋法具有活血化瘀、消肿止痛、舒筋活络、宣通气血等作用，其中包括揉摩法、捏拿法、推按法和弹拨法等七法。

1）揉推法：以指、掌、掌根、小鱼际、四指近侧指间关节背侧突起、前臂尺侧肌群肌腹或肘尖为着力点，在损伤处局部，或反应点，或肿痛及瘀血部位，进行揉推治疗，亦可用于陈旧性损伤。在治疗部位带动受术皮肤一起做轻柔缓和的回旋揉动，并向周围或上下推动，使皮下组织层之间产生内摩擦推动的手法。其中，根据着力部位的不同，可以分为中指揉推法、拇指揉推法、掌揉推法、掌根揉推法、小鱼际揉推法、前臂揉推法、肘揉推法、拳揉推法等。

（1）术者可取坐位或站位，沉肩，垂肘，以中指端、拇指端、掌、掌根、小鱼际、前臂尺侧腕屈肌群的肌腹、肘尖部，或手握空拳以四指近侧指间关节背侧突起部着力，按压在治疗部位。

（2）在肩、肘、前臂与腕关节的协同下，做小幅度的环旋转活动，边揉推边移动，并带动施术处的皮肤一起辗转回环，使之与内层的组织之间产生轻柔缓和的内摩擦移动。

（3）前臂揉法，以前臂尺侧肌肉丰厚处着力，手握空拳或自然伸直，通过肩关节小幅环转发力，并借助上身前倾时的自身重力作用，在治疗部位回旋揉推运动，并带动该处皮肤及皮下组织一起运动。

2）按揉法：以手指、手掌或肘部着力于一定穴位或部位，或损伤处局部，或反应点、或肿痛及瘀血部位，进行按揉治疗，亦可用于陈旧性损伤。逐渐用力，并旋转揉动。按揉而留之的一种手法，称按揉法。有掌按揉法、指按揉法和肘按揉法三种。

（1）术者分别以各个着力部位为支撑，先轻逐渐加重，缓缓向下用力，不可用暴力猛然按压，按压时要揉动。

（2）使受术者产生酸胀得气感，按揉而留之后，再由重而轻至起始位置，反复按揉操作数次。

3）点揉法：以拇指指端、指间关节突起部或肘部或点穴工具着力于损伤处局部，或反应点，或肿痛及瘀血部位，进行点揉治疗，亦可用于陈旧性损伤。如局部软组织扭伤、挫伤、闪腰、岔气、劳损点等敏感点、新伤痛点、陈旧伤点。根据操作部位不同，又分为拇指点揉法、屈指点揉法和肘点揉法。

术者根据不同部位使用着力部位为支撑，先轻渐重，点揉结合，由浅而深缓缓向下用力，使受术者产生得气感，维持一定时间后，再由重而轻至起始位置，切忌暴力戳点按。

4）揉摩法：用指腹或手掌放置患处，做直线来回或旋转的抚摩动作，手法比较轻柔，有消瘀退肿、舒筋止痛的作用。适应于筋伤初期局部肿痛，或外伤后筋急疼痛。

5）捏拿法：是由拇指和其他四指相对，用力捏拿筋肉较厚的部位，做一紧一松的捏拿动作，有疏通气血、松解粘连及挛缩的作用，适应证同上。

6）推按法：其中包括推和按两种手法。按是对患处垂直地施力；推是在按的基础上向一个方向推移的动作。两者多结合应用，但有时也可单独应用。有理气、活血、解郁的作用。一般应用于新、旧损伤的疼痛及闪腰、岔气、肌肉挛急等。其中又分拇指推按法及手掌推按法两种。

（1）拇指推按法：适用于面积较小的部位，在伤处局部或其周围，做由上而下或由下而上或左右推按动作。

（2）手掌推按法：适用于面积较大，肌肉较丰厚的部位，由一掌或两掌，或两掌相叠，在伤处局部或其周围，或沿脊柱两侧由下而上或由上而下，或左右推按。

7）弹拨法：是根据病情以拇指压按食指背部或协同其他手指背部做弹击动作，在患部筋肉走向相横的部位的肌肉、肌束、肌腱、韧带，类似拨动琴弦的动作。

3. 活筋法

活筋法是一种恢复机体生理功能活动的被动性关节活动法，是理筋治伤手法中非常重要的一种手法。无论骨折或脱位、跌扭伤筋，都适合于活筋治疗。活筋法能使强硬的关节灵活，挛缩的筋肉舒展；筋弛无力的肢体恢复筋肉力量；肿痛的部位气血和顺，肿减痛止；另外，对劳损和痹证引起的肢节筋骨疼痛，也有很好的效果。常用的活筋手法有：伸屈法、摇转法、牵抖法、拔伸法四法。

1）伸屈法：伸屈法是通过相应的手法，使关节做适当的伸屈活动，以达到治疗目的。

（1）肩伸屈法：术者半蹲作骑马势，站于病人侧方，将其患肢放于术者颈后，使其肘部恰好搭于术者肩上。术者两手围抱病人肩部，缓缓地站起，根据病人肩关节可能外展和前屈的程度，保持在一定的高度，持续2～3分钟，再放松，然后逐渐增大幅度，反复进行，3～5次即可。或一手握肩部，一手握住上臂，对肩关节进行内收、外展的活动。

（2）肘伸屈法：病人与术者相对而坐。术者用一手托住其患肢肘部，并将患肢的手夹于术者腋下，另一手拿住病人的肩部，然后做推肩、抬肘动作，使患肢肘关节伸屈活动。

（3）膝伸屈法：病人取仰卧位，两下肢伸直放松。术者站于患侧，以一手托住患肢小腿，使其小腿搁在术者前臂上，另一手夹住其膝关节上方，使患肢做屈膝屈髋伸膝运动，然后术者两手协同用力抬时做伸膝运动，即托扶小腿之手，做抬肘动作，置于膝关节之手做向后推膝动作，使其膝关节伸直，并同时使患肢上举。患肢上举的幅度，根据病情以及病人能忍受的程度为度。

（4）髋伸屈法：病人侧卧位，患侧在上，术者站于其身后。一手握住患侧之踝部，另一手按于其腰部，然后两手协同用力，将患肢向后牵拉，置于腰部之手同时向前推按，似拉弓状，如此一拉一放，可重复操作数次，然后向前屈曲活动。

（5）单屈髋法：病人仰卧位，术者站于患肢侧方，用一手握住患肢的下端（踝关节的上方），另一手捏住其足跟部，使患肢屈膝屈髋，然后术者两手同时用力，使其髋、膝、踝关节同时屈曲，并尽量使患肢大腿贴近其腹部，然后再伸直。或术者一手按住髂前上棘，另一手抱住膝关节，使髋关节做内收、外展的活动。

（6）双屈髋法：病人仰卧位，术者一手托住其两足跟部，另一手扶住其膝关节前方，使两侧膝、髋关节做屈伸动作，达到一定限度后，术者可弹动性地推动膝部，逐渐加大屈髋的角度，使其大腿尽量贴近腹壁，然后再伸直下肢。

（7）膝屈伸法：病人俯卧位，术者站于患肢侧面，用一手握住其小腿的下端，另一手抓住其跖趾部，然后使膝关节逐渐屈曲，使足跟尽量贴着臀部，增大弯曲的角度，然后伸直下肢，使膝关节处于过伸状态。

（8）垫膝屈膝法：病人取仰卧位，屈膝屈髋。术者站于患肢侧方，用一手的前臂垫置于膝关节后侧（腘窝部），另一手握住患肢踝关节上部，然后做屈膝屈髋运动，达最大限度时，垫置膝后之手向前推压膝关节，另一手用力下压小腿，做膝关节屈曲动作，此时常可听"咯咯"的响声，表示手法成功，然后一手按压髌骨伸直膝关节，另一手握住踝关节抬起。

（9）关节侧屈法：有些关节可以做侧屈运动，通过相应的手段，使关节向侧方的屈曲活动。

2）牵抖法：牵抖法是牵拉患肢远端，根据病情需要，轻柔地或大力地或迅猛地抖动患肢，以达到对关节或躯干的治疗作用。可分为肩关节牵拉法、肘关节牵拉法、腕关节牵拉法和踝关节牵拉法。

（1）肩关节牵拉抖法。

肩关节外展牵拉抖法：病人取坐位，肩关节放松。术者站于患肩前面或者后侧，一手掌按住其肩部为支点，另一手握住其肘部（或者用前臂托住患肢的肘部），做患肩外展运动，至90度时，两手协同用力，一"按"一"提"，做肩关节外展牵拉法，然后双手握住腕部，进行牵拉抖动。

肩关节内收牵拉抖法：病人取坐位，屈肘关节，将患肢放于胸前。术者站于其后侧，紧靠其背部，稳住其身体，用自己与患肩同侧的手扶住患肩；另一手托住患肢的肘部做肩关节内收至有阻力时，两手同时运劲做肩关节内收牵拉，然后一手固定对侧肩部，一手牵拉患肢抖动。

（2）肘关节牵拉抖法：病人取坐位，上肢放松。术者站于其侧后方，用一手扶住肘关节后上方，另一手握住其腕部，反复伸屈肘关节，至肘关节伸直到最大限度时，两手同时用力，做相反方向肘部牵拉，并稍加抖动。

（3）腕关节牵拉抖法：病人取坐位，术者站于其前方，一手握住病人前臂的下端，另一手握住其手掌部，先将腕关节拔伸，在拔伸的基础上再做腕关节的牵拉抖动，或左右侧屈牵拉抖动。

（4）髋关节牵拉抖法：病人仰卧，双手抓住床边，或由助手固定其骨盆。术者双手握住患肢的踝部，双脚蹬住床头下横寸，逐渐用力向下拔伸髋关节，并边牵拉边抖动。

3）拔伸法：拔伸法是术者缓缓用力牵拉患肢使关节伸展，同时病人应主动配合做患肢的伸展，使患肢向远端舒展。

（1）颈椎拔伸法：包括掌托拔伸法，肘托拔伸法和仰卧位拔伸法三种。

掌托拔伸法：病人坐位，术者站于其后。以双手拇指端和螺纹面分别顶按住其两侧枕骨下方乳突或风池穴处，两掌分置于两侧下颌部以托挟助力。前臂压肩，然后掌指及臂部同时协调用力，拇指上顶，双掌上托，缓慢地向上拔伸1～2分钟，以使颈椎在较短时间内得到持续牵引拔伸。

肘托拔伸法：病人坐位，术者站于其后方，以一手扶于其枕后部以固定助力，另一侧上肢的肘弯部托住其下颊部，手掌则扶住对侧颜面以加强固定。托住其下颌部的肘臂与扶住枕后部的手协调用力，向上缓慢地牵引拔伸1～2分钟，以使颈椎在较短的时间内得到持续的牵引拔伸。

仰卧位拔伸法：病人仰卧位，术者坐于其头端的方凳上。以一前臂托扶其枕后部，手掌推对侧肩部，另一手扶托下颌部。双手臂协调施力，向其头端缓慢拔伸牵拉，拔伸时间可根据病情需要而定，使颈椎得到持续的水平位牵引。

（2）肩关节拔伸法。

肩关节上举拔伸法：病人坐于低凳上，两臂自然下垂。术者立于其身体后方，以一手托握患肩侧上臂抬起，至120度～140度时，以另一手握住其前臂近腕关节处，双手协调施力，向上缓慢地拔伸，至阻力位时，以钝力持续进行牵引。肩关节上举拔伸法还可用于侧卧位时操作。

肩关节对抗拔伸法：病人坐位。术者立于其患侧。助手协助固定其身体上半肩部，以两手分别握住其腕部和肘部，于肩关节外展位逐渐用力牵拉。

肩关节手牵足蹬拔伸法：术者下肢的足跟置于其腋下，双手握住其腕部或前臂部，徐徐向外下方拔伸。手足协调用力，使其患侧肩关节在外展位20度左右得到持续牵引，并同时用足跟顶住腋窝与之对抗，持续一定时间后，再逐渐使患肩内收，内旋。

肩关节后伸拔伸法：病人取坐位，患肢自然下垂放松，术者站于其侧方；用自己与患肩同侧的手扶住患肩，另一手握住其腕部，使患肢后伸、屈肘，手背贴于背部缓缓上提至最大限度时，而后沿脊柱向上牵拉拔伸。

（3）腕关节拔伸法：病人坐位，术者立于其体侧。一手握住其前臂下端，另一手握其手掌部。双手同时向相反方向用力，缓慢地进行拔伸，进行持续拔伸牵引。

（4）指间关节拔伸法：以一手握住病人腕部，另一手捏住患指末节，两手同时施力，向相反方向拔伸。

（5）腰部拔伸法：病人俯卧，双手用力抓住床头。或助手双手分别固定病人腋窝部。术者立于其足端，以两手分别握其两踝部，向下逐渐用力牵引。在牵引过程中，一足蹬住床头下横寸，身体上半部应顺势后仰，以加强牵拉伸的力量。

（6）骶髂关节拔伸法：病人仰卧位，患侧膝关节略屈，会阴部垫一软枕。术者立于足端。以一手扶按其膝部，另一手臂穿过其腘窝后，握住扶膝一手的前臂下段，并用腋窝夹住其小腿下段，再以一足跟部抵住其会阴部软枕处。然后手足协同用力，将其下肢下方逐渐拔伸，身体亦同时随之后仰，以增强拔伸之力。

（7）踝关节拔伸法：病人仰卧位。术者以一手握住其患肢侧的小腿下段，另一手握足掌前部。两手协同施力，向相反方向牵拉拔伸。在牵拉拔伸过程中，可配合进行关节的屈伸活动。

（8）髋关节拔伸法：病人仰卧，双手抓住床边，或由助手固定其骨盆。术者双手握住患肢的踝部，逐渐用力向下拔伸髋关节。

（9）膝关节拔伸法：病人俯卧位，患肢屈曲90度，术者站于患侧，用一助手按住大腿后侧下端，术者用双手握其踝部，向上拔伸膝关节。

（10）踝关节拔伸：病人取仰卧位，术者用一手托住患肢足跟部，另一手握住患肢的五趾端，两手同时运动，向后用力，逐渐牵拉、拔伸踝关节。

4）摇转法：摇转法是通过相应的手法，使颈项部、腰部、全身四肢关节沿纵轴的方向摇动旋转或环转活动，或回旋活动，以达到治疗目的。

（1）颈椎摇转法。

坐位颈项部摇转法：受术者坐位，颈项部放松。术者立于其背后或侧后方，以一手扶按其头顶后部，另一手托扶于下颌部，下颌内收位，两手臂协调运动，向反方向施力，使头颈部按顺时针或逆时针方向进行左、上、右、下的环形摇转。

卧位颈项部摇转法：病人仰卧位，术者坐于其头端方凳上。以一前臂托扶其枕后部，手掌推对侧肩部，另一手扶托下颌部，下颌内收位。托下颌手使头颈部按顺时针或逆时针方向进行左、上、右、下的环形摇转，托枕后部的手臂进行起伏配合运动。

（2）肩关节摇转法。

托肘摇转肩法：受术者坐位，肩部放松，患侧肘关节屈曲，术者站于其侧，两腿呈马步，身体上半部略为前倾。以一手扶按住肩关节，中指和大指分别掐住肩前和肩后，另一手托于其肘部，使其前臂放在术者前臂上，手握住上臂。然后手臂协同用力，做肩关节顺时针或逆时针方向的中等幅度的环转摇动。

大幅度摇转肩法：术者站于病人前外侧，足呈丁字步或弓箭步，两掌相合，挟持住被施术侧上肢的腕部，牵伸并抬高其上肢至其前外方约45度时，将其上肢慢慢向其前外上方托起。在此过程中，位于下方的一手应逐渐翻掌，当上举至160度时，即可虎口向下握住其腕部；另一手随其上举之势由腕部沿前臂、上臂滑移至肩关节上部。略停之后，两手协调用力，即按于肩部的一手将肩关节略向下按并固定之，握腕一手则略上提，使肩关节伸展。随即握腕一手握腕摇向后下方，经下方复于原位，此时扶按肩部一手已随势沿其上臂、前臂滑落于腕部，呈动作初始时两掌挟持腕部状态。此为肩关节大幅度摇转1周，可反复摇转数次。在大幅度摇转肩关节时，要配合脚步的移动，以调节身体重心。即当肩关节向上、向后外方摇转时，膝关节呈弓箭步，身体重心在前；当向下、向前外下方复原时，前足变虚步，呈后蹬步，身体重心后移。

握臂摇转肩法：在受术者坐位情况下，术者立于其后，一手扶按住同侧肩部，另一手握住其上臂，同时做由前向外、向后下方的中等幅度的环转摇动。

（3）肘关节摇转法：受术者坐位，屈肘约45度。术者以一手托握住其肘后部，另一手握住其腕部，使肘关节做顺时针或逆时针方向环转摇动。

（4）腕关节摇转法：受术者坐位，掌心朝下，受术者食指、中指、无名指和小指并拢。术者以一手握其腕上部，另一手握其并拢的四指部，在稍用力牵引的情况下做腕关节的顺时针或逆时针方向的摇转运动。

（5）掌指关节摇转法：以一手握住受术者一侧掌部，另一手以拇指和其余四指握捏住五指中的一指，在稍用力牵伸的情况下做该掌指关节的顺时针或逆时针方向的摇转运动。

（6）腰部摇转法。

仰卧位摇腰转法：受术者仰卧位，两下肢并拢屈髋屈膝。术者双手分按其两膝部，或一手虎口打开锁膝，另一手虎口打开锁住双踝部，协调用力，做顺时针或逆时针方向的摇转运动。

俯卧位摇腰转法：受术者俯卧位，两下肢伸直。术者一手按压其腰部，另一手臂托抱住双下肢膝上，做顺时针或逆时针方向的摇转。摇转其双下肢时，按压腰部的一手可根据具体情况施加压力，以决定腰部被带动摇转的幅度。

站立位摇腰转法：受术者站立位，双手上伸直扶墙，术者半蹲于侧，以一手扶按于其腰部，另一手扶按于脐部，两手臂协调施力，使其腰部做顺时针或逆时针方向的摇转运动。

滚床摇转腰法：受术者坐于治疗床上，以双手臂环抱膝关节，术者立于其侧方，一手臂抱住病人后背，一手抱住膝关节小腿部，双手锁定，按前后缓慢摇转。

（7）髋关节摇转法：受术者仰卧位，一侧屈髋屈膝，术者一手扶按其膝部，另一手握其足踝部或足跟部，将其髋、膝屈曲的角度均调整到90度左右，然后两手协调用力，使髋关节做顺时针或逆时针方向的摇转运动。

（8）膝关节摇转法：受术者俯卧位，下肢伸直放松，以一手托扶按其屈曲侧下肢的腘窝部，另一手握其足踝部或足跟部，按顺时针或逆时针方向环转摇动。

（9）踝关节摇转法：受术者仰卧位，下肢自然伸直。术者坐于其足端，用一手托握起足跟以固定，另一手握住足趾部，在稍用力拔伸的情况下做顺时针或逆时针方向的环转摇动。

以上各种手法根据需要，可以单独应用，也可数法协同应用，在施行手法的过程中，可以助手配合固定患肢，或做反向牵拉。

4. 通经活络法

通经活络法常用于以上三法之后，用以导引、疏通周身的气血，通经活络，其中包括摩擦法、平推法、搓揉法、拍击法、循经刮法、循经点穴法、理四肢法、插肩胛法和拍打叩击法九法。

1）摩擦法：术者用食指、中指、无名指指面或大鱼际肌腹或手掌面，着力于一定治疗部位，或损伤处局部，或反应点，或肿痛及瘀血部位，进行摩擦治疗，亦可用于陈旧性损伤。

（1）术者取坐位，沉肩，垂肘，前臂旋前，掌面朝下。掌摩时，腕略屈以全掌按放在治疗部位进行摩擦活动；指摩擦时，屈腕约160度，手掌抬起，四指并拢以其掌面着力，为四指摩擦；或以食指、中指、无名指掌面着力，称三指摩擦。鱼际摩时，四指自然伸开，腕略屈，拇指与第1掌骨内收，以隆起之大鱼际肌肌腹着力摩擦。作用于治疗部位时，以上臂的主动运动，带动手做上下向或左右向的直线往返摩擦移动，不得歪斜。更不能以身体的起伏摆动去带动手的运动。

（2）摩擦时往返距离要拉得长，而且动作要连续不断，如拉锯状，不能有间歇停顿。如果往返距离太短，容易擦破皮肤；当动作有间歇停顿，就会影响到热能的产生和渗透，从而影响治疗效果。

（3）压力要均匀而适中，以摩擦时不使皮肤起皱褶为宜。也可沿圆形轨迹做顺时针方向的旋摩运转（顺摩），做逆时针方向摩动（逆摩）时，肩臂的环转方向相反。周而复始，频率应平稳适中。

（4）施法时不能操之过急，呼吸要调匀，千万莫屏气，以免伤气机。

（5）摩擦频率一般每分钟100次左右。

2）平推法：术者用手指、掌、拳、前臂或肘等部位贴附于受术部位，做单方向直线移动的方法，称平推法。根据操作部位不同又称指平推法、掌平推法和肘平推法。是推油术常用手法。

（1）肩及上肢放松，着力部位要紧贴体表的治疗部位。操作向下的压力要适中、均匀。压力过重，易引起皮肤折叠而破损。用力深沉平稳，呈直线移动，不可歪斜。推进的速度宜缓慢均匀，每分钟50次左右。

（2）临床应用时，常在施术部位涂抹少许介质，使皮肤有一定的润滑度，利于手法操作，防止破损。

3）搓揉法：术者用双手掌面夹住受术者肢体，做交替或往返搓揉活动，称为搓揉法。以双手夹搓，形如搓绳，故名搓法。分为搓肩部、搓上肢、搓下肢、搓胁部、搓背腰部五种。

（1）搓肩关节：病人正坐，肩臂放松自然下垂。术者双下肢马步位，然后双掌如抱球样相对用力做顺时针方向回环搓揉10～20次。

（2）搓上肢体位同上，双手挟持住患侧上臂做一前一后的交替搓揉，并渐渐下移由前臂至手腕，再快速由腕部向上至腋部。如此往返搓揉3～5遍。

（3）搓胁肋部：病人取坐位，术者位于其后，用双手自腋下挟持病人胸廓的左右两侧，相对用力做一前一后的交替搓揉，沿胁肋搓至髂嵴上；如此做自上而下的单向搓揉移动。一般搓3～5遍。用于胸胁迸伤、肝气郁结。

（4）搓下肢：病人取仰卧，下肢微屈，术者用双手挟持住大腿的内外侧（或前后侧），相对用力做一前一后的交替搓揉，经膝、小腿至踝部，再由踝、小腿、膝、大腿，如此往返3～5遍。

（5）腰背部搓法：病人取坐位或俯卧位，术者位于其后，双手放置上背部做呈水平状的搓揉动作自上而下至下腰部，再上下往返搓揉3～5遍。

4）拍击法：施术者五指并拢且微屈，以前臂带动腕关节自由屈伸，指先落，腕后落；腕先抬，指后抬，虚掌拍打体表治疗部位，或损伤处局部或反应点或肿痛及瘀血部位，进行摩擦治疗，亦可用于陈旧性损伤。可单手操作，也可双手交替操作，拍击体表后立即"弹起"，力量均匀适中，富有节律。

（1）掌拍击法：施术者手指微屈，腕略背伸，以掌着力，有弹性、有节律地击打受术者体表。

（2）侧击法：施术者五指伸直分开，腕关节伸直，以手的尺侧（包括第5指和小鱼际）着力，双手交替有弹性、有节律地击打受术者体表。也可两手相合，同时击打施治部位。

（3）指尖击法：施术者两手五指屈曲，以指端或螺纹面着力，有弹性、有节律地击打受术者治疗部位。

（4）拳击法：施术者以拳面、拳背、拳心、拳眼有弹性地击打受术者的体表。

（5）桑枝棒击法（其他棒也可）：施术者手握拍打棒的手柄，有弹性、有节律地击打受术者的腰背部及下肢的后侧。

5）循经刮法：以手指或器具的光滑边缘蘸液体润滑剂后直接在病人一定部位的皮肤上经络上做单方向的直线快速刮动，称为刮法。

患儿坐位或卧位，以拇指桡侧缘或食指、中指螺纹面，或食指第二指节背侧尺侧缘着力，或手握汤匙、铜钱等器具，用其光滑的边缘着力，蘸展筋活络酒、精油、红花油等液体润滑剂后，直接在患儿一定部位或穴位的皮肤上，适当用力做由上向下或由内向外的直线、单方向的快速刮动。

6）理四肢法：一手握住肢体远端，另一手掌有节律性、有次序的从上向下捋肢体的手法称为理法。可以单手操作，亦可双手同时操作。

病人端坐或俯卧，术者用一手握住其肢体远端，另一手用手掌部及手指指腹握住其近端，有节律性的做一松一紧的握捏，并逐渐向其远端缓慢移动。两手反复交替操作。亦可双手同时操作，即用双手并列，同时握住受术者肢体近端，一起进行节律性握捏，并同时向远端缓慢移动。

7）插肩胛法：插法是指以食指、中指、无名指、小指四指插入肩胛骨与胸壁之间，或左右肋弓内的手法。

病人坐位，肩背部放松。术者站或坐在病人身后，一手的食指、中指、无名指、小指四指并拢伸直，用指尖部从肩胛骨内下缘沿肩胛骨与肋骨之间向该侧肩峰方向插入，另一手扶住病人该侧肩部，并向后内下方按压，两手做相反方向用力，使指尖插入肩胛骨与肋骨之间约7厘米，持续1分钟左右，然后缓缓将手收回，如此重复2～3次。再换手插对侧肩胛骨。

8）循经点穴法：根据患处的深浅，筋肉的厚薄，用拇指或肘尖，循与患处相应的经穴，或相邻近处的经穴，或阿是穴，进行点按、研揉以通经行气、活血止痛，并根据病情需要，采用补法或泻法。

9）拍打叩击法：根据病情需要，可选用空心拳或空心掌，在患处或患肢做拍打、叩击，以振奋气血、通经调气、舒展挛缩、镇静止痛。

（四）整复法

整复法为骨伤、推拿、康复常用手法之一，尤其在脊柱整复中使用较多，也是正骨推拿流派主要手法。包括脊柱、骨盆、全身各关节及某些微动关节的整复。

1. 颈椎扳法

1）颈椎斜扳法：受术者坐位，全身放松，尤其是颈项部放松，背部依靠于椅背，头略前倾或中立位，术者站立于受术者侧后方。以一手扶按其头后部，另一手扶托下颌部，下颌内收，两手协同施力，使其头部连同颈部向一侧旋转，当旋转至有阻力时（约40度角），随即以"巧力寸劲"，恰好能大于受术者阻力的、可控制的、稍增加幅度的扳动（扳动角度在40度～50度），常可听到"喀"的弹响声，可以左右扳动，弹响扳一次即可，不可反复多次扳动，临床上不能追求响声，然后双手缓慢将颈椎回复到中立位。

2）坐位颈椎定位旋转扳法：受术者坐位，全身放松，尤其是颈项部放松，背部依靠于椅背，头中立位略前倾，术者站立于受术者侧后方，双脚分开站立略与肩同宽，双膝关节微曲。术者以一手拇指顶按住偏外颈椎棘突旁，另一手肘部托住下颌部，手扶对侧颞部，令其慢慢低头、仰头，至拇指下感到有棘突活动，保持这一前屈幅度，双膝伸直，稍向上拔伸颈椎，用肘部扳动颈椎，使其头部缓慢旋转，当旋转到稍有阻力时，以"巧力寸劲"做一缓慢的、恰好能大于受术者阻力的、可控制的、稍增加幅度的扳动。常可听到"喀"的弹响声，同时拇指下亦有棘突弹跳感即可。肘部缓慢将颈椎回复到中立位。

3）卧位斜扳法：受术者仰卧位，全身放松，尤其是颈项部放松，术者端坐于受术者头后方，一手搭在对侧肩前部，前臂托起受术者后头部，另一手托住下颌部，双手协调摇动头部，当颈部放松后，头部转到一侧有阻力感时，边拔伸颈部，边用"巧力寸劲"扳动颈部，可以听到"喀"的响声即可。

2. 胸椎扳法

1）扩胸牵引扳法：受术者端坐矮凳上，两手十指交叉扣住并抱于枕后部，术者立于其后方。术者一脚前半部踩住受术者之矮凳上，用足的跖屈调整术者膝关节的高低，以一侧膝部抵住其背部胸椎病变处，两手分别握扶受术者两腋部。配合深呼吸，呼气末待胸椎后仰至最大限度时，双手将两腋部向后上方突然扳动，膝部顶住胸椎保持位置不变，常可听到"喀"的弹响声。

2）抬肩扳胸法：受术者俯卧位，全身放松，术者立于胸椎侧凸一侧。一手以掌根抵住病变胸椎的棘突旁，另一手扳住对侧肩前上部，将其肩部扳向后上方，两手协调，深呼气末做相对用力错动，当遇到阻力时，施以"巧力"，做快速的、稍增加幅度的、有控制的扳动，同时抵胸椎之掌根用力向对侧推动，常可闻及"喀"的弹响声以及体会到掌根下错动感。

操作时配合呼吸，当呼气末期，两手拉开，到达有阻力感，突然加力扳动，稍增大幅度的扳动。

3）俯卧胸椎冲压法：受术者俯卧，双手放于身体两侧，术者站于受术者右侧。胸前平卧于薄枕上，术者单手或双手重叠，掌根置于隆起的胸椎棘突上，嘱其做深呼吸。

3. 腰椎扳法

1）腰椎斜扳法：受术者侧卧位，在上一侧的下肢屈髋曲膝，在下一侧的下肢自然伸直，两手自然放于腹部及胁肋部。术者以一肘或手抵住其肩前部，另一肘或手抵于臀部。两肘或两手协调相反方向用力，先做数次腰部小幅度的扭转活动。即按于肩部的肘或手同按于臀部的另一肘或手同时施用较小的力使肩部向后下方、臀部向前下方按压，压后即松，使腰部形成连续的小幅度扭转而放松。待腰部完全放松后，再使腰部扭转至有明显阻力位时，施以"巧力"，做一个突发的、稍增大幅度的快速扳动，常可闻及"喀喀"的弹响声。

2）腰椎定点旋转扳法：受术者坐于方凳上，腰部放松，两臂自然下垂。以棘突向右侧偏歪为例。助手位于其左前方，用两下肢夹住其膝关节，两手按压于左下肢股部以固定骨盆，术者马步站立于其后侧偏左方，以左手拇指端顶按于偏歪腰椎的棘突右侧，右手臂从其右腋下穿过并以右掌按于左肩部。右掌缓慢下压，并嘱其做腰部前屈配合，至术者左拇指下感到棘突活动，棘间隙张开时则其腰椎前屈活动停止并保持这一前屈幅度。然后右手臂缓缓地施力，以左手拇指所顶住腰椎偏歪的棘突为支点，使其腰部向右屈至一定幅度后，再使其向右旋转至最大限度，右手继续扳动左肩部，左手拇指则同时用力向对侧拨正偏歪的棘突，两手协调用力，做一增大幅度的快速扳动，常可闻及"喀喀"的弹响声以及同时拇指下亦有弹跳感。

3）直腰旋转扳法：受术者坐位，两下肢分开，与肩同宽，含胸拔背，腰部放松。术者以两下肢夹住病人的一侧大腿部以固定。一手抵住其一侧肩后部，一手抵住一侧肩前部。然后两手协调施力，旋转受术者身体，放松脊椎，当旋转至有阻力时，以"巧力寸劲"，突然快速扳动，常可听到"喀"的弹响声。

4）直腿抬高扳法：受术者仰卧位，平躺床上，双下肢伸直、放松。术者立于其患侧。将其患侧下肢缓缓抬起，受术者小腿部置于术者的肩上，术者两手扶按其膝关节部，以避免扛扳过程中膝关节屈曲。肩部与两手协调用力，将患肢慢慢扛起，使其膝关节在伸直位的状态下屈髋，当遇到阻力时，略停片刻。为加强腰部神经根的牵拉幅度，可在其下肢上抬到最大阻力位时，以一手握住足掌前部，突然向下扳拉，使其踝关节尽量背伸，可重复扳拉3～5次。

5）后腰部伸扳法：受术者俯卧位，两下肢并拢。术者肘关节按压于腰部，双手托抱住其两下肢膝关节上方并缓缓上抬，使其腰部后伸。当后伸至最大限度时停留片刻，按压腰部的手用力下按，以"巧力寸劲"。

4.骶髂关节扳法

1）"四字"压髋法：受术者仰卧位，一腿屈膝小腿压于另一伸直大腿上。术者站立于患侧，一手按压于髂前上棘部，另一手按压对侧膝关节部，双手协调运动，那一边骶髂关节向前移位，以"巧力寸劲"那一侧的手就发力。另一"四字"压髋法：受术者俯卧位，一腿屈膝小腿压于另一伸直大腿后面。术者站立于患侧，一手按压于患侧髂后骶髂关节部（髂骨后移位），另一手固定患侧小腿部，双手协调运动，按压骶髂部的手以"巧力寸劲"突然发力即可。

2）外展后伸扳法：受术者俯卧位，术者一手按压于其骶髂关节骶部，另一手前臂托抱住患侧下肢的膝上部。两手协调施力，借助身体力量下压骶髂关节部与上抬下肢并举，以"巧力寸劲"，快速后伸扳动大腿。

5.四肢关节扳法

1）肩关节扳法。

（1）肩关节前屈扳法：以左肩为患侧，受术者坐位，上肢放松自然垂于身体两侧，术者站于患肩前外侧，将患侧上臂放于术者内侧前臂上，右手按压受术者肩部，左手连同前臂将患臂缓缓上抬，至肩关节前屈有阻力时，略停片刻，以"巧力"做一增大幅度的快速扳动，随即放下。在做扳动之前，为使肩关节尽量放松，常先使受术者肩关节做小幅度的前屈数次或做小范围的环转摇动数次，再做扳动。

（2）肩关节外展扳法：受术者坐位，上肢放松自然垂于体侧，术者膝关节微曲，半蹲于患肩外侧，将患侧上臂的肘关节搭放在术者肩上，双手手指交叉按压患肩，从前后方将患肩扣住。术者缓缓起立，双手臂协调用力，使其肩关节缓慢外展至有阻力时，继续以缓和力量做一肩关节外展位稍稍增大幅度的扳动。

（3）肩关节内收扳法：受术者取端坐位，患侧上肢屈肘紧贴于胸前，手搭扶于对侧肩部。术者立于其身后，术者身体抵住受术者背部，以防受术者后仰，用一手扶按于患侧肩部以固定，另一手穿过其健侧肩部，托住其患侧肘关节外侧并缓慢向胸前上提，上提时保持肘紧贴胸前，至有阻力时做一稍稍增大幅度的快速扳动。

（4）肩关节旋内扳法：受术者取坐位，将患侧上肢的手和前臂置于腰部后侧。术者立于其身后，用一手按顶推其患侧肩部以固定，另一手握住其腕部将患肢前臂沿其腰背部缓缓上抬，至有阻力时做一较快速、有控制、小幅度上抬其小臂的动作。

（5）肩关节上举扳法：术者坐位，双上肢放松自然下垂身体两侧。术者站立于其患侧后方，用一手握住患侧前臂近腕关节处，将其上肢自前屈外展位缓缓上抬，用另一手握住其前臂下段，双手协调用力，向上逐渐牵拉上抬，至有阻力时做一较快速、有控制地向上牵拉扳动。

2）肘关节扳法：受术者仰卧位，上肢平放身体一侧。术者站于患侧，用一手托握住其患肘关节上方，另一手握前臂远端，先将肘关节做缓慢地屈伸和摇动，以使肘关节充分放松，然后根据其关节的功能障碍具体情况决定扳法的应用。如肘关节屈曲受限，使肘关节缓慢屈曲，至有明显阻力时，握住前臂的一手持续缓慢用力使肘关节维持屈曲，维持片刻，双手协调用力，做稍快速、小幅度地加压扳动，可以重复做 2～3 次，随即松手。如关节伸直受限，则以反方向用力扳法。

3）腕关节扳法。

（1）屈腕扳法：受术者坐位，术者站于病人患侧，一手托住其腕关节上部，另一手握住其手掌部，使其腕关节尽量腕屈。

（2）伸腕扳法：受术者坐位，术者站于病人患侧，一手托住其腕关节上部，另一手握住其手掌部，使其尽量背伸腕关节。

4）髋关节扳法。

（1）屈膝屈髋扳法：受术者仰卧位，患侧屈膝屈髋，术者站立于患侧，一手按压于对侧膝关节部，另一手按压患侧膝关节部，分别向胸部或对侧两个方向用力按压，双手协调运动，即以"巧力寸劲"突然发力即可。

（2）屈膝屈髋外展扳法：受术者仰卧位，患侧屈膝屈髋，术者站立于患侧，一手按压于患侧髂前上棘部，另一手按压患侧膝关节内侧部，向外侧用力按压，双手协调运动，即以"巧力寸劲"突然发力即可。

（3）髋关节后伸扳法：受术者俯卧位，术者一手固定其骶后髂嵴，另一手前臂托抱住患侧下肢的膝上部向上抬起，以"巧力寸劲"，快速后伸扳动大腿。

5）膝关节扳法。

（1）伸膝扳法：受术者取仰卧位，两下肢伸直放松。术者站于患侧，以一手托住患肢小腿部，另一手按压膝关节上，术者两手相对协同用力，使其膝关节伸直稍抬起。患肢上举的幅度不宜过高，根据病情以及受术者能忍受的程度为度。

（2）屈膝扳法：病人俯卧位，术者站于患肢侧面，用一手握住其踝部，另一手握拳放在膝关节腘窝处作为支点，然后使膝关节逐渐屈曲，增大弯曲的角度。

6）踝关节扳法。

（1）跖屈扳法：受术者取仰卧位。术者站于病人足跟后方，一手托住其足跟部，另一手握住其足趾部按压足背，使其尽量伸直。

（2）足背屈扳法：受术者取仰卧位。术者站于病人足跟后方，一手托住其足跟部，另一手握住其足趾底部推按足底，使其尽量背屈。

（齐凤军）

第十七章　麝火风湿骨病疗法流派

一、传承缘起

周承明，男，生于 1920 年 2 月，卒于 2003 年 2 月 18 日，享年 83 岁。1950—1954 年任官庙初级、高级社社长；1955—1964 年任蔬菜公社党委书记；1965—1977 年任洪湖市人民医院副院长；1978—2003 年在洪湖市中医医院工作，任副院长、名誉院长。他是洪湖市中医医院治疗类风湿关节炎的奠基人。1978—1980 年，其雷公藤治疗类风湿性关节炎科研项目获湖北省年科技成果二等奖。生前曾担任中国中医药学会风湿病学会顾问，湖北省中医药学会风湿病专业委员会顾问委员、名誉主任，湖北省中医药研究院客座研究员，湖北省中医学院兼职教授。因其在风湿病领域的卓越贡献，被确认为全国 500 名老中医药专家学术经验继承班指导老师之一。先后撰写出版了《中草药治疗关节炎》《雷公藤研究》《验方良方》等医学专著，指导编写《类风湿关节炎诊疗常规》。

二、麝火风湿骨病疗法学术思想

（一）人物简介

周祖山，男，1963 年 6 月出生。中共党员，二级教授，主任医师，湖北省洪湖市中医医院院长、党委书记。兼任中华中医药学会风湿病专业委员会常务委员、第一届中国中西医结合防治风湿病联盟常务委员、湖北省中医药学会风湿病专业委员会主任委员。周祖山先后荣获"湖北省劳动模范""湖北省首届知名中医""湖北省优秀医务工作者""湖北省首届优秀院长"等称号，是湖北中医名师，享受湖北省政府津贴。

周祖山继承、总结和发扬了其父周承明治疗风湿病的独特经验，并在前人理论及疗法的基础上进一步开拓创新，在类风湿关节炎、强直性脊柱炎、幼年性类风湿关节炎等疾病的治疗上，用药精当，疗效独特，让无数病人告别病榻，重获新生。主持研发了"痹康宁Ⅱ号片、周氏关节止痛膏、归耳补血丸、养阴通络糖浆、活血壮筋片"等新制剂产品，其中两项课题获湖北省卫生厅科技进步二等奖。他先后和医院科研小组的同事撰写和编著了《类风湿病诊疗常规》《类风湿关节炎与强直性脊柱炎》等多部专著，奠定了他在全国风湿病学术领域的权威地位。"周氏麝火疗法"已获湖北省非物质文化遗产保护，中央电视台中文国际频道 CCTV-4《中华医药》栏目专题片"麝火攻痹症"对该疗法进行了严谨精深的专题报道。

其父周承明是闻名海内外的类风湿专家，曾发明用毒性草药雷公藤治疗类风湿病，救死扶伤数十年。周祖山自幼深受父亲的医学熏陶，曾亲眼目睹父亲为救治病人而"以身试药"，几度性命垂危的情景。

幼时的周祖山，几乎每天都能看到来自全国各地的病人络绎不绝地穿梭于他本不富裕的家。这些病人当中，很多家境贫穷，能支付往返路费已经不容易。而他的父亲周承明不仅为这些病人免费治疗，还管吃管住。

周祖山暗暗发誓，一定要子承父业，做一个像父亲那样舍命救人并被人们尊敬的人，更重要的是把对雷公藤的研究提升到新的高度。

从湖北中医学院毕业后，周祖山凭借聪颖的天资和锲而不舍的精神，在中医界声名鹊起。

周祖山临危受命，担任了经营状况堪忧的湖北省洪湖市中医医院院长的职务。他说："作为一名医生，必须拥有精湛的医术，这是立医之本。"

周祖山和父亲两代人在祖传秘方的基础上大胆改进，创造了独特的"周氏疗法"，使成千上万的病人告别了轮椅和拐杖。

他创造的三名模式（即一个名医带动一个专科，一个专科撑起一家医院，从而形成名医、名科、名院互为一体的格局），被中国中医界称之为"周祖山现象"。

（二）学术传承

2016 年 11 月，"湖北省中医联盟中医药适宜技术比武竞赛活动"现场，一项"绝活"震惊全场，仅仅用了 6 分钟时间，一名风湿痹阻症病人不仅局部疼痛消失，而且能够上下跳跃，活动自如。现场观众无不啧啧称奇，专家学者更是赞叹不已。

这项"绝活"，便是湖北省非物质文化遗产，"周氏麝火疗法"，施展这一"绝活"的，是洪湖市中医医院风湿科医生何彦春。何彦春的另一重身份，则是周祖山的嫡传弟子之一。

"周氏麝火疗法"系周祖山的祖传秘方，以专治类风湿关节炎见长，传承到周祖山的父亲周承明先生时，已是第四代。但周承明先生并未就此止步，而是冒着生命危险，以身试药，首创雷公藤治疗类风湿，奠定了风湿病临床领域的领先地位。

1977 年，周承明先生创立洪湖市中医医院。凭着精湛的医术，使"洪湖中医"迅速崛起。周承明被评为全国首批 500 名名老中医之一，周祖山成了他的传人。

2000 年，周祖山出任洪湖市中医医院院长。在传承父亲学术思想的基础上，周祖山锐意创新，完成了"洪湖中医"的第二次"技术革命"，实现了雷公藤治疗类风湿关节炎从定性到定量的转变，从粗略到标准的升级。"周氏麝火疗法"也一步步升级、完善、发展为系统的"周氏综合疗法"。

可以说，"洪湖中医"之名，始于周承明，盛于周祖山。在周祖山的引领下，"洪湖中医"迎来了跨越式发展、高质量发展，周祖山也一度被誉为"新风湿药王""洪湖神医"。

孟子云："孝子之至，莫大乎尊亲；尊亲之至，莫大乎以天下养。"盛名之下的周祖山，决定打破"祖传秘方"的禁忌，开启"洪湖中医"的新传承。

2015 年，周祖山工作室入选 2015 年全国基层名老中医药专家传承工作室建设项目，这是国家中医药管理局实施的重大中医药人才培养项目。通过个人申报、专家组评定、医院管委会认定的方式，周艳华、何彦春、游济洲等多人被认定为周祖山工作室传承人和传承人候选人。

周祖山不但为传承人制定了严格的传承规范和学习计划，还建立了微信群沟通，随时进行指导和检查。他说："我对他们，是以身作则，全方位传承，更是线上线下，全方位管理。只有这样，才能传真经，出高徒。"

周祖山不但将传承工作室列为自己的日常工作重点，还在全院范围内广泛开展"师带徒"活动，一股无私传承、新人辈出的风尚，蔚然兴起。

周祖山在救助贫困病人的过程中，越来越觉得自己力量有限，他意识到必须把自己的家传医术，无偿向社会推广，才能使更多的贫困病人得到及时的治疗。他通过中国中西医学会无偿地把父亲和自己的研究成果开始向社会推广，并在洪湖市中医院免费办起了培训班。

后来周祖山被聘为中国中西医结合学会类风湿专业委员会的副主任委员，这为他开辟救助阵地提供了更大的空间。周祖山广收门徒，他对弟子的要求只有一个：心术要正，济危解困。

三、麝火风湿骨病疗法

（一）麝火疗法

麝火疗法，是祖国医学中灸法的发展，是广大劳动人民长期与疾病作斗争的经验总结，是周承明同志献出的祖传四代的秘方。这一疗法具有安全、简单、经济的特点。十余年来，治疗近万人次，从未发生死亡或致残事故。特别是 20 世纪六七十年代，更为广泛地应用于临床，获得了比较满意的疗效，使不少瘫痪病人重新站立起来，为社会主义革命和建设作出贡献。

1. 适应证

适用于风湿性关节炎、风湿性坐骨神经痛、风湿性腰腿痛、类风湿性关节炎（先经"黄藤合剂"治疗，待痛点相对固定后应用）。以上诸病属于祖国医学中的"痹症""痛风""历节风"范畴。《素问》记载："风寒湿三气杂至合而为痹也。"又分"其风气胜者为行痹，寒气胜者为痛痹，湿气胜者为着痹"，以及因人体素日阳气偏盛，复感风温外邪或痹症迁延日久，风寒湿三邪久留，郁而化热，形成热痹。（根据临床体会，热痹非本法的适应证）。痹者闭塞不通之意也，不通则痛，当人体正气不足，抗邪能力薄弱，风寒湿邪乘虚侵入，流窜经络，阻滞关节，影响气血运行，而引起筋骨、肌肉、关节等部位发生疼痛，酸麻重着，屈伸不利，关节肿大等症状。

麝火疗法，特别适用于"痛痹"。肢体关节疼痛较剧，痛有定处，得热痛减，遇寒痛甚，关节屈伸不利，痛处皮色不红不热等症状者，其效尤著。

2. 麝火治疗

（1）药物的组成和用量：麝香 20 克，明雄 12.5 克，朱砂 12.5 克，硫黄 350 克。

（2）方解：麝香，性温，具有芳香走窜的特性。有较强的开窍行血、破滞散结、通经止痛的作用，为主药。明雄，性温，解毒力强，具有补火助阳的作用，所谓阳气足则阴凝散，以助麝香更好地发挥破滞散结，通络镇痛的效力，为辅药。朱砂，性寒，具有镇惊清热的作用，用其寒来缓解其他三药之温，用其镇来制约麝香之动，使麝香在病处发挥作用，为佐药。硫黄，性温，具有补火助阳的作用，即益火以消阴寒，借其容易燃烧之特点，来引导整个药物，为使药。

（3）制法：四味药分成二组，麝香、明雄、朱砂为一组，硫黄为一组研细。先将硫黄末置于钢锅（或铝制锅）内。放于烈火上熔化，产生蓝色火焰时，将另组药末倒入锅内搅拌均匀，至再度产生蓝色火焰时，便迅速将药料全部倾到在已备好的土砖上，并用黄草纸迅速覆盖于药料上以扑灭火焰，待冷即可装瓶备用。整个制作过程 5～6 分钟。

（4）部位选择：以痛点为主，即阿是穴。如痛点或痛点附近有经穴应取经穴为好。一次一般不超过十处。治疗宜饭后进行。先要解除病人精神紧张和怕痛的心情。取麝火药黄豆大小一枚，点燃置于选好之痛处上燃烧，以药料燃透为度。并在治疗周围用指头轻轻揉按，以减轻疼痛。经过麝火治疗后，若症状有明显改善，但未痊愈者，3～6 个月后可再次进行治疗。

（5）禁烧部位：禁烧部位为"五心"（即双手心、脚心、头顶），二阴（即前后二阴），眼、耳、口、鼻及其周围。

3. 饮食配合

饮食上要配合吃雄鸡、鲤鱼加速毒邪的发出，再贴拔毒膏药促使毒邪外泄。

接受麝火治疗一二天后，要吃雄鸡或鲤鱼，以促伤口溃烂流脓。二三天一次。最好鸡和鱼交替进行。一般吃雄鸡 5～7 只，鲤鱼 17～23 千克。若缺雄鸡、鲤鱼，可因地制宜改用黄花、猪蹄、鲫鱼等代替。

麝火治疗的第二天，伤口上贴拔毒膏药，视其脓液多少，每天换膏药 1～2 次。贴拔毒膏药的作用：①疏通局部经络和拔毒引邪，使伤口不致早期闭合而影响疗效。②保护伤口，避免与衣服磨擦而增加痛苦。伤口不能用其他纸张代替外贴，更不能用消炎药膏代替外敷。否则会促进伤口早期愈合，影响疗效。

拔毒膏药的组成及制作方法：麻油 500 克，黄丹 350 克，同时放入铁锅内，用小火煎熬 20 分钟左右，至滴水成珠即成（不粘手为度）。摊于 17 平方厘米的油纸上，备用。

4. 追风药酒

（1）组成与用量：当归 25 克，木瓜 25 克，桂枝 25 克，川牛膝 25 克，熟地 25 克，羌活 25 克，独活 25 克，香附 25 克，荜拔 25 克，杜仲 25 克，枸杞 25 克，川芎 25 克，茯苓 25 克，白芍 25 克，骨碎补 25 克，红枣 25 克，三七 15 克，地龙 25 克，土鳖 15 克，水蛭 15 克，蝉蜕 15 克，全虫 15 克，红花 25 克，蜈蚣 27.5 克，乌梢蛇 50 克，生川乌 15 克，生草乌 15 克，马钱子 7.5 克。上药共 28 味，用白酒 4 千克，浸泡 20 天左右即可。每次服五钱，一日三次。

（2）方解：四物汤（当归、川芎、白芍、熟地），补血养血。水蛭、土鳖、三七、红花行瘀散结。茯苓、红枣健脾益气。杜仲、枸杞、川牛膝强筋壮骨。香附、马钱子理气镇痛。羌活、独活、骨碎补、木瓜、桂枝、生川乌、生草乌、荜拔，祛风散寒。乌梢蛇、蜈蚣、全虫、蝉蜕、地龙，搜风通络。

本方具有养血行瘀，强筋壮骨，祛风散寒，理气通络，健脾胜湿的作用。还可根据临床症状的不同表现，适当加减。按"治风先治血"，而选用大量养血行瘀药，占全方药味近三分之一。按"气行则血行"选用香附理气。按"脾旺能胜湿，气足无顽麻"和脾主四肢，选用茯苓、红枣补脾益气。按肝主筋，肾主骨，选用枸杞、杜仲、川牛膝兼顾肝肾。其他药物均为针对风寒湿邪而设。唯其川乌、草乌、马钱子均用生品，乃借其药力迅猛之意，临床上很少有药物副反应。这个方剂的独特之点在于理气药仅选用香附一味。这在前人治疗痹症的方剂中是罕见的。由于周承明医生长期临床实践，体会到香附独入肝经，是血分的气药，而肝主筋，故选用此药，较之使用其他理气药（乌药、陈皮）疗效尤佳。这首方剂是攻中有补、攻补兼施。总的来说，麝火治疗与其二种辅助治疗，必须紧密联系，互相配合，其效尤佳。

5. 禁忌证

（1）妊娠和哺乳期。

（2）有严重内脏疾病：肿瘤、心脏病、肝炎、肾炎、消化道溃疡、肺结核活动期等。

（3）跌打损伤、骨髓炎、骨结核等。

（4）关节红肿发烧，痛点游走不定者。

6. 注意事项

（1）麝火治疗后，忌食生冷，避免感冒。伤口禁用水浸湿，防止压迫和外伤。

（2）伤口换拔毒膏药时，须用干棉球拭净脓性分泌物，以免外溢引起湿疹。

（3）麝火治疗 1 周内，局部有轻度烧灼疼痛，20 天左右伤口发痒，少数病人可出现低热或全身不适感，是正常的现象。如无其他并发症，一般不必用消炎类药物。

（4）治疗期间，切忌房事。如感染其他急性传染病者，则停止治疗。

7. 有待研究的几个问题

（1）麝火疗法，我们在一些问题上还缺乏理性认识。如麝火疗法后，伤口排出之脓性分泌物是否是风寒湿邪，还需要进一步研究。

（2）关节痛点较多的病人，则治疗点也就多，治疗时感到痛苦。按照祖国医学经济学说的原理和针刺麻醉成功的启示，可否采取循经取穴的方法，选用少而精的经穴进行治疗，有待今后临床摸索。

（3）为了减轻病人治疗时的烧灼疼痛，可否同时配合针麻止痛，如上肢取合谷，下肢取三阴交。在治疗前 5～10 分钟和治疗中用针刺或重压，能否起到镇痛作用，有待摸索。

（4）本疗法对风湿性关节炎、坐骨神经痛、腰腿痛和类风湿性关节炎，特别是偏于寒性者，疗效比较满意。但可否扩大其适应证。如寒性哮喘、慢性寒性酸痛、风寒头痛等，能否按循经取穴的原则，选择治疗点进行治疗，有待进一步探讨。

（二）"黄藤合剂"治疗类风湿性关节炎

类风湿性关节炎是一种全身性结缔组织病。病因不明，目前尚无满意的治疗方法。祖国医学对本病的认识是属"痹"症的范畴。"痹"是闭阻不通的意思。由于体虚，阳气不足，卫气不固，致风寒湿之邪气乘虚而入，流于经络肌肉关节，使气血不畅而发生疼痛、酸麻、着重、屈伸不利、关节肿大等症状。此症为风寒湿三邪久羁而成，故采用行血破瘀，祛风散寒，通络止痛的治法。

1. 方剂组成

黄藤 250 克，生川乌 100 克，生草乌 100 克，当归 30 克，红花 30 克，桂皮 30 克，川牛膝 30 克，木瓜 30 克，羌活 30 克，杜仲 30 克，地骨皮 30 克。

本方剂中，黄藤，清热、祛瘀、消肿止痛。当归，补血活血。红花，活血破瘀。川乌、草乌、桂皮，温经散寒。川牛膝、木瓜、羌活，舒筋活络、利湿通痹。杜仲、地骨皮，补肝肾强筋骨。

2. 制作方法

每一剂药用水 2 500 毫升，煎成 1 000 毫升，过滤去渣，加入冰糖 250 克溶化，置冷后加白酒 1 千克即成，盛入瓶内备用。

3. 用法用量

成人一般每次口服 20～30 毫升。最大量不超过 50 毫升，一日三次。儿童用量酌减。疗程不拘。

1）若关节怕冷，肿痛顽固不消者，可配合下列辅助治疗：

（1）老雄鸡一只（去杂毛，切成碎块），生姜（切碎）、白酒各 1 500 克，文火煨烂，不放油盐，分次在 1～2 天内服完。服药期间，病人不断出汗，注意避风。本方生姜温经散寒，理无形之阳，雄鸡滋补五脏，养无形之阴；酒性走窜，为行血通络之要。三味合用，可收到祛风散寒、发托渗湿、通经活络、祛邪扶正的功效。一般可服 3～10 副。

（2）水蒸疗法：威灵仙、炙甘草各半斤于锅内加水适量煮沸，对准患处熏蒸。

（3）坑熏疗法，樟脑 250 克，醋 1 千克，白酒 1 千克，三药调合。在地上挖一坑（长、宽、深以可让病人仰卧其中为宜），架上木柴约 30 千克将坑烧热后除火，扫尽柴灰，迅速将药液喷洒于坑内，铺上稻草适量，病人睡于坑里。盖上被子让其出汗，时间长短可根据病人的耐受程度而定。一般可直到坑温减退或病人出现心悸、口渴为止。

（4）麝火疗法（见麝火疗法篇）。

2）若关节僵硬，功能障碍，可配合下列辅助治疗：

配合推拿按摩和功能锻炼，还可用老年男性尿 2 000 毫升，人信 100 克，生姜 20 克，装入罐内煮沸，对准患部进行熏蒸。每次约半小时，直到患处皮肤起红疹为止。一般可熏 3～7 次。

3）若肌肉萎缩、麻木乏力，除配合推拿按摩外，还可用：

（1）复方鹿茸散：鹿茸、制乳香、制没药、合欢皮、鳖甲各 15 克。先将合欢皮炒黄，鹿茸烤干，鳖甲醋炙七次。上药共研成细末，分成三等分，每晚临睡前服一份，用黄酒或米酒、白酒调服。

（2）猪脚伸筋汤：猪脚 1～2 只，伸筋草、宣木瓜、千年健、生苡仁各 100 克，文火煨烂，去药渣，不放盐，一天内分次服完。此方尤适宜下肢肌肉萎缩无力者。

（3）鸡鸣散：附子 7.5 克，炮甲 15 克，马钱子 15 克（麻油炸微黄）共研成细末，每次七分，于凌晨鸡鸣时，用黄酒或米酒、白酒调服均可。服药后数小时内，全身肌肉出现反复抽搐。否则不收效。本方也适用于关节僵硬，功能障碍者。

4. "黄藤合剂"的副作用及毒性

"黄藤合剂"治疗类风湿性关节炎，部分病人可出现不同程度的副作用。其中以消化道症状为多见。如恶心、呕吐、腹痛、腹泻、咽干、口渴、食欲减退、口腔黏膜糜烂等。服药时间长者，少数可出现轻度掉发、颜面及四肢关节突出部位皮肤色素沉着、蛋白尿、多尿、谷丙转氨酶轻度升高、闭经等。适当减量或停药及对症处理后，反应能逐渐消失。过后可继续用"黄藤合剂"治疗。

"黄藤合剂"在一定剂量范围内服用，尚未见到明显的毒性作用。但黄藤、川乌、草乌均系有毒之根块，毒性大，超量服药可致中毒甚至死亡，值得警惕。

黄藤，学名为雷公藤，属卫矛科。在我国分布于长江以南各省及西南地区。别名有断肠草、黄腊藤、菜虫药、昆明山海棠、蝗虫药药、红紫根、水莽草、八步倒等。其根茎叶花均有毒，民间常用于农作物杀虫药，药用其根。关于黄藤致人中毒的剂量，目前尚未见详细记载，但据民间传说有以下几种：

（1）民间传说黄藤的嫩芽七个嚼碎咽下或煎水服可致中毒死亡。

（2）云南动物研究所将昆明山海棠进行急性中毒试验结果，对小白鼠的全致死量为70克（生药量）/千克体重，半致死量35.2克/千克体重，安全量10克/千克体重。

（3）某医院，用黄藤对狗进行毒性试验，0.7克/千克体重可使狗出现中毒症状，1.2克/千克体重可使狗中毒死亡。

（4）浙江医学院学报报道：雷公藤对人猪狗毒性大，对羊兔鼠无毒性。

以上说明不同种类动物对雷公藤毒物的敏感性是不同的。

5.“黄藤合剂”中毒的临床表现

1）胃肠道中毒症状：恶心、呕吐、腹痛、腹胀、腹泻或便秘、口咽烧灼感等。腹痛一般较剧烈，且不易为镇痉剂所解除。

2）中毒性肾病：腰痛，蛋白尿，多尿，非蛋白氮升高等。

3）神经系统中毒症状：

（1）中毒性脑病，头晕，精神改变，躁动、多语、恐惧、恍惚、昏迷以及视力模糊等。

（2）周围神经损害，四肢麻木感，腱反射消失。

（3）植物神经损害，阵发性多汗、四肢冷、瞳孔扩大、多尿、糖尿、发热（可能为中枢性）。

4）呼吸循环系统症状：呼吸困难、心悸，心跳先慢后快，心音低钝，血压下降。

5）水电解质、酸碱平衡紊乱：血清钾升高，血清钠、氯及二氧化碳结合力下降。

6.“黄藤合剂”中毒的处理

（1）促进排泄，急性中毒者可予催吐、洗胃、浓茶或蛋清保护黏膜、导泻和输液等。

（2）解毒：①新鲜羊血或鹅血200～300毫升，口服1～2次，对急性中毒在12小时内者尤适宜。②三黄甘草汤：黄连、黄芩、黄柏各15克，甘草50克，煎水服。③绿豆甘草汤，绿豆200克，甘草50克，煎水服。

（3）保护重要实质性器官。

（4）对症支持疗法。

7.“黄藤合剂”的禁忌证

心、肝、肾有器质性病变，功能不良和白细胞减少者，以及孕妇均列为禁忌。

第十八章 荆楚伤科正骨其他名家及学术流派

第一节 梅竹青风湿骨病学术流派

一、个人简介

梅竹青，骨伤专家，1923年出生，原汉阳区建桥医院院长，汉阳区政协委员，梅竹青中医骨伤科诊所创始人。

梅竹青少年时师从原汉口益寿堂骨医名师李荣山老先生，行医60余载。在李荣山老先生正骨理论的基础上不断摸索总结，积累了丰富的临床经验。他用小夹板闭合复位的技术治疗骨折，效果显著。他针对骨病不易治愈的特点，研制成功了伤湿—洗灵（搽贴）系列套药，结合自创的"梅氏五步渗透疗法"，在临床上治疗骨折愈合后期并发症、骨质增生、腰椎间盘突出症、肩周炎、软组织损伤等病症取得突破，为无数病人解除了痛苦。梅竹青已载入《中国名医字典》。

二、传承发展

梅竹青老先生嫡系传人梅珍珠，毕业于湖北中医学院。她发愤图强，刻苦钻研治疗骨伤技术，不断地总结父亲梅竹青老先生的丰富临床经验，在《中医正骨》等报刊杂志上，发表论文20余篇，大胆尝试骨伤新技术于临床并形成梅氏独特的接骨手法。曾多次应邀参加内地、香港骨伤学术研讨会。

三、学术特色

梅竹青堂——梅竹青中医骨伤科诊所由著名骨伤科老中医梅竹青创办并亲自坐诊。在多年的医疗实践中，梅竹青老先生禀承师父李荣山的医学理念，开创了一条中医治疗风湿骨伤的独特疗法：病人只须使用梅竹青骨科系列产品便可在家自行治疗，使用方便，疗效显著。梅氏中医骨伤疗法包括蒸、洗、擦、敷、喝五个步骤：病人先将配置好的药方加水煮沸，以毛巾搭盖对准患处进行蒸汽熏疗，待水温降低，再用药水擦洗患处，然后敷上梅氏骨伤药膏。病人可在短时间内完全解除风湿的痛苦，关节恢复灵活。最后，病人服用梅竹青养元酒，进一步调理气血，达到标本兼治的效果。

第二节　麻塘风湿骨病流派

一、传承渊源

从 1898 年开始，镇氏医业悬壶济世至今已有 126 年。咸宁麻塘风湿病医院今日的声誉，是历经五代人艰苦创业一代一代传承的结果。第一代的镇乃江，初涉医道，但是他十分勤勉，在周游四乡八邻走访医生的过程中不断学习，积累了丰富的行医经验。第二代的镇天荣，随父勤学，医术精湛，吸引了不少求医者慕名前来，他便开始在家中设私人诊所，接诊病人。第三代的镇海馀，可以说是医院的奠基人、创始人。他结合行医实践，潜心钻研岐黄之术，并熟读活用典籍，对内、外、妇、儿等科心得颇深，在风湿、类风湿医治方面造诣尤其深厚。他敢于开拓创新，探索出一系列治疗风湿病的新方法，使祖传的古老药方焕发出新的生命力。第四代的镇万雄、镇万林兄弟，不负贤父厚望，共同担当起培育发展"麻塘"品牌的大任。第五代为现任院长镇水清。

二、传承发展

在镇万雄、镇万林兄弟俩分别担任麻塘风湿专科医院院长期间，他们创新发展，积极投资医院硬件建设，为实现医院从乡村诊所向现代化医院的跨越发展奠定了坚实的基础。同时他们还成功完成了医院的两次机制转换。第一次是 1993 年 9 月，经咸宁市政府同意，医院由集体所有制单位转为全民所有制事业单位。第二次是 2006 年 6 月 10 日，医院由全民所有制事业单位转为非公有制企业，百年老字号回归中医世家，医院迸发出新的活力。现在，咸宁麻塘风湿病医院已经交由镇氏医业第五代传人、镇海馀的长孙镇水清执掌帅印。这位年仅 39 岁的院长，自 2006 年 6 月从父亲镇万雄手中接过医院管理大任以来，秉承"仁爱、敬业、继承、创新"的办院理念，进一步加大建设投入力度，加速引进各类优秀人才，以崭新的现代医院形象大力培育"麻塘"特色品牌。且为了更好地传承和保护《镇氏风湿病马钱子疗法》，从 2008 年开始，镇水清院长便带领全院职工积极做好《镇氏风湿病马钱子疗法》的申报非物质文化遗产的工作。近几年来，《镇氏风湿病马钱子疗法》先后被列入市、区级非物质文化遗产名录，2010 年被列入省级非物质文化遗产，2014 年《镇氏风湿病马钱子疗法》被列入国家非物质文化遗产予以保护。"麻塘"商标已有 10 多年历史。"麻塘"是一个已撤销了的行政区域名称，原指湖北省咸宁市咸安区麻塘乡，2001 年乡镇合并时撤销，并入现在的咸宁市马桥镇。据 1984 年版《咸宁市地名志》载："相传很早以前，陈古（村，今吕家铺大队）有一口塘，因塘四周均栽有苎麻，故称麻塘，后来公社均因此得名。"麻塘当地并无特产珍品，却因修建了一所专治风湿疾病的医院而名声远播。"麻塘"商标已是该院的一张响亮的名片。为充分保护麻塘风湿病医院这一百余年打造的品牌，该院领导深深认识到注册商标的必要性和重要性，从 2000 年开始，医院将"麻塘"向国家工商部门申请注册。十多年来，麻塘风湿病医院一直坚持把实施商标品牌战略，作为医院打造名优品牌的一件大事来抓。从 2002 年开始，医院又相继将注册商标"麻塘"申报为咸宁市知名商标和湖北省著名商标。2002—2009 年，"麻塘"注册商标连续三届被评为湖北省著名商标，从而使麻塘风湿病医院成为鄂南乃至荆楚大地上的一朵灿烂的杏林奇葩。2012 年"麻塘"注册商标被国家工商局认定为中国驰名商标，这是该院坚持致力实施商标战略的一大硕果。

三、学术思想

镇氏将祖传秘方"马钱子散"灵活化裁，不断创新，拓展成治疗各类风湿、类风湿及痛风性关节炎、强直性脊柱炎、颈腰椎肥大、腰椎间盘突出、痿软瘫痪症等多种疑难顽症的良药，成功研制出"马钱子风湿丸"、"马钱子鳖甲丸"、"马钱子木瓜丸"、"鳖甲风湿丸"、"木瓜风湿丸"、"风湿痹痛丸"、风湿圣液——"鹿地益元酒"等系列药品，应用于临床，疗效极佳，深受海内外病人的信服和青睐。

在中医综合疗法上开展了食疗、养生、康复、拔罐、艾灸、刮痧、中药薰蒸、运动疗法、贴敷疗法、中药足浴等中医特色疗法，让广大病人能从中得到更加舒适和保健的治疗效果。

第三节　鲁周同中医伤科正骨学术流派

一、个人简介

鲁周同，男，生于 1938 年 6 月，湖北应城人。自 1971 年调入武汉市第一医院（武汉市中西医结合医院），从事中医及中西医结合骨伤科临床、科研及教学工作，迄今 50 余年。曾任武汉市第一医院骨科主任，湖北中医学院兼职教授、硕士生导师。

鲁教授擅长中医正骨、接骨和中药内调外治各种骨科疑难病症，专病专方治疗创伤型、酒精型、激素型股骨头坏死。20 世纪 90 年代，他在武汉首个提出并建立股骨头坏死专科，被誉为"中医保髋第一人"。参加多项科研课题并获奖，著有《鲁周同正骨要旨》《股骨头坏死康复指南》等多部医学专著。

二、学术思想

1. 骨折复位巧用力

肱骨干骨折较易发生骨折延迟愈合或骨折不愈合，最常见的原因是由于骨折断端常可有分离移位,其中以粉碎骨折较多。对这种情况,教科书只是强调复位时要注意避免过度用力牵引。鲁教授在整复肱骨干粉碎骨折时,让一助手把握固定住骨折近端,另一助手托持住骨折远端,维持好肱骨的基本力线而不用力牵引,术者用手摸准大块骨折碎片,适度挤压,双手轻柔地相对捏合,使骨折片向肱骨干纵轴靠拢复位。若一次复位不理想,伤肢消肿后再次手法轻柔复位,甚至可间隔4～5天再复位调整一次,一般经过几次"微调"即可满意复位。关节内骨折复位要求高,手法复位难。胫骨平台塌陷骨折的治疗,鲁教授或采用针拨复位,或采用锤击复位。其中锤击复位颇有特色:在局麻或硬膜外麻醉下,取一根长30厘米、直径3厘米的木棍,一端包厚厚的棉垫,使木棍包棉垫的一端顶住塌陷骨折的侧下方,然后一边向内上方或者外上方锤击,一边在电视X线机透视下观察骨折复位。三踝骨折脱位手法复位困难的原因之一,是由于允许直接接触骨折局部肢体的空间有限,参加整复的助手常有手无处放,有力无法用。鲁教授在复位中让两位助手分别采用内外横向和前后横向两条布带牵引,助手之手远离骨折肢体局部用力而留下足够的空间任由术者得心应手地进行操作,复位自然就变得比较容易多了。跟骨关节内骨折临床比较多见,常有移位,常有塌陷;而骨骼解剖形态的主要变化多深位其内,手无法直接到达,成为手法复位困难的主要原因之一。鲁教授受椎体压缩骨折成形术及胫骨平台塌陷骨折针拨复位的启发,用一根骨圆针从跟骨骨折间隙插入,一方面通过下压骨圆针的尾端以纠正跟距关节角;另一方面进行撬拨,能充分将跟骨关节面撬起复位,较好地解决了这一难题。

2. 骨折固定巧制器

跟骨关节内骨折当根据关节角纠正,塌陷的跟骨关节面复位以后,拔出骨圆针,于其间隙植入一根人工骨条使复位得到即时稳定,最后用石膏固定伤肢于轻度跖屈位。锁骨骨折常规固定方法简单易行,但常常持续稳定不够,局部可后遗程度不一的畸形。由于这种骨折多发生于少年儿童,家长常不满意,甚至因此而选择手术切开复位内固定,教科书对这一问题避而不谈。常规的"8"字绷带固定不能有效地控制固定垫,固定垫不能有效地固定骨折断端;再加上常规的"8"绷带固定不容易管理,容易松弛,因此就可导致骨折再移位而最终后遗局部畸形。鲁教授采用双"8"绷带固定,即在复位后固定时经两侧腋下先做一个上"8"绷带固定,这个上"8"绷带固定的交叉点位于伤侧骨折固定垫的浅面,正好压住固定垫以控制骨折再移位;然后再行常规的"8"绷带固定。这样骨折一般就不会发生再移位。肘内翻是肱骨髁上骨折最常见的并发症,前臂筋膜间隔区综合征是这种骨折最严重的并发症。导致这两种并发症的原因较多,而固定不当为其中的原因之一。教科书介绍的所谓超肘关节夹板固定,前侧板是不超肘关节的;如果前侧板稍长,向下顶住肘窝,就可压迫血管而引起血液循环障碍,甚至发展为前臂筋膜间隔区综合征。正是因为前侧板较短不超肘关节,其他三块超肘关节的夹板固定作用就会大打折扣,就可使骨折远端再移位而导致肘内翻。针对这一问题,鲁教授采用前后板都超肘关节而达到腕上。根据骨折不同类型的不同固定体位，前后板按照伤侧肘部形状适当制塑形器。这种超肘关节夹板固定不仅可以有效地固定骨折，还可以有效地预防并发症的发生，固定操作和固定后的管理也方便得多。鲁教授通过长期临床观察，发现腕舟骨骨折外固定的最佳位置应该是尽量使骨折线与桡骨纵轴垂直，这样肌肉收缩力就可以转变为对骨折断端间的纵向挤压力，从而促进骨折稳定与愈合。因此他根据骨折线尺偏和桡偏的不同分别把关节固定于桡偏位和尺偏位。此外，鲁教授还强调固定时间通常要达到 3 个月以上，要充分有效地长时间控制腕关节活动。

3. 骨折练功巧设法

肱骨外科颈稳定性骨折复位固定 3～7 天，鲁教授即强调要指导病人进行练功。让病人用健侧手扶持住床柜等物，伤肩充分放松，缓慢向前弯腰，悬吊在三角巾内的伤肢不动，使伤肢重力与地面垂直。然后缓慢伸直腰部使伤肢恢复原状。2～3 周即可根据骨折类型进行练功。内收型骨折，让病人立于一个稍高于肘部的支撑物旁，用健侧手将伤侧肘部缓慢地托置于其上，伤肩充分放松，然后病人缓慢下蹲与站起。使伤侧上臂随其被动地外展与还原。外展型骨折，让病人用健侧手扶持住伤侧肘部，向前内侧适当牵拉。若为不稳定性骨折则推迟 2～3 周酌情进行如此练功。在进行这样练功的基础上鲁教授还强调伤侧肩关节运动的相关肌肉要在不同的角度进行等长收缩练习。鲁教授设计的这种肱骨外科颈骨折练功方法不仅同样可以促进骨折愈合，而且还可以促使骨折残留移位的纠正。股骨颈骨折内固定后，鲁教授分为四个阶段进行练功。第一阶段在术后 3 天即可酌情进行伤肢肌肉等长收缩练习，然后逐渐进行足踝关节的主动屈伸活动。第二阶段术后两周开始，病人仰卧床上，由陪护人员一手托住伤侧小腿近腘窝处，另一手握住踝上，缓慢、轻柔、有限地被动屈伸髋、膝关节，禁止仰卧主动抬腿。第三阶段从病人可扶双拐下地开始，伤腿不负重，伤腿于扶双拐行走中随身体小幅度自然摆动；进而可在伤腿重力与地面垂直的情况下，上半身主动进行屈伸活动，这一阶段仍不可进行主动抬腿活动。第四阶段至少要到术后 6 个月，临床与影像学检查骨折愈合情况好，方可酌情开始缓慢渐进负重练功，否则要相应推迟。对于股骨颈骨折的练功，鲁教授强调分阶段练功的同时，始终要坚持伤肢等长肌肉收缩练习，还十分强调健侧也要进行练功。这是因为病人从扶双拐下地练功开始直到伤腿功能完全恢复正常，健腿必须承重较多以帮助伤腿。脊柱胸腰段屈曲压缩性骨折一般多采用垫枕练功法治疗。练功采用五点支撑、三点支撑、拱桥式和飞燕点水逐步进行。鲁教授强调垫枕要注意对准伤椎，他经研究认为垫枕从 10cm 高开始 2 周内逐渐加高到 15cm 为宜。三点支撑和拱桥式练功难度较大，很多病人实际做不到，练功只需采用五点支撑和飞燕点水就行，但要于 2～3 周完成练功。只要垫枕和练功按期达到要求，治疗效果就会好。因此鲁教授的垫枕练功法更具有实用性和可行性。

4. 巧治骨折整体观

骨折治疗除复位、固定和练功外，还有三期辨证用药。这是治疗骨折的四个方面，也是互相联系的整体。四个方面的互相联系体现在大多各自具有一定阶段性，而且相互具有一定先后顺序。一般情况下移位骨折复位后才能固定，固定后方可练功，即使三期辨证用药，也有先后顺序。前面做后面无法做，前面做得不好可以影响后面，后面做得不好可以影响前面，甚至前功尽弃。但是如果前面没有全部做好，或许后面还可以适当弥补。鲁教授根据不同类型的肱骨外科颈骨折在复位、固定后采用不同的练功方法纠正残留移位，对肱骨干粉碎骨折，复位、固定后近日内进行"微调"以求骨折复位完美。总而言之，这四个方面不能说孰轻孰重，但细而言之，对具体某一种骨折的治疗一定有轻重主次难易之分。锁骨骨折复位易，练功不难，常规固定虽然简单，但难以维持骨折端的持续稳定，因此改正这一缺点，做好固定就成为治疗锁骨骨折的主要方面，而这一主要方面也是治疗好锁骨骨折的难点。肱骨髁上骨折同样复位容易，练功也不难，常规超肘关节夹板固定后常发生骨折再移位，而且这一骨折最常见和最严重的并发症的发生也与之密切相关，因此如何做好固定就成为治疗这种骨折的主要重点和难点。舟骨骨折移位多不严重，复位和练功都不难，但骨折不愈合和骨坏死的发生率较高，其原因一是由于骨折可破坏血运，二是骨折端不容易稳定。因此切实做好固定就作为治疗腕舟骨骨折的重点。股骨颈骨折经手术内固定，那么复位、固定已经完成，如何做好练功就成为主要重点，由于这种骨折愈合很慢，数年以后还可能发生股骨头坏死，病人须长期小心练功。肱骨干粉碎骨折常发生骨折延迟愈合或者不愈合，主要是由于这种骨折容易发生分离移位，骨折端接触面积小所致。因此鲁教授在复位的时候不用力牵引，固定不仅不用石膏，还辅以外展架支撑，练功强调伤肢肌肉等长收缩，用药促进骨折愈合，从治疗的各个方面加以注意。鲁教授从按摩复位、垫枕练功和中药内服三个方面治疗脊柱胸腰椎屈曲压缩性骨折。其中垫枕练功有助于骨折复位，有助于复位稳定，有助于腰背功能恢复，垫枕练功这一关键治疗措施几乎贯穿于治疗的全过程。治疗骨折不能只着眼于骨骼损伤，要筋骨并重。在骨折治疗中，鲁教授特别强调伤肢要进行等长肌肉收缩练功。练功不能只局限于伤侧肢体，完好的健侧肢体功能对伤侧肢体的治疗起着帮扶和促进作用。这在下肢骨折比较明显，特别是需要漫长治疗的股骨颈骨折显得尤其突出。对于某例骨折具体采用什么治疗方法，鲁教授指出不能以个人的喜恶来选择，而是要本着对病人高度负责的态度，根据伤病治疗的需要进行仔细选择。作为医生，要及时注意帮助病人解除生理和心理上的创伤，调动病人的积极性，配合治疗，共同努力争取最好的效果。

三、临床经验特色

鲁教授受古代"金针拨骨"之说的启迪，以中西医知识为基础，取针灸、手术之精华，吸收针刀之长处，在适当麻醉下，在电视 X 光机监视下，在无菌技术操作下，微创治疗骨伤科疾病，收到了较好的治疗效果。

（一）微创针刀疗法

鲁教授在1990年得知针刀的可靠效果后，根据九针形态联系工厂设计、制作了一套针刀，并将其运用于临床，在治疗狭窄性腱鞘炎、股骨头坏死、强直性脊柱炎、颈腰痛、膝关节骨性关节炎等疑难杂症方面取得了较为满意的效果。

1. 操作方法

利用针刀在病变处进行松解，恢复病变处的力平衡，来达到治疗目的。

2. 适应证

（1）慢性软组织损伤：各种因慢性软组织损伤而引起四肢躯干各处的一些顽固性疼痛点。

（2）部分骨刺（或骨质增生）：骨刺的生成，有的是关节本身压应力过高引起，有的是软组织拉应力过高引起。主要是肌肉和韧带紧张、挛缩引起，应用针刀可将紧张和挛缩的肌肉和韧带松解。所有在骨关节附近的肌肉和韧带附着点处的骨质增生（或骨刺）大多是软组织的原因，针刀有很好的疗效。

（3）滑囊炎：应用针刀闭合性将滑囊从深面十字切开，针刀术后用手指迅速将滑液囊压扁，往往可立见成效。

（4）四肢躯干因损伤而引起的后遗症：损伤后遗症，包括四肢、躯干损伤，经治疗急性症状已解除，超过100天者，尚残留的功能障碍或肌肉萎缩，无其他引起骨断筋伤并发症时，均可用针刀疗法来治疗，但有时需要配合其他疗法，若肌肉已经萎缩到没有再生能力的情况下，针刀疗法也并不理想。

（5）各种腱鞘炎：针刀治疗各种腱鞘炎，有时疗效极快，尤其对狭窄性腱鞘炎、跗管综合征、腕管综合征之类，有特殊的疗效，但有时也必须配合一些药物。

（6）肌肉和韧带积累性损伤：针刀治疗肌肉和韧带积累性损伤，对病损较久的疗效显著，对病损时间较短的疗效较差。

（7）股骨头坏死：股骨头坏死是一种临床常见的高度致残性疾病，由于其病因、病机不明、早期诊断率低、病程长，治疗效果常不理想。鲁教授采用牵引制动、挂拐减负、钻孔减压、微创针刀、中药内服和中药薰洗治疗常收效颇佳。其中钻孔减压和针刀治疗颇具微创特点。钻孔减压时用骨圆针经皮从股骨大粗隆下经颈钻到头下，拔出骨圆针，再插入穿刺针，抽出瘀血，最后注入川芎嗪。针刀治疗先标记患髋前方、侧方和后方3个进针点，并以腹股沟韧带内侧的最强压痛点为内侧进针点，大转子顶点至髂前上棘连线中点条索状物的最强压痛点为侧方进针点，股骨头、大转子后上方的最强压痛点为后方进针点。按针刀四步进针法，刀口与肌纤维和血管走向平行进针，当针刀达关节囊后再进感觉有落空感、病人有酸胀麻感向下放射时纵切2～3刀。早期疼痛重者每周1次；中晚期配合在臀中肌和股内收肌起止点等处进行髋关节周围软组织松解，一般治疗 3～5 次。

3. 禁忌证

（1）全身发热者或处在严重内脏疾患的发作期。

（2）施术部位有红、肿、热、痛或者深部脓肿坏死者。

（3）血友病、血小板减少症等凝血功能不全者。

（4）施术部位有重要的神经、血管，重要脏器针刀无法避让或有可能造成损伤者，非治疗不可者，应格外小心。

（5）急性局部软组织损伤有出血可能者。

（6）脑源性疾病所致的运动系统症状者。

（7）神经源性疾病者。

（8）诊断不清或病变部位暂不能确定者。

（9）精神过度紧张或有明显精神障碍者。

（10）严重的高血压、冠心病、心肌梗死者。

（11）有结核病或疑有结核病史者；或者有可能造成损伤者，非治疗不可者，严重溃疡病、严重的肝肾功能不全及传染病者。

（12）恶性肿瘤者。

（13）糖尿病血糖未控制在正常范围者。

（14）年龄在 80 岁以上，或体质状况极差者、空腹者。

（15）恶性贫血者。

（16）严重的类风湿性关节炎、强直性脊柱炎、膝关节畸形者，如要求治疗的，一定要告知其预期效果。

（17）椎管内骨性狭窄、椎体滑脱超过Ⅱ度、椎间盘突出压迫脊髓，出现软化灶者，或突出压迫神经，造成大、小便明显障碍者。

（18）严重的全身骨质疏松，出现了广泛的疼痛，多有压缩性骨折者。

（19）病人要求治疗效果保证达到 100%，并永不复发者。

（20）故意寻衅者。

（二）金针拨骨法

鲁周同教授根据古代金针拨骨的治疗方法，经 50 年的临床实践，为了弘扬岐黄医术，挖掘中医学遗产，通过整理、研究，不仅利用有尖的针进行"金针拨骨术"，而且还扩展到使用窄骨刀、骨膜剥离器等器械，对手法复位难于成功的病例，进行经皮撬拨、正骨复位。

（1）推顶法：适用于关节劈裂的骨折或撕脱骨折，以及关节面塌陷骨折。钢针经皮直抵骨折片或从骨折间隙进入，用针头推顶骨折片使之回到原位，如桡骨头骨折、胫骨平台骨折等。

（2）撬拨法：适用于关节交锁或旋转移位的关节骨折片。前者使用钢针插入交锁的两者之间，用杠杆原理配合手法解除交锁，完成复位，如经舟状骨月骨周围后脱位等；后者则是将钢针插入骨折片，利用杠杆原理整复旋转移位，如股骨颈骨折中对旋转的股骨头所采用的方法。

（3）挑拨法：适用于骨折间隙中存在碎骨片或骨膜等组织嵌入，阻碍手法复位者。插入骨折间隙，挑拨出嵌夹的碎骨片或骨膜，再行手法复位，如内踝撕脱性骨折等。

（三）活血生骨疗法

鲁周同教授创立的"鲁公·活血生骨疗法"为特色治疗办法。"鲁公·活血生骨疗法"在治疗股骨头坏死上也突出反映了中医的辨证施治。"鲁公·活血生骨疗法"以特定锻炼理疗和松解为前提，把错位的骨关节进行复位，对股骨头周围的肌肉软组织进行松解，清除异常血流障碍，为修复创造条件；然后通过中医辨证，内外施治的手段，调整全身机能，恢复股骨头血供，修复坏死的股骨头。

四、学术流派传承

鲁周同教授出生于中医世家，12岁拜姜承志为师学习少林洪拳，16岁师从我国著名武术师寇运兴学习梅花拳，在学习梅花拳的同时，还跟从寇运兴老师学习针灸，练就了左右开弓双手扎针，针灸手法功底甚深。1958年考入武汉中医学院（五年制本科），毕业后到武汉市中医院从事中医骨伤科临床工作，师从当时国内著名骨伤科名家刘达夫，从中药治疗到手法整复，鲁周同教授潜心揣摩领会，并触类旁通，时有心得发挥。

鲁周同教授强调中西医结合治疗，苦练外科基本功，从普外、泌外到脑外、骨外，他均有涉猎。故此，他对王清任的《医林改错》、张锡纯的《医学衷中参西录》、吴谦的《医宗金鉴·正骨心法要旨》推崇备至，同时他还学习、借鉴了尚天裕、朱通伯、王泰仪、李同生等教授的中西医结合治疗骨折的思路和方法。

五、传承人

1）熊伟，武汉市第一医院骨科副主任医师，1995年毕业于湖北医科大学临床医疗系，从事脊柱骨科专业15年，曾多次到国内外著名医院进修学习，对脊柱疾病有较深入研究，擅长颈椎病、腰椎间盘突出等脊柱退行性疾病诊疗。

2）张汉庆，武汉市中医院骨伤科，主任医师，湖北中医药大学硕士研究生导师，从事骨伤临床工作10余年，擅长治疗骨关节创伤、颈椎病、腰椎骨关节炎、腰椎间盘突出症、腰椎管狭窄症、膝骨关节炎等疾病，发表论文数篇，参与课题五项，主编《鲁周同正骨要旨》和《腰椎间盘突出症康复指南》，任《常见病中西医最新诊疗丛书·股骨头坏死》副主编，参编《常见病中西医最新诊疗丛书·骨质疏松》等著作。

3）孟迁，男，副主任医师，副教授，江汉大学医学院毕业，武汉市按摩学会名誉主任委员，市中医医药学会常务理事，市骨伤科学会常务委员。主治：颈椎病、肩周炎、腰椎间盘突出、坐骨神经痛、股骨头坏死、腰扭伤、骨折、脱位伤筋、中风后遗症、更年期综合征、头晕、耳鸣、失眠、高血压等。

4）董晓俊，男，主任医师，教授，大骨科主任兼骨Ⅱ科主任，博士、硕士生导师，擅中医保守治疗股骨头坏死，认为股骨头缺血性坏死关键在于"肾虚、气虚、骨痿"，治疗要以"补肾、补气、强骨"为要点，"活血通络"为基础，辅以"祛痰除湿""补益脾胃"的治疗原则，运用中药辨证内服，髋关节手法治疗，小针刀松解等三联优化组合疗法治疗股骨头缺血性坏死，提高和巩固临床疗效，缩短疗程；提倡股骨头坏死的保守治疗，并把该法运用到股骨颈骨折行空心螺纹钉、DHS 等手术治疗后的防止股骨头坏死的干预性治疗，临床疗效满意；运用牙基质填充治疗股骨头坏死取得显著成效，为国内首创。

第四节　梁克玉中西医伤科骨伤学术流派

一、个人简介

梁克玉，男，1928 年 5 月出生，山东省枣庄市人，汉族。现任湖北中医学院教授、主任医师、硕士研究生导师、《中国骨伤》杂志第五届编辑委员会委员、《中医正骨》杂志第二届编辑委员会委员、国家自然科学基金课题评委等职。曾任湖北中医学院附属医院骨科主任，中国中西医结合骨伤科学会第 1～3 届委员会委员及该学会理论组组长，中国中西医结合学会湖北省分会主任委员，中国脊柱脊髓损伤学会副理事长及湖北省分会主任委员，《中医正骨》杂志第一届编辑委员会委员，《湖北中医杂志》编委，美国纽约州立大学医院及加拿大阿尔伯塔大学医院客座教授等职。享受国务院颁发的政府特殊津贴。梁克玉先生1955 年毕业于湖北医学院医疗系（现为武汉大学医学院），1961 年湖北中医学院西学中研究班毕业。从事中西医结合骨科临床工作已 47 年。

二、学术思想及成果

梁克玉先生具有踏实的中西医基础理论知识，十分重视科研、基础与临床并重，继承与发扬并重，不断创新、硕果累累。由他主持的《方波电场促进骨折愈合》及《外置电场治疗外伤性截瘫》的课题，通过鉴定达到国际先进水平，获湖北省科技进步二等奖。主持的"儿麻后遗症三联畸形的矫形"及《恒定直流电治疗骨不连》的课题，通过鉴定达国内先进水平，分别荣获湖北省科技进步三等奖及二等奖。其他由他主持，如《督脉电针治疗脊髓损伤》《中药序贯疗法治疗绝经后骨质疏松症》《中药消痹灵控制软骨细胞功能的动态实验研究》《中药消炎Ⅰ号治疗急性骨髓炎》等课题，通过成果鉴定均达到国内领先水平。有一项题为"方波电场骨折治疗仪"的成果，于 1990 年已获专利（专利号：CN1054195A），被国际权威专利刊物（英）收录（编号：92-184190）。以上各项成果均用于临床，把成千上万的病人从疼痛中解救出来，对提高社会劳动生产力做出了贡献。用他研制的"恒定直流电刺激器"，使骨不连病人的愈合率提高到 91.7%，而且免除了手术痛苦。"方波电场骨折治疗仪"，使骨折能提前 1/3 的时间愈合。他已开展小儿麻痹矫治术 5 000 余例，使畸形全部得到矫正，功能改善率达 97%，绝大多数病人术后丢弃了拐杖，生活能够自理，参加了工作。截瘫是医学上的难题，梁克玉教授近年来专心攻克，先后研究出"督脉电针""外置电场""督脉外置电场"，治疗外伤性截瘫 500 例，疗效达 80%。梁克玉教授已治疗 2 000 例骨质疏松病人，症状均得到缓解，骨量增加。所有成果在国内得到广泛推广，取得了显著的社会及经济效益，部分项目（督脉电针治疗脊髓损伤、方波电场促进骨折愈合）先后应邀到德国、加拿大、美国等国家进行了学术交流及推广，受到各国专家的高度评价。近年，由于分子生物学的发展，特别是 DNA 基因重组技术的发展给医学科学带来巨大的活力及深刻的变化。梁克玉教授瞄准了这个发展方向，及时地将研究重点转到分子基因技术上，应用中药调控骨修复及软骨修复的生长因子，如中药增骨Ⅲ号对胶原Ⅰ、Ⅱ型基因表达的影响，增骨Ⅰ号对成纤维细胞生长因子（FGF），转化生长因子 –β（TGF-β）及重组人形态发生蛋白的调控，中药消痹灵对白介素 –1（IL-1）的抑制。应用中药、外置电场以及重组腺病毒转基因技术调控胚胎干细胞移植及促进脊髓神经再生的研究均获得进展，发展及扩大了中医药研究领域。梁克玉教授在临床工作中，把现代医学与传统医学的理论有机地结合在一起，以实验为基础，开展了许多有意义的探索。他根据骨重建的周期，创用了中药序贯疗法治疗骨质疏松症，提高了临床疗效。他的研究已发现能激活成纤维细胞及成骨细胞的中药，能抑制破骨细胞骨吸收的中药以及能促进成骨细胞骨形成的中药，提出一种新型的中药序贯疗法的新模式，为科学地、有针对性地选择中药奠定了理论基础。

第五节　熊昌源中医伤科骨伤学术流派

一、个人简介

熊昌源，1970 年毕业于湖北中医学院，毕业留校后一直在附院骨科从事临床和教学工作。湖北省中医院主任医师、教授、中医骨科专家、博士生导师。全国第三批、第四批名老中医学术经验继承人指导老师。在长期的临床实践中形成了个人的学术专长。在骨折治疗方面，对于有移位的骨折主张在弄清骨折移位机制的基础上，根据骨折复位的需要决定复位的手法，对骨折的移位机制认识越清楚，复位手法越合理、轻柔、巧妙。撰写了《整骨手法初探》、《垫枕练功法治疗胸腰段屈曲压缩性骨折的疗效分类》及《股骨干骨折的治疗体会》等文章进行了具体的描述。从事中医骨伤40余年，他在中医骨伤科诊疗学术思想及正骨手法、固定与功能锻炼等临床治疗与认识中有其独到的一面。

二、学术思想

（一）辨证中的整体观念

人体是由脏腑、经络、皮肉、筋骨、气血与津液等共同组成的一个有机整体。人体生命活动主要是脏腑功能的反映。脏腑功能活动的物质基础是气、血、津液。脏腑的生理功能通过经络联系全身的皮肉筋骨等组织，构成复杂的生命活动，他们之间保持着相对的平衡，既相互联系，又相互制约。无论是在生理活动，还是病理变化上，他们之间都有着不可分割的关系。熊教授认为：人体的损伤，有外伤与内损之分，但人体受外伤后，能导致脏腑、经络、气血的功能紊乱，因而一系列疾病随之而来，明确指出外伤与内损，局部与整体之间是相互作用，相互影响的，所以在熊教授对骨伤科疾病整个诊治过程中，始终从整体观念出发，深刻认识损伤的本质和病理现象之间的因果关系，体现出《正体类要·序》所说"肢体损于外，则气血伤于内，荣卫有所不贯，脏腑由之不合"的中医辨证思想。

1. 对骨伤科疾病损伤病机的把握与认识

当人体受到外力损伤后，常可致气血运行紊乱而产生一系列病理变化，人体一切伤病的发生、发展无不与气血有关。熊教授认为：气血与损伤的关系是损伤病机的核心内容，因而在损伤的三期要注重调理好每一期的气血，无论内服外用，以气血调和为指导思想，处方用药围绕调和气血，使阳气温煦，阴精滋养，使疾病向好的方向转化。骨伤科疾病的临床治疗中往往也验证了这一点，在损伤中如不慎重调理气血，常导致气血失和，百病丛生，延误病情。《素问·调经论》云："五脏之道，皆出于经隧，以行血气，血气不合，百病乃变化而生，是故守经隧焉"，又如《杂病源流犀烛·跌扑闪挫源流》"跌扑闪挫，卒然身受，由外及内，气血俱病也"的理论依据，对熊昌源教授在骨伤科疾病诊疗中影响深刻。

2. 从调理肝脾肾论治的思想

中医学认为肝主筋、脾主肌肉、肾主骨。熊教授认为：人体的损伤与肝脾肾关系最为密切，伤病的发生、发展与肝、脾、肾脏腑功能失调密切相关。人全身气机的通畅条达，津液输布有序，有赖于肝的疏泄功能和脾主运化功能的正常。血液的运行和津液的输布代谢，又有赖于气机的调畅。如肝失疏泄必然引起气血津液运行障碍，最易导致内伤外损处经脉气血运行紊乱加重。若木旺乘土必然影响脾胃的运化，水液运行失调，经脉失于濡养或痰阻经脉而使疾病迁延。胃主受纳，脾主运化，故为气血生化之源，对损伤后的修复起着至关重要的作用。熊昌源教授在骨伤科疾病的诊疗中十分重视疏肝理气法，认为伤病初期以气滞为主者，应理气疏肝。后期在调补脾肾的同时，疏肝消导也同样重要，目的是使肝气调达。肝主筋的功能依赖于肝精肝血的濡养，由于筋在维持人体的稳定中起着关键的作用，是静力性平衡的主要功能单位，其损伤和退变是骨伤科疾病发生的重要原因。临床中，病人常有筋脉拘急疼痛、肌肉僵硬等症。因此熊教授采用柔肝养肝的治则，肝精肝血充足，筋得其养，才能运动灵活而有力，并能较快地解除疲劳。同时，熊教授认为：诊疗中还要考虑到肝血充盈才能养筋，筋得其所养，才能运动有力而灵活。临床常见病人肢体麻木，屈伸不利是肝不藏血的典型表现，治疗当灵活使用活血补血之方。肾主骨生髓，骨是肾精及肾气促进机体生长发育功能的具体体现，若骨失髓养，则易导致骨质疏松等骨伤科常见病，诊疗时注意补肾阳、益肾阴、阴阳双补等方法的选择，使肾精充足，阴阳平衡，骨髓得以充养。

（二）骨伤治疗经验

1.骨伤治疗原则

对于骨伤病人，熊教授在治疗时按"手法复位，固定，功能锻炼"三步疗法，对每一步疗法，都要掌握一定的原则。在手法复位时，要求"筋骨并重"，任何损伤，当骨质受到损伤时，都在一定程度上会影响到软组织，致不同程度的受损，如果做到筋骨并重，既能恢复骨组织的正常结构，又能最大限度减少软组织的损伤。对于骨折病人，在复位时则要求遵循"子求母"，即以骨折远端对近端的复位原则，整复时移动远折端（子骨）去对合近折端（母骨）为顺，反之为逆，逆者难以达到复位的目的。而对于固定、功能锻炼则要求掌握"动静结合"的原则，熊教授认为：固定与功能锻炼在骨折中占据同等重要的地位，中医骨伤之固定虽不及AO学派固定牢固，但二者有异曲同工之妙，AO是通过内固定使骨折获得纵向加压而稳定，中医治疗骨折是通过外固定使骨折获得横向加压而稳定。同时，中医骨伤之固定亦不影响患肢的功能活动，如通过夹板固定后通过肢体肌肉等长收缩及患肢非固定关节的功能锻炼，可以解决患肢肌肉萎缩及关节僵硬的问题。

2.正骨手法

熊教授非常注重手法应用，整复骨折移位的手法有拔伸、旋转、端、挤按、纵压、折顶、分骨。熊教授把这七种手法称为整骨基本手法。如几种移位同时存在，一般应先整复重叠移位，再整复旋转移位，继则整复侧方移位。骨折移位常多是沿着某一条轨迹形成的，这一轨迹的方向就是造成这几种移位的几个外力的合力方向，应该将整复这种移位的手法有机地结合在一起，使移位的骨折端从相反的方向沿着移位的轨迹复位。无论整复何种骨折，无论施用何种手法，都应该力求把手法所用的力，肌肉的牵拉力及肢体的重力统一到整复骨折移位中来。但人体各个部位的骨骼与周围软组织的关系，有很大的差别，因此，不同部位的骨折有各自不同的创伤解剖特点，所以，在整复每一个骨折之前，都要"相度损处"，弄清楚每一具体骨折的移位特点，做到"知其体相，识其部位"，然后根据骨折移位所需要的力，把基本手法变为适合这一具体骨折移位特点的手法。只有这样，才能做到"机触于外，巧生于内，手随心转，法从手出"。

3. 固定与功能锻炼

熊教授认为：骨折固定要不影响肢体的活动，而活动又要求不引起骨折断端的移位。因此，对骨折有效的局部固定是肢体活动的基础，而合理的功能活动又是促进骨折加速愈合的条件。另外，固定之后，引导病人进行功能锻炼，肌肉的收缩可使肢体表面张力增高，压垫的压力也随之增高，可以矫正残留的移位。

第六节 邹季中医伤科骨伤学术流派

一、个人简介

邹季，汉族，1950 年 3 月生，湖北大冶人，中共党员、教授、主任医师、博士生 / 博士后导师。毕业于湖北医科大学医疗系及湖北中医学院研究生院"中西医结合骨科"专业，1994 年破格拔尖晋升教授、主任医师。毕业后一直在湖北中医药大学和湖北省中医院从事骨科医疗、教学、科研工作，至今 30 余年。

现任中华医学会湖北省骨科学会常委、中国中西医结合学会骨伤专业委员会常委、中南六省骨科学会常委、中华医药学会武汉分会常委、湖北省中西医结合骨伤学会副主委、湖北省骨质疏松学会副主委、武汉医学会常委、武汉中医药学会常委、《中国骨伤》和《中国中西医骨伤科》等 8 种专业刊物编委等学术职务、国家药监局药品评审专家、国家自然科学基金评审专家、湖北省重点专科评审专家、湖北省医疗事故评审鉴定专家、湖北省科技奖评审专家、湖北中医药大学学术委员会委员及学位委员会委员。

二、学术思想和临床经验

在全国专业期刊发表学术论文 60 余篇，主编、主持的十余项省级科研课题通过了专家鉴定并获奖。带教实习生、进修生、国家中医药局"临床医生继续教育班"及研究生，已培养硕士、博士研究生 60 多名（含留学生）。

1995 年 6 月—1996 年 6 月应邀在德国 Tubopn 大学医院讲学、访问、进修（以老年骨关节病及创伤为主），参与查房、值班、手术等，并作为客座教授讲授中西医结合治疗骨科病 11 个专题，指导研究生（1 名）。

1997 年应邀到澳大利亚 STOLZAIPI 骨科医院讲学、访问，得到国际著名骨科专家 Reinhard Graf 亲自指导。

先后兼任行政职务：湖北省中医院骨科主任、骨伤教研室主任、院长助理、院长、湖北中医药大学骨伤系主任、骨伤研究所所长等。

第七节　王胜利中医伤科骨伤学术流派

一、个人简介

王胜利，主任医师、二级教授，全国第三、四批继承工作老中医药专家，湖北中医大师，湖北中医名师。享受国务院特殊津贴专家，研究生学历。为国家首届师带徒学术经验继承人。曾任湖北省中医院副院长，国家药品监督管理局新药审评委员、中国中医骨伤科学会常务理事、湖北省中西医结合骨伤学会主任委员、湖北省楚天学者评委、湖北省自然科学基金评委、湖北省高级职称评委、湖北省保健委员会专家成员，现兼任湖北省中医中药学会副会长、湖北省中西医结合学会副会长兼秘书长、中国中医骨伤科杂志执行主编。对于骨伤科各类疾病的诊治有一定造诣，特别是在治疗颈椎病、腰椎间盘突出、肩周炎及关节类疾病方面有一套较为独特的手法及辨证用药，每年接诊万余人。从医执教历40余年，被评为武汉地区人民满意的好医生。

二、学术思想和临床经验

1. 天人合一的思想

"天人合一"的思想概念最早是由庄子阐述，后被汉代思想家、阴阳家董仲舒发展为天人合一的哲学思想体系，并由此构建了中华传统文化的主体。王胜利主任医师师从全国著名的中医骨伤科大师李同生教授，而李氏自幼即受道家理念影响（但非道教教徒），习练武当内家功法，主张道家的"道法自然""无为而无不为"，故而深深地影响着王胜利主任医师的思想。道家，是指春秋战国时期兴起的《老子》《庄子》为代表的哲学流派，以"道"的学说为中心。道教，则是在我国古代文明基础上不断总结提高发展起来的宗教，它崇信黄老学说。道教认为在自然界中，天地人三者是相应的。《庄子·达生》曰："天地者，万物之父母也。"《易经》中强调三才之道，将天、地、人并立起来，并将人放在中心地位，这就说明人的地位之重要。人之道的作用就在于"成万物"。再具体地说：天道曰阴阳，地道曰柔刚，人道曰仁义。天地人三者虽各有其道，但又是相互对应、相互联系的，这不仅是一种"同与应"的关系，而且是一种内在的生成关系和实现原则。天地之道是生成原则，人之道是实现原则，二者缺一不可。《黄帝内经》天地人系统中的人与天相通的总原则：同气相求，同类相应。顺则为利，逆则为害。《淮南子·精神训》曰："天地运而相通，万物总而为一。""运而相通"指运动过程中的相通关系，而不是静态空间里的结构联系。"总而为一"指运动方式的同气相求，而不是物质结构的等量齐观。即天人合一的医学内涵主要是指人作为"小宇宙"是如何与天地这个大宇宙相应的，其中，人天同构是《黄帝内经》天人合一观的最粗浅的层次，人天同象与同类则是中医取象比类思想的具体体现，人天同数则是人与天气运数理法的相应。总之，这是将生命过程及其运动方式与自然规律进行类比，是以自然法则为基质，以人事法则为归宿的系统理论。中医骨伤科学这个中医学中的瑰宝，自不能例外，在中医学基础理论的指导之下，它在病因病机、诊断治疗和指导临床的专科理论上，有其他科不具备的专科特色，这些特色也有道家学术的影响。更有甚者，在中医骨伤学的启蒙和发展的古代，有很多高明的道家学者直接参与，广收博集民间对伤病诊治经验的一鳞半爪，经他们采用归纳、总结、升华，论述提高，对后世骨伤科学术的发展，起到很大的促进作用。如葛洪，东晋道士、道教学者、丹士、医学家。研究历代诸家备急方书，采其要约，编撰出《肘后救卒方》三卷，为道家医学在急症临床救治方面的首创，为古代随身携带急救手册，且被评为"皆单纤径易，约而易验，篱陌之间，顾盻皆药众急之病，无不毕备，家有此方，可不用医"。骨伤科许多医疗思想和方法，是在他的发明基础上发展完善的。王胜利主任医师认为天人关系是中国医学始终关注的，先秦诸子大都讨论过这一主题。综合各家观点，天人关系的主流思想内容有两个方面，其一为人顺应天地，其二为天人合一而达到天人同构。这两方面内容都深刻地影响了中医学的理论与实践。在理论认识上，中医学强调人象天地，天有五行，人有五脏；地有十二经水，人有十二经脉，最后则为人身一小天地。在功能上，脏腑应五方四时，气血运行遵循日月运行规律。他在实践上，讲养生必按自然规律调节饮食活动，诊断也必要审天时地理；治疗用药更讲求用自然之物、尽自然之力，最后目标也是全自然之功。在颈椎病的治疗过程中，王胜利主任医师以局部点揉手法为主，根据手法轻重、频率快慢，自然地施行补虚泄实的作用，在临床上取得了较好的治疗效果。

2. 筋骨并重

王胜利主任医师在治疗颈椎病、腰椎间盘突出症、肩周炎及关节炎等疾病方面有一套独特的手法，他特别强调筋骨并重。《伤科汇纂》中"筋翻筋结要分清，筋须揉拔又须拽，筋若调匀骨亦平"，即通过揉按、转摇、拔伸、屈伸、牵抖等手法取得解除痉挛，松解粘连，使软组织恢复正常功能。王胜利主任医师对手法治疗腰椎间盘突出症及肩周炎的临床及实验研究也证实了手法能解除神经根、关节囊及肌腱粘连。各种突然性或持续性超越人体所能承受范围的"力"，常致"筋"与"骨"等遭受较严重损伤，如各种骨折或关节脱位，其次为无移位的裂缝骨折或关节半脱位，包括不易被科学仪器所查出的细微移位—骨错缝，也可以使骨关节周围的软组织，如皮下组织、肌肉、肌腱、神经等失去正常的位置，一般称之为"筋出槽"，整骨手法就是运用手法使各种移位的骨折得到整复，脱位的关节得到复位，使小的骨错缝和筋损伤、筋出槽，移位理顺，使之恢复到正常解剖位置，使因筋骨的异位而产生对周围神经、血管刺激或压迫所引起的疼痛、酸胀、麻木或异常感觉很快减退，血液供应受阻的各种症状也立即得到改善。如颈椎病、腰椎间盘突出症、肩周炎、关节炎、小儿桡骨小头半脱位及骶髂关节半脱位等都是理筋手法的显效范畴。王胜利主任医师用理筋手法治疗上述疾病取效迅速，整复后病人能立即投入日常生活和工作中，疗效卓著，誉满中医骨伤专业界。王胜利主任医师在治疗膝关节退行性关节炎的过程中，用松凝分筋的手法松解膝关节周围的肌腱、韧带，用拔伸牵引的手法活动膝关节的骨骼，取得了较好的临床疗效。

3. 药物和手法并重

王胜利主任医师在治疗疾病的过程中，不仅强调手法的重要，而且注重药物和手法并重。骨伤科内治法在明清时期已形成学术上的两大学派，其一是强调辨证施治为主的内治学派；其二是武术伤科学派。前者以薛己为代表，王肯堂《疡医准绳》以及《医宗金鉴·正骨心法要旨》等著作都继承了薛己的学术思想，强调辨证施治，并在临床实践中逐步形成发展为将损伤分为三期的辨证施治法。后者又被称为技击伤科、少林寺伤科或武功伤科学派，其用药特点是根据部位辨穴施治与抓住主症，选用主方或通用方，随后辨证加减或根据不同经络、部位加用不同引经药，所以说武术伤科内治法是奠定在辨穴施治与辨证施治相结合的基础上的。王胜利主任医师认为以上两者虽各有特点，但又互相渗透、互相补充，并在临床上形成了一套自己的组方用药特点。同时还特别强调中医外治法如热敷熏洗，热敷熏洗的方法古称"淋拓"、"淋澡"、"淋洗"或"淋浴"，是将药物置于锅或盆中加水煮沸后熏洗患处的一种方法。即先用热气熏蒸患处，待水温稍减后用药水浸洗患处。冬季气温低，可在患处加盖棉垫，以保持热度。熏洗后有舒松关节筋络、疏导腠理、流通气血、活血止痛的作用，对关节强直拘挛、酸痛麻木或损伤兼夹风湿者均有效。王胜利主任医师在治疗腰椎间盘突出症的过程中，用松筋解凝、循经点穴、牵引复位的三步手法，合并用中药通督活血汤，取得了较好的临床疗效。

4. 生理治疗与心理治疗并重

随着现代社会生活节奏的加快，工作和生活压力的加大，疾病产生的痛苦及对颈椎病、腰椎间盘突出症、肩周炎及关节炎等慢性疾病久治不愈的恐慌，导致病人常常存在一定的心理疾患。王胜利主任医师在治疗病人本身的疾病的同时，给与病人心理治疗。心理治疗，又称精神治疗，是指以临床心理学的理论系统为指导，以良好的医患关系为桥梁，运用临床心理学的技术与方法治疗病人心理疾病的过程。按照给各类事物下定义的科学原则，心理治疗定义只有一句话："心理治疗是心理治疗师对求助者的心理与行为问题进行矫治的过程。"心理治疗与精神刺激是相对立的。精神刺激是用语言、表情、动作给人造成精神上的打击、精神上的创伤和不良的情绪反应；心理治疗则相反，是用语言、表情、动作、姿势、态度和行为向对方施加心理上的影响，解决心理上的矛盾，达到治疗疾病、恢复健康的目的。因此，从广义上讲，心理治疗就是通过各种方法，运用语言和非语言的交流方式，影响对方的心理状态（影响或改变病人的感受、认识、情感、态度和行为，减轻或消除使病人痛苦的各种情绪、行为以及躯体症状），王胜利主任医师通过解释、说明、支持、同情、相互之间的理解来改变病人的认知、信念、情感、态度、行为等，达到排忧解难、降低心理痛苦的目的。

5. 四诊合参与现代影像学相结合

在临床诊疗过程中，王胜利主任医师十分重视四诊合参与现代影像学相结合。王胜利主任医师不论在门诊还是在病房都亲自做骨伤科的基础检查——视、触、动、量，并且四诊合参，尤其是骨伤科的一些特殊试验检查，他都要求医生一定要亲自动手、规范操作，不能只凭实验室及影像学检查资料，而不注重病人临床症状体征来诊断。在门诊诊疗过程中常有来诊病人或家属手提大量检查资料，其中有必要的检查，也有好多是没必要、额外的检查，这缘于个别医生因各种原因没有给病人做认真的体征检查，只听病人主诉就开单检查，这既不符合医学诊疗常规，也是病人对医生的诊疗态度不满的原因之一。大量临床实践证明，许多骨科常见病的检查资料结果与其临床症状体征不成正相关，他特别强调医生的每一项诊断都必须是病史、症状、体征及现代影像学相结合的产物。如腰椎间盘突出症的病人，王胜利主任医师都要求医生通过视、触、动、量等体格检查，不仅应诊断是否是腰椎间盘突出症，而且应诊断出是哪一个节段的腰椎间盘突出症，再用现代影像学资料检验此诊断。

6. 中西医并举

王胜利主任医师先后师从国际著名西医骨科专家朱通伯教授和全国著名的中医骨伤科大师、李氏正骨第四代传人李同生教授，他对中西医结合有自己独特的理解。作为一名临床工作者，他认为医生的职责应该是替病人选择一种最佳治疗方案，而不单是最新技术、最新手术方法及各种药物的推广。对大多数关节脱位和桡骨远端骨折、四肢骨干简单的骨折及单纯锁骨骨折，老师临证时善用传统中医正骨手法、小夹板及8字绷带固定技术。手法复位、夹板固定是中医骨伤科的诊疗优势与特色，病人痛苦小、费用少、疗效确切。而对于不稳定性骨折、开放性骨折、容易发生骨不连、骨坏死的骨折、复合性损伤等，他认为应结合中西医各自的优势，采用择优、互补、综合等方法。作为一名中医科研工作者，他认为医生的职责是用现代医学的各种手段来研究、整理中医经典理论以及各位名老中医的临床经验。

第八节 徐昌伟中医骨伤科学术流派

一、个人简介

徐昌伟，出生于中医世家，祖父徐仲珊为湖北省沙市市的八大名医之一，从小受杏林熏陶，立志悬壶济世，随祖父识药抄方，18岁师从沙市市八大名医之一刘昌发老先生，至今已经 50 余年，积累了丰富的中西医结合治疗骨科疾病临床经验。现任荆州市中医药学会骨伤专业委员会主任委员，第五批全国老中医药专家学术经验继承工作指导老师，湖北省知名中医，荆州市知名中医。曾担任湖北省卫生职工医学院中医骨科学教授、湖北中医药大学兼职教授，先后在多个省市团体任职，2001 年任荆州市中医药学会骨伤专委会主任委员。徐老带领专科团队研制了和营通气片、伸筋草汤等腰腿痛系列；泽兰合剂、理伤活血膏、续骨活血膏等骨伤内服系列；金黄散、黄连膏、黄连液、三黄酊、长皮膏、百宝丹等古方今用外用系列自制药，在临床应用中极大地提高了疗效，中医特色突出。主持完成的课题《和营通气片治疗腰椎间盘突出症的临床与实验研究》获荆州市第四届科技成果三等奖。《伸筋草汤治疗神经根型颈椎病的临床与实验研究》通过荆州市科技局组织的鉴定，达到国内先进水平。徐老热爱中医事业，中医药理论造诣深厚，在骨伤科用药和手法方面积累了丰富的经验，有着独到之见解。现将其学术经验整理概括如下。

二、学术思想

（一）注重脏腑辨证，提倡肝肾为本

在临床治疗中，徐老认为："人体五脏六腑之间乃相生克制，为一个有机整体，疾病的产生均与脏腑有着密切关系，而不是单一因素产生的。"因此，临床诊治时徐老提倡脏腑辨证，针对不同部位病变也应有整体辨治意识，要根据疾病的临床症状分析脏腑病变的本质。《正体类要》中指出"外损于肢体，内伤于气血，局部外伤，可导致机体内脏功能失调"，明确了脏腑与肢体、整体与局部的相互影响、相互作用关系。徐老在骨伤科疾病治疗中指出应从整体出发，不仅重视气血辨证，还要以肝肾为本，才能认识病理现象与损伤本质之间的关系。

徐老对治疗骨伤科疾病有几十年临床经验，对骨伤科用药总结出：要以补肝肾、调气血及祛风寒湿为主。认为治疗骨伤要以肝肾为本，气血为道，祛风寒湿为标。《素问·阴阳应象大论》指出："气机阻滞不通则导致疼痛，形体受寒邪所伤而肿，故先肿而后痛者形伤气也，先痛而后肿者气伤形也。"损伤后气血循行不畅，则体内五脏六腑与体表皮肉筋骨均会失去濡润滋养，而导致脏腑生理功能出现异常，随之产生一系列病理变化。

（二）四诊合参

强调望、比、量、摸，应该在临床中不断总结，综合应用。老年人扭伤后髋部疼痛，下肢仍能行走，内收肌紧张，别大意地认为是一般的扭伤，要高度怀疑股骨颈骨折，就算 X 线片没有阳性发现，也要高度重视骨伤科特殊的检查如比、量、摸的应用，做出综合判断。在骨伤科疾病诊断中，闻诊主要听其是否有骨擦音和入臼声。骨折的主要体征是有骨擦音，《伤科补要》中指出："动时有辘辘声，则为骨全断；动时无声，则骨无损断；动时有渐渐之声，则内有零星败骨。"关节脱位通过整复后，若听到入臼声，为避免损伤到关节

囊、韧带、肌肉等软组织，拔伸牵引力应立即停止增加。问诊是望、闻、问、切这四诊中最基本的诊断方法。《四诊抉微》中明确指出："审查病机的关键在于问。"问诊过程中根据病人所描述的症状，并围绕其临床症状和体征，对其相关病情资料进行仔细分析，将其存在的主要矛盾找出，以此为病位、病性的判定和掌握及辨证治疗提供有力的依据。问诊在骨伤科诊断中还应结合骨伤科的特点，对病人受伤时的状态、姿势等重点询问。如腕部骨折，对尤其手背着地或手掌着地进行重点询问，有利于确定骨折分型；头部受伤病人对其是否有昏迷及昏迷时间重点询问，可以对病人脑部损伤程度做出判断。骨伤科的切诊除了切脉外，重点强调摸诊的应用。《医宗金鉴·正骨心法要旨》云："以手摸之，自悉其情。"徐老认为，骨科医生更应该多动手、多摸多体会，才能做到"手摸心会"。门诊时，面对病人，徐老总要学生先动手，体会一下骨性结构之间的细微变化。如一例病人长期颈部僵硬并时有头晕、头痛，经多处求医未果，得知徐老对骨伤治疗医术较高，特前来门诊就诊，徐老经仔细检查见病人颈右侧肌肉痉挛及骨突明显高于左侧，颈右侧可触，确认为颈椎病小关节紊乱，徐老对病人实施颈椎旋转扳法术后，病人症状及体征得到有效改善。四诊是搜集临床资料的主要方法，而搜集临床资料则要求客观、准确、系统、全面、突出重点，这就必须"四诊并用""四诊并重"。只有将四诊有机地结合起来，彼此参伍，才能全面、系统、真实地了解病情，作出正确的判断。徐老强调：任何应用单一的诊法获取的信息都具有片面性，不值得效仿。

（三）中西医互参互补

当前，中西医并存的局面使两大体系的医学相互影响、相互渗透。中医辨证论治由单纯辨中医之证，发展到辨中医之证与西医之病并重。对此，徐老要求临床中掌握中医四诊，辨证中医之证，又要运用现代医学的诊疗手段与技术。中医临床治疗中，要确定相应的治疗方法，需通过四诊收集临床资料再进行辨证论治，这就意味着在疾病的认识上，中医对微观病理改变的认识上还相对缺乏，而主要偏重于宏观临床表现。但对于临床中的一些常见疾病，其微观病理变化经现代医学检查后发现已经发展得很严重，而临床表现却无任何异常，或症状表现轻微，即"无症可辨"，导致疾病的最佳治疗时间被延误。为能够透彻了解疾病微观病理变化，可通过利用西医先进的检查手段，将微观与宏观有机结合。因此，临床治疗中应中西医结合，二者互补互参，使辨证和辨病思维能得到及时改变，以适应疾病变化。同时，可以将现代药理学的研究成果在中药处方中用作参考。徐老在临床施治中运用了被证实为疗效确切的中药，使中药处方的治疗范围得到不断扩展，他将大量的半枝莲、白花蛇舌草应用于治疗腰腿痛的急性疼痛期，其中，半枝莲、白花蛇舌草据药理研究证实，均具有较强的利水、抗炎作用，能够使神经根的炎症、急性水肿得到有效控制，使疼痛得到有效缓解。此外，对于椎基底动脉供血不足而引起的头痛、眩晕，运用天麻中的有效成分能得到有效改善。因此，徐老在椎动脉型颈椎病的治疗中常会用到天麻组方，在临床治疗中疗效显著。

（四）内外治法结合，手法与药物并重

徐老在内治方面除按照中医辨证施治原则外，还特别重视调气血、补肝肾、祛风寒湿等治则治法。同时对伤科疾病分期论治，主张早期先"大破"，中期以理气和营为主，后期则用温补肝肾以和血；针对体质虚弱伤者，则主张攻补兼施。在准确辨证的情况下，外治与内治并举，有机地结合，相辅相成，可使疗效叠加，缩短疾病的治疗周期，使损失及早获愈。故徐老在伤科疾病治疗中，结合了多种外用药物进行治疗，在临床中自制了百宝丹、金黄散、三黄酊、黄连膏及长皮膏等，可根据病情辨证用药，施治后病人病症消除。徐老的手法也极具特色，认为很大一部分门诊伤科疾病是只需要医生动动手就可以解决的，经过徐老的手法施术，很多病人常可以收到立竿见影的效果。徐老认为手法要化繁为简，强调技巧、功力，要求一准、二巧、三果断。徐老对骨折整复也积累了相当丰富的经验，有着深刻的认识。在新正骨八法中尤其强调折顶的运用，认为折顶手法是各种正骨手法中最重要的结束手法，是收功之法，如果运用得当，能达到"法之所施，使病人不知其苦"的效果。当然，整复前要仔细分析骨折发生的机理，并在临床中不断地积累经验，才能达到"一旦临症，机触于外，巧生于内，手随心转，法从手出"的境界。另外，其总结了一整套针对"筋出槽，骨错缝"的扳法和对陈旧性劳伤的弹拨手法，在临床中收效明显。

（五）动静结合，医患合作

锻炼时应遵循以下原则：

1. 尽早开始功能锻炼

病人骨折经固定后，为尽快恢复患肢功能，应指导病人早期、及时进行功能锻炼。特别是骨各部位位于关节附近和关节内时，功能锻炼可防止粘连。如肱骨髁间骨折病人在复位固定1周内，可进行肘关节屈伸活动，但要适度，不能过于用力。

2. 锻炼要循序渐进

骨折后期，骨折端已稳定，趋向临床愈合，此时可加大活动范围与次数。根据病人骨折转归阶段的不同，应为病人选择适当的锻炼方法，并指导病人循序渐进锻炼。在骨折初期，活动范围、强度不能太大，患肢不可做关节运动，但可适当做肌肉收缩运动。待中期骨折断端逐渐稳定后，可适当做关节活动。骨折端于后期已逐步稳定，此阶段可增加活动次数、范围。

3. 根据不同部位选择锻炼方法

骨折功能锻炼应掌握正确的运动方法，通常以动静结合的锻炼方法为宜。因每位病人骨折地方不同，其运动方法也有所不同。对于影响到骨折愈合的动作应禁止做，如股骨粗隆间骨折的髋内收活动、胫腓骨骨折及前臂骨折的旋转活动等。

4. 锻炼要有效

为使功能锻炼达到一定的锻炼效果，要求练功强度适当，才有利于患肢功能尽快恢复。病人功能锻炼中要达到上述原则，离不开医生的合理规划和指导，同时病人也应积极参与到其中，才能提高治疗效果。

（六）治养结合，养生祛病

徐老认为，与其帮人治病，不如教人养生。要使疾病远离我们，保持自身身心健康很重要，那么这就要求学会调理自身身心。他自己身体力行，总结了一些调养生息的经验，常与病人分享，并指导在生活中灵活应用，达到治养结合，防患于未然的目的。

1. 保持恬淡虚无的精神境界

《素问·上古天真论》："恬淡虚无，真气从之，精神内守，病安从来。"上述理论证实，只有当人们能够时刻保持一种恬静心态，才能够保持比较充实的正气，而内在的致病因素也自然消除，并能够有效抵御外邪入侵。人的精神活动关系着人体的生理病理变化。保持精神愉快，心情舒畅，则气血和平，气机调畅，能使抗邪能力得到增强，只要体内正气强盛，致病邪气就难以侵入人体。徐老闲时在家，总会找出一定的时间放空头脑，静思纳气，调理心神，对意识、情绪进行调整，真正做到了思想安闲清静，而无患得患失之念。

2. 起居有常，生活规律

《素问·上古天真论》说："饮食有节，起居有常，不妄作劳，故能形与神俱，而尽终其天年，度百岁乃去。"徐老认为每天保持生活的规律性，起居有常，作息有序，利于人体新陈代谢，是养生的基础。

3. 锻炼有度，勤于用脑

随着生活节奏的不断加快，人们运动锻炼时间越来越少，或难以坚持长期锻炼。适度运动，可以起到增强体质、增强疾病抵抗力等作用。同时，适度运动还可使筋骨、意志得到锻炼，减少惰性习惯的产生。此外，徐老不管工作多忙，每天总是会抽出时间翻阅资料，为科室发展出谋划策。每当学生们心疼地说要注意身体，别操心太多时，他总是笑着说："脑是越用越活，我的观念还想和你们年轻人保持一致。"

综上所述，将徐老学术思想总结归纳要点如下：①注重脏腑辨证，提倡肝肾为本治疗骨伤科疾病；②四诊合参，强调望诊、摸诊迎合骨伤科特点；③巧妙处理辨证论治与辨病论治，中西互参互补；④内外治法结合，手法和药物并重，缩短疾病治疗周期；⑤动静结合，医患合作，提升病人的参与热情；⑥预防为主，治养结合，防患于未然。其学术思想得到省内中医骨伤专家组的认同，在临床工作中有着较好的反应，在医患中有着极高的声望，为荆州中医骨伤科的旗帜。同时，其"内外治法结合，手法和药物并重"的思想在临床中收效明显，在病人中树立了良好的口碑。徐老总结出骨伤科内治用药经验：重在补肝肾，调气血，祛风寒湿。认为肝肾为其本，气血为其道，挟风、挟寒、挟湿为其标。特别是针对该地多雨多湿、夏热冬寒的具体情况，在补肾的基础上，加用辛凉祛湿药物，做到寒热并重。在中医手法上，对于骨折，注重折顶、旋转手法，做到轻、巧、灵、快，病人于未知中，即可完成复位。对于颈椎病及腰椎间盘突出症病人，擅用调理手法及复位手法，纠正小关节紊乱，疏通气机，畅通血行，无药而除病痛。

三、临床经验

（一）"动静结合"在中西医结合治疗骨折中的意义探讨

"动静结合、筋骨并重、内外兼治、医患合作"是中西医结合治疗骨折的基本原则。其中以动静结合最为重要，在4个基本原则中处于主导地位。在临床实践中，若能很好地贯彻"动静结合"原则，则会使骨折愈合速度加快，愈合质量提高，骨折的不愈合率明显下降。

1. 动静结合的概念及沿革

在骨折的治疗中采取一定的方法使骨折断端牢固固定而非骨折部位特别是临近的关节加强活动这一原则即为动静结合原则。中医骨伤科治疗骨折十分重视动静结合。早在唐代《仙授理伤续断秘方》中就强调固定后要"时时转动""或屈或伸，时时为之方可"。清代《救伤秘旨》也指出："骨折，极难调理，夹后不可时常兜挂于项下，要时常屈伸。"均强调了骨折治疗过程中要动静有机结合。西医学方面，1779年法国的大卫（David）则认为自主的运动对骨折损伤的修复是十分重要的。19世纪末麻醉、止血和抗菌方面的重大突破，为骨科切开复位内固定铺平了道路。X线的应用，合金内固定钢板的发明，又使内固定技术得到了迅速的发展。这使局部的固定和全身的锻炼有机地结合，在治疗骨折中越来越多的人反对托马斯的"广泛固定，完全休息"的观点而强调动静有效的结合。1966年方先之、尚天裕等总结了自己的经验，吸收国内外同行的长处，编著《中西医结合治疗骨折》一书，奠定了中西医结合治疗骨折的临床基础，提出了"动静结合、筋骨并重、内外兼治、医患合作"的骨折治疗原则。

2. 动静结合的临床意义

（1）"动静结合"符合骨折治疗的生物力学要求。骨科生物力学的研究表明，骨折端间隙在生理范围内的运动会加快骨小梁、骨痂的发育和愈合速度，对骨重建有利。动静结合治疗骨折，通过有效的运动使骨折断端产生轴向的生理应力，而局部的有效固定能消除不良应力对骨折愈合的干扰，符合生物力学要求。

（2）"动静结合"符合肢体生理功能的要求，功能是骨折治疗的生命。骨折的治疗不仅局限于骨，同时也兼顾附着于其上的肌肉以及上下端的关节，恢复肢体的运动功能为骨折治疗的目的。利用动静结合原则治疗骨折，通过局部固定保证了骨折的愈合，同时通过局部以及全身的功能锻炼使骨折部位的肌肉不萎缩、关节不强直，在骨折愈合恢复了肢体运动支架的同时其运动的枢纽和动力也不受影响，从而恢复了患肢的生理功能。

（3）"动静结合"符合生命活动的要求，骨折特别是创伤比较重的复合性骨折对人体的影响不仅局限在局部，同时也使全身功能减退，出现生命活动的异常。利用动静结合的原则治疗骨折强调早期进行全身的功能锻炼，这样使受损的功能得以恢复，满足生命在于运动的要求。

3. 动静结合的哲学意义

（1）骨折在动和静的矛盾中愈合。辩证法认为矛盾存在于一切事物发展的过程中，贯穿于每一事物发展过程的始终，矛盾推动了事物的发展。骨折的治疗是一个复杂的过程，动和静这一对矛盾贯穿于这一过程的始终，离开矛盾的任何一个方面依靠单纯的固定或是运动都不能使骨折治疗的过程顺利完成。为促进骨折的愈合必须通过局部固定达到骨折局部的相对静止，以消除骨折断端不良的应力干扰，同时为了患肢以及全身功能的恢复又必须加强患肢以及全身的功能锻炼，这样一"动"一"静"，将矛盾有机地结合，使骨折的治疗在动和静的矛盾中不断向前发展，促进骨折的愈合。

（2）把握矛盾的主次，辩证地对待动与静，实现矛盾的统一。矛盾的观点认为矛盾存在于物质世界中以动静为界的各个层面中，既有普遍性，又有其特殊性。主要矛盾和次要矛盾在不同的事物和同一事物的不同阶段可以相互转化。我们在处理问题时应始终注意抓住主要矛盾和矛盾的主要方面。应用动静结合的原则治疗骨折，针对骨折愈合过程中的不同阶段和不同的病人，其主要的治疗方法是不同的。在骨折治疗的早期由于骨折断端缺乏最基本的连接则应以固定为主，配合以不影响骨折端固定的其他部位的"动"。中期骨折已有部分连接（连而未坚），则应在骨折被继续固定的前提下适当加强患肢活动的量，给予骨折端较多的轴向应力刺激，同时因为全身情况的逐渐好转而加大全身理伤续接活动。后期骨折已基本愈合，此时应拆除固定，给予患肢较大的应力刺激。

（二）整体观念指导下诊治腰椎间盘突出症

1. 动静结合

动静结合是中国传统文化对动静辩证关系的认识。《周易》中提出了"动静有常"，《吕氏春秋》提出了"流水不腐，户枢不蠹，动也"。受此影响，历代医家很早就把"动静结合"的原则应用到骨伤科疾病的治疗中来。腰椎间盘突出症的治疗原则之一为减轻椎间盘内压力以及维持腰椎稳定性，临床上建议病人多卧床休息，治疗期间给予腰围保护，手术治疗时给予椎间融合、钢板螺钉内固定等手段都是对"静"的诠释，"静"是为了减轻病人的疼痛以及促进受损组织的修复。生命在于运动，腰椎间盘突出症的主要治疗目标是恢复腰椎的运动功能，临床上在治疗腰椎间盘突出症时指导病人及时地进行三点支撑、五点支撑、飞燕式等腰背肌功能锻炼以及手术后病人早期的下床活动等都是"动"的体现。"静"与"动"都是腰椎间盘突出症治疗不可偏废的关键，但何时应"静"，何时应"动"，对于不同的病人"静"与"动"的比重和方式应如何选择，对合并有其他疾病的病人如何"静"与"动"等问题有时则难以把握，临床上因为把握不当而导致疗效欠佳或发生意外的事件屡见不鲜，如何有效地避免这些不良后果则需要在整体观念的指导下全面综合地分析病人的病情、病人全身状况及病人与社会、自然的协调关系，准确地选择治疗方案和康复方法，而不可孤立、单纯地看待突出的髓核、受压的神经、受累的椎间隙等问题，在不同的治疗方法中辨证地协调"静"与"动"的关系。

2. 筋骨并重

筋骨并重是对人体中骨与软组织关系处理的准则。中医学理论认为，肾主水，属水脏，为阴中之阴，而骨为肾所主，故骨属阴；肝居腹中之上，性喜条达，属木脏，为阴中之阳，而筋为肝所主，故筋属阳。阴阳双方相互依存，互根互用，因此筋骨并重即为阴阳调和。腰椎间盘突出症的发病是以退变为基础，外伤为诱因，不论是退变还是外伤都累及到筋和骨。退变是人类衰老的自然进程，而且涉及全身各个器官，并受社会、自然多方面因素的影响。退变无法避免，但只要我们有整体观念应用辨证的方法适当地进行干预则可以减缓退变。中医学在治疗腰椎间盘突出症时强调全身调节、辨证施治，从肾主骨生髓，肝藏筋入手，应用补益肝肾的方法治疗肝肾亏虚型腰椎间盘突出症，同时配合牵引、推拿等理筋治疗方法。

3. 内外兼治

中医学认为腰椎间盘突出症因为外伤、劳损、寒湿、血瘀以及肝肾亏虚而致，其中肝肾亏虚为内因，外感寒湿、劳倦损伤为外因。治疗上给予养血活血、祛风除湿、补益肝肾的药物内服和外敷以及借助推拿、火罐、针灸、熏蒸等手段进行综合治疗。这些治疗方法都是在整体观念的指导下进行辨证论治。现代医学在强调手术外治的同时也从消除神经根水肿、改善神经功能、清除致痛因子等入手而进行内治。但就目前的不同病人个体和医生个体而言，其治疗方法显得较为孤立，病人所得到的治疗存在整体规划不足，个性化综合治疗不全等缺陷。内外兼治不是单纯的内治、外治，而是两法均用，是要针对不同的病人根据其疾病的不同时期以及发展趋势制定一套完善的治疗和稳定的康复方案，并跟踪病人，督促其在不同的时期采取不同的治疗方法，使其治疗在整体上具有连续性，而不至于出现一会内服中药、物理治疗，一会又因疗效欠佳到另一家医院盲目地行介入治疗或是手术治疗的局面。

4. 医患合作

整个医疗过程是建立在满足病人健康需求基础之上的，病人是医疗行为的主体，医生的医德与医术固然重要，病人的配合与否则更为重要。作为病人首先要认识到腰椎间盘突出症发生发展过程，既要认识到该病的可治性，又要认识到该病的难治性，不要因为它的可治而掉以轻心，敷衍治疗，并在疗效欠佳时怪罪医生；也不可因为它的难治而丧失信心，放弃治疗，并产生不信任一切的思想。医患合作同样要建立在整体观念之上，医患双方要从全局上把握疾病的治疗进程，客观友好地对待治疗过程中产生的负面信息，共同站在解决疾病的立场上应付治疗过程中的一切问题。人体是一个有机的整体，同时人与社会和自然也是一个有机的整体，腰椎间盘突出症虽然是一个单纯的疾病，但因为患病者是人而使其变得复杂，在具体的临床过程中只要我们坚持整体观念，全面地把握疾病治疗的各个方面，相信该病的治疗工作会取得长足的进步。

（三）"骨错缝"及其临床应用

1. "骨错缝"的文献认识

比较确切提出骨错缝一症的，应该首推《医宗金鉴·正骨心法要旨》里的一段文字："若肿痛已调，全身调除，伤痕已愈，其中……又或有骨节间微有错落不合缝者，是伤虽平，而气下物之也。"若腰部骨错缝，腰部筋隆起，骨缝必错，则不可能俯仰。骨错缝的症状和体征：身体前屈位、俯仰受限，局部可摸到异常隆起的筋肉。若素受风寒湿气，稍遇外伤就容易发生髋关节的骨错缝，行走臀努斜行。若肩关节骨错缝，患肢置于旋前后伸位，不能抬举及活动，患肢扭于肋后、不能向前，需用手法推顶合缝并理顺筋肉。临床上骨错缝与筋出槽可以同时发生，治疗前要诊断明确。徐老指出了手法复位在治疗骨错缝中的重要性，在临床中采用定点旋转手法在肩关节脱位及腰椎病的治疗中取得了立竿见影的疗效。

2. 临床应用和现代理论基础

在临床中，采用定点旋转手法治疗颈椎病。病人取正坐位，先用揉、捻、拿法在颈肩部治疗使紧张、疼痛的筋节变软，疼痛减轻，转移病人的注意力，一般 5～10 分钟；待病人放松后接着采用旋转手法，以右旋为例，术者用右肘置于病人颌下，左手托扶枕部。在自然状态下使病人头部右旋，当达到最大范围时，在病人颈部肌肉放松的情况下，突然再用力右旋颈部，此时即可听到有弹响声，旋完一侧再旋另一侧，手法治疗 1 次。现代医学认为，颈椎病是因颈椎退行性变引起的颈椎管或椎间孔变形、狭窄、刺激、压迫脊髓神经根、血管变性等造成其结构或功能损害所引起的一系列症状和体征的临床综合征。椎动脉型颈椎病的发病机制主要有机械压迫学说和颈交感神经受刺激学说。

第九节　田先彩土家伤科传承流派

一、个人简介

田先彩，男，土家族，湖北巴东人，中共党员，副主任中医师。1943 年 1 月出生。田先彩 15 岁拜师学医，临床善于内外施治和用中草药、针灸、推拿合用治疗各类疑难病，以治疗各类骨折、骨病为专长，被当地人誉为"神医"。1992年任巴东县大支坪镇卫生院院长，1993年创建恩施土家族苗族自治州第一所中医骨伤科医院——巴东骨伤科特色医院，接待了来自全国17省市38县的众多骨科病人。在国内外发表医学论文20余篇，他与儿子田宗佳合写的《过伸牵引屈腿按摩法治疗椎间盘突出》，被中美专家评为"国际优秀论文"，其"田氏整骨推拿法"，简、便、效、廉，经临床验证，获华佗杯金奖。1996年5月，沈向东写的通讯《土家郎中》由《鄂西报》发表，后又被中国经济出版社编入《创业者》一书。田先彩4次被评为县优秀中国共产党员，2次被州委评为优秀共产党员，州首届民族团结先进模范。2004年被巴东电视台"三峡人家"专题报道15分钟，2004年被中央电视台12频道"天、地、人"专题报道20分钟。2006年由中医古籍出版社出版个人专著《神骨田论文集》。参加编写《中国中医特治新法大全》《疑难病中西医诊治与康复》《当代中医师灵验奇方真传》等著作。2009年被恩施中心医院聘办"田先彩中医骨伤专科"。2011年，田先彩获恩施土家族苗族自治州"中医大师"荣誉称号。

二、学术思想

田光彩在治学上主张"五勤"。

1）勤读书：首先要勤读中医经典著作，不厌其烦，一句句读懂。还有其他有关中医经方、验方、验案、临床书、工具书等等都要读，包括各类本草、药典，西医的有关解剖、病因、病理学等也要读。其次，哲学、社会科学、诸子百家、天文地理也要读。只有多读，才能多知，使自己的知识广博。

2）勤思："学而不思则罔"。读了要想，不能只读而已。要边读边想，书中的话有无道理，为什么有道理，对在哪里。

3）勤记：把有道理的记下来，把对你有启发的记下来，反复读，反复琢磨，不断地温故而知新。

4）勤动手：

（1）要勤做笔记，记要点，记你认为在实践中有用的东西，并加以归纳整理。

（2）要勤实践，任何理论都要经得起实践的检验。如创脊柱病推拿法时，对《厘正按摩要术》等古代各门各派的推拿著作通读后记下各自的优点，再以《类经》《难经》和现代的《人体解剖学》为基础，有针对性地去粗取精，生而熟之，形成自己治疗颈、胸、腰椎间盘突出和各种骨质增生的"田氏推拿法"，得到了"简、便、廉、效"的美誉。

5）勤问：要不耻下问。中医是科学，科学是不许有虚伪的。在前面四勤的基础上，遇到不懂、不解或含糊处，要勤向同道请教，一人解释不全，问多人，"三人行必有我师焉"。要不守门派，见到别人的长处就恭恭敬敬地请教。科学本来就是没有门派的。

三、临床经验

（一）用药经验

1. 用药原则

反复阅读经典，不孤守门派，广览群书，随时代环境气候变化，更新治则，察病人体质脉象，辨寒热虚实，得其医术之幽微。把土家族传统的草药学与汉民族的中药学相结合，把中草药学与西医学相结合，强调整体辨证施治，强调骨病脉诊的重要性，对于接诊的每一位病人，采用个性化治疗，一人一方。

2. 临床效方

（1）鸡硝散治疗胆结石秘方。

处方：炮鸡内金 30 克、郁金 30 克、芒硝 150 克，共碾磨细末，等量分 15 包。

服法：每天早上起床即用温开水送服 1 包，服药期忌食鸡蛋。

（2）妊娠癥瘕治验方。

内服活络效灵丹：丹参 30 克、赤芍 12 克、干姜 10 克、五灵脂 10 克、党参 15 克、白术 10 克、当归尾 12 克，一日半一剂，水煎内服。

外用：血竭 15 克、制乳香 12 克、制没药 12 克、麝香 0.5 克、甲珠 10 克，共碾磨细末，酒醋各半调敷脐中，纱布块固定，1 日 1 次。

（3）阳和汤加减治疗骨结核病人 159 例。

内服阳和汤加减：熟地黄 20 克、白芥子 10 克、鹿角胶 12 克、肉桂 5 克、姜炭 12 克、麻黄 8 克、甘草 6 克、丹参 15 克、百部 12 克、黄芩 12 克、桃仁 15 克、土鳖 12 克、僵蚕 12 克、骨碎补 12 克、败龟板 15 克，大枣肉 5 枚。

外用药：姜炭、麻黄、见血飞、骨碎补、红花、七叶一枝花、隔山消、甘遂、甘草、百部共为极细末，炼蜜为膏。

此方法文案被《大中华·医界医学杂志》选登，并在曼谷"21 世纪国际医药发展大会"上被评为"金象金奖"，授予"医学博士勋章"等。

（4）股骨头无菌性坏死的辨证治疗。

一般分为五类。①外伤性缺血性坏死：外敷"接骨膏药"，内服"大龟板汤"（药物组成：灸龟板、当归、骨碎补、杜仲、红花、血竭、续断、土鳖等）。②长期使用抗生素激素引起：外用同上，内服方在前方上加入黄芪、党参、生地黄、山茱萸等增强骨免疫力。③病理性：外用同上，内服方加入熟地黄、枸杞、山药、鹿胶。④湿热毒性：内服方加入生地黄、黄柏、知母、玄参、蒲公英。⑤劳损性：内服方加大活血化瘀力度如乳香、没药、桃仁、泽兰等。

3. 外用推拿药酒

推拿介质药酒处方：红花 25 克、土鳖 30 克、骨碎补 30 克、莪术 28 克、青木香 20 克、五加皮 25 克、生川乌 15 克、生草乌 15 克、甲珠 15 克。每剂用 50 度白酒 5 千克泡两天备用，其推拿药酒获得英国自然医学及天然药物"金皇冠"奖。

4. 土家外敷药膏

根据骨科师傅真传，从历代骨科专著中筛选出最佳药方，自采自治中草药，经过几十年的临床实验，研制成功了"接骨膏""特效接骨丹""速生散""骨髓炎膏""骨结核丹"等接骨、生骨特效药，有效率达 100%，治愈率达 97%；自拟镇痛散治疗痛风；自拟十味神效散治疗脑挫裂伤。①龙虎膏，主治骨肿瘤：蜈蚣 40 条、全蝎 40 克、三百棒皮 80 克、雄黄连 40 克、天花粉 40 克、骨碎补 50 克、七叶一枝花 18 克、生二乌 15 克、姜炭 20 克、麻黄 20 克、隔山消 20 克、甘遂 20 克、甘草 10 克、莪术 30 克，共极细末，蜂蜜调敷。②换骨膏，主治骨结核：蜈蚣 20 条、姜炭 40 克、麻黄 30 克、三百棒皮 50 克、骨碎补 40 克、七叶一枝花 15 克、独消 20 克、甘遂 10 克、甘草 5 克、百部 30 克、蜂蜜调膏外敷。③乾蜂膏，主治骨髓炎：蜈蚣 20 条、全蝎 20 克、黄柏 40 克、雄黄连 30 克、七叶一枝花 15 克、生二乌 15 克、三百棒皮 50 克、骨碎补 40 克、蜂蜜调膏外敷。④膏刺膏，治骨刺、骨质增生。全三百棒皮 50 克、生南星 10 克、七叶一枝花 12 克、南五加皮 30 克、甲珠 20 克、骨碎补 30 克、土鳖 20 克、生二乌 12 克、麻黄 15 克、干姜 20 克，共极细末调外敷。

（二）理伤手法

1. 手法的治则

"五术一体"的治疗方法，即手法正骨复位、外敷药物如"速生散"等、小夹板外固定、分期内服（早期、中期或后期）汤药、康复治疗（分早期、中期及后期的功能锻炼）等五种治疗方法合为一体的特色疗法。

2. 正骨手法的特点

田先彩继承发扬了土家族民间流传千百年的最具特色的疗法——接骨斗榫（封刀接骨）疗法，具有复位率高、骨痂形成快、愈合过程加速、功能恢复好的特点。这是一种治疗骨伤疾病的特色传统治疗方法。

土家医接骨斗榫疗法历史悠久，又称封刀接骨，过去称封刀接骨的医生为"水师"。封刀接骨时医生一般要将手法正骨与"画水"念咒语喷水治疗相结合，故称之为"水师"。过去土家医治疗骨伤疾病的技术掌握在"水师"手中，跌打损伤及断骨伤筋等骨伤疾病都是"水师"治疗。"水师"既是药匠，又懂巫术，是土家族医巫结合的医者。

3. 脊柱骨折脱位的"牵引推拿复位法"

治疗千例无一失。

4. 过伸牵引屈腿按摩法治疗椎间盘突出

操作方法：病人俯卧硬板床上，上肢呈举手式并抓住床坊，一助手用双臂固定于病人两腋下，医者沿骨柱自上而下推拿30～50次，逐次用力，令脊肌松弛，然后令另一有力的助手握住病人双足胫，听医者喊"一、二、三"，开始逐步用力牵引，医者在感知到的病变椎体加大推按力，在牵引推按后，医者按压住突出部，令牵引助手后屈病人双腿，逐渐至足跟部贴近臀部，反复屈伸双腿30～50次。

原理：在牵引下使其椎间隙加大，同时对患部推按，后屈双腿，使脊柱在过伸情况下恢复脊柱生理弧线。

（三）骨病的学术思想

1. 注重中药、针灸、推拿并用，治疗颅脑挫裂伤后综合征

中药：黄芪、当归尾、桃仁、川芎、生地黄、地龙、红参、石菖蒲、蜜远志、黄连、泽兰、牛膝、细辛。针灸选穴：双侧曲池、阳陵泉、小海、少海、足三里、合谷、廉泉、涌泉、哑门。推拿：循手足三阳经。通过三者并用，治疗32例全部恢复工作劳动能力。

2. 治类风湿从骨免疫力低下论治

根据《黄帝内经》中关于"风雨寒热不得虚，邪不能独伤人"的论述，运用固本祛邪、舒筋活络利关节的治则，自制"固本逐痹胶囊"（组方：黄芪、生晒参、当归、山茱萸、骨碎补、汉三七、白花蛇、乌梢蛇、露蜂房、僵蚕、全蝎、仙灵脾、地龙等），治疗类风湿病人178例，均取得满意疗效。

3. 合用灵龟八法、子午流注针法

1994年7月《河南中医杂志》刊用了田先彩编写的《灵龟八法与子午流片合用验案三则》，《山东中医学院学报》也转载了这篇论文。

4. 从"知其体相"谈接骨

怎么才能做到"知其体相"？经过多年研究，只要在骨折复位固定好后轻微活动患肢一下，患肢在医者保护下达到正常的各个功能位，就说明病人的体相对了。

5. 对"筋出槽，骨错缝"的认识

骨头和其中的血管神经肌腱韧带都有自己相互连接的"槽"与"缝"，尺桡骨远端骨折最容易引起出槽和错缝，在治疗中只要让助手相对用力牵引腕关节，医者捻动桡骨远端的关节结合部，就会发现尺桡骨有上下明显的动感，且很痛，待捻到不动时就归了缝。总之，不注重筋归槽，骨归缝，就会引起病人长时间的疼痛。

6. 针对骨不连接的治疗

通过治疗骨不接五百多例，对于无骨痂形成的病人，外用自拟"接骨膏"。药方：三百棒、雄黄连、南五加皮、骨碎补、土鳖、红花、生川乌、生草乌等，凡士林调膏。内服"十全大补方"加减，或加牛膝、龙骨、自然铜、泽兰、土鳖活血之类的，或加巴戟肉、鹿胶

等温养骨髓。经治疗 2 个疗程可以快速让骨痂形成 80% 以上。

第十节 庄氏正骨法传承流派

一、个人简介

庄永益，男，汉族，湖北省恩施人，1964 年 9 月出生。恩施庄氏正骨法起源于清咸丰三年，创始人庄德科曾是荆州府郎中，后经庄氏数代人的探索、研究、实践、完善，使庄氏正骨发展成为一门较为完整的综合正骨科。医学类州级非物质文化遗产项目"恩施庄氏正骨法"第四代传承人庄永益，运用中医正骨疗法为 400 万恩施人民及武陵山周边地区近 2000 万人提供更加优越的健康服务。现担任恩施市庄氏中医骨科医院院长，所创办的恩施庄氏中医骨科医院位于有"世界硒都"美誉的恩施土家族苗族自治州红庙经济开发区内，依山傍水，环境优美。医院始建于 1997 年，是因中医骨伤专科技术突出，而批准成立的恩施土家族苗族自治州首家以中医骨伤为特色的专科医院，是恩施市新型农村合作医疗、恩施土家族苗族自治州城镇职工医疗保险定点医院。医院坚持"中医立院、正骨兴院、人才强院、特色建院"的办院方针，树立"病人为先、质量为本、服务为上、信誉为重"的服务理念，深受湖北、四川、重庆、湖南等地群众赞誉和广大病人的好评。2016 年，庄永益成为恩施市第四批市级非物质文化遗产项目代表性传承人之一；2017 年，恩施庄氏正骨法入选恩施市第四批市级非遗代表性项目名录（传统医药）；2018 年，入选恩施土家族苗族自治州第六批非遗代表性项目名录扩展项目名录（传统医药）。

二、学术思想

在坚守中传承，在创新中发展，熟读经典著作，包括《素问》《灵枢》《难经》《伤寒论》等有关骨伤理论的片段选录；深刻理解中医古籍中有关骨伤的名篇（段）选录，有《仙授理伤续断秘方》《跌打损伤回生集》等专著。坚持法于阴阳，和于术数。

1. "筋骨并重"是中医骨伤学治疗骨折的核心理念

《医宗金鉴·正骨心法要旨》开卷就指出"夫手法者，谓以两手安置所伤之筋骨，使仍复于旧也"，用手法治疗骨伤不仅要使伤骨复旧，而且所伤之筋也要复旧。

2. 恩施庄氏正骨手法用力在于"巧"

治疗肩关节脱位时，最后一步左右摇摆前臂可以带动肱骨头反复内外旋转，肱骨头的旋转可形成平移动力，并借助肩袖、关节囊及韧带反复舒缩所形成的牵张力牵拉脱位的肱骨头滑向关节腔，肱骨头的反复反向旋转还可对肩袖、关节囊及韧带等起到按摩、理筋的作用，不但有利于解除肌腱、肌肉及关节囊等对肱骨头的嵌顿和阻挡，甚至可使陈旧性脱位的肩周组织粘连及肌肉痉挛也得到良好的缓解和解除。

三、临床经验

正确复位，合理固定，早期功能锻炼，中西结合辨证施治，对疼痛敏感、血压较高、体质较差的病人可在麻醉下进行手法整复。明确产生骨折的致病机制，综合调理，内外兼治；在功能锻炼方面，强调动静结合，循序渐进，并配合以中医手法推拿按摩，疏通经络。

（一）用药经验

早期：以活血化瘀为先，血不活则瘀不能去，瘀不去则骨不能接。

中期：以补精生髓为要。

后期：由于长期的固定局部气血凝滞，筋脉失养而致周围组织产生粘连僵硬，治疗以舒筋活络、散瘀镇痛为则。

外敷药：当归15克、透骨草15克、川芎30克、乳香20克、伸筋草15克、川红花15克、干地龙9克、川桂枝12克、苍术22克、续断30克、冰片15克、象皮10克（现已不使用）等。

（二）理伤手法

1）手法原则：强调整体辨证诊断、手法整复、小夹板固定、内外用药、筋骨并重。

2）手法特点：在理论上在运用传统医学正骨八法摸、接、端、提、推、拿、按、摩的基础上巧妙运用庄氏祖传的按摩法和对挤、分骨、折顶等动作，化解结合，做到心慈手狠，刚柔并济。

庄永益的一篇《中老年性尺桡骨远端骨折45例分析》被世界骨伤杂志社发表在首届中国骨伤界名医论坛论文集里面。尺桡骨远端骨折的复位方法：病人平卧床上，患肢外展45度，助手于近端固定患肢，与术者对抗牵引，力量持续，术者用一手牵握病人手掌，另一手拇指按压骨折断端，余四指从对侧撬拨、平顶，再迅速内旋患肢45度，加压撬拨腕关节上顶尺骨，回复下尺桡关节，后再次外旋，一般均可获得满意的复位效果。手法操作时，应视病人体质强弱及耐痛程度，注意轻重适度到位。

（三）强调整复后要进行功能锻炼

复位后需要进行合理的功能锻炼，能够有效防止关节僵硬和肌肉粘连。清代张介宾在《类经》注解中说："导引，谓摇筋骨，动肢节，以行气血也。"可见，合理的功能锻炼能够推动气血的流通和加速祛瘀生新的过程，促进骨关节损伤的愈合，防止肌肉萎缩和关节僵硬，有利于患肢功能的恢复。

"恩施庄氏正骨"历代传人，心怀济世救人之思，弘扬中医文化之责，承祖传特色技传千秋，继秘方改革创新。师承教育作为千百年来中医药人才培养的主要模式，在传承中医药学术思想、临床经验和技术专长方面一直发挥着不可替代的重要作用。为进一步发扬传承庄氏正骨法，不再固守祖训"传男不传女、传内不传外"的思想，恩施市庄氏中医骨科医院举行非物质文化遗产项目恩施庄氏正骨法传承拜师仪式，该院 11 名中医正式成为恩施庄氏正骨法第五代传承人，庄永益将数代积累的验方、秘方和对骨伤科的独到见解、巧妙手法倾囊相授给自愿为中医事业作贡献的有志青年，传承、探索、完善，让他们为更多的病人祛除疾苦。

第十一节　向阳正骨法传承

一、个人简介

向阳，男，土家族，中共党员，1961 年 7 月生于湖北鹤峰，医学博士、教授、主任医师，湖北民族大学教授、硕士生导师，湖北省特聘专家（百人计划），湖北省专项津贴专家，恩施州十大杰出人才，恩施州风湿免疫病学会主任委员，恩施州风湿免疫病质量控制中心主任委员，恩施州风湿免疫病专科联盟理事长，兼任中华医学会风湿病学分会委员，中国医师协会风湿科医师分会委员，中国免疫吸附学会常务委员，湖北省医学会风湿病分会常委、副主任委员，日本免疫学会会员，日本风湿病学会会员。曾任湖北民族大学附属民大医院院长、湖北民族大学医学院院长，风湿性疾病发生与干预湖北省重点实验室主任。2001 年 5 月至 2006 年 8 月在日本圣玛丽安娜医科大学风湿病研究中心留学，研究方向为蛋白组学与风湿性疾病。2006 年 6 月全优通过博士论文答辩，获医学博士学位（PhD）。牵头创办了恩施州第一个风湿免疫科和风湿病实验室，对类风湿关节炎、系统性红斑狼疮、痛风、强直性脊柱炎等风湿性疾病有丰富的诊疗经验。坚持临床、教学、科研相结合，治病救人、教书育人。近 3 年来，风湿免疫科共接诊近 3 万个门诊病人和 5 000 多个住院病人。同时承担本科生、研究生的教学任务，担任风湿病专业硕士研究生导师，注重后备医学人才的培养。

首先熟读经典文献，中医对类风湿关节炎骨与关节病变破坏可追溯到《黄帝内经》"以冬遇此者为骨痹"。指出该病的易感时节，并曰："骨髓酸痛，寒气至，名曰骨痹。"在提出"骨痹"症状表现的同时指出其相关病因。孙思邈在其著作《千金要方》中有云："……历节风着人久不治者，令人骨节蹉跌……"较为形象地描绘了类风湿关节炎晚期病人肢体骨骼的破坏、畸形。其次关注阅读核心杂志期刊，现代医家对类风湿关节炎骨破坏也有了更新的认识，辨证为在肾虚基础上，风寒湿热邪气乘虚入肾而发为骨损伤的尪痹。更重视在肝肾亏虚的基础上，邪实客于经脉，气机不畅，瘀血停滞，其邪入骨，由此出现骨质损伤，则认为病理产物痰瘀客留于骨骼，邪毒浸润日久，从而导致关节畸变，活动受限。总之，骨破坏是类风湿关节炎中晚期的继发症状，类风湿关节炎日久不愈，内外邪实杂合附着于筋骨、肌肉、脏腑，继发为骨痹。最后也要熟知西医关于类风湿关节炎的理论知识、科研成果和临床药物制剂。

二、学术思想

（1）类风湿关节炎的发病是遗传与环境因素共同作用的结果，饮食是重要的环境因素之一。红肉、高盐等是类风湿关节炎的诱发因素，减少红肉与食盐摄入，可降低类风湿关节炎风险。红肉中含 N- 羟乙酰神经氨酸（Neu5Gc）可诱导人体产生抗体，是诱发慢性炎症和癌症的可能机制。适量饮酒可降低类风湿关节炎风险，减轻症状。素食与平衡饮食可降低类风湿关节炎风险，部分水果、调味剂和绿茶含有多酚类、黄酮类等抗炎物质，适量进食有助于缓解病情。

（2）地中海饮食备受关注。地中海饮食以大量的水果、蔬菜、坚果、健康脂肪（主要是橄榄油）及鱼肉为主，蓝莓、草莓等浆果中含有丰富的多酚类化合物，如花青素、槲皮素等。地中海饮食中的脂肪主要来源于橄榄油，橄榄油中以油酸多见，主要是单不饱和脂肪酸，长期摄入橄榄油能够在一定程度上延缓类风湿关节炎的骨破坏，改善类风湿关节炎病人的关节炎症状。

（3）湖北枫杨水煎液诱导 CIA 模型大鼠滑膜细胞凋亡机制研究证实，湖北枫杨对 CIA 大鼠滑膜细胞的凋亡具有促进作用。实验室研究发现，类风湿关节炎病人滑膜细胞增生明显，而细胞凋亡率显著减少，却并没有因过度增生出现过多的细胞凋亡，提示滑膜细胞的凋亡障碍可能是导致滑膜增厚的原因之一。

（4）科技成就

在国际、国内学术杂志，包括《关节炎与风湿病》《免疫学杂志》等杂志上，发表了 40 余篇学术论文，其中 18 篇为 SCI 收录。研究和开发了中药合剂"类风关 1 号"、民药合剂"金边祛风饮"（省教育厅重大课题）和"强骨康疏胶囊"（湖北民族学院团队课题）等药物。先后获得两项国家自然科学基金项目"补体 C3 片段 C3f 和去精氨酸 C3f(DRC3f) 与血管内皮细胞相互作用的靶分子及对系统性硬化症血管病变的影响(国家自科基金 81260458)""基于 Fas/FasL 途径介导的线粒体通路探讨枫杨总黄酮调控 RA 滑膜细胞凋亡的作用机制（编号：81960776）"；参与编写了我国著名风湿病学家施桂英教授和栗占国教授主编的《关节炎概要》及《关节炎诊断与治疗》等风湿病专著；受邀参加了国际著名风湿病学专著《凯利风湿病学》的翻译工作。

三、临床用药经验

1. 用药思维指南

类风湿关节炎是一种以慢性、进展性、关节及周围组织病变为特征的自身免疫病，表现为关节滑膜的慢性炎症、增生，血管翳的形成，以及关节软骨、软骨下骨等受累，继而造成关节软骨、骨和关节囊的破坏，最终导致关节畸形、融合和功能丧失。可基本视为中医学之"痹证"。在中医漫长的历史中，对"痹证"的辨证众说纷纭，施治手法各有千秋，但总体而言，病因大概分为外感和内伤，病机主要认为是正虚邪凑。

病因：六淫外感之中，类风湿关节炎与其中的风、寒、湿三邪关系尤为紧密。如《黄帝内经·素问·痹论》有曰："风、寒、湿三气杂至，合而为痹。"并将痹证分为了阳邪风胜之行痹，阴邪寒胜之痛痹，浊气湿胜之着痹。金元四大家之一的李杲在此基础上与脾胃相联系："胃虚脏腑经络皆无所受气，则脾病体重痛，为痛痹，为寒痹，为诸湿痹。"由此可见，"风""寒""湿"三邪是类风湿关节炎的关键病因。内伤病因则较为复杂，或为先天体质不佳，加之后天失养；或劳欲过度；或饮食不当，或为七情所伤，或他病医过之失治、误治，而致疾病的变化。这些内伤所致病因皆可引起人体脏腑内伤，经脉不通，瘀血阻滞，气血阴阳失衡，与外感病因合而为"痹证"。

病机：基本病机为正虚邪凑，邪气对常人的威胁有限，当人体正气不足，外邪易乘虚而入。如《黄帝内经》"……盖无虚，故邪不能独伤人"，指出邪气致病是建立在正虚的基础之上；而王肯泰在《证治准绳》中把掌指关节膨大病变者命名为"鼓槌风"，下肢膝部病变命名为"鹤膝风"，并言"痹病有风、有湿、有寒、有热……皆标"，指出外感为标，"肾虚本也"。现代医家对类风湿关节炎的病因病机也有新的认识：焦树德根据其多年临床经验认为类风湿关节炎是在肾阳不足的同时，外受寒湿之邪所致；路志正将风湿病责之为脾胃失调；朱良春指出：类风湿关节炎起病隐缓，反复难愈，并言之"久痛入络，久必及肾"、"久居湿地则伤肾"，属顽痹。综上可见，类风湿关节炎的发病是在脏器虚损、阴阳失和的本虚之基础上，外邪侵扰，机体腠理不密，卫气温煦固护之力减弱，经脉凝塞，风、寒、湿、热、痰饮、瘀血等邪实客于肢体、骨骼、脏腑而发为"痹证"。

2. 常用药物

（1）黄芪、白芍、当归、甘草的配伍组合，调节破骨细胞免疫功能，达到延缓类风湿关节炎骨破坏的治疗目的。

（2）昆明山海棠、益母草、续断的配伍组合，在临床对"肝肾亏虚，风湿瘀阻"的类风湿关节炎病人应用该方能够促进骨形成、抑制骨破坏，从而延缓病人的骨破坏进展。

（3）仙灵脾、何首乌、熟地、龟甲、巴戟天、杜仲、川断、骨碎补、当归、山药等治疗肾阳虚衰、风湿外扰的类风湿关节炎病人，能抑制破骨细胞成熟，缓解骨破坏，改善临床症状。

（4）仙灵脾、骨碎补、鸡肠风、鹿角胶补肾温阳，在骨代谢方面，肾主骨，骨痹之探讨多责之于肾虚，类风湿关节炎病人中后期多伴有神疲畏寒、舌淡苔白、骨节寒痛等临床表现，故认为虚证以肾阳虚为主。

（5）早休、鸡血藤、见血飞三药补血活血，炒山药补脾肾益气。类风湿关节炎久病成瘀，以补肾化瘀为主，同时兼顾补脾益气，诸药合用共奏温肾壮骨、补脾活血之功。

（6）豨莶草，又名肥猪苗，具有祛风湿、利关节的功效，常用于风湿痹痛、筋骨无力、四肢麻痹、半身不遂等。实验室研究证实豨莶草可有效缓解炎症模型小鼠的足肿胀症状，舔足次数明显减少，同时能够抑制炎症因子的合成，具有较好的抗炎镇痛作用。

（齐凤军）

参 考 文 献

[1] 刘晓虹.《五十二病方》伤科内容初探 [J]. 中医正骨 , 1990，2(04):26-28.

[2] 严健民 . 五十二病方注补译 [M]. 北京：中医古籍出版社 , 2005.

[3] 马继兴 . 马王堆古医书考释 [M]. 长沙：湖南科学技术出版社 , 1992.

[4] 孙孝忠，钱林超 . 本草纲目奇效偏方大全 [M]. 福州：福建科学技术出版社 , 2018.

[5] 王振国，韩涛 .《本草纲目》附方现代研究全集 外科卷 [M]. 济南：济南出版社 , 1998.

[6] 张殿民 . 海内珍本医书:《医学研悦》评析 [J]. 湖北中医杂志 , 1986(01):58+57.

[7] 郑娟娟，赵毅 .《医学研悦·小儿推拿》考略 [J]. 中医文献杂志 , 2021, 39(01):15-18.

[8] 丁继华 . 伤科集成 上 [M]. 北京：人民卫生出版社 , 1999.

[9]（清）赵廷海，（明）异远真人 . 跌损妙方 [M]. 上海：上海卫生出版社 , 1958.

[10] 喻德元 . 武当伤科 [M]. 南昌：江西科学技术出版社 , 1989.

[11]（清）赵廷海 . 救伤秘旨 [M]. 上海：上海科学技术出版社 , 1958.

[12] 丁继华，胡永久，许瑞明，等 . 少林伤科 [M]. 北京：人民卫生出版社 , 1996.

[13] 陈莉，王明建 . 郑怀贤武学思想研究的构想与意义 [J]. 中华武术 (研究),2017,6(03):57-59.

[14] 路成浩 . 中医伤科学对促进中华武术健康发展的研究 [D]. 武汉：武汉体育学院 , 2014.

[15] 孔博，薛彬，贾友冀，等 . 传承中不断发展的中医正骨流派现状简析 [J]. 中国中医骨伤科杂志 ,
    2016,24(11):70-73.

[16] 黎立 . 当代中医骨伤科流派研究 [D]. 济南：山东中医药大学 ,2009.

[17] 丁继华 . 对现代中医骨伤科流派的探讨 [J]. 中国针灸 ,1995(S2):60-62.

[18] 张永辉，卢敏 . 关于道家文化与中医骨伤的思考 [J]. 中医药导报 ,2016,22(18):9-11.

[19] 李万平 . 关于中医骨伤科发展史中的学说流派研究 [J]. 湖北中医杂志 ,2009,31(12):23-25.

[20] 陈玲，岳武 . 浅析武当武术文化基本特征 [J]. 湖北成人教育学院学报 ,2013,19(01):134-135.

[21] 丁继华 . 伤科分类的探讨 [J]. 中国中医骨伤科杂志 ,2004, 12(01):61-62.

[22] 尚儒彪 . 武当伤科集萃 [J]. 医学文选 ,1991(05):29-32.

[23] 郝胜利，丁继华 . 武当伤科学术思想及特点探微 [J]. 中医正骨 ,2007,146(05):63-64.

[24] 卿光明，冯媛媛，何颖 . 郑怀贤 "武医" 思想研究 [J]. 中华文化论坛 ,2018(06):143-148.

[25] 潘建西，李泽佳，宋敏，等 . 中医骨伤科学术流派的传承现状 [J]. 西部中医药 ,2016,29(02):61-64.

[26] 单文钵 . 贾立惠和崂山贾氏伤科 [J]. 山东中医杂志 ,1991, 10(03):54-55.

[27] 毛爱红 . 骨医世家的第四代传人—李同生 [J]. 今日湖北 ,2000(10):58-59.

[28] 丁继华 . 李同生的学术思想与骨伤科特色 [J]. 湖北中医杂志 ,1991, 13(01):2-4.

[29] 王胜利，方肇年，李强，等 . 李同生教授骨伤科用药特色 [J]. 中国中医骨伤科 ,1997(01):62-63.

[30] 王胜利，李强 . 试析著名骨伤科专家李同生教授整骨手法的基本理论 [J]. 中国中医骨伤科 ,1997,

5(02):61–63.

[31] 李强 . 武汉李氏骨伤科学术思想简介 [J]. 中国中医骨伤科 ,1999, 7(06):43–46.

[32] 杨丽 . 历史文献学视野下的张三丰和太极拳问题 [D]. 北京 : 中央民族大学 ,2012.

[33] 张阳 . 明清方志中的张三丰行迹 [C]// 中国明史学会 , 福泉市政协 . 沈万三、张三丰学术研讨会论文集 . 贵阳 : 贵州出版集团 ,2016, 5.

[34] 龙行年 . 武当武术文化研究 [D]. 武汉 : 华中师范大学 ,2011.

[35] 朱越利 . 张三丰学术研究的难点 [C]// 中国明史学会 , 福泉市政协 . 沈万三、张三丰学术研讨会论文集 . 贵阳 : 贵州出版集团 ,2016, 5.

[36] 梁宇坤 . 张三丰与太极拳关系研究 [D]. 郑州 : 河南大学 ,2014.

[37] 冉德洲 . 初探郑怀贤教授对伤科中药的贡献 [J]. 成都体育学院学报 ,1994(S1):6–9+20.

[38] 鲁明千 . 学习郑怀贤伤科经验 [J]. 体育科技 ,1979(01):88–90.

[39] 张耀红 , 侯乐荣 . 郑怀贤 "武医结合" 伤科学术思想的整理与思考 [J]. 成都体育学院学报 ,2016,42(02):98–102.

[40] 张先发 , 叶守贞 . 郑怀贤教授学术体系形成的初步探讨 [J]. 成都体育学院学报 ,1994, 20(S1):1–5.

[41] 郭春园 . 平乐郭氏正骨法 [M]. 郑州 : 河南人民出版社 , 1959.

[42] 李天骥 . 武当绝技 秘本珍本汇编 [M]. 长春 : 吉林科学技术出版社 , 1988.

[43] 喻德元 . 武当伤科 [M]. 南昌 : 江西科学技术出版社 , 1989.

[44] 金一明 . 武当点穴技击法 [M]. 北京 : 北京体育学院出版社 , 1990.

[45] 丁继华 , 单文钵 . 中医骨伤历代医粹 [M]. 北京 : 人民卫生出版社 , 1991.

[46] 尚儒彪 . 伤科方术秘笈 [M]. 北京 : 北京体育大学出版社 , 1992.

[47] 贾宝 . 秘传点穴神功 [M]. 北京 : 北京体育学院出版社 , 1992.

[48] 喻德元 . 中国传统伤科 [M]. 南昌 : 江西科学技术出版社 , 1992.

[49] 李同生 . 道家伤科李同生 [M]. 北京 : 人民卫生出版社 , 2008.

[50] 孟迁 , 张汉庆 . 鲁周同正骨要旨 [M]. 北京 : 中国医药科技出版社 , 2009.

[51] 袁正洪 , 朱宗明 , 方运珍 , 等 . 神农武当医药歌谣 [M]. 北京 : 中国文联出版社 , 2014.

[52] 湖北省非物质文化遗产 麝火疗法 [J]. 长江大学学报 (社会科学版),2022,45(03):2.

[53] 徐阳平 . 王胜利主任医师骨伤科学术思想和临床经验管窥 [J]. 中国中医骨伤科杂志 ,2012,20(03):59–60.

[54] 谭辉龙 , 镇治 , 张大乐 , 等 . 咸宁麻塘风湿病医院成功改制 [N]. 咸宁日报 ,2006–06–10(001).

[55] 魏成蜀 . 天下气功第一奇书 – 首次发掘披露千古绝书 < 引书 > 今译（导引术）[M]. 成都 : 四川人民出版社 , 1994.

[56] 马继兴 . 马王堆古医书考释 [M]. 长沙 : 湖南科学技术出版社 , 1992.

[57] 张家山二四七号汉墓竹简整理小组 . 张家山汉墓竹简 二四七号墓 [M]. 北京 : 文物出版社 , 2001.

[58] 丹波元胤 . 中国医籍考 [M]. 北京 : 人民卫生出版社 , 1956.

[59] 郭霭春 . 中国分省医籍考 上 [M]. 天津 : 天津科学技术出版社 , 1987.

[60] 李今庸 . 湖北中医学史稿 国医大师李今庸全集 第 1 辑 [M]. 武汉 : 湖北科学技术出版社 , 2016.

[61] 郭芫沅 . 平乐正骨手法临床应用 [M]. 北京 : 中国中医药出版社 , 2016.

[62] 郭春园 . 平乐郭氏正骨法 [M]. 郑州 : 河南人民出版社 , 1959.

[63] 吕明主 . 中医整脊学 [M]. 北京 : 中国中医药出版社 , 2009.

[64] 翟伟主 . 推拿学 [M]. 北京：科学出版社 , 2017.

[65] 刘明军，孙武权，李铁浪，等 . 推拿学 [M]. 北京：人民卫生出版社 , 2016.

[66] 韦以宗 . 中医整脊学 供中医整脊学专业用 [M]. 北京：中国中医药出版社 , 2016.